基础护理学

主编 ◎ 段功香　刘丽华

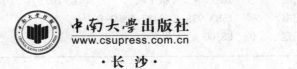

中南大学出版社
www.csupress.com.cn
·长沙·

图书在版编目（CIP）数据

基础护理学／段功香，刘丽华主编. —长沙：中南大学出版社，2023.3

百校千课共享联盟护理学专业融媒体教材

ISBN 978-7-5487-0500-0

Ⅰ. ①基… Ⅱ. ①段… ②刘… Ⅲ. ①护理学－医学院校－教材 Ⅳ. ①R47

中国版本图书馆 CIP 数据核字（2020）第 095344 号

基础护理学

JICHU HULIXUE

主编　段功香　刘丽华

□出 版 人	吴湘华	
□责任编辑	谢新元	
□责任印制	李月腾	
□出版发行	中南大学出版社	
	社址：长沙市麓山南路	邮编：410083
	发行科电话：0731-88876770	传真：0731-88710482
□印　　装	长沙鸿和印务有限公司	

□开　　本	787 mm×1092 mm 1/16	□印张 32	□字数 799 千字
□互联网+图书	二维码内容　字数 120 千字　视频 4197 分钟　PPT 887 张		
□版　　次	2023 年 3 月第 1 版	□印次 2023 年 3 月第 1 次印刷	
□书　　号	ISBN 978-7-5487-0500-0		
□定　　价	88.00 元		

编委会

主　编

段功香(南华大学护理学院)　　　　刘丽华(湖南师范大学医学院)

副主编

王　蓉(南华大学护理学院)　　　　陶　莉(湖南医药学院护理学院)

郭爱梅(大理大学护理学院)

编　委(按姓氏拼音排序)

邓雪英(长沙医学院护理学院)　　　李贵妃(湖南师范大学医学院)

李　荔(湖南医药学院护理学院)　　廖小利(南华大学护理学院)

刘红华(湖南中医药大学护理学院)　蒲　雁(湖南医药学院护理学院)

任天广(大理大学护理学院)　　　　陶　莉(湖南医药学院护理学院)

易利娜(南华大学护理学院)　　　　张士肖(大理大学护理学院)

赵桂凤(大理大学护理学院)　　　　周丹丹(长沙医学院护理学院)

周　静(长沙医学院护理学院)

百校千课共享联盟组织结构

理事会

理 事 长：严继昌　全国高校现代远程教育协作组秘书处　秘书长

副理事长：侯建军　全国高校现代远程教育协作组秘书处　常务副秘书长

副理事长：陶正苏　上海交通大学继续教育学院　院长

副理事长：马国刚　中国石油大学(华东)教育发展中心　党委书记

副理事长：张　震　北京网梯科技发展有限公司　总裁

专家委员会

主　任：陈　庚　全国高校现代远程教育协作组秘书处　副秘书长

副主任：吴湘华　中南大学出版社　社长

副主任：李　弘　中国工信出版传媒集团　出版科研部主任

副主任：武丽志　华南师范大学网络教育学院　副院长

副主任：陈　健　北京网梯科技发展有限公司　副总裁

秘书处

秘 书 长：武丽志　华南师范大学网络教育学院　副院长

副秘书长：王佳静　北京网梯科技发展有限公司高校产品线　总监

百校千课共享联盟护理学专业融媒体教材丛书编委会

主　　　任：唐四元　中南大学护理学院　院长

常务副主任：吴湘华　中南大学出版社　社长

副　主　任：章雅青　上海交通大学护理学院　院长

副　主　任：刘　理　南方医科大学继续教育学院　院长

副　主　任：李惠玲　苏州大学护理学院　院长

丛书序一

20世纪早期，熊彼特提出著名的"创造性毁灭"理论：一旦现有的技术受到竞争对手更新、效率更高的技术产品的猛烈冲击，创新就会毁灭现有的生产技术，改变传统的工作、生活和学习方式。今天，网络技术的影响波及全球，各种教育资源通过网络可以跨越时间、空间距离的限制，使学校教育成为超出校园向更广泛的地区辐射的开放式教育。而融媒体教材，正在以一种新型的出版形式影响着传统教育和教学模式。

随着社会的进步，人民大众对享有高质量的卫生保健需求日益增加，特别是目前国内外对高层次护理人才的需求增加，要求学校护理专业更快、更多地培育出高质量的护理人才。为加强高校优质课程资源共享，实现优势互补，共建共享高质量融媒体课程，推动我国护理专业教育质量的提升，针对远程教育的教学特点，我们组织全国30余所高等院校有丰富教学经验的专家编写了这套"百校千课共享联盟护理专业融媒体教材"。

融媒体教材建设的实质就是将纸质图书与多媒体资源进行链接，使资源的获取变得更加容易，使读者能高效、深入地获取知识。在本套教材中，我们以纸质教材为载体和服务入口，综合利用数字化技术，将纸质教材与数字服务相融合。学生可以随时随地利用电脑和手机等多个终端进行学习。纸质教材的权威、视频的直观以及其中设计的互动内容，可以让学习更生动有效。

另外，本套教材在编写中根据《国家中长期教育改革和发展规划纲要（2010—2020年）》《全国护理事业发展规划（2016—2020年）》提出的"坚持以岗位需求为导向""大力培养临床实用型人才""注重护理实践能力的提高""增强人文关怀意识"的要求，注重理论与实践相结合、人文社科学与护理学相结合，培养学生的实践能力、独立分析问题和解决问题的评判性思维能力。各章前后分别列有"阅读音频""学习目标""预习案例""本章小结""学习检测"等内容，便于学生掌握重点，巩固所学知识。能切实满足培养从事临床护理、社区护理、护理教育、护理科研及护理管理等人才的需求。

由于书中涉及内容广泛，加之编者水平有限，不当之处在所难免，恳请专家、学者和广大师生批评指正，以便再版时修订完善。

唐四元

2020 年 6 月

丛书序二

　　教材是学生学习一门功课最基本、最权威的学习资源。过去如此,"互联网+"时代的今天也不例外。国家教材委员会认为"课程教材是学校教育工作的核心内容,集中体现了教育思想和理念、人才培养的目标和内容"。习近平总书记在2016年全国高校思想政治工作会议上明确提出"教材建设是育人育才的重要依托",在2018年全国教育大会上更是明确地指出"要把立德树人融入思想道德教育、文化知识教育、社会实践教育各环节,贯穿基础教育、职业教育、高等教育各领域,学科体系、教学体系、教材体系、管理体系要围绕这个目标来设计"。足见教材在回答教育"培养什么人""如何培养人""为谁培养人"这一根本问题中的重要价值。

　　教材之于高等教育(无论是全日制高等教育,还是非全日制高等教育,即高等学历继续教育)同样意义重大。2016年10月15日,教育部陈宝生部长在武汉高等学校工作座谈会上首次提出高等教育要实现"四个回归",分别是"回归常识""回归本分""回归初心""回归梦想"。当谈到"回归常识"时,他首先阐述的内涵就是"教育的常识就是读书"。当然,这里的"书"不仅仅是教材,还包括其他类型的"书",甚至"社会书""国情书""基层书",但首选是"教材"!这是毫无疑问的。

　　在高等学历继续教育领域,特别是师生多处于分离状态的远程高等教育领域,教材肩负着更加重要的使命——它不仅要呈现教的内容,而且要承担部分教师教的职能,也就是让学习者通过阅读教材产生"对话",就仿佛学习者在与教师(编者)进行双向交流。这在远程教育领域叫作"有指导的教学会谈"。过去,由于教材受到表现形式的束缚,要实现这类"对话",只能通过编写指导性文字的方式来实现。伴随以互联网为主的现代信息技术的发展,传统印刷教材可以通过二维码、配套学习卡等方式,与网络上的在线学习平台、微信小程序、多媒体资源、在线学习服务等建立链接。这不仅打破了传统图书内容封闭、无法更新的桎梏，还使学习者能通过教材获得相应的资源，服务更加便捷，获取知识更加高效、个性化，且更有深度。我们称这样的教材为"融媒体教材"。

显然，融媒体教材的编写不是一件简单的事情，编者既需要掌握扎实的学科专业知识，做到深入浅出；又需要丰富的媒体技术运用能力，尤其是要掌握在线学习资源的设计能力。融媒体教材已经不是简单的图文著述，而是变成了一个相对完整的教学资源系统的开发。除了传统教材所需要的文字、图表等内容外，还需要作者配套相应的授课微视频、测试题、学习活动(如投票、讨论等)、拓展学习资料等素材。根据课程特点，还可以有动画、音频、VR(AR、MR)等更加富有表现力的资源。因此，开发高质量的融媒体教材，需要专业化的团队合作。

2018 年，为贯彻落实党的十九大提出的"办好继续教育"要求，推动我国远程与继续教育事业健康、可持续发展，由全国高校现代远程教育协作组发起，在全国范围力邀了一大批志同道合的高水平大学、出版社，与北京网梯(技术支持)共同组建了"百校千课共享联盟"。很荣幸，我任该联盟理事长。我们成立这个联盟的初心就是以开发融媒体教材为突破口，加强高校优质课程资源的共建共享，避免低水平重复建设，打破高校、出版社、企业的合作壁垒，实现优势互补，共建共享高质量课程，推动我国在线教育质量的提升。可喜的是，联盟得到了会员单位，以及各方面的大力支持，迅速发展壮大，已经有不少学科专业组建了专业编委会，成立了教材研发团队，启动了相关教材编写、资源制作工作，传统图书与网络资源相融合的新型立体化融媒体教材相继面世。这套丛书有如下特点。

一是立德树人，育人为本。丛书注重知识、技能与价值观的综合，将学科知识与人文知识、人文精神有效融合，坚持以文化人、以文育人。丛书编写注重增进文化自信，在具体内容的取舍上，既瞄准世界前沿，又紧密结合国情，坚持古为今用，推陈出新。

二是语言活泼，对话形式。丛书改变传统教科书刻板、艰涩的语言风格，倡导使用轻松活泼的语言，以对话的方式，深入浅出地将要教给学生的知识点、技能点呈现出来，帮助图书使用者更好地学习。

三是既有内容，也有活动。丛书绝不是知识点的简单罗列，而是将教学内容与教学方式在技术的支持下有机组合，以实现印刷教材与网络资源、学习平台的有效结合，实现学习者"学—练—测—评"一体化。

四是版面活泼，模块设计。丛书版面设计活泼，在适应读者阅读习惯基础上，注重提升读者的阅读舒适度和使用教材的便捷度(如可以方便地做笔记、扫码等)。此外，模块化的栏目设计让读者更容易区分不同内容的价值，有利于提升阅读水平。

五是链接资源，开放灵活。丛书通过二维码、学习卡等方式，实现了传统教材与在线学习课程、微信学习小程序的无缝链接。通过扫描教材内页的资源码，学习者能够轻松地访问配套学习资源。

丛书是多方面共同努力的结果和集体智慧的结晶。每一本融媒体教材的诞生，都凝聚着至少4支团队的心血。第一支队伍是由主编带领的学科专业编写团队，这支团队基本上由国内同领域多个大学的老师组成，共同编写、共同审校；第二支队伍是协助完成图书配套视频、动画、测试等资源建设的多媒体资源开发团队和北京网梯科技发展有限公司的平台、小程序研发团队，他们是立体化资源的建设者和技术研发者；第三支队伍是负责教材设计和图文资源审校的出版社工作团队，他们从出版的专业角度，为丛书的每一个细节进行把关；第四支队伍是"百校千课联盟"的所有成员单位及专家委员会，他们参与了需求研判、丛书设计、标准拟定、制作开发、推广应用等全过程。在此，一并表示衷心的感谢！

是以为序。

严继昌

2018 年 12 月于清华园

前　言

　　《基础护理学》融合媒体是信息时代教材的新形态，我们围绕立德树人宗旨，紧扣培养目标，遵循教学规律，提升学生能力，创新编写模式，体现专业特色，打造"百校千课共享联盟"护理学专业一流融媒体教材。本教材是由传统的纸质媒体部分和音频、操作视频、微课视频等数字媒体部分组成。教材的编写遵循了以下原则：

　　1.思政性与创新性融合：教育部印发的《高等学校课程思政建设指导纲要》提出，把思想政治教育贯穿人才培养体系，贯穿专业教育课程。因此本教材根据护理专业特色和优势，围绕育人目标，把护理人文关怀、职业道德、爱伤观念、救死扶伤等思政内容编入每一章中，并补充更新了学科理论与实践发展新成果。同时，还注重内容承载媒体和内容呈现形式的创新。

　　2.普适性与个性化融合：本教材将基础的、普适性的、易于用文字和图片表现的学习内容仍选用以纸质媒体为载体，有效地继承纸媒教材普适性的优势。同时，本教材充分利用数字媒体的优势，把适宜于不同学生学习的内容置于以互联网为基础的数字媒体中，而数字媒体上的内容与纸质媒体上的内容通过二维码等途径有机联系在一起，形成统一整体。学生可根据自己的学习目标、学习规划、学习特点、学习基础等自主选择学习内容、学习方式、学习时间和学习地点等，充分尊重学生的学习个性。

　　3.简洁性与丰富性融合：本教材用纸质媒体承载的内容比较精简、明了。除纸质媒体承载主要内容外，把PPT、知识拓展模块、音频、视频、习题等大量的内容移植到数字媒体中。这些数字媒体部分可以供学生在课堂上学习，也方便学生课前预习、课后复习与练习。

　　4.规范性与专业性融合：本教材内容编写科学、准确，名称、术语、格式规范，体例、体系具有逻辑性，符合护理专业培养目标，体现护理专业特色，满足护理学专业学生要求。

5.理论性与实践性融合：本教材注重理论知识与实践的结合。通过教材中的案例分析、音频、视频、图片、思考题、习题练习等形式，建立理论与实践的联系，加深学生对知识的理解，达到培养学生分析问题和解决问题能力的目的。

在整个教材的编写过程中，我们得到了所有编者以及编者所在单位相关领导和同事的大力支持，同时也得到了中南大学出版社的鼎力相助。在此，对所有给予我们帮助的领导、老师、同事和朋友表示衷心的感谢和敬意！

限于编者的能力和水平，书中若存在错误和疏漏之处，恳请使用本书的师生、读者和护理界同仁谅察并惠以指正，我们会不断努力去打造精品教材，更好地为护理教育和护理实践服务。

段功香　刘丽华

2020 年 8 月

目　录

第一章　绪论 / 1

第二章　环境 / 8

　　第一节　医院环境 / 9

　　第二节　清洁、消毒、灭菌 / 16

　　第三节　手卫生 / 27

　　第四节　无菌技术 / 33

　　第五节　隔离技术 / 46

第三章　护理安全 / 58

　　第一节　患者安全 / 59

　　第二节　护理职业安全与防护 / 72

第四章　入院和出院的护理 / 84

　　第一节　入院的护理 / 85

　　第二节　出院的护理 / 99

　　第三节　运送患者的技术 / 101

第五章　舒适 / 112

　　第一节　舒适 / 113

　　第二节　卧位与舒适 / 115

　　第三节　清洁与舒适 / 126

　　第四节　疼痛患者的护理 / 159

第六章　休息与活动 / 170

　　第一节　休息与睡眠 / 171

　　第二节　活动 / 180

第七章　生命体征的评估与护理 / 196

　　第一节　体温的评估与护理 / 197

　　第二节　呼吸的评估与护理 / 208

第三节　脉搏的评估和护理　/ 224
第四节　血压的评估与护理　/ 229

第八章　冷热疗法　/ 240

第一节　概述　/ 241
第二节　冷热疗法的应用　/ 243

第九章　饮食与营养　/ 261

第一节　医院饮食　/ 262
第二节　一般饮食护理　/ 271
第三节　特殊饮食护理　/ 275

第十章　排尿　/ 286

第一节　泌尿系统的结构与功能　/ 287
第二节　排尿活动的评估与护理　/ 288

第十一章　排便　/ 305

第十二章　药物疗法与过敏试验法　/ 324

第一节　给药的基本知识　/ 325
第二节　口服给药　/ 333
第三节　雾化吸入法　/ 337
第四节　注射给药法　/ 345
第五节　药物过敏试验及过敏反应的处理　/ 368

第十三章　静脉输液和输血　/ 379

第一节　静脉输液　/ 380
第二节　静脉输血　/ 405

第十四章　标本采集　/ 420

第一节　标本采集的意义和原则　/ 421
第二节　各种标本的采集　/ 422

第十五章　病情观察与危重患者的抢救和护理　/ 441

第一节　病情观察　/ 442
第二节　危重患者的抢救和护理　/ 449
第三节　危重患者的常用抢救技术　/ 453

第十六章　临终关怀　/ 468

第一节　概述　/ 469
第二节　临终患者的护理　/ 471
第三节　患者死亡后的护理　/ 475
第四节　临终患者的亲属及丧亲者的关怀　/ 479

第十七章　医疗和护理文件记录　/ 483

第一节　医疗和护理文件的记录与管理　/ 484
第二节　医疗和护理文件的书写　/ 487

参考文献　/ 496

第一章
绪论

绪论课件

学习目标

识记
1. 能准确复述护理学和基础护理学的概念。
2. 能简述基础护理学的内容和目的。
理解
1. 能理解基础护理学的地位和基本任务。
2. 能理解课程的学习要求。
应用
能有效应用实践学习法和反思性学习法来提高学习效果。

预习案例

小王同学，女，19岁，1年前荣幸地考入一所本科大学护理学专业，下学期将进入专业基础课"基础护理学"的理论与实践学习。据说这门课对护理专业学生来说非常重要，所以她既兴奋又紧张。

思考
1. 为什么说"基础护理学"对护理专业学生非常重要？
2. 怎样才能学好"基础护理学"这门课程？

护理学（nursing）是一门在自然科学和社会科学理论指导下的综合性应用学科，是研究有关健康维护、健康促进、预防保健与疾病防治康复的护理理论与技术的科学。随着社会的进步、科学技术的迅猛发展、人民生活水平的提高以及人口老龄化的到来，护理学已经由医学辅助学科发展成为健康科学独立的一级学科，而护理工作的内涵也由以照料患者为主的医疗、护理技术工作，以满足人类生、老、病、死的护理需求的目的的扩展为在尊重人的需要和权益的基础上，改善、维持或恢复人们所需要的生理、心理健康和在社会环境变化中的社会适应能力的健康服务工作，以达到预防疾病，提高健康水平的目的。基础护理学是研究基础护理的基本理论、基本知识和基本技能的一门学科，对培养具有扎实基本知识和娴熟护理技能的合格的护理学专业人才起到举足轻重的作用。

一、课程的地位和基本任务

（一）课程的地位

基础护理学是护理专业学生必须掌握的一门专业基础课和专业主干课，是护生学习临床专业课（如内科护理学、外科护理学、妇产科护理学、儿科护理学等）的必备前期课程。因此，基础护理学是护理专业课程体系中最基本、最重要的课程。

（二）课程的基本任务

基础护理学是以患者为中心，针对患者的生理、心理、社会、精神和文化等各层面的健康问题，采取科学、有效的整体护理措施，满足患者的健康需要，促进患者的康复。例如通过健康教育使服务对象理解和采纳适宜的运动方式、合理的平衡膳食行为，养成良好的睡眠以及定期身体体检的习惯以促进和维护人体健康；针对复杂的致病因素和疾病本身的特异性导致患者在生理功能、机体代谢、形体和心理方面的异常变化，采取相应的科学护理对策，帮助和指导患者解除由这些变化带来的痛苦和不适应，使之恢复协调、适应的最佳身心状态，促进患者康复；针对临终患者采取适当的护理措施减轻患者的身心痛苦，使其在生命的最后时刻能够获得舒适、关怀满足，从而平静、安详、有尊严地走完人生的最后旅程。因此，基础护理学课程的基本任务是增加护生对护理专业的认同感，培养护生的爱伤观念和良好的职业态度与职业习惯；使护生掌握护理学的基本理论和基本技能，确立以服务对象为中心的整体护理观念；培养护生的实践动手能力、人文关怀能力、分析和解决问题的能力，为今后走上工作岗位打下坚实的基础。

二、课程学习的目的和学习的内容

（一）课程学习的目的

基础护理是满足患者生理、心理、社会、文化和精神需要的一系列护理活动。因此，基础护理学教学活动的目的是既要使护生掌握基础护理学的基本理论和知识，确立以护理对象为中心的整体护理观，学会各项基础护理操作技术，能运用所学知识和技能为护理对象提供服务，又要帮助他们明确作为一名合格护士应该具备的综合素质、职业道德与职业情感以及在护理工作中自身的价值。

1.掌握满足患者生理、心理、社会、文化和精神需求所必需的理论、知识与技能 患者对健康的需求不仅包括生理、心理和社会方面的需求，还包括文化和精神方面的需求。如对尿潴留患者进行导尿，可以解除患者的身体不适，满足患者的生理需要，同时要保护患者的隐私，满足患者的心理需要。还要对患者进行健康教育，满足患者的知识需要，尊重患者的信仰，满足患者的精神需要。所以通过学习护理学基础，可以帮助护生娴熟地掌握将来从事护理工作所必须具备的护理理论知识和基础护理操作技能，并灵活地运用于临床实践，以整体护理观为指导，评估、分析和满足患者的生理、心理、社会、文化和精神方面的需要，履行护理人员"促进健康、预防疾病、恢复健康、减轻痛苦、协助应对"的专业职责，促进和维护服务对象的健康，提高服务对象的生活质量。

2. 认识专业价值，激发专业学习兴趣　　基础护理学课程对护理学的科学内涵进行了系统和深入的探讨，并详尽地阐述了护理学基本理论、基本知识和基本技能。所以通过这一课程的学习，可以培养护生熟练运用护理程序的能力，即评估、诊断、计划、实施和评价的能力，以及在操作过程中锻炼自己与患者沟通与交流的能力，逐步理解护理"照顾、关怀、人道主义"的本质内涵，从而认识护理专业价值，激发专业学习兴趣。

3. 培养良好的职业道德和操守　　护理的服务对象是人，因此护理人员提供的护理服务优质与否，不仅与护理人员所掌握的护理基本知识与技能有关，还与护理人员的伦理道德、思想境界、职业理念等综合素质息息相关。在基础护理学的教学过程中，专业教师应注重培养护生高尚的职业道德，养成爱伤观念，树立严谨务实的工作作风和对患者认真负责的工作态度，以便护生将来步入临床护理工作岗位后，能够严格遵守护理伦理道德和行为规范，维护患者权益，做好患者的代言人。

(二) 课程学习的内容

基础护理学课程有关护理工作的基本理论、基本知识和基本技能的具体内容如下。

1. 负责病区、患者管理，学会创造清洁、美观、安静、舒适、安全、方便、有序的休养环境的方法，如铺床法、入院和出院患者护理、无菌技术和消毒隔离技术等。

2. 学习维持患者身体的清洁、舒适，排除物理、化学、生物等有害因子对机体的侵蚀，保证患者安全的护理技能，如口腔护理、头发护理、床上擦浴、更换卧床患者床单的方法及患者的安全与护士的职业防护等基本技能。

3. 了解患者的生理、心理信息，学会监测患者体温、脉搏、呼吸、血压等生命体征的变化，能采取相应措施维持患者生命体征平稳，如冷热疗法、吸痰、吸氧、心肺复苏技术。

4. 根据患者的需要调配合理营养及膳食，满足患者的生理需要，熟悉饮食与营养知识。

5. 改善机体的循环和代谢，及时妥善地处理机体的排泄物，掌握排尿护理和排便护理流程。

6. 保持重症患者合理、舒适的卧位，适时更换体位，预防压力性损伤发生。

7. 改善患者的休息环境和条件，促进其睡眠。

8. 了解药物的基本知识和患者的病情，按照医嘱熟练地给药，达到治疗患者疾病、减轻症状、预防疾病、协助诊断以及维持患者正常的生理功能的目的，熟知口服给药、吸入法、各种注射法以及静脉输液、输血等方法。

9. 对患者进行心理疏导，使之保持良好的精神和心理状态。

10. 指导患者进行功能锻炼，防止发生并发症，促进其功能的恢复，如合理安排患者休息与活动。

11. 协助医生执行治疗方案，配合医疗诊治工作，以娴熟的护理技术，解除患者疾苦。

12. 观察了解患者病情变化的信息和治疗效果，及时有效地配合医生急救处置，掌握病情观察与危重患者的抢救与护理技能。

13. 对临终患者采取适当的护理措施减轻患者的身心痛苦，使其在生命的最后时刻能够获得舒适安宁，从而平静、安详、有尊严地走完人生的最后旅程，如临终关怀。

三、课程学习的要求和方法

基础护理学集护理基本理论、基本技术、护理方法和护理艺术于一体，是护理专业的一门主课，学好基础护理学，有利于培养护生热爱护理事业的情怀，了解护士的职责，对实现救死扶伤使命具有十分重要的意义。因此，在学习这门主课时要求做到：力求理解基础护理学的概念和意义，树立热爱生命、立志从护的信念；在学习基础护理知识时应与基础医学、临床医学知识进行有机的联系，以求从理论上弄懂护理基本技能的原理和机制，从而真正做到知其然和知其所以然；刻苦训练操作技能，切实掌握基本功；熟练的操作技能是通过手、脑配合，反复训练形成的，只有在特定的动作形成了条件反射之后，这项操作技能才能达到准确、规范和熟练的程度；将理论与临床实践联系起来，边学边做，边做边学，只有这样，才能在实践中体验职业情感，培养规范化的职业行为。

（一）实践学习法

1. 实验室学习　实验室学习是护生学习基础护理学的重要途径之一，护生只有在实验室模拟真实的护理情境下反复练习，才能够熟练地完成各项基础护理操作技能，从而在临床患者身上准确实施各项护理操作，达到基础护理学的教学目标。因此要求护生做到以下四点。

（1）严格遵守实验室的各项规章制度：护生在进入实验室前，必须按要求穿好白大褂、戴好护士帽、穿好护士鞋；在实验室内，严禁大声喧哗，严禁坐床，爱护实验室内的所有设备及用物等。

（2）认真观看教学视频及教师示范：在观看电教片和教师的示范过程中，如有疑问或没有看清楚的地方，应在教师示范结束后及时提出。

（3）认真做好模拟练习：看完教师的示范后，护生要根据教师的示范，按照正确的操作步骤进行模拟练习。在模拟练习过程中，要手、脑并用，力求每一个动作符合要求，达到标准，如有问题应及时向实习课指导老师请教。

（4）加强课后操作练习：技能学习是一个循序渐进、不断熟练的过程，需要护生课后不断进行练习。因此，护生应该有效地利用开放实验室，反复进行练习，达到熟练地掌握各项基础护理操作技能的目标。

2. 临床学习　临床学习包括早期接触临床，课程学习中的临床见习以及课程结束后的临床实习。临床学习是护生将理论与实践相结合的过程，也是提高护生基础护理操作技能的一种有效的学习方法。通过临床学习，不仅能使护生的各项操作技能逐渐达到熟练的地步，而且还能促使护生职业道德和职业情感的形成与发展。为了提高临床学习效果，要求护生做到以下四点。

（1）以护士的标准严格要求自己：护生进入临床后，应该自觉地遵守医院的各项规章制度，按照护士的伦理道德行事。

（2）培养良好的职业道德和职业情感：护生在临床实践工作过程中，要有高度的责任心，尊重、关心、同情和爱护患者，全心全意为患者服务，尽可能地满足患者提出的各项合理要求。

（3）认真对待每一项基础护理技能操作：临床学习经历是非常珍贵的，护生应该努力争取和珍惜每一次操作机会。在指导老师的监督下，按照正确的操作流程为患者实施各项护理操作，严格遵守无菌技术原则和查对制度，确保患者的舒适和安全。

（4）虚心接受临床教师的指导和帮助：临床教师具有丰富的临床经验和带教经验，他们了解护生刚刚进入临床时的感受和状态，是护生临床学习的主要支持者，也是护生临床学习的导师和榜样。因此，护生应有效地利用临床教师这一重要的学习资源，尊重他们、主动向他们请教问题并虚心接受其指导。同时在临床学习中遇到各种压力时，护生应主动寻求临床教师的帮助，以避免压力对自身造成各种不利影响。

（二）反思性学习法

反思性学习法（reflective learning）就是通过对学习活动过程的反思来进行学习。反思是对自己的思维过程、思维结果进行再认识的检验过程。它是基础护理学课程学习中不可缺少的重要环节，它既适用于护生在实验室里的练习，也适用于护生的临床见习和实习。护生应该按照以下三个阶段进行反思性学习。

第一阶段：回到所经历的情境（回到经验中去）。在此阶段，护生只需要去回忆自己所学的某一项操作技能的全过程，描述所出现的失误，而不作任何评判。

第二阶段：专心于感受（注重感觉）。在此阶段，护生需要去体验有关操作技能的自我感受，即问自己"我刚才做得怎么样？"护生在进行基础护理操作之后，通常会产生不同的心理感受，有些是积极的，有些是消极的。作为护生应努力去体验那些积极的感受，而采取适当的方法排除那些消极的感受。

第三阶段：重新评价阶段（分析意义）。这是反思学习的最后阶段，即问自己"这次经历对我意味着什么？"在此阶段，护生需将本次经验与其原有经验的想法和感受联系起来，并比较它们之间的相互联系。

反思过程需要不断地实践和应用，直到护生能够熟练地执行基础护理技能的每个操作步骤并感到得心应手为止。反思性学习法既适用于个体护生，也可以用于小组或全班同学，即在每次实践课或临床实习结束后，由实习指导老师或临床带教老师组织护生进行反思性讨论。反思性学习的另一种形式是写反思性日记，这种反思性学习的形式更适合在临床实习的护生。护生可以准备一个笔记本，在临床学习期间，养成写日记的习惯，把每天在临床实践中所看、所想、所思记录下来。反思性日记不是记流水账，而是把自己的感受和体会写下来。因此，反思性学习法有以下作用。

（1）反思性学习对人们检验自己行为的能力提出了挑战。很久以来人们认为经验在学习过程中起到十分重要的作用，而且可以提供专业行为所需的实践知识。"做"必须伴随着"思考过程"，而思考过程则形成新的认识。基于经验的反思是对人们所经历的事件的认真的思考，并且可以获得引导人们未来行动的隐含的知识，从而指导人们未来的行动。

（2）学生拥有把理论知识转化为临床实践的能力，但是缺乏成功应用临床实践经验的本领，而不断地反思则可以让护生迅速获得实践经验。

（3）通过反思性日记，可以让护生反思自己和他人的行为，能够应用客观和主观的资料去分析为什么会发生这种状况，从而检查自己的行为、态度、价值观和习惯，进而提高护生的临床实践能力。

（4）反思可以增强护生对生活的理解能力，帮助护生理解不同的观点和在临床中创造性应用知识的重要性。反思性日记可以为护生反思提供依据，并且可以检验自己对临床实践中所发生的事件的认识程度。通过理论与实践相结合，护生学会把相关的研究成果运用到临床实习学习过程中，并且提出需进一步改进的问题。

总之，基础护理学是护理学专业学生重要的专业课程之一，它是学习其他临床护理学专业课程的基础。护生只有了解基础护理学课程在整个护理学专业课程体系中的地位和重要性，明确学习基础护理学课程的目的，并按照正确的学习方法和要求进行学习，才能熟练掌握基础护理学的基本理论、基本知识和基本技能，从而为将来学习其他护理学专业知识以及从事临床护理工作打下良好的基础。

课程思政

2020年1月新冠病毒疫情在我国肆虐，为了人民生命健康安全，全国各地立即响应卫健委号召，开始紧张地应对新冠病毒疫情工作。护士冲在抗疫的第一线，他们不仅肩负着本地的抗疫工作，而且成为最美的逆行者，为我国的抗疫工作取得胜利立下了汗马功劳。

本章小结

1. 护理学是一门在自然科学和社会科学理论指导下的综合性应用学科，是研究有关健康维护、健康促进、预防保健与疾病防治康复的护理理论与技术的科学。

2. 基础护理学是以患者为中心，针对患者的生理、心理、社会、精神和文化等各层面的健康问题，采取科学、有效的整体护理措施，满足患者的需要，促进患者的康复。

3. 课程学习的目的是掌握满足患者生理、心理、社会、文化和精神需求所必需的理论、知识与技能；认识专业价值，激发专业学习兴趣；培养良好的职业道德和操守。

4. 实践学习法和反思性学习法是基础护理学学习的主要方法，通过不断的实践和反思，也就是"做"必须伴随着"思考过程"来提高学习效果。

思考题

1.基础护理学为什么被定为护理学专业的核心课和必修课?

2.基础护理学课程学习的目的有哪些?

3.哪种学习方法能够将理论与实践更好地联系起来? 为什么?

绪论习题检测

第二章
环境

环境课件

学习目标

识记
1. 能正确说出医院环境的分类。
2. 能正确陈述良好医院环境应具备的特性及医院环境调控的有关要素。
3. 能正确说出医院感染的分类及影响因素。
4. 能简述常用的消毒灭菌方法及注意事项。
5. 能说出医院选择消毒灭菌方法的原则。
6. 能简述无菌技术操作原则和隔离原则。

理解
1. 能正确举例说明如何通过调控医院环境以满足患者的需要。
2. 能描述并解释下列概念：医院感染、清洁、消毒、灭菌、手卫生、无菌技术、隔离。
3. 能举例说明医院日常清洁、消毒、灭菌工作的主要内容。
4. 能理解隔离区域的划分标准。
5. 能举例说明常见的隔离类型及相应的隔离措施。

应用
1. 能正确运用本章知识，评价医院环境的科学性和合理性，为患者创造安全、舒适的医疗环境。
2. 能采取适当的措施预防与控制医院感染。
3. 能选择合适的方法对医院进行日常的清洁、消毒、灭菌。
4. 能根据临床情境正确执行手卫生制度。
5. 能遵循无菌技术操作原则，熟练完成常见的无菌技术基本操作。

环境是人类进行生产和生活活动的场所，是人类生存和发展的物质基础，人类与环境相互影响、相互作用。如何提高环境质量，使之有利于人类的生存与健康，是当今社会十分关注的问题。作为医疗卫生领域的一员，护士有必要掌握与环境和健康相关的知识，充分利用环境中对人群健康有利的因素，消除和改善环境中的不利因素，促进人类健康，提高人群的整体健康水平。

■ 第一节　医院环境

预习案例

　　患者，女性，48岁，患有风湿性心脏病14年。两周前曾发生上呼吸道感染，之后出现心慌、乏力、气短症状，逐渐加重，日常生活活动即引起呼吸困难，并咳出白色泡沫样痰，患者以"风心病，左心功能不全"收治入院。入院当晚，患者情绪紧张，迟迟无法入睡，多次呼叫值班护士。

　　思考
　　1. 此患者适合的病室温度与湿度应为多少？
　　2. 病室温度过高或过低对患者有什么影响？
　　3. 病室湿度过高或过低对患者有什么影响？

　　医院是向人提供医疗护理服务的医疗机构。医院环境的安排和布置应以患者为中心，能满足患者的基本需要，有利于患者治疗、休养和康复，并考虑环境的舒适与安全，尽量减轻患者的痛苦，促进其康复。

一、医院环境的特点与分类

（一）医院环境的特点

　　1. 安全性　医院是患者恢复健康、治疗疾病的场所，满足患者安全的需要是极其重要的。医护人员一方面要耐心热情接待患者，增加其心理安全感。另一方面还要做到医院的建筑设计、设备配置、整体布局等符合相关标准，安全设施齐全完好，避免患者发生损伤。同时健全各项规章制度，建立完善的院内感染监控体系，避免医院内感染的发生，保证医院生物环境的安全。

　　2. 舒适性　医护人员要注意调控医院的物理环境、营造良好的人际关系、重视患者的心理支持，尽量满足患者的需要，考虑温湿度、阳光、通风、噪声对患者的影响，尽量让患者感觉舒适、愉快。

　　3. 安静性　安静的医院环境有利于患者得到更好的休息，从而促进患者的康复。医院工作人员应自觉遵守相关规章制度，尽量减少噪声的产生，努力做到"说话轻、走路轻、操作轻、关门轻"这四个要求，为患者创造一个安静的休息环境。

4.专业性 医务工作人员主要的服务对象是患者,患者具有生物学和社会学的双重特性,因此要求护士既具有全面的专业理论知识、熟练的业务能力和丰富的临床经验,还能够科学地照顾患者,为其提供专业的生活护理、精神护理、营养指导等服务,在新技术、新专业不断发展的同时,进一步满足患者多方位的健康需求。

(二)医院环境的分类

医院环境是医务人员为患者提供医疗和护理服务的场所,可分为物理环境、社会环境、生物环境三种。

1.物理环境 指医院的建筑设计、基础设施以及院容院貌等为主的物质环境,包括医院的布局、设备、温度、湿度、通风、光线、音量等。

2.社会环境 主要是指医疗服务环境和医院管理环境。医院服务环境是指以医疗护理技术、人际关系、精神面貌及服务态度等为主的社会环境。医院管理环境主要包括医院的规章制度、监督机制及医院文化等。

3.生物环境 医院患者密集、病原微生物种类繁多,而微生物大多数以多种形态存在于各种环境中,有些微生物能够使人感染而发生疾病,称之为致病微生物。在治疗性医院环境中,由于部分患者是带有致病微生物的感染源,如果没有严格控制感染的管理制度及措施,极易引起医院感染和疾病传播,因此,医院生物环境的安全也是至关重要的。

二、医院环境的调控

医院环境直接影响患者的身心舒适和治疗效果。因此,创造与维护适宜的医院环境是护士的重要职责。当医院环境不能满足患者康复需求时,护士应采取适当的措施对其进行调控。

(一)医院物理环境的调控

1.噪声 噪声(noise)指能引起人们生理和心理不适的一切声音。噪声的单位是分贝(dB),根据世界卫生组织规定的噪声标准,白天较理想的噪声强度是 35~40 dB。噪声强度在 50~60 dB 即能产生相当的干扰。长时间处于 90 dB 以上的高音量环境中,能导致耳鸣、血压升高、血管收缩、肌肉紧张,以及出现焦躁、易怒、头痛、失眠等症状。医院噪声主要包括各种医疗仪器使用时所发出的机械摩擦声和人为的噪声,如在病区内大声喧哗、重步行走、开关门窗、洗涤物品以及车、椅、床轴处因锈涩而发出的响声等。医院是特别安静区,对声源要加以控制。病室应建立安静制度,病室的门及桌椅脚应钉橡皮垫,推车轮轴定时滴注润滑油,以减少噪声的产生。

2.装饰 优美的环境装饰(decorate)让人感觉舒适愉快。医院环境的颜色如调配得当,有促进患者身心舒适、产生积极医疗效果的作用。因此,现代医院不仅按各病室不同需求来设计并配备不同装饰颜色,而且应用各式图画,各种颜色的窗帘、被单等来布置患者单位,如儿科病室的床单和护士服使用暖色,使人感到温馨甜蜜。

3.温度 适宜的温度(temperature)有利于患者休息、治疗及护理工作的进行。在适宜的室温下,患者感到舒适、安宁,能减少能量消耗。室温过高会使神经系统受到抑制,干扰消化和呼吸功能,不利于体热散发,影响体力恢复;室温过低会使人畏缩、缺乏动力、肌肉紧张，也易使患者受凉。一般来说，普通病室温度保持在18～22℃为宜，新生儿室、老年病房、产房、手术室以22～24℃为宜。病室应配备室温计，以便护士能随时评估室内温度并加以调节，同时护士应充分利用医院的设施条件，根据季节的不同，密切结合患者病情对病室温度进行调节。冬季气温较低，除采用空调调节室温外，也可采用暖气设备保持病室温度。夏季气温较高，使用空调是调节室温的最好方法，也可以打开门窗增加室内空气流通，加快体热散发速度，让患者处于舒适的环境中。

4. 湿度　湿度(humidity)指空气中含水分的程度。湿度会影响皮肤蒸发散热的速度，从而造成人体对环境舒适感的差异。人体对湿度的需要随温度的不同而变化，温度越高，对湿度的需要越小，适宜的病室湿度为50%～60%。湿度过高或过低都会给患者带来不适感。湿度过低时，空气干燥，使人体水分大量蒸发，可引起口干舌燥、咽痛、烦渴等表现，对呼吸道疾患或气管切开患者尤为不利；湿度过高时，蒸发作用减弱，抑制排汗，患者感到潮湿、气闷。病室应配备湿度计，以便护士能随时评估室内湿度并加以调节。湿度过高时，可使用空调除湿。无条件时，可通过打开门窗增加室内空气流通以降低湿度。室内湿度过低时，夏季可以在地面上洒水，冬季可以在暖气片上安放水槽、水壶等蒸发水汽，以达到提高室内湿度的目的。

5. 通风　通风(ventilation)是减轻室内空气污染的有效措施，它能在短时间内置换室内空气，降低空气中微生物的密度，并能调节室内温度和湿度，使空气新鲜，提高患者的舒适感。污浊的空气中氧气含量不足，可使人出现头晕、倦怠、烦躁、食欲减退等表现。一般通风30分钟即可达到置换室内空气的目的。

6. 光源　病室光源(light source)有自然光源和人工光源。日光是维持人类健康的自然光源。适量的日光照射能使照射部位温度升高、血管扩张、血流增快，有利于改善皮肤的营养状况，使人食欲增加，舒适愉快。日光中的紫外线有强大的杀菌作用，并可促进机体内部合成维生素D，因此病房内经常开启门窗或协助患者到户外接受阳光照射，对辅助治疗颇有意义。病室的人工光源常用于夜间照明及保证特殊检查和治疗护理的需要，光源的设计及亮度可依其作用进行调节。楼梯、药柜、抢救室、监护室内的灯光要明亮；普通病室除一般吊灯外还应有地灯及床头灯装置，既不打扰患者的睡眠，又可以保证夜间巡视工作的进行。

7. 空间　医院在为患者安排空间(space)时，必须考虑患者整体的需要，同时也要考虑治疗和护理操作的进行。一般情况下，每个病区设30～40张病床为宜，每间病室宜设2～4张病床或单床，尽量配有卫生间，病床之间的距离不得少于1 m。

(二)社会文化环境的调控

医院是社会的一部分，人的生、老、病、死都与医院有着密切的关系。医院的主要任务是对公众的健康问题或健康需要提供协助或服务，担负着预防、诊断及治疗疾病、促进康复、维护健康的任务。为了保证患者能获得安全、舒适的治疗环境，得到适当的健康照顾，必须为患者创造和维持良好的医院社会环境。

1. 人际关系　人际关系(interpersonal relationship)是在社会交往过程中形成的、建立在个人情感基础上的彼此为满足某种需要而建立起来的人与人之间的相互吸引或相互排斥的关系。人际关系在医院环境中具有重要的作用，它可以直接或间接地影响患者的康复。在日常生活中与他人交往时，良好的人际关系能为个人带来满足感和价值感。当患者患病时，无法参与日常活动，常常会有自卑感、挫折感、孤独感，甚至会感到社交被隔离。同时患者因病通常会伴随情绪及行为上的变化，表现为害怕、焦虑、孤独、依赖、烦躁不安、缺乏自尊等。因此，护士在为患者提供护理照顾时，既要考虑患者生理方面的需要，又要考虑到患者心理、社会方面的需要，满足患者的需求，促进患者康复。对住院患者来说，影响其身心康复的重要人际关系主要包括护患关系和病友关系。

(1)护患关系：护患关系指护士与患者及患者亲属之间的工作性、专业性和帮助性的人际关系。良好的护患关系，能有效地减轻或消除患者来自环境、诊疗过程及疾病本身的压力，有助于治疗和加速疾病的康复进程。在护患关系形成过程中，护士处于相对主动地位，护士的态度和行为对护患关系的建立与发展起决定性的作用。

在具体的医疗护理活动中，护士要做到对所有患者一视同仁，一切从患者利益出发，满足患者的身心需求，尊重患者的权利与人格。而患者则应尊重护士的职业和劳动，在治疗护理中尽力与护士合作。两者的相互配合才有利于护理措施效果的有效发挥，从而减轻患者的痛苦，保持、恢复和促进患者健康，提高其生活质量。

护士与患者之间通过各种方式表达自己的心身感受，彼此之间应相互尊重、相互理解和彼此信赖，才能产生有效反馈和积极影响。但护患之间相互影响的力量是不平衡的，护士的影响力明显大于患者。因此，护士在与患者接触时，在语言上要表现出热情、友善、诚恳，以消除患者的陌生、孤独感，使患者感到被关心和被尊重；在行为举止上要亲切自然，精神饱满，着装得体，举止大方；在进行护理操作时，动作应稳、准、轻、快，以增加患者的信赖，带给患者心理安慰；在工作态度上要严肃认真、一丝不苟，使患者获得安全感和信任感；在与患者接触的过程中始终以自己乐观、开朗、饱满的情绪去感染患者，为患者提供积极乐观，心身愉悦的治疗环境。

(2)病友关系：病友关系指病室病友之间的人际关系。病友们在共同的住院生活中相互影响、相互帮助、相互照顾，患者之间通过交谈了解疾病疗养常识、医院的规章制度等，良好的病友关系有利于增进病友间的友谊与团结，创造和谐的病室氛围。

同病室的每个患者的表现，集中形成一种共同的心理倾向，这就是群体气氛。它由患者的共同影响而形成，同时又影响着每个患者。有的表现为积极的气氛，同病室病友之间彼此关心照顾，与医护人员关系融洽，配合密切，患者心情愉快，对医疗护理的满意度较高；有的则表现为消极的气氛，虽同住一病室，但彼此缺乏关照，相互间无愉快感受，病友之间交往较少，患者感到寂寞、孤独，缺乏主动参与的热情，对治疗护理知识被动接受。护士应善于觉察，发挥病友间的互助精神，启发群体中的积极因素，调动患者的乐观情绪，使病室内群体气氛向着积极方向发展，有利于医疗和护理工作的开展。

2. 医院规章制度　医院规章制度(hospital rules and regulations)是依据国家相关部门有关医院管理的规定并结合医院自身的特点所制定的规则，如入院须知、探视制度、陪护制度等。医院规章制度可以为患者创造良好的休息、睡眠环境，便于预防和控制医院感染工作的实施，使患者尽快达到恢复健康的目的。然而医院制度也会对患者有一定的约束，会对患者产生一定的影响，如患者的生活作息必须听从于医护人员，日常活动受到限制，因而产生了压抑感；不能随意与外界接触，信息闭塞，思念亲人产生孤寂、焦虑感；有的患者不能下床活动，又无亲属陪伴，生活不便而心理负担加重等。因此，护士应根据患者的不同情况和适应能力，主动热情地给予帮助和指导，具体应做到以下四点。

（1）耐心解释，取得理解：向患者和患者亲属耐心解释每一项院规的内容和执行各项院规的必要性，以取得患者的主动配合，使其自觉遵守医院的各项规章制度。

（2）提供有关信息与心理支持：在做各种检查、治疗或护理工作之前或过程中，应给予患者适当的解释与心理支持，让患者了解医护人员实施这些措施的目的。同时在对患者进行健康教育的过程中，护士要将防病治病的知识传授给患者、并耐心倾听患者倾诉及时作出反应，允许并鼓励患者参与决策。及时提供有关信息可以减少患者对治疗、手术、检查等的恐惧心理，使患者能主动、积极地配合治疗和护理工作，促进患者早日康复。

（3）尊重探视人员：患者的亲属和亲朋好友的探视可满足患者对安全感、爱与归属感及自尊的需要，给患者以心理支持与帮助，减轻患者的孤独寂寞与焦虑情绪。在病情允许的情况下，可以鼓励患者亲属和朋友来探视。但如果探视者不受患者的欢迎或探视时间不适当，影响医疗、护理工作时，则要适当地劝阻和限制，并给予解释，以取得患者及其亲属和探视者的谅解。

（4）尊重患者的隐私权：护士应当尊重、关心、爱护患者，保护患者的隐私，对患者的检查结果、治疗记录、个案讨论、诊断鉴定等，护士有义务为患者保密；为患者做治疗和护理时，应依病情需要给予屏风遮挡、关闭门窗等，避免不必要的暴露；患者住院期间的病历资料，除因医生诊疗、会诊、讨论等活动需要外，无关人员不得查阅、记录、复印等。

（三）医院生物环境的调控

医院是患者集中的地方，存在多种致病微生物和有害物质，为疾病的传播提供了外部条件。对免疫功能低下或正在接受侵入性检查、治疗的患者来说，无疑是个巨大的威胁。为此，制定有关的管理制度和采取有效的预防控制措施，减少医院感染的发生，确保医院生物环境的安全性是不容忽视的。

1. 医院感染的概念　医院感染是指在医院内或在医疗活动中所患的一类特殊形式的感染性疾病，其发生与诊疗护理活动相依并存，存在不可避免的因素，给患者的身心健康带来严重危害，给个人、家庭和社会造成严重的经济负担及资源浪费，妨碍社会新技术的应用和发展，同时对医务人员自身健康也构成了很大的威胁。因此，必须健全医院感染管理机构和制度，提高医院各类人员对医院感染的认识，加强对医院感染的控制和监测，确保预防和控制医院感染措施的有效顺利执行。

医院感染（nosocomial infection）又称医院获得性感染（hospital-acquired infection）、医疗相关感染（healthcare- associated infection）。广义地讲，任何人在医院活动期间由于遭受病原体侵袭而引起的诊断明确的感染均称为医院感染。由于门急诊患者，陪护人员、探视人员及其他流动人员在医院内停留时间相对短暂，常常难以确定其感染是否来自医院，所以医院感染的主要对象是住院患者。

2006 年，我国卫生部颁布的《医院感染管理办法》中关于医院感染的定义是：住院患者在医院内获得的感染，包括在住院期间发生的感染和在医院内获得出院后发生的感染，但不包括入院前已存在或者入院时已处于潜伏期的感染。

医院感染的确定主要依据临床诊断，同时需力求做出病原学诊断。医院感染的诊断标准：

（1）无明确潜伏期的感染，入院48小时后发生的感染。

（2）有明确潜伏期的感染，自入院时起超过平均潜伏期后发生的感染。

（3）本次感染直接与上次住院有关。

（4）在原有感染基础上出现其他部位新的感染，或在已知病原体基础上又分离出新的病原体（排除污染和原来的混合感染）的感染。

（5）新生儿在分娩过程中和产后获得的感染。

（6）由于诊疗措施激活的潜在性感染，如疱疹病毒、结核分枝杆菌等的感染。

（7）医务人员在医院工作期间获得的感染。

2. 医院感染的分类

（1）根据病原体的来源分类：可将医院感染分为内源性感染和外源性感染。

1）内源性感染：又称自身感染，指各种原因引起的患者在医院内遭受自身固有病原体侵袭而发生的医院感染。寄居在患者体表或体内的正常菌群通常是不致病的，但当个体的免疫功能受损、健康状况不佳或免疫功能下降时则会成为条件致病菌导致患者发生感染。

2）外源性感染：又称交叉感染，指各种原因引起的患者在医院内遭受非自身固有病原体侵袭而发生的医院感染。病原体来自患者身体以外的个体或环境，通过直接或间接的途径，导致患者发生感染。

（2）根据病原体的种类分类：将医院感染分为细菌感染、病毒感染、真菌感染、支原体感染、衣原体感染及原虫感染等，其中细菌感染最常见。每类感染又可根据病原体的具体名称分类，如柯萨奇病毒感染、铜绿假单胞菌感染、金黄色葡萄球菌感染等。

（3）根据感染发生的部位分类：全身各个系统、各个部位都可能发生医院感染，如上呼吸道感染、下呼吸道感染、消化道感染、泌尿道感染、手术部位感染、穿刺部位感染等。

3. 医院感染发生的影响因素

（1）主观因素：①医务人员对医院感染及其危害性认识不足；②医院内预防与控制医院感染管理制度不健全；③未严格地执行无菌技术；④缺乏对消毒、灭菌效果的监测。

（2）客观因素：①侵入性诊治手段增多，如内镜、泌尿系导管、动静脉导管、气管切开、气管插管、吸入装置、脏器移植、牙钻、采血针、吸血管、监控仪器探头等侵入性诊治手段，不仅可把外界的微生物导入体内，而且损伤了机体的防御屏障，使病原体容易侵入机体；②大量使用抗生素治疗，使患者体内正常菌群失调，耐药菌株增加，致使病程延长，感染

知识扩展：
有关法律法规、标准规范

机会增多；③使用可抑制或损害免疫功能的治疗方法，致使患者自身免疫功能下降而成

为易感者；④易感患者增加。

4.医院感染的预防与控制 为保障医疗安全，提高医疗质量，各级各类医院都必须建立医院感染管理责任制，制订并落实医院感染管理的规章制度和工作规范，严格执行有关技术操作流程和工作规定，有效预防和控制医院感染，防止传染病病原体、耐药菌、条件致病菌及其他病原微生物的传播。

(1)建立医院有效的感染管理监测系统：设置独立完整的医院感染管理机构体系，通常设置三级管理组织，即医院感染管理委员会、医院感染管理科、各科室医院感染管理小组。

医院感染管理委员会由医院感染管理科、医务科、护理部、临床相关科室、辅助科室、后勤部门等的主要负责人和抗感染药物临床应用专家等组成，在院长或业务副院长的指导下开展工作。

医院感染管理科肩负着管理和专业技术指导双重职责。在医院领导和医院感染管理委员会的领导下行使管理和监督职能，对医院感染相关事件的处理进行专业技术指导。需配备满足临床需要的专(兼)职人员来具体负责医院感染的预防与控制，负责人具有高级专业技术职称。

各科室医院感染管理小组是医院感染管理三级组织的"一线"力量，小组成员包括医生和护理人员，通常由科主任或主管副主任、护士长、病房医生组长、护理组长组成，在科主任领导下开展工作。

(2)健全各项规章制度，依法管理医院感染：依照国家卫生行政部的法律法规来健全医院感染各项管理制度。与医院感染管理相关的制度有：清洁卫生制度、隔离制度、消毒灭菌及其效果监测制度、重点科室(供应室、手术室、重症监护室、导管室、换药室、产房等)的管理制度等。

(3)认真落实医院感染管理措施：认真贯彻落实医院感染管理措施是医院感染预防与控制的重要保证，切实做到控制感染源、切断传播途径、保护易感人群。具体措施包括：医院环境布局合理、建立规范合格的感染病病房；做好清洁、消毒、灭菌工作及其效果监测；加强重点部门的消毒隔离；加强重点环节的监测；严格执行探视与陪护制度、对易感人群实施保护性隔离；加强主要感染部位如呼吸道、手术切口等的感染管理；合理使用抗生素；无菌技术、洗手技术、隔离技术的监督监测等。

(4)医院感染的宣传教育工作：加强医院感染教育，增强各级人员自觉预防与控制医院感染的意识。具体措施包括：各级卫生行政部门和医疗机构应当重视医院感染管理的学科建设，建立专业人才培养制度，充分发挥医院感染专业技术人员在预防和控制医院感染工作中的作用；医疗机构应当制订对本机构工作人员的培训计划，对全体工作人员进行医院感染相关法律法规、医院感染管理相关工作规范和标准、专业技术知识的培训；医务人员应当掌握与本职工作相关的医院感染预防与控制方面的知识，落实医院感染管理规章制度、工作规范和要求；同时医务人员应掌握自我防护知识，正确进行各项技术操作；工勤人员应当掌握有关预防和控制医院感染的基础卫生学和消毒隔离知识，并在工作中正确运用。

第二节　清洁、消毒、灭菌

预习案例

> 患者，男性，50 岁，被汽车撞伤，送至医院急诊科，医生进行体格检查时见患者神志淡漠，呼之能应。患者四肢湿冷，血压 90/50 mmHg，脉搏 120 次/分，腹腔穿刺抽出不凝固血液，诊断为"脾破裂"。经患者亲属签字同意后，在全麻下行"剖腹探查术"。
>
> 思考
>
> 1. 如果采用快速压力蒸汽灭菌法对手术器械进行灭菌，需注意哪些事项？
>
> 2. 手术室环境属于医院环境的哪一类？如何进行医院环境清洁、消毒？

清洁、消毒、灭菌是预防与控制医院感染的关键措施之一，消毒灭菌的质量是评价医院服务质量、管理水平、预防和控制医院感染能力的重要尺度，也是保证医院生物环境安全的关键。

一、概念

（一）清洁

清洁（cleaning）是指去除物体表面有机物、无机物和可见污物的过程。适用于家具、地板、餐具等物体表面处理，也是物品消毒、灭菌前的必要步骤。常用的清洁方法包括：水洗、清洁剂或去污剂去污、机械去污、超声清洗等。

（二）消毒

消毒（disinfection）是指清除或杀灭传播媒介上的病原微生物，使其数量减少达到无害化程度的处理。

（三）灭菌

灭菌（sterilization）是指杀灭或清除传播媒介上一切微生物的措施，并达到灭菌保证水平的方法。灭菌保证水平（sterility assurance level, SAL）是灭菌处理单位产品上存在活微生物的概率，通常表示为 10^{-6}，即经灭菌处理后在 100 万件物品中最多只允许 1 件物品存在活微生物。

二、消毒灭菌的方法

常用的消毒灭菌方法有两大类：物理消毒灭菌法和化学消毒灭菌法。

（一）物理消毒灭菌法

物理消毒灭菌法是指利用物理因素如热力、辐射、光照、过滤等清除或杀灭病原微生物的方法。

1. 热力消毒灭菌法 热力消毒灭菌法主要利用热力使微生物的蛋白质凝固变性、酶失活、细胞膜和细胞壁发生改变而导致其死亡，达到消毒灭菌的目的。热力消毒灭菌法效果可靠，临床使用最为广泛，分干热法和湿热法两类。前者通过空气导热，传热较慢，所需温度高，作用时间长；后者由空气和水蒸气导热，传热较快，穿透力强，所需温度低，作用时间短。

（1）干热法

1）燃烧法是一种简单、迅速、彻底的灭菌方法

适用范围：①污染较重无保留价值的物品，如切割的肢体及组织、病理标本、废弃衣物、纸张以及医疗垃圾等，可在焚烧炉内焚烧或直接点燃；②微生物实验室接种环、微生物培养用试管口的灭菌，直接在火焰上烧灼；③急用的某些金属器械、搪瓷类物品，金属器械可在火上灼烧20秒，搪瓷类容器可倒入少量95%以上的乙醇，慢慢转动容器，使乙醇分布均匀，点火燃烧直至熄灭。

注意事项：①操作时不可中途添加乙醇、不得将易燃物投入消毒容器中；②远离氧气、汽油、乙醚等易燃易爆物品以确保安全；③物品灭菌前需清洁并干燥；④锐利刀剪禁用此法以免锋刃变钝。

2）干烤法：利用专用的密闭烤箱进行灭菌

适用范围：高温下不变质、不损坏、不蒸发的物品，如油剂、粉剂、玻璃器具、金属制品等。干烤灭菌所需的温度和时间应根据物品种类和烤箱的类型来确定，一般灭菌条件为：150℃，2.5小时；160℃，2小时；170℃，1小时；180℃，0.5小时。

注意事项：①灭菌前，物品应先清洁，玻璃器皿需保持干燥；②物品包装体积通常不超过 10 cm×10 cm×20 cm，油剂、粉剂的厚度不得超过 0.6 cm，放物量高度不超过烤箱内腔高度的2/3，不得与烤箱底部及四壁接触，物品间留有充分的空间；③按要求设定温度，有机物灭菌温度不超过170℃。

（2）湿热法

1）压力蒸汽灭菌法：是热力消毒灭菌法中效果最好的一种方法，在临床中广泛使用。

方法：根据排放冷空气的方式和程度不同，将压力蒸汽灭菌器分为下排气式压力蒸汽灭菌器和预排气压力蒸汽灭菌器两大类，根据灭菌时间的长短，压力蒸汽灭菌程序分为常规和快速两种。

下排气式压力蒸汽灭菌器：利用重力置换的原理，使热蒸汽在灭菌器中从上而下将冷空气由下排气孔排出，排出的冷空气全部由饱和蒸汽取代，再利用蒸汽释放潜热（潜热：1 g 100℃的水蒸气变成 1 g 100℃的水时，释放出2255 J的热能）灭菌。灭菌器的参数一般为温度121℃，压力102.8~122.9 kPa，器械灭菌时间20分钟，敷料灭菌时间30分钟。可分为手提式压力蒸汽灭菌器和卧式压力蒸汽灭菌器。

预排气压力蒸汽灭菌器：利用机械抽真空的原理，使灭菌柜室内形成负压，蒸汽得以迅速穿透到物品内部进行灭菌。灭菌器的参数为温度132℃时，压力184.4~210.7 kPa；

134℃时，压力 201.7~229.3 kPa，最短灭菌时间 4 分钟。

快速压力蒸汽灭菌包括下排气、正压排气和预排气压力蒸汽灭菌，灭菌参数与灭菌器种类、灭菌物品材料是否带孔有关。

压力蒸汽灭菌法适用于耐高压，耐潮湿的物品灭菌，如手术器械，敷料，橡胶，玻璃制品，细菌培养基等，不能用于油类和粉剂的灭菌。

压力蒸汽灭菌法注意事项：①清洗干燥，灭菌前将待灭菌器械或物品清洗干净并擦干或晾干；②物品包装合适，包装材料和包装方法符合要求，器械包重量不宜超过 7 kg，敷料包重量不宜超过 5 kg；物品捆扎不宜过紧，外用化学指示胶带贴封，灭菌包每包内放置化学指示卡；③放置合理，灭菌包之间留有空隙，使蒸汽能对流渗透到包裹中央；宜将同类材质的物品置于同一批次灭菌，如材质不同，将纺织类物品竖放于上层，金属器械类放于下层，以免蒸汽遇冷凝聚成水珠，使包布受潮，阻碍蒸汽进入包裹中央，影响灭菌效果；④装载恰当，用下排气式压力蒸汽法灭菌的物品体积不超过 30 cm×30 cm×25 cm，装载体积不得超过柜室容量的 80%；用预排气压力蒸汽灭菌的物品体积不超过 30 cm×30 cm×50 cm，装填量不得超过 90%，但不小于柜室容量的 10%；⑤注意观察，灭菌时随时观察压力和温度变化，并准确计时，加热速度不宜过快，只有当柜室的温度达到要求时才开始计算灭菌时间；⑥物品取出，物品温度降至室温、压力表在"0"位时取出物品，取出的物品冷却时间>30 分钟；⑦安全操作，操作人员要经过专门训练，合格后方能上岗，并严格遵守生产厂家的使用说明或指导手册，设备运行前每日进行安全检查并预热。

灭菌效果监测：①物理监测法，每次灭菌应连续监测并记录灭菌时的温度、压力和时间等参数，记录所有临界点的时间、温度和压力值，结果应符合灭菌要求。②化学监测法，观察化学指示卡和化学指示胶带在 121℃、20 分钟或 130℃、4 分钟后的颜色或性状的改变来判定灭菌是否合格。灭菌包外化学指示胶带贴封，指示灭菌包是否进行灭菌（即灭菌过程标志）；灭菌包内放化学指示卡或指示剂进行检测，指示灭菌包是否达到灭菌效果（即灭菌效果参考）。③生物监测法，是最可靠的灭菌方法，每周监测一次，通常使用含对热耐受力较强的非致病性嗜热脂肪杆菌芽孢的菌片制成标准生物测试包或生物PCD（灭菌过程挑战装置），或使用一次性标准生物测试包对灭菌质量进行生物监测。④B-D 试验，预排气灭菌器每日开始灭菌运行前空载进行 B-D 测试，监测合格，方可使用。

2）煮沸消毒法：煮沸消毒法简单、方便、经济、实用，是应用最早的消毒方法之一，也是家庭常用的消毒方法。在 1 个标准大气压下，将水煮沸至100℃，保持5~10 分钟可杀灭细菌繁殖体，保持15 分钟可杀灭大多数细菌芽孢。在水中加入碳酸氢钠达到1%~2%浓度时，沸点可达105℃，可增强杀菌作用，还有去污防锈的功能。

方法：消毒前将物品刷洗干净后全部浸没在水中≥3 cm，加热煮沸，维持≥15 分钟。消毒时间从水沸后开始算起，若中途再加入物品，则在第二次水沸后重新计时。

适用范围：耐湿、耐高温的物品，如金属、搪瓷、玻璃和餐饮具的消毒。

注意事项：①清洗，煮沸前物品先刷洗干净。②物品放置，大小相同的容器不能重叠，以确保物品各面与水接触；器械轴节或容器盖子应打开；空腔导管腔内预先灌满水；放入总物品不超过容量的 3/4。③根据物品性质决定放入水中的时间，如玻璃器皿、金属及搪瓷类物品通常冷水放入；橡胶制品用纱布包好，水沸后放入。④水的沸点受气压影响，一般海拔每增高 300 m，消毒时间需延长 2 分钟。⑤消毒后应将物品及时取出置于无菌容器内，4 小时内未用需要重煮消毒。

3）低温蒸汽消毒法：主要用于不耐高热的物品，如内镜、塑料制品等的消毒。将蒸汽温度控制在 73~80℃，持续 10~15 分钟，用较低温度杀灭物品中的病原菌或特定微生物。

4）流动蒸汽消毒法：主要用于医疗器械、器具和物品手工清洗后的初步消毒，餐饮具和部分卫生用品等耐热、耐湿物品的消毒。在常压下用 100℃的水蒸气消毒，相对湿度 80%~100%，15~30 分钟即可杀灭细菌繁殖体。

2. 辐射消毒法　辐射消毒法主要利用紫外线或臭氧的杀菌作用，使菌体蛋白质光解、变性而致细菌死亡。

（1）日光曝晒法：利用日光的热、干燥和紫外线作用达到消毒效果。常用于床垫、被服、书籍等物品的消毒。将物品放在直射阳光下曝晒 6 小时，并定时翻动，使物品各面均能受到日光照射。

（2）紫外线消毒法：紫外线属于波长在 100~400 nm 电磁波，消毒灭菌使用得多的紫外线为 C 波紫外线，其波长范围 250~270 nm，其中杀菌作用最强的为 253.7 nm 紫外线波长。紫外线可杀灭多种微生物，包括杆菌、病毒、真菌、细菌繁殖体、芽孢等。杀菌机制主要为：①破坏菌体蛋白质中的氨基酸，使菌体蛋白光解变性；②促使微生物的 DNA 失去转化能力而死亡；③降低菌体内氧化酶的活性；④使空气中的氧电离产生具有极强杀菌作用的臭氧。

消毒方法：①空气消毒，首选紫外线空气消毒器，不仅消毒效果可靠，而且可在室内有人时使用；也可用室内悬吊式紫外线灯照射，紫外线消毒灯距离地面 1.8~2.2 m，功率≥1.5 W/mA，照射时间不少于 30 分钟；②物品表面消毒，最好使用便携式紫外线表面消毒器近距离移动照射；小件物品可放入紫外线消毒箱内照射；也可采取紫外线灯悬吊照射，有效距离为 25~60 cm，将物品摊开或挂起，使其充分暴露以受到直接照射，消毒时间为 20~30 分钟；③液体消毒，可采用水内照射法或水外照射法，紫外线光源应装有石英玻璃保护罩，水层厚度应小于 2 cm，并根据紫外线的辐照强度确定水流速度。

紫外线灯管消毒时注意事项：①消毒环境合适，适宜温度为 20~40℃、相对湿度为 40%~60%；②正确计算并记录消毒时间，紫外线的消毒时间须从灯亮 5~7 分钟后开始计时，若使用时间超过 1000 小时，需更换灯管；③加强防护，紫外线对人的眼睛和皮肤有刺激作用，可引起眼炎与皮炎，照射时人应离开房间，照射完毕应开窗通风；④保持灯管清洁，一般每周用 70%~80%乙醇布巾擦拭 1 次，如发现灰尘、污垢，应随时擦拭；⑤定期监测灭菌效果。

紫外线灯管灭菌效果监测：①物理监测法，开启紫外线灯 5 分钟后，将紫外线辐照计置于所测紫外线灯下正中垂直1m 处，待仪表稳定后，所示数据即为该灯管的辐照强度值（$\mu W/cm^2$）；②化学监测法，开启紫外线灯 5 分钟后，将紫外线灯强度辐射指示卡置于紫外线灯下正中垂直1m 处，照射 1 分钟后，观察指示卡的颜色变化，判断辐射强度；③生物监测法：一般每月 1 次，主要通过对空气、物品表面的采样，检测细菌菌落数以判断其消毒效果。至少每年标定 1 次灯管照射强度，普通 30 W 直管型新灯辐照强度应≥90 $\mu W/cm^2$，使用中紫外线灯管辐照强度应≥70 $\mu W/cm^2$；30W 高强度紫外线新灯的辐照强度应≥180 μW/cm²。

（3）臭氧消毒法：臭氧在常温下为强氧化性气体，稳定性差，易爆炸，是一种广谱杀菌剂，可杀灭细菌繁殖体、病毒、芽孢、真菌，并可破坏肉毒杆菌毒素。主要用于空气、水及物品表面的消毒。空气消毒时，应封闭空间、在无人状态下，使用浓度为 20 mg/m³ 的臭氧，作用 30 分钟；水消毒时，根据不同场所按厂家产品使用说明书要求使用；物品表面消毒时，密闭空间内臭氧浓度为 60 mg/m³，作用 60~120 分钟。

注意事项：①臭氧对人有毒，国家规定大气中臭氧浓度≤0.16 mg/m³；②臭氧具有强氧化性，可损坏多种物品，且浓度越高对物品损坏越严重；③温湿度、有机物、水的浑浊度、酸碱度等多种因素可影响臭氧的杀菌作用；④室内空气消毒时，人员必须离开，待消毒结束后开窗通风≥30 分钟，人员方可进入。

3.电离辐射灭菌法　电离辐射灭菌法是利用放射性核素⁶⁰Co 发射高能 γ 射线或电子加速器产生的高能电子束进行辐射灭菌，电离辐射作用可分为直接作用和间接作用。直接作用指射线的能量直接破坏微生物的核酸、蛋白质和酶等；间接作用指射线的能量先作用于水分子，使其电离，电离后产生的自由基再作用于核酸、蛋白质、酶等物质。

适用范围：不耐热的物品，如一次性医用塑料制品、药品、精密仪器、生物制品等在常温下的灭菌，故又称"冷灭菌"。

注意事项：①应用机械传送物品以防放射性射线对人体造成伤害；②为增强 γ 射线的杀菌作用，灭菌应在有氧环境下进行；③水分子电离所产生的自由基可起到间接灭菌的作用，因此湿度越高，杀菌效果越好。

4.微波消毒法　微波是一种频率高、波长短、穿透力强的电磁波，在电磁波的高频交流电场中，物品中的极性分子发生极化，高速运动，并频繁改变方向，互相摩擦，使温度迅速上升，达到消毒作用。

适用范围：微波可以杀灭包括芽孢在内的所有微生物，常用于食物、餐饮具、医疗药品及耐热非金属材料器械的消毒。

注意事项：①微波对人体有一定的伤害，应避免小剂量长期接触或大剂量照射；②被消毒的物品应为小件或不太厚物品；③微波的热效应需要有一定的水分，待消毒的物品应浸入水中或用湿布包裹；④微波无法穿透金属面，因此盛放物品时不用金属容器。

5.机械除菌法　机械除菌法指用机械的方法，如冲洗、刷擦、扫抹、铲除或过滤等方法以除掉物品表面、水中、空气中及人畜体表的有害微生物，减少微生物数量和引起感染的机会。如医院常用层流通风和过滤除菌法。层流通风指室外空气通过孔隙小于 0.2 μm 的高效过滤器以垂直或水平两种气流方式呈流线状流入室内，等速流过房间后再流出。过滤除菌是将待消毒的介质，通过规定孔径的过滤材料，去除气体或液体中的微生物，但不能将微生物杀灭。

（二）化学消毒灭菌法

化学消毒灭菌法是指采用各种化学消毒剂来清除或杀灭病原微生物的方法。凡不适用于物理消毒灭菌的物品，都可以选用化学消毒灭菌法，如对患者的皮肤、黏膜、排泄物及周围环境、光学仪器、金属锐器以及某些塑料制品的消毒。

1.化学消毒灭菌的原理　使微生物的蛋白凝固变性、酶失去活性，或抑制微生物的代谢、生长和繁殖。能杀灭传播媒介上的微生物使其达到消毒或灭菌要求的化学制剂称为化学消毒剂。

2.化学消毒剂的种类 化学消毒剂种类繁多，应根据消毒对象、要达到的消毒水平、可能影响消毒效果的因素选择最适宜、最有效的消毒剂。各种化学消毒剂按其消毒效力可分为四类。

(1)灭菌剂(sterilant)：可杀灭一切微生物(包括细菌芽孢)，并达到灭菌要求的化学制剂。如甲醛、戊二醛、环氧乙烷等。

(2)高效消毒剂(high-efficacy disinfectant)：可杀灭一切细菌繁殖体(包括分枝杆菌)、病毒、真菌及其孢子等，对细菌芽孢也有一定杀灭作用的化学制剂。如过氧乙酸、过氧化氢、部分含氯消毒剂等。

(3)中效消毒剂(intermediate-efficacy disinfectant)：可杀灭分枝杆菌、真菌、病毒、细菌繁殖体等微生物的化学制剂。如醇类、碘类、部分含氯消毒剂等。

(4)低效消毒剂(low-efficacy disinfectant)：只能杀灭细菌繁殖体和亲脂病毒的化学制剂。如酚类、胍类、季铵盐类消毒剂等。

3.化学消毒剂的使用原则

(1)合理使用，能不用时则不用，必须用时尽量少用。

(2)根据物品的性能和微生物的特性选择合适的消毒剂。

(3)待消毒的物品必须先清洗、擦干。

(4)严格掌握消毒剂的有效浓度、消毒时间及使用方法。

(5)消毒剂应定期更换，易挥发的要加盖，并定期检测，调整浓度。

(6)消毒剂中不能放置纱布、棉花等物，以防降低消毒效力。

(7)消毒后的物品在使用前须用无菌水冲净，以避免消毒剂刺激人体组织。

(8)熟悉消毒剂的毒不良反应，做好工作人员的防护。

4.化学消毒剂的使用方法

(1)浸泡法(immersion)：将被消毒的物品清洗、擦干后浸没在消毒液内。浸泡前要打开物品的轴节或套盖，管腔内要灌满消毒液，按消毒液规定的浓度和时间进行浸泡。浸泡法适用于大多数物品。

(2)擦拭法(rubbing)：蘸取规定浓度的化学消毒剂擦拭被污染物品的表面或皮肤、黏膜的消毒方法。一般选用易溶于水、穿透力强、无显著刺激性的消毒剂。

(3)喷雾法(nebulization)：在规定时间内用喷雾器将一定浓度的化学消毒剂均匀地喷洒于空气或物品表面进行消毒的方法。常用于地面、墙壁、空气、物品表面的消毒。

(4)熏蒸法(fumigation)：在密闭空间内将一定浓度的消毒剂加热或加入氧化剂，使其产生气体在规定的时间内进行消毒灭菌的方法。如手术室、换药室、病室的空气消毒以及精密贵重仪器，不能蒸煮、浸泡物品的消毒。

5.常用的化学消毒剂 临床常用的化学消毒剂见表2-1。

表 2-1　常用化学消毒剂

消毒剂名称	消毒效力	性质与作用原理	适用范围	注意事项
戊二醛	灭菌	为无色透明液体、有醛刺激性气味；直接或间接与微生物的蛋白质及酶的氨基结合，引起一系列反应导致微生物灭活	①适用于不耐热的诊疗器械与精密仪器的消毒与灭菌 ②常用浸泡法，物品完全浸没在消毒液中，消毒时间60分钟，灭菌时间10小时；内镜消毒时按要求采用浸泡法或擦拭法 ③常用灭菌浓度为2%~2.5%	①室温下应密闭、避光，保存于阴凉、干燥、通风处；盛装消毒剂的容器应洁净、加盖 ②受pH影响大，使用前将溶液的pH调节至7.5~8，加强日常监测，配制好的消毒液最多可连续使用14天，使用中的戊二醛含量应≥1.8% ③物品消毒或灭菌后以无菌方式取出，用无菌水冲净，再用无菌纱布擦干 ④对皮肤、黏膜有刺激性，对人体有毒性，应注意个人防护
甲醛	灭菌	为无色透明液体，刺激性强，能使菌体蛋白变性，酶活性消失	①适用于不耐湿、不耐热的诊疗器械与精密仪器灭菌，如电子仪器、光学仪器、管腔器械、金属器械、玻璃器皿等 ②应用低温甲醛蒸汽灭菌器进行灭菌，根据使用要求装载适量2%复方甲醛溶液或福尔马林（35%~40%甲醛溶液）。灭菌参数：温度55~80℃，相对湿度80%~90%，时间30~60分钟	①灭菌箱需密闭，使用专用灭菌溶液 ②灭菌物品摊开放置，消毒后应去除残留甲醛气体，需设置专用排气系统 ③对人体有一定毒性和刺激性 ④操作者按规定持证上岗
环氧乙烷	灭菌	低温为无色液态，有芳香醚味，超过10.8℃变为气态，易燃易爆；不损害消毒的物品且穿透力强；与菌体蛋白结合，使酶代谢受阻而杀灭微生物	①适用于不耐热、不耐湿的诊疗器械和精密仪器的灭菌，如电子仪器、光学仪器，纸质、化纤、塑料、陶瓷、金属等制品 ②按照环氧乙烷灭菌器生产厂家的操作说明或指导手册，根据物品种类、包装、装载量与方式等确定灭菌参数。小型环氧乙烷灭菌器灭菌参数：药物浓度450~1200 mg/L，温度37~63℃，相对湿度40%~80%，作用时间1~6小时	①存放温度低于40℃，相对湿度60%~80%，置于阴凉、通风、无火源处 ②不可用于食品、液体、油脂类和粉剂等灭菌 ③每次灭菌应进行效果监测及评价 ④应有专门的排气管道，每年监测工作环境中的环氧乙烷浓度，工作人员要严格遵守操作程序并做好防护、培训

续表 2-1

消毒剂名称	消毒效力	性质与作用原理	适用范围	注意事项
聚维酮碘（碘伏）	中效	为黄棕色至红棕色固体粉末，有碘气味；碘与表面活性剂形成的络合物，能迅速而持久地释放有效碘，使细菌体等蛋白质氧化而失活，从而达到连续杀菌的目的	①适用于手、皮肤、黏膜及伤口的消毒 ②常用擦拭法、冲洗法。碘伏浓度：手及皮肤消毒时 2~10 g/L；黏膜消毒时 250~500 mg/L ③外科手消毒：擦拭或刷洗，作用 3~5 分钟 ④手部皮肤：擦拭 2~3 遍，作用≥2 分钟	①避光密闭保存 ②稀释后稳定性差，宜现用现配 ③皮肤消毒后无需乙醇脱碘 ④对碘过敏者慎用
碘酊	中效	为棕红色澄清液，有碘和乙醇气味；使细菌蛋白氧化、变性	①适用于注射、手术部位皮肤以及新生儿脐带部位皮肤消毒 ②浓度为 2% 的溶液用于皮肤消毒，擦后待干，再用浓度为 70% 乙醇脱碘；浓度为 2.5% 的溶液用于脐带断端的消毒，擦后待干，再用浓度为 70% 乙醇脱碘	①对皮肤有较强的刺激性，不适用于破损皮肤、眼及黏膜的消毒 ②对碘过敏者、乙醇过敏者慎用
季铵类消毒剂复方季铵盐苯扎溴铵	中效低效	为芳香气味的无色透明液体，属阳离子表面活性剂，能吸附带阴离子的细菌，破坏其细胞膜，改变细胞的渗透性，使蛋白质变性	①适用于环境、物体表面、皮肤与黏膜的消毒 ②常用浸泡法、擦拭法 环境或物品表面：用 1000~20000 mg/L 消毒液擦拭或浸泡，作用时间 15~30 分钟 ③皮肤：用原液擦拭皮肤，作用时间 3~5 分钟	①阴离子表面活性剂如肥皂或洗衣粉可降低其消毒效果 ②低温时可能出现浑浊或沉淀，可置于温水中加热 ③不适用于瓜果蔬菜类消毒
胍类消毒剂复方氯己定	中效低效	无色透明，无沉淀、不分层液体；能破坏菌体细胞膜的酶活性，使胞浆膜破裂	①适用于手、皮肤、黏膜的消毒 ②常用擦拭法或冲洗法 手术部位及注射部位皮肤和伤口创面：有效含量≥2 g/L 的氯己定-乙醇溶液（70% 体积比）局部涂擦 2~3 遍，作用时间遵循产品说明 外科手消毒：使用方法遵循产品说明	①不适用于结核杆菌、细菌芽孢污染物品消毒 ②不能与阴离子表面活性剂如肥皂混合使用或前后使用

三、医院常用的清洁、消毒、灭菌方法

医院清洁、消毒、灭菌工作是指根据一定的规范、原则对医院环境、各类用品、患者分泌物及排泄物等进行处理的过程，最大可能地减少医院感染的发生。

（一）医院物品的危险性分类

医院物品的危险性是指物品污染后对人体造成危害的程度，通常可以分成三类。

1.高度危险性物品　是指进入人体无菌组织、器官、脉管系统，或有无菌体液从中流过的物品，或接触破损皮肤、破损黏膜的物品，一旦被微生物污染，具有极高的感染风险，如手术器械、穿刺针、腹腔镜、活检钳、脏器移植物等。

2.中度危险性物品　是指与完整黏膜相接触，而不进入人体无菌组织、器官和血流，也不接触破损皮肤、破损黏膜的物品。如胃肠道内镜、气管镜、喉镜、体温表、呼吸机管道、压舌板等。

3.低度危险性物品　是指仅与完整皮肤接触的物品，包括生活卫生用品和患者、医务人员生活和工作环境中的物品。如听诊器、血压计、病床、毛巾、衣被等。

（二）消毒、灭菌方法的分类

根据消毒因子的浓度、强度、作用时间和对微生物的杀灭能力，可将消毒灭菌方法分为四个作用水平。

1.灭菌法　可以杀灭一切微生物以达到灭菌保证水平的方法。属于此类的有：热力灭菌、电离辐射灭菌等物理灭菌法以及采用戊二醛、环氧乙烷、甲醛等灭菌剂进行灭菌的化学灭菌方法。

2.高水平消毒法　可以杀灭一切细菌繁殖体（包括结核分枝杆菌）、病毒、真菌及其孢子和绝大多数细菌芽孢的方法。属于此类的有：臭氧消毒法、紫外线消毒法等物理方法以及含氯制剂、碘酊、过氧化物、二氧化氯等化学消毒剂进行消毒的化学消毒方法。

3.中水平消毒法　可以杀灭除细菌芽孢以外的各种病原微生物的方法。属于此类的有：煮沸消毒法以及使用碘类（碘伏、碘酊等）、醇类、酚类等消毒剂进行消毒的方法。

4.低水平消毒法　只能杀灭细菌繁殖体（结核分枝杆菌除外）和亲脂病毒的消毒方法。属于此类的有：通风换气、冲洗等机械除菌法和使用苯扎溴铵、氯己定（洗必泰）等消毒剂的化学消毒方法。

（三）选择消毒、灭菌方法的原则

医院清洁、消毒、灭菌工作应严格遵守工作程序。重复使用的诊疗器械、器具和物品，使用后应先清洁再进行消毒或灭菌，被朊毒体、气性坏疽及突发不明原因的传染病病原体污染的诊疗器械、器具和物品应先消毒再按常规方法清洗消毒灭菌。

1.根据医院物品的危险性高低选择

（1）高度危险性物品使用前必须选用灭菌法。

（2）中度危险性物品使用前可选择高水平或中水平消毒方法。

（3）低度危险性物品使用前可选择中、低水平消毒法或保持清洁处理即可。遇有病

原微生物污染，针对所污染的病原微生物种类选择有效的消毒方法。

2. 根据污染微生物种类、数量选择

对受到致病性芽孢、真菌孢子、分枝杆菌和经血液传播的病原体污染的物品，选用灭菌法或高水平消毒法。

（2）对受到真菌、亲水病毒、螺旋体、支原体、衣原体等病原微生物污染的物品，选用中水平以上的消毒法。

（3）对受到一般细菌和亲脂病毒等污染的物品，可选用中水平或低水平消毒法。

（4）消毒物品上微生物污染特别严重时，应加大消毒剂的剂量和（或）延长消毒时间。

3. 根据消毒物品的性质选择

（1）耐热、耐湿的诊疗器械、器具和物品，应首选压力蒸汽灭菌法；耐高温的玻璃器材、油剂类和干粉类物品等应首选干热灭菌法。

（2）怕热、忌湿物品宜采用低温灭菌法，如环氧乙烷、过氧化氢低温等离子体灭菌或低温甲醛蒸汽灭菌法等。

（3）金属器械的浸泡灭菌，应选择腐蚀性小的灭菌剂，同时注意防锈。

（4）物品表面消毒时，应考虑物品表面的性质。光滑表面可选用紫外线消毒器近距离照射，或用化学消毒剂擦拭；多孔材料表面宜采取浸泡或喷雾消毒法。

（四）医院日常的清洁、消毒、灭菌

1. 医院环境清洁、消毒　医院环境常被患者、隐性感染者或带菌者排出的病原微生物所污染，成为感染的媒介，因此，医院环境清洁、消毒是控制医院感染的基础。医院环境要保持清洁，应清除低洼积水、蚊蝇滋生地和垃圾，做到无灰尘、无蛛网、无蚊蝇、窗明几净。医院环境日常清洁消毒遵循先清洁再消毒的原则，环境空气和物品表面的菌落总数符合卫生标准（表2-2）。

（1）环境空气消毒：从空气消毒的角度将医院环境分为四类，其内容及可采用的空气消毒方法如下。①Ⅰ类环境为采用空气洁净技术的诊疗场所，包括洁净手术部（室）和其他洁净场所（如洁净骨髓移植病房）。通常选用以下方法净化空气：安装有空气净化消毒装置的集中空调通风系统，采用空气洁净技术、循环风紫外线空气消毒器或静电吸附式空气消毒器、紫外线灯照射消毒、达到Ⅰ类环境空气菌落数要求的其他空气消毒产品。②Ⅱ类环境包括非洁净手术部（室）、产房、新生儿室、早产儿室、导管室、血液病病区、烧伤病区、重症监护室等保护性隔离病区。可选用如Ⅰ类环境净化空气的方法或达到Ⅱ类环境空气菌落数要求的其他空气消毒产品。③Ⅲ类环境包括母婴同室、消毒供应中心的检查包装灭菌区和无菌物品的存放区、血液透析中心（室）、其他普通住院病区等。可选用以下方法净化空气：Ⅱ类环境净化空气的方法或使用化学消毒剂、达到Ⅲ类环境空气菌落数要求的其他空气消毒产品。④Ⅳ类环境包括普通门急诊及其检查、治疗室，感染性疾病科门诊及病区。可采用Ⅲ类环境中的空气消毒方法。

表 2-2　各类环境空气、物体表面菌落总数卫生标准

环境类别		空气平均菌落数[a]		物体表面平均菌落数
		CFU/平皿	CFU/m³	CFU/cm²
Ⅰ类	洁净手术室	符合 GB 50333 要求[b]	≤150	≤5
	其他洁净场所	≤4.0(30 min)[c]		
Ⅱ类		≤4.0(15 min)	-	≤5
Ⅲ类		≤4.0(5 min)	-	≤10
Ⅳ类		≤4.0(5 min)	-	≤10

a：CFU/平皿为直径 9 cm 的平板暴露，CFU/m³ 为空气采样器法

b：《医院洁净建筑手术部技术规划》(GB 50333—2013)，2014 年 6 月 1 日实施，其中规定，洁净手术部用房等级为四级，其菌落要求根据手术区和周边区的不同而有所不同

c：平板暴露法检测时的平板暴露时间

（2）环境表面消毒：环境物品表面、地面应保持清洁，不得检出致病性微生物。如无明显污染，采用湿式清扫清洁；如有肉眼可见污染时应及时清洁、消毒；人员流动频繁、拥挤的场所应在每天工作结束后进行清洁、消毒；感染高风险的部门如Ⅰ类环境、Ⅱ类环境中的科室以及感染性疾病科、检验科、耐药菌和多重耐药菌污染的诊疗场所，应保持清洁、干燥，做好随时消毒和终末消毒工作；治疗车、床栏、床头柜、门把手、灯开关、水龙头等频繁接触的物体表面应每天清洁、消毒；被患者血液、呕吐物、排泄物或病原微生物污染时，根据具体情况采用中水平以上的消毒方法。

2. 被服类清洁消毒　被服类清洁消毒包括全院患者衣服和床上用品、医务人员的工作服帽和值班被服的清洗消毒，主要在洗衣房进行。直接接触患者的衣服和床单、被套、枕套等，应一人一更换，住院时间长者每周更换，遇污染及时更换；间接接触患者的被芯、枕芯、被褥、床垫、病床围帘等，应定期清洗与消毒，遇污染应及时更换、清洗与消毒。更换后的物品应及时清洗与消毒，每个病区应有 3 个衣被收集袋，分别收放有明显污染的患者衣被、一般患者衣被、医务人员的工作服帽和值班被服。

3. 皮肤和黏膜消毒　皮肤和黏膜是人体的防御屏障，其表面有一定数量的致病性或条件性微生物。

（1）皮肤消毒：指杀灭或清除人体皮肤上的病原微生物并达到消毒要求。通常使用擦拭法，消毒范围、作用时间参照使用产品的说明书。一般完整皮肤消毒常用消毒剂有醇类、碘类、季胺盐类、酚类、过氧化物类。破损皮肤使用的化学消毒剂应达到无菌要求，常用的有季胺盐类、酸性氧化电位水等消毒剂。

（2）黏膜消毒：指杀灭或清除口腔、鼻腔、阴道及外生殖器等黏膜病原微生物的过程，并达到消毒要求。通常使用擦拭法或冲洗法，消毒范围、作用时间根据使用产品的说明书。常用聚维酮碘、氯己定、乙醇、季铵盐类、过氧化物类、含氯制剂等消毒剂。

4. 器械物品的清洁、消毒、灭菌　医疗器械及其他物品是导致医院感染的重要途径之一。凡是进入人体组织、无菌器官的医疗器械、器具和物品必须达到灭菌要求，灭菌后的器械物品不得检出任何微生物；接触皮肤、黏膜的医疗器械、器具和物品必须达到

消毒水平，消毒时要求不得检出致病性微生物；各种用于注射、穿刺、采血等有创操作的医疗器具必须一用一灭菌；在使用化学消毒剂消毒灭菌的过程中，要定期检测其有效成分；一次性使用的物品不得重复使用。

普通患者污染的可重复使用的诊疗器械、器具和物品应与一次性使用物品分开放置；可重复使用的被污染器械、器具及物品由消毒供应中心统一按要求回收并处置；疑似或确诊为朊毒体、气性坏疽及突发原因不明的传染病病原体感染者宜选用一次性诊疗器械、器具和物品，使用后进行双层密闭封装焚烧处理。

5.医院污物、污水的处理

（1）医院污物的处理。医院污物主要指：①生活垃圾，指患者生活过程中产生的排泄物及垃圾，包括剩余饭菜、果皮、果核、罐头盒、饮料瓶、手纸、各种包装纸及粪、尿等排泄物；②医疗垃圾，在诊疗、卫生处理过程中产生的废弃物，包括感染性废物、病理性废物、损伤性废物、药物性废物、化学性废物等五类。因为这些污物均存在被病原微生物污染的可能，所以应分类收集，通常设置红、黄、黑三种不同颜色的污物袋。红色袋装放射性垃圾，黄色袋装医疗垃圾，黑色袋装生活垃圾，损伤性废物置于医疗废物专用的黄色锐器盒内。所用垃圾袋要求不漏水、耐用、结实。医院污物处理需按照相应的法规要求来进行并建立严格的管理制度如污物入袋制度、运送交接制度、暂存登记制度、卫生安全防护制度、污物污染应急预案等。

（2）医院污水的处理。医院污水是指排入医院化粪池的粪便和污水，包括地面雨水、生活污水、医疗污水。因污水可能含有各种病原微生物和有害物质，如果对医院污水的管理不到位，会对环境和社会造成一定危害。因此医院应做到污水排放质量符合规定，同时建立集中污水处理系统并按污水种类分别进行排放。综合医院的感染病区和普通病区的污水应实行分流，分别进行消毒处理。

第三节　手卫生

预习案例

> 患者，男性，60岁，一周前骑电动车摔倒后意识不清，送医院后在急诊科行开颅手术，术后住重症监护病区。目前患者昏迷，采用全胃肠外营养方法治疗。
>
> 思考
>
> 1.患者外科手术前，手术室护士应如何进行手卫生？
>
> 2.护士帮助患者执行全胃肠外营养治疗前后，应如何进行手卫生？

在临床实践中，各种诊疗、护理工作都离不开医务人员的双手，如不加强手卫生教育就会直接或间接地导致医院感染的发生。为了保证患者安全、提高医疗质量，防止交叉感染，医院应加强医务人员手卫生的规范化管理，提高医务人员手卫生依从性。手卫生已成为国际公认的控制医院感染和耐药感染最简单、最有效、最方便、最经济的措施，是标准预防的重要措施之一。

一、概述

(一) 基本概念

1. 手卫生　手卫生是医务人员洗手、卫生手消毒和外科手消毒的总称。

2. 洗手　洗手指医务人员用肥皂(或皂液)和流动水洗手，去除手部皮肤污垢、碎屑和部分致病菌的过程。

3. 卫生手消毒　卫生手消毒指医务人员用速干手消毒剂揉搓双手，以减少手部暂居菌的过程。

4. 外科手消毒　外科手消毒指外科手术前医务人员用肥皂(或皂液)和流动水洗手，再用手消毒剂清除或者杀灭手部暂居菌和减少常居菌的过程。使用的手消毒剂具有持续抗菌活性。

(二) 手卫生设施

1. 洗手与卫生手消毒的设施　手卫生设施的设置应方便医务人员，并符合国家相关要求。

(1) 流动水洗手设施：手术室、产房、导管室、层流洁净病房、骨髓移植病房、器官移植病房、重症监护病房、新生儿室、母婴室、血液透析病房、烧伤病房、感染疾病科、口腔科、消毒供应中心等重点部门应配备非手触式水龙头。有条件的医疗机构宜在诊疗区配备非手触式水龙头。

(2) 清洁剂：洗手的清洁剂可为肥皂、皂液或洗手液。肥皂应保持清洁与干燥。皂液或洗手液有浑浊或变色时需及时更换，盛放皂液或洗手液的容器宜为一次性使用产品，重复使用的容器应每周清洁与消毒。

(3) 干手物品或者设施：最好为一次性使用的纸巾；也可用纯棉小毛巾，一用一消毒；也可用干手机等其他可避免手二次污染的方法。

(4) 合格的速干手消毒剂：手消毒剂应符合国家有关规定，宜使用一次性包装，无异味、无刺激性，医务人员的接受度较高。

2. 外科手消毒设施

(1) 洗手池：洗手池设置在手术间附近，水池大小、高矮适宜，能防止洗手水溅出，池面应光滑无死角易于清洁。洗手池及水龙头应每日清洁与消毒，数量应根据手术间的数量设置，水龙头数量应不少于手术间的数量，水龙头开关应为非手触式。

(2) 清洁用品：应配备清洁剂、清洁指甲用品、手卫生的揉搓用品。如配备手刷，手刷应柔软，并定期检查，及时剔除不合格手刷，并且要一用一消毒。

(3) 外科手消毒剂：应取得卫健委卫生许可批件，消毒剂宜采用一次性包装，在有效期内使用。手消毒剂的出液器应采用非手触式。重复使用的消毒剂容器应每周清洁与消毒。

(4) 干手物品：干手巾应每人一用，用后清洁、灭菌；盛装消毒巾的容器应每次清洗、灭菌。

(5) 其他：配备计时装置、洗手流程及说明图。

二、洗手

有效的洗手可清除手上99%以上的各种暂居菌，是防止医院感染传播最重要的措施之一。

【目的】

清除医务人员手部皮肤污垢和大部分暂居菌，切断通过手传播感染的途径。

【操作程序】

1. 评估　非紧急情况时，医务人员在下列情况下应认真洗手。

(1)直接接触每个患者前后。

(2)从同一患者身体的污染部位移动到清洁部位时。

(3)接触患者黏膜、破损皮肤或伤口前后。

(4)接触患者血液、体液、分泌物、排泄物、伤口敷料等之后。

(5)接触患者周围环境及物品后。

(6)穿脱隔离衣前后，脱手套之后。

(7)进行无菌操作，接触清洁、无菌物品之前。

(8)处理药物或配餐前。

2. 准备

(1)用物准备：流动水洗手设施，清洁剂，干手设施齐全，必要时备护手液或直接备速干手消毒剂。

(2)环境准备：环境安全、宽敞、清洁。

(3)护士准备：衣帽整洁，修剪指甲，取下手表饰物，卷袖过肘。

3. 实施　洗手实施方法见表2-3。

表2-3　洗手实施方法

操作流程	操作步骤	要点说明
1.调水流和水温	打开水龙头，调节合适水流和水温	*水龙头最好是感应式或用肘、脚踏、膝控制的开关
2.湿手	双手在流动水下充分淋湿	*水流不可过大以防溅湿工作服 *水温适当，太热或太冷会使皮肤干燥
3.涂剂	关上水龙头并取适量清洁剂均匀涂抹至整个手掌、手背、手指和指缝	
4.揉搓	认真揉搓双手至少15秒，具体揉搓步骤为(图2-1A~图2-1G)：①掌心相对，手指并拢相互揉搓；②掌心对手背沿指缝相互揉搓，交换进行；③掌心相对，双手交叉指缝相互揉搓；④弯曲手指，使关节在另一掌心旋转揉搓，交换进行；⑤一手握住另一手拇指旋转揉搓，交换进行；⑥五个手指尖并拢在另一掌心中旋转揉搓，交换进行	*注意指尖、指缝、指关节等处清洗 *必要时增加手腕的清洗，要求握住手腕回旋揉搓手腕部及腕上10 cm处，交换进行

续表2-3

操作流程	操作步骤	要点说明
5. 冲净	打开水龙头，在流动水下彻底冲净双手	*用流动水，可避免污水污染双手
6. 干手	关闭水龙头，以擦手纸或毛巾擦干双手或在干手机下烘干双手；必要时取护手液护肤	*关闭水龙头时手不可直接接触水龙头，避免二次污染 *干手巾应保持清洁干燥，一用一消毒

4. 评价

(1) 手的清洗方法正确。

(2) 工作服未被溅湿。

【注意事项】

1. 选择洗手方法的原则　当手部有血液或其他体液等肉眼可见污染时，应用清洁剂和流动水洗手；当手部没有肉眼可见污染时可用速干手消毒剂消毒双手代替洗手，揉搓方法与洗手方法相同。

2. 避免二次污染　调节合适的水温、水流，避免溅湿工作服及污染周围环境。如水龙头为手触式的，注意随时清洁水龙头开关；如清洁剂为肥皂，应保持清洁、干燥。

3. 遵循洗手流程　遵照洗手的流程和步骤洗手，揉搓双手时各个部位都需洗到、冲净，尤其要认真清洗指背、指尖、指缝和指关节等易污染部位。常用的洗手方法有七步洗手法，如图2-1所示。

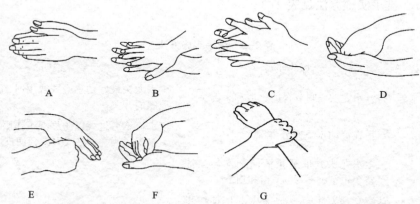

A—掌心相对，手指并拢相互揉搓；B—掌心对手背沿指缝相互揉搓；C—掌心相对，双手交叉指缝相互揉搓；D—弯曲手指，使关节在另一掌心旋转揉搓；E——手握住另一手大拇指旋转揉搓；F—五指尖并拢，在另一掌心中旋转揉搓；G—握住手腕，回旋揉搓手腕部及腕上10 cm。

图2-1　七步洗手法

三、卫生手消毒

医务人员接触污染物品或感染患者后,手被大量细菌污染,仅一般洗手尚不能达到预防交叉感染的要求,必须在洗手后再进行手卫生消毒。

【目的】

清除致病性微生物,预防感染与交叉感染,避免污染无菌物品和清洁物品。

【操作程序】

1.评估　医务人员在下列情况下应先洗手,然后进行卫生手消毒。

(1)接触患者的血液、体液和分泌物后。

(2)接触被传染性致病微生物污染的物品后。

(3)直接为传染病患者进行检查、治疗、护理后。

(4)处理传染患者污物之后。

2.准备

(1)用物准备:流动水洗手设施、清洁剂、干手设施、速干手消毒剂等齐全。

(2)环境准备:环境清洁、宽敞,物品放置合理、取用方便。

(3)护士准备:衣帽整洁、修剪指甲,取下手表、饰物,卷袖过肘。

3.实施　卫生手消毒方法见表2-4。

表2-4　卫生手消毒

操作流程	操作步骤	要点说明
1.洗手	按洗手步骤洗手并保持手的干燥	*符合洗手的要求与要点
2.涂剂	取速干手消毒剂于掌心,均匀涂抹至整个手掌、手背、手指和指缝,必要时增加手腕及腕上10 cm处的清洗	*消毒剂要求:作用速度快、不损伤皮肤、不引起过敏反应
3.揉搓	按照揉搓洗手的步骤揉搓双手,直至手部干燥	*保证消毒剂完全覆盖手部皮肤 *揉搓时间至少15秒
4.干手	自然干燥	

4.评价

(1)手的消毒方法正确、达到手消毒的目的。

(2)工作服未被溅湿。

【注意事项】

1.卫生手消毒前先洗手并保持手部干燥,遵循洗手的注意事项。

2.速干手消毒剂揉搓双手时方法正确,注意手的各个部位都需揉搓到。

四、外科手消毒

为保证手术效果,减少医院感染,外科手术前医务人员必须在洗手后再进行外科手消毒。

【目的】

清除指甲、手部、前臂的污物和暂居菌,将暂居菌减少到最低程度,抑制微生物的快速再生。

【操作程序】

1. 评估　外科手消毒应评估洗手的环境是否清洁、宽敞、明亮,温度、湿度是否适宜,设施是否完好,干手物品是否符合标准,手消毒剂质量是否合格,是否在有效期内。

2. 准备

(1)用物准备:洗手池、清洁用品、手消毒剂、干手物品、计时装置、洗手流程及说明图等齐全。

(2)环境准备:环境清洁、宽敞、明亮。

(3)护士准备:衣帽整洁、修剪指甲,取下手表、饰物,卷袖过肘。

3. 实施　外科手消毒方法见表2-5。

表2-5　外科手消毒

操作流程	操作步骤	要点说明
1. 准备	摘除手部饰物,修剪指甲	*手部饰物包括手镯、戒指、假指甲
2. 洗手	调节水流,湿润双手、前臂和上臂下1/3,取适量的清洁剂揉搓并刷洗双手、前臂和上臂下1/3处	*揉搓用品应每人使用后消毒或者一次性使用 *每步揉搓时间应≥10~15秒
3. 冲净	流动水冲洗双手、前臂和上臂下1/3处	*始终保持指尖朝上,肘部在最低水平
4. 干手	使用干手物品擦干双手、前臂和上臂下1/3处	
5. 消毒	免冲洗手消毒法: (1)取适量的免冲洗手消毒剂涂抹至双手的每个部位、前臂和上臂下1/3处 (2)认真揉搓直至消毒剂干燥 冲洗手消毒法: (1)取适量的手消毒剂涂抹至双手的每个部位、前臂和上臂下1/3处,认真揉搓2~6分钟 (2)流水冲净双手、前臂和上臂下1/3处 (3)无菌巾彻底擦干双手、前臂和上臂	*手的每个部位均需涂抹到消毒剂 *手消毒剂的取液量、揉搓时间及使用方法遵循产品的使用说明 *水由手部流向肘部 *无菌巾擦干顺序:手部、前臂、上臂下1/3处

4. 评价

(1)遵循无菌技术操作原则。

(2)操作规范,方法正确,用物齐全,处置规范。

【注意事项】

1. 洗手之前应先摘除手部饰物(包括假指甲)和手表,指甲修剪时要求长度不超过指尖，保持指甲周围组织的清洁。

2. 在整个手消毒过程中始终保持双手位于胸前并高于肘部。

3. 涂抹消毒剂并揉搓、流水冲洗、无菌巾擦干手时都应先从手部开始，然后再向前臂、上臂下 1/3 处进行。

4. 外科手消毒应遵循的原则：①先洗手，后消毒；②不同患者手术之间、手套破损或手被污染时，应重新进行外科手消毒。

第四节　无菌技术

预习案例

> 某医院接连发生婴儿严重感染事件，经过取样产房内装无菌持物钳的无菌罐内消毒液检查，结果显示存在大量的高致病菌金黄色葡萄球菌存在。
>
> **思考**
> 1. 婴儿的严重感染与无菌罐内消毒液有何关联？
> 2. 无菌技术操作应遵循的原则有哪些？
> 3. 常用的无菌技术基本操作法有哪几种？

无菌技术是预防医院感染的一项基本而重要的技术，在无菌操作过程中，任何一个环节都不得违反操作原则，否则就存在造成交叉感染的风险，给患者带来不应有的痛苦和危害，因此，每个医务人员都必须熟练掌握并严格遵守无菌操作规则，以保证患者的安全。

一、概述

(一)相关概念

1. 无菌技术　指在执行医疗、护理操作过程中，防止一切微生物侵入人体和防止无菌物品、无菌区域被污染的技术。

2. 无菌区　指经灭菌处理且未被污染的区域。

3. 非无菌区　指未经灭菌处理，或虽经灭菌处理但又被污染的区域。

4. 无菌物品　指通过灭菌处理后保持无菌状态的物品。

5. 非无菌物品　指未经灭菌处理，或虽经灭菌处理后又被污染的物品。

(二)无菌技术操作原则

1. 护士准备　无菌操作前，护士着装应整洁、修剪指甲、洗手、戴口罩，必要时穿无菌衣、戴无菌手套。

2. 操作环境

(1)操作室应清洁、宽敞、定期消毒。

(2)无菌操作前半小时应停止清扫、减少人员走动，避免尘埃飞扬。

(3)操作台清洁、干燥、平坦，物品放置合理。

3.物品管理

(1)存放环境：无菌物品和非无菌物品应分别放置，并有明显标志，无菌物品应存放于无菌包或无菌容器内，物品存放在柜或架上。

(2)标识清楚：无菌包或无菌容器外需标明物品名称、灭菌日期。

(3)使用有序：无菌物品通常按失效期先后顺序摆放取用，必须在有效期内使用，可能被污染或已被污染或过期的物品应重新灭菌。

(4)储存有效期：使用纺织品材料包装的无菌物品，有效期宜为7~14天；医用一次性纸袋包装的无菌物品，有效期宜为30天；使用一次性医用皱纹纸、医用无纺布或硬质密封容器包装的无菌物品，有效期宜为180天；由医疗器械生产厂家提供的一次性使用无菌物品遵循包装上标识的有效期。

4.操作要求

(1)无菌操作时，应首先明确无菌区、非无菌区、无菌物品、非无菌物品的概念。

(2)操作者身体应与无菌区保持一定距离。

(3)取、放无菌物品时，应面向无菌区。

(4)取用无菌物品时应使用无菌持物钳。

(5)无菌物品一经取出，即使未用，也不可放回无菌容器内。

(6)手臂应保持在腰部或治疗台面以上，不可跨越无菌区，手不可接触无菌物品。

(7)避免面对无菌区谈笑、咳嗽、打喷嚏。

(8)如无菌物品疑被污染或已被污染，即不可使用，应予以更换或重新灭菌。

(9)一套无菌物品只能供一位患者使用一次，以防止发生交叉感染。

二、无菌技术基本操作方法

(一)使用无菌持物钳法

【目的】

取放和传递无菌物品，保持无菌物品的无菌状态。

【操作程序】

1.评估

(1)根据夹取物品的种类选择合适的持物钳(镊)。

(2)评估操作环境是否整洁、宽敞、安全；操作台是否清洁、干燥、平坦。

(3)评估无菌物品存放是否合理，无菌包或容器外标签是否清楚、有无失效。无菌包是否潮湿、霉变。

2.准备

(1)护士准备：护士衣帽整洁、修剪指甲、洗手、戴口罩。

(2)环境准备：操作室清洁、宽敞、明亮、定期消毒。

(3)用物准备：无菌持物钳、盛放无菌持物钳的容器齐全。

1)无菌持物钳的种类　无菌持物钳有卵圆钳、三叉钳、长镊子及短镊子四种。其中卵圆钳前端有两个卵圆形小环，分直头和弯头，可用来夹取刀、剪、镊、治疗碗等；三叉钳前端较粗呈三叉形，并以一定弧度向内弯曲，用于夹取较大或较重物品，如瓶、罐、盆、骨科器械等；镊子尖端细小，轻巧方便，分长、短两种，用于夹取针头、棉球、纱布等。

2）无菌持物钳的存放方法　每个容器只放一把无菌持物钳，有两种存放方法：①干燥保存法，即将盛有无菌持物钳的无菌干罐保存在无菌包内，使用前开包，4 小时更换一次，是目前临床上主要使用的保存法；②湿式保存法，无菌持物钳经压力蒸汽灭菌后浸泡在内盛消毒液、有盖不锈钢无菌容器内，容器深度与钳的长度比例合适，消毒液面浸没持物钳轴上 2~3 cm 或镊子长度的 1/2（图 2-2）。无菌持物钳和容器应每周更换 1 次，在使用率较高的手术室、门诊换药室、注射室应每日更换 1 次。

3. 实施　无菌持物钳的使用方法见表 2-6。

表 2-6　无菌持物钳的使用

操作流程	操作步骤	要点说明
1. 查对	检查并核对物品的名称、有效期、灭菌标识	*确保无菌持物钳在灭菌有效期内
2. 取钳	将盛放无菌持物钳的容器盖打开，手持无菌持物钳上 1/3 处，使钳端闭合，垂直取出，关闭容器盖	*手不可触及持物钳无菌部分及容器盖内面；*盖闭合时不可从盖孔中取、放无菌持物钳；*取、放时，钳端不可触及容器口边缘
3. 使用	保持钳端向下，不可倒转向上，在腰部以上视线范围内活动	*保持无菌持物钳的无菌状态
4. 放钳	用后闭合钳端，打开容器盖，快速垂直放回容器中（图 2-3），并打开钳端，关闭容器盖	

4. 评价

（1）无菌持物钳及无菌物品未被污染。

（2）取用无菌持物钳时钳端闭合，未触及容器口边缘。使用过程中保持钳端向下，未触及非无菌区。使用完毕立即放回容器内，并将钳端打开。

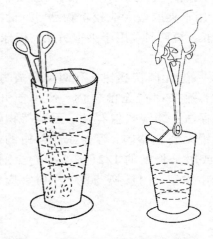
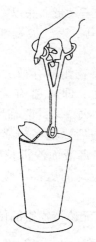

图 2-2　无菌持物钳浸泡在消毒液中　　　　　图 2-3　取放无菌持物钳

【注意事项】

1. 严格遵循无菌操作原则。

2. 就地使用，到距离较远处取物时，应将持物钳和容器一起移至操作处。

3. 不可用无菌持物钳夹取油纱布，防止油粘于钳端形成保护层而影响消毒效果。

4. 不可用无菌持物钳换药或消毒皮肤，以防钳被污染。

5. 无菌持物钳一旦被污染或疑似被污染应重新灭菌。

（二）使用无菌容器法

【目的】

用于盛放无菌物品并保持其无菌状态。

【操作程序】

1. 评估

（1）评估操作环境是否整洁、宽敞、安全；操作台是否清洁、干燥、平坦。

（2）检查无菌容器的种类和有效期。

2. 准备

（1）护士准备：护士衣帽整洁、修剪指甲、洗手、戴口罩。

（2）环境准备：操作环境清洁、宽敞、明亮、定期消毒。

（3）用物准备：常用的无菌容器有无菌盒、罐、盘等。无菌容器内盛灭菌器械、棉球、纱布等。

3. 实施　无菌容器的使用见表 2-7。

表 2-7　无菌容器的使用

操作流程	操作步骤	要点说明
1. 查对	检查并核对物品的名称、有效期、灭菌标识	*第一次使用时,应记录开启日期、时间并签名,24小时内有效
2. 开盖	取物时,打开容器盖,平移离开容器,盖内面向上置于稳妥处(图2-4)或拿在手中	*手不可触及盖的边缘及内面,以防止污染 *盖子不能在无菌容器上方翻转,以防灰尘落入容器内
3. 取物	用无菌持物钳从无菌容器内夹取无菌物品	*垂直夹取物品,无菌持物钳及物品不可触及容器边缘
4. 关盖	取物后,立即将盖盖严	*夹物时不可在容器内挑剔翻转,避免容器内无菌物品在空气中暴露过久
5. 手持容器	手持无菌容器(如治疗碗)时,应托住容器底部(图2-5)	*手不可触及容器边缘及内面

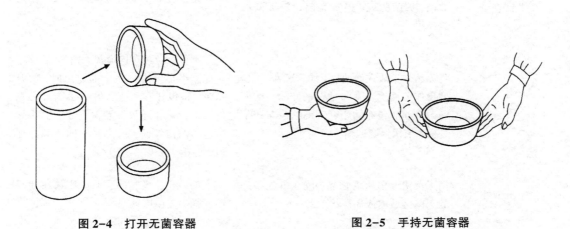

图 2-4　打开无菌容器　　　　　　　　　图 2-5　手持无菌容器

4. 评价　无菌容器及无菌物品未被污染。

【注意事项】

1. 严格遵循无菌操作原则。

2. 移动无菌容器时,应托住其底部,手指不可触及无菌容器的内面及边缘。

3. 从无菌容器内取出的物品,即使未用,也不可再放回无菌容器中。

4. 无菌容器应定期消毒灭菌;一经打开,使用时间不超过24小时。

（三）使用无菌包法

【目的】

从无菌包内取出无菌物品，供无菌操作使用。

【操作程序】

1. 评估

（1）评估操作环境是否整洁、宽敞、安全；操作台是否清洁、干燥、平坦。

（2）检查无菌包的名称和有效期。

2. 准备

（1）护士准备：护士衣帽整洁、修剪指甲、洗手、戴口罩。

（2）环境准备：操作室清洁、宽敞、明亮、定期消毒。

（3）用物准备：准备盛有无菌持物钳的无菌罐，无菌包内放无菌治疗巾、敷料、器械等。

3. 实施　无菌包的使用见表 2-8。

表 2-8　无菌包的使用

操作流程	操作步骤	要点说明
1. 查对	检查并核对无菌包名称、灭菌日期、有效期、灭菌标识，检查无菌包有无潮湿或破损	*如超过有效期或有潮湿破损的则不可使用
2. 开包	将无菌包平放在清洁、干燥、宽阔、平坦的操作台面上，撕开粘贴的胶带，或解开系带卷放包布边下，手接触包布四角外面，依次揭开四角	*手不可触及包布内面及无菌物品 *如需将小包内物品全部取出时，解开系带，将包托在手上，另一手撕开粘贴的胶带，或解开系带卷放在手上，手接触包布四角外面，依次揭开四角并捏住（图 2-6）
3. 放物	用无菌钳取出所需物品，放在事先备好的无菌区域内或递送给术者	*全部取出，投放时，手托住包布使无菌面朝向无菌区域
4. 整理	将包布折叠放妥，包内用物一次未用完时，则按原折痕包好，系带横向绕捆，并注明开包日期及时间，24 小时内可再使用	*如取出的包掉落在地或误放不洁之处，包内物品被污染或包布受潮、沾有水液，都须重新灭菌

4. 评价

（1）包扎无菌包方法准确，松紧适宜。打开或还原无菌包时，手未触及包布内面及无菌物品。

（2）操作时手臂未跨越无菌区。

（3）开包日期及时间记录准确。

【注意事项】

1. 严格遵循无菌操作原则。

2. 无菌包包布通常选用质厚、致密、未脱脂的双层棉布制成，或使用医用无纺布。

3. 无菌包灭菌前应妥善包好，将需灭菌的物品放于包布中央，用包布一角盖住物品，左右两角先后盖上并将角尖向外翻折，盖上最后一角后用化学指示胶带贴妥（图 2-7），再贴上注明物品名称及灭菌日期的标签。

4. 打开无菌包时手只能接触包布四角的外面，不可触及包布内面，不可跨越无菌区。

5. 无菌包应定期灭菌，如包内物品超过有效期、被污染或包布受潮，则需重新灭菌。

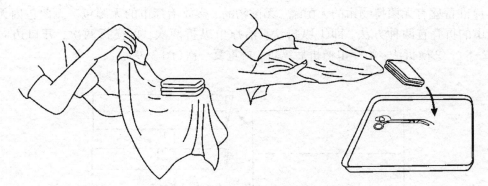

图 2-6 一次性取出无菌包内物品

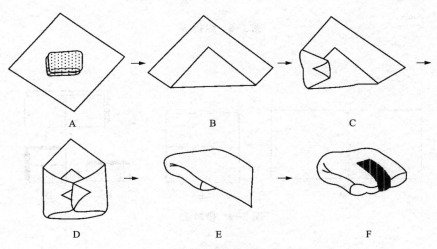

图 2-7 无菌包包扎法

（四）铺无菌盘法

【目的】

形成无菌区域以放置无菌物品，供治疗护理用。

【操作程序】

1. 评估

（1）评估操作环境是否整洁、宽敞、安全。

（2）检查无菌物品是否存放合理，无菌包或容器外标签是否清楚，是否在有效期内。

2. 准备

（1）护士准备：衣帽整洁、修剪指甲、洗手、戴口罩。

（2）环境准备：清洁、宽敞、明亮、定期消毒。

（3）用物准备

1）准备盛有无菌持物钳的无菌罐、无菌物品、盛放治疗巾的无菌包。无菌包内无菌治疗巾的折叠有两种方法，即①纵折法：治疗巾纵折两次，再横折两次，开口边向外（图2-8）；②横折法：治疗巾横折后纵折，再重复一次（图2-9）。

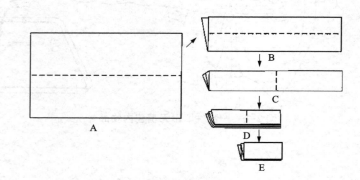

图2-8 纵折法

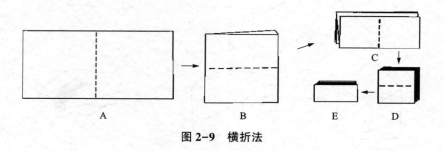

图2-9 横折法

2）准备治疗盘和记录纸、笔。

3. 实施   铺无菌盘操作流程见表2-9。

表 2-9 铺无菌盘操作流程

操作流程	操作步骤	要点说明
1.查对	检查并核对无菌包名称、灭菌日期、有效期、灭菌标识,检查有无潮湿或破损	*应同时查对无菌持物钳、无菌物品以确保在有效期内
2.取巾	打开无菌包,用无菌持物钳取一块治疗巾	*如治疗巾未用完,应按原折痕包好,注明开包时间,限 24 小时内使用
3.铺盘	单巾铺盘法 (1)用无菌钳取出一块无菌巾,双手捏住无菌巾一边外面两角,轻轻抖开,双折平铺于治疗盘上,将上层呈扇形折至对侧,开口向外(图 2-10) (2)放入无菌物品后,手持上层外面的两角,拉平覆盖于物品上,上下层边缘对齐。将开口处向上翻折 2 次,两侧边缘向下翻折 1 次,露出治疗盘边缘 (3)也可扇形 3 折成双层底巾,上层呈扇形折叠,开口边向外,放入无菌物品后,拉平扇形折叠层,盖于物体上,边缘对齐 双巾铺盘法 (1)用无菌持物钳取出一块无菌巾,双手持巾的近身一面两角,轻轻抖开,从远到近铺于治疗盘上,无菌面朝上 (2)放入无菌物品后,取出另一块无菌巾打开,从近到远覆盖于无菌物品上,无菌面朝下。两巾边缘对齐,四边多余部分分别向上反折(图 2-11)	*治疗巾内面构成无菌区 *不可跨越无菌区 *手不可触及无菌巾内面,保持物品无菌 *调整无菌物品的位置,使之尽可能居中
4.记录	注明铺盘日期及时间并签名	*铺好的无菌盘 4 小时内有效

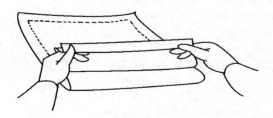

图 2-10 单巾铺盘

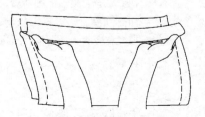

图 2-11 双巾铺盘

4.评价

(1)无菌巾上物品放置有序,使用方便。

(2)无菌物品及无菌区域未被污染。

(3)放置、夹取物品时,手臂未跨越无菌区,无菌巾内面未受到污染。

【注意事项】

1.严格遵循无菌操作原则。

2.铺无菌盘区域须清洁、干燥,避免无菌巾潮湿、污染。

3.铺盘时非无菌物品和身体应与无菌盘保持适当距离,手不可触及无菌巾内面,不可跨越无菌区。

4.铺好的无菌盘尽早使用,有效期不超过4小时。

(五)倒取无菌溶液法

【目的】

保持无菌溶液的无菌状态,供治疗护理用。

【操作程序】

1.评估

(1)检查无菌溶液的名称及有效期是否符合操作要求。

(2)检查操作台面是否清洁、干燥、平坦;操作环境是否整洁、安全、宽敞。

2.准备

(1)护士准备:护士衣帽整洁、修剪指甲、洗手、戴口罩。

(2)环境准备:工作环境清洁、宽敞、明亮、定期消毒。

(3)用物准备:准备无菌溶液、启瓶器、弯盘、盛装无菌溶液的容器、棉签、消毒液和记录纸、笔等,必要时备盛有无菌持物钳的无菌罐、无菌纱布罐。

3.实施 倒取无菌溶液操作流程见表2-10。

表2-10 倒取无菌溶液操作流程

操作流程	操作步骤	要点说明
1.清洁	取盛有无菌溶液的密封瓶,擦净瓶外灰尘	
2.查对	核对检查:瓶签上的药名、剂量、浓度和有效期;瓶盖有无松动;瓶身有无裂缝;溶液有无沉淀、浑浊或变色	*对光检查溶液质量 *同时需查对无菌持物钳、无菌纱布有效期
3.开瓶	打开瓶盖,消毒瓶塞,待干后打开瓶塞	*按无菌原则打开瓶塞,手不可触及瓶口及瓶塞内面,防止污染
4.倒取溶液	手持溶液瓶,瓶签朝向掌心,倒出少量溶液旋转冲洗瓶口,再由原处倒出溶液至无菌容器中(图2-12)	*避免沾湿瓶签 *倒溶液时高度适宜,勿使瓶口接触容器口周围,勿使溶液溅出

续表2-10

操作流程	操作步骤	要点说明
5. 盖瓶塞	倒好溶液后立即塞好瓶塞	* 必要时消毒后盖好，以防溶液污染
6. 记录	在瓶签上注明开瓶日期及时间并签名，放回原处	* 已开启的溶液瓶内溶液，可保存24小时 * 余液只作清洁操作用
7. 整理	按要求整理用物并处理	

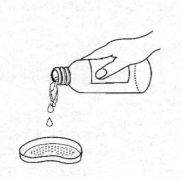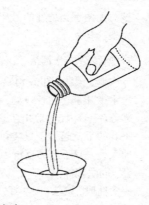

图2-12　倒取无菌溶液

4. 评价

(1)无菌溶液未被污染。

(2)瓶签未浸湿，瓶口未污染，液体未溅到桌面。

【注意事项】

1. 严格遵循无菌操作原则。

2. 倒溶液时，瓶签应朝向掌心以防沾湿瓶签，影响查对。

3. 不可将物品伸入无菌溶液瓶内蘸取溶液；倾倒液体时不可直接接触无菌溶液瓶口。

4. 已倒出的溶液即使没有用，也不可再倒回瓶内，以免污染剩余溶液。

5. 已开启的无菌溶液瓶内的溶液，24小时内有效，余液只作清洁操作用。

(六)戴、脱无菌手套法

【目的】

预防病原微生物通过医务人员的手传播疾病和污染环境，适用于医务人员进行严格的无菌操作和接触患者体液、血液、破损皮肤和黏膜的情况。

【操作程序】

1. 评估

(1)评估操作环境是否整洁、宽敞、安全。

(2)检查无菌手套的尺寸号码是否合适，是否在有效期内，是否潮湿、破损。

44

基础护理学

2. 准备

（1）护士准备：衣帽整洁、修剪指甲、取下手表、洗手、戴口罩。

（2）环境准备：清洁、宽敞、明亮、定期消毒。

（3）用物准备：无菌手套、弯盘。

3. 实施　戴、脱无菌手套操作流程见表2-11。

表 2-11　戴、脱无菌手套操作流程

操作流程	操作步骤	要点说明
1. 查对	核对无菌手套袋外的号码、灭菌日期及包装是否完整、干燥	* 选择适合操作者手掌大小的号码
2. 开手套袋	将手套袋平放于清洁、干燥的桌面上打开（图2-13）	
3. 取、戴手套	分次取、戴法（图2-14）：一手掀开手套袋开口处，另一手捏住手套的反折部分（手套内面）取出手套，对准五指戴上；未戴手套的手掀起另一只袋口，再用戴好手套的手指插入另一只手套的反折内面（手套外面），取出手套，同法戴好 一次性取、戴法（图2-15）：两手同时掀开手套袋开口处，用一手拇指和示指同时捏住两只手套的反折部分，取出手套；将两手五指对准，先戴一只手，再以戴好手套的手指插入另一只手套的反折内面，同法戴好	* 手不可触及手套外面（无菌面） * 手套取出时外面（无菌面）不可触及任何非无菌物品 * 已戴手套的手不可触及未戴手套的手及另一只手套的内面（非无菌面）；未戴手套的手不可触及手套的外面 * 戴好手套的手始终保持在腰部以上水平及视线范围内
4. 脱手套	用戴着手套的手捏住另一手套腕部外面，翻转脱下；再将脱下手套的手伸入另一手套内，捏住内面边缘将手套向下翻转脱下	* 勿使手套外面（污染面）接触到皮肤，不可强拉手套
5. 处理	将手套弃置于黄色医疗垃圾袋内，洗手，脱口罩	

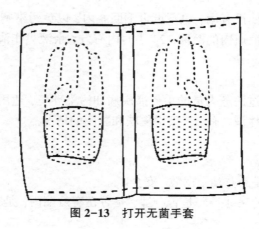

图 2-13　打开无菌手套

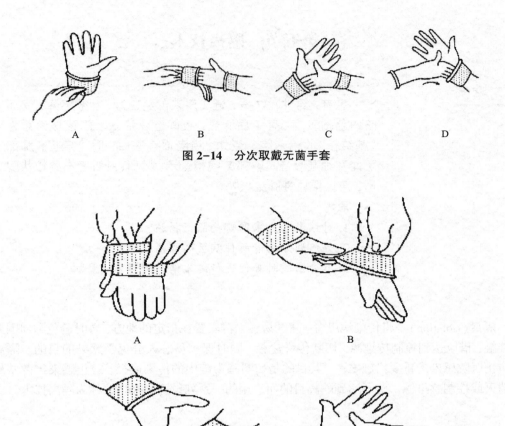

图 2-14 分次取戴无菌手套

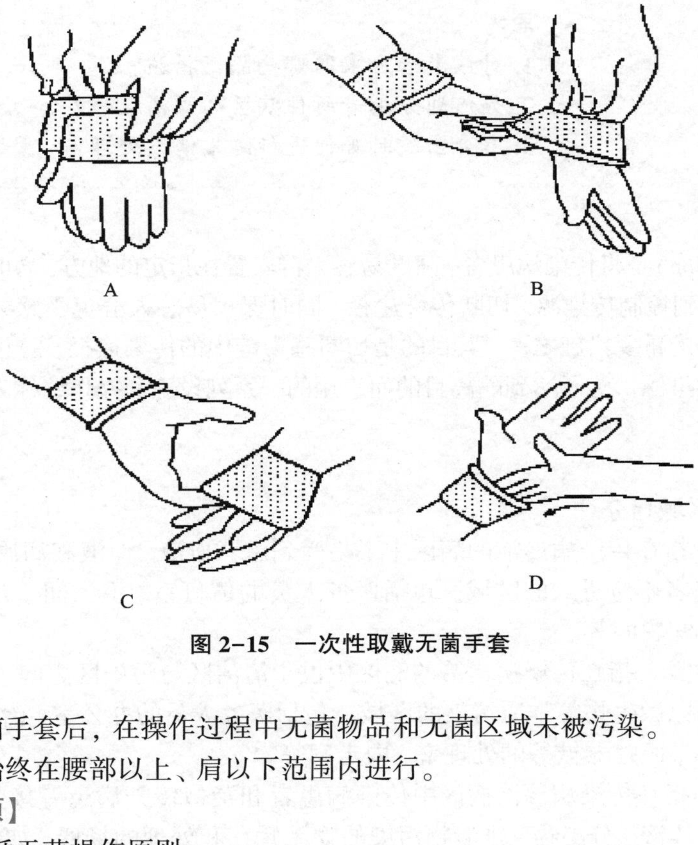

图 2-15 一次性取戴无菌手套

4.评价

(1)戴无菌手套后,在操作过程中无菌物品和无菌区域未被污染。

(2)操作始终在腰部以上、肩以下范围内进行。

【注意事项】

1.严格遵循无菌操作原则。

2.选择适合手掌大小的手套尺码。

3.修剪指甲以防刺破手套,戴手套时手套外面(无菌面)不可触及任何非无菌物品;已戴手套的手不可触及未戴手套的手及另一手套的内面;未戴手套的手不可触及手套的外面。

4.戴手套后双手应始终保持在腰部或操作台面以上的视线范围内;如发现有破损或可能被污染应立即更换。

第五节　隔离技术

预习案例

患者，男性，37岁，近2周来自觉乏力、食欲下降，间断咳白色黏痰，伴有午后低热、夜间盗汗症状。门诊拟诊断为"肺结核"收治入院。查体：患者面色苍白、呼吸急促，肺部可闻及细湿啰音。胸部X线检查示："两侧肺野密布粟粒状阴影，急性粟粒性肺结核？"

思考

1. 对该患者应采取哪些隔离措施？
2. 如何划分患者所住病区的隔离区域？
3. 患者出院时如何进行终末消毒处理？

隔离(isolation)是将传染病患者、高度易感人群安置在指定的地方，暂时避免和周围人群接触，借以达到控制传染源，切断传染途径，同时保护易感人群免受感染的目的。隔离是防止医院感染的重要措施之一，其目的是切断感染链中的传染途径，防止感染扩散并最终消灭或控制感染源。为了达到隔离目的而采用的一系列设施和操作统称为隔离技术。

一、概述

(一)隔离区域划分

1. 清洁区　指在传染病诊治的病区中不易受到患者血液、体液和病原微生物等物质污染及传染病患者不应进入的区域。包括医务人员的值班室、卫生间、男女更衣室、浴室以及储物间、配餐间等。

2. 潜在污染区　指在传染病诊治的病区中位于清洁区与污染区之间、有可能被患者血液、体液和病原微生物等物质污染的区域。包括医务人员的办公室、治疗室、护士站、患者用后的物品、医疗器械等的处理室、内走廊等。

3. 污染区　指在传染病诊治病区中传染病患者和疑似传染病患者接受诊疗的区域，包括被其血液、体液、分泌物、排泄物污染的物品暂存和处理的场所，如病室、处置室、污物间以及患者办理入院、出院手续的办公室等。

4. 两通道　指传染病诊治病区的医务人员通道和患者通道。医务人员通道、出入口设在清洁区一端，患者通道、出入口设在污染区一端。

5. 缓冲间　指在传染病诊治病区的清洁区与潜在污染区之间、潜在污染区与污染区之间设立的两侧均有门的小室，为医务人员的准备间。

(二)医院建筑分区与隔离要求

根据患者获得感染危险性的程度，医院可分成4个区域。①低危险区域：包括行政管理区、教学区、图书馆、生活服务区等；②中等危险区域：包括普通门诊、普通病房等；③高危险区域：包括感染疾病科(门诊、病房)等；④极高危险区域：包括手术室、重症监护病房、器官移植病房等。

隔离要求：①应明确服务流程，保证洁、污区分开，防止因人员流动、物品流动导致交叉污染；②根据建筑分区的要求，同一等级分区的科室相对集中，高危险区域的科室宜相对独立，宜与普通门诊和病区分开，远离食堂、水源和其他公共场所；③通风系统应区域化，防止区域间空气交叉感染；④按照要求配备合适的手卫生设施。

二、隔离原则

(一)明确隔离标志，卫生设施齐全

根据隔离种类，应在病室门前及病床床尾悬挂隔离标志，门口放消毒液浸湿的擦脚垫，门外设隔离衣悬挂架(柜或壁橱)、手刷、泡手设施、消毒用具、避污纸。

(二)工作人员进出隔离室应符合要求

穿隔离衣前，必须备齐所用物品，不易消毒的物品放入塑料袋内避免污染。工作人员进入隔离单位应按规定戴口罩、帽子，穿隔离衣。穿隔离衣后，只能在规定范围内活动。一切操作严格遵守隔离规程，每接触一位患者或污染物品后必须消毒双手。

(三)隔离室环境要求

每日晨间护理后，用消毒液擦拭床、床旁桌椅；病室每日用紫外线进行空气消毒1次，或用消毒液喷雾消毒。

(四)分类处理隔离室用物

患者的呕吐物、分泌物、排泄物及各种引流液按规定消毒处理后方可排放；患者接触过的物品或落地的物品应视为污染，消毒后方可给他人使用；需送出病室处理的物品，置于污物袋内；用消毒液擦拭病床及床旁桌椅。

(五)严格探视制度并加强心理护理

严格执行陪伴和探视制度，必须陪伴和探视时，应向患者及其亲属解释有关隔离要求和重要性，同时满足患者心理需要，解除患者因隔离而产生的恐惧、孤独、自卑等心理反应。

(六)掌握解除隔离标准

传染性分泌物3次培养结果均为阴性或已度过隔离期，医生开出医嘱后，方可解除隔离。

(七)终末消毒处理

是对出院、转科或死亡患者及其所住病室、用物和医疗器械等进行的消毒处理。

1. 患者的终末消毒处理　患者转科或出院前应洗澡，换清洁衣服，个人用物须消毒后方能带出；若患者死亡，用消毒液作尸体护理，必要时用消毒液棉球填塞口、鼻、耳、肛门等孔道，伤口处更换敷料，然后用一次性尸单包裹尸体，送传染科太平间。

2. 病室的终末消毒处理　关闭门窗，打开床旁桌，摊开棉被，竖起床垫，用消毒液熏蒸空气和室内物品；用消毒液擦拭家具、地面、墙壁；用漂白粉消毒排泄物、分泌物，剩余食物煮沸30分钟后倒掉，垃圾无害化处理或焚烧；体温计用消毒液浸泡，血压计及听诊器放熏蒸箱消毒；被服类消毒处理后再清洗。

三、不同传播途径疾病的隔离与预防

在标准预防的基础上，医院应根据疾病的传播途径（接触传播、飞沫传播、空气传播和其他途径传播），结合医院的实际情况，制定相应的隔离与预防措施。主要有两大类隔离：一是基于传染源特点切断疾病传播途径的隔离，二是基于保护易感人群的隔离。

标准预防（standard precaution）是基于患者的血液、体液、分泌物（不包括汗液）、非完整皮肤和黏膜均可能含有感染性因子的原则，针对医院所有患者和医务人员采取的一组预防感染措施。包括手卫生制度，根据预期可能的暴露选用手套、隔离衣、口罩、护目镜或防护面罩，以及安全注射；也包括穿戴合适的防护用品处理患者环境中污染的物品与医疗器械。

（一）基于切断传播途径的隔离预防

1. 接触传播疾病的隔离与预防　对患接触传播疾病的患者，如肠道感染、多重耐药菌感染、皮肤感染等的患者，在标准预防的基础上，还应采用以下接触传播的隔离与预防措施。

（1）隔离病室使用蓝色隔离标志。

（2）患者的隔离：①根据感染疾病类型确定入住单人隔离室，还是同病种感染者同室隔离；②限制患者的活动范围，减少不必要的转运，如需要转运时，应采取有效措施，减少对其他患者、医务人员和环境表面的污染；③患者接触过的一切物品，如被单、衣物、换药器械等均应先灭菌，然后再进行清洁、消毒、灭菌。被患者污染的敷料应装袋标记后进行焚烧处理。

（3）医务人员的防护：①接触患者的血液、体液、分泌物、排泄物等物质时，应戴手套；离开隔离病室前、接触污染物品后应摘除手套，洗手和（或）手消毒。手上有伤口时应戴双层手套。②进入隔离室前必须戴好口罩、帽子，从事可能污染工作服的操作时，应穿隔离衣；离开病室前，脱下隔离衣，按要求悬挂，每天更换清洗与消毒；或使用一次性隔离衣，用后按医疗废物管理要求进行处置。接触甲类传染病应按要求穿脱、处置防护服。

2. 空气传播疾病的隔离与预防　接触经空气传播的疾病患者，如肺结核、水痘等患者时，在标准预防的基础上，还应采用如下空气传播的隔离与预防措施。

（1）隔离病室使用黄色隔离标志。

（2）患者的隔离：①安置单间病室，无条件时相同病原体感染患者可同居一室，关闭通向走廊的门窗，尽量使隔离病室远离其他病室或使用负压病房；无条件收治患者时尽快转送至有条件收治呼吸道传染病的医疗机构，并注意转运过程中医务人员的防护。②当患者病情允许时，应戴外科口罩，定期更换，并限制其活动范围。③严格空气消毒制度。

（3）医务人员的防护：①应严格按照区域流程，在不同的区域，穿戴不同的防护用品，离开时按要求摘脱，并正确处理使用后物品；②进入确诊或可疑传染病患者房间时，应戴帽子、医用防护口罩；进行可能产生喷溅的诊疗操作时，应戴防护目镜或防护面罩，穿防护服，当接触患者及其血液、体液、分泌物、排泄物等物质时应戴手套。

3. 飞沫传播疾病的隔离与预防　接触经飞沫传播的疾病患者，如百日咳、白喉、流行性感冒、病毒性腮腺炎、流行性脑脊髓膜炎等患者时，在标准预防的基础上，还应采

用如下飞沫传播的隔离预防措施。

（1）隔离病室使用粉色隔离标志。

（2）患者的隔离：①同空气传播的患者隔离措施；②加强通风或进行空气的消毒；③患者之间、患者与探视者之间应相距 1 m 以上，探视者应戴外科口罩。

（3）医务人员的防护：①医务人员严格按照区域流程，在不同的区域，穿戴不同的防护用品，离开时按要求摘脱，并正确处理使用后物品；②与患者近距离(1 m 以内)接触时，应戴帽子、医用防护口罩；进行可能产生喷溅的诊疗操作时，应戴护目镜或防护面罩，穿防护服；当接触患者及其血液、体液、分泌物、排泄物等物质时应戴手套。

4. 其他传播途径疾病的隔离与预防　对经生物媒介传播的疾病如鼠、蚤引起的鼠疫等，应根据疾病的特性，采取相应的隔离与防护措施。

(二)基于保护易感人群的隔离预防

保护性隔离是以保护易感人群作为制定措施的原则而采取的隔离，也称反向隔离，适用于抵抗力低下或极易感染的患者，如白血病、严重烧伤、脏器移植、早产儿等患者。应在标准预防的基础上，主要采取以下隔离措施。

（1）患者应住单间病室，室外悬挂明显的隔离标志。病室内空气应保持正压通风，定时换气；地面、家具等均应每天严格消毒。

（2）凡进入病室内人员应穿戴灭菌后的隔离衣、帽子、口罩、手套及拖鞋；未经消毒处理的物品不可带入隔离区域；接触患者前、后及护理另一位患者前均应洗手。

（3）凡患呼吸道疾病者或咽部带菌者，包括工作人员均应避免接触患者；原则上不予探视，探视者需要进入隔离室时应采取相应的隔离措施。

四、隔离技术基本操作方法

为保护医务人员和患者，避免感染和交叉感染，应加强手卫生意识，根据情况使用帽子、口罩、手套、鞋套、护目镜、防护面罩、防水围裙、隔离衣、防护服等防护用品。

(一)帽子、口罩的使用

【目的】

保护工作人员和患者，防止感染和交叉感染，并防止飞沫污染无菌物品或清洁食物。

【操作程序】

1. 评估

患者病情、目前采取的隔离种类。

2. 准备

（1）护士准备：着装整洁，剪指甲，洗手。

（2）环境准备：清洁、宽敞。

（3）用物准备：备好清洁纱布口罩(一般病房用 6~8 层纱布口罩、传染病房用 12 层纱布口罩)或一次性外科口罩(用过氯乙烯纤维滤纸制成，宽 14 cm，长 16~18 cm，带长 30 cm)、布帽或一次性帽、污物袋。

3. 实施　帽子、口罩使用流程见表 2-12。

表 2-12　帽子、口罩的使用流程

操作流程	操作步骤	要点说明
1. 洗手	洗净双手并擦干	
2. 戴帽子	将帽子遮住全部头发，戴妥	*帽子大小合适，能遮护全部头发
3. 取口罩	取合适口罩	*根据用途及佩戴者脸型大小选择口罩，口罩要求干燥、无破损、无污渍
4. 戴口罩	纱布口罩的戴法： 将口罩罩住鼻、口及下巴，口罩下方系带系于颈后，上方系带系于头顶中部	*系带松紧度要合适
	外科口罩的戴法： (1)将口罩罩住鼻、口及下巴，口罩下方带系于颈后，上方带系于头顶中部 (2)将双手指尖放在鼻夹上，从中间位置开始，用手指向内按压，并逐步向两侧移动，根据鼻梁形状塑造鼻夹 (3)调整系带的松紧度，检查闭合性	*如系带是耳套式，分别将系带系于左右耳后 *不应一只手按压鼻夹 *确保不漏气
	医用防护口罩的戴法： (1)一手托住口罩，有鼻夹的一面背向外 (2)将口罩罩住鼻、口及下巴，鼻夹部位向上紧贴面部 (3)用另一手将下方系带拉过头顶，放在颈后双耳下 (4)将上方系带拉过头顶中部 (5)将双手指尖放在金属鼻夹上，从中间位置开始，用手指向内按鼻夹，并分别向两侧移动和按压，根据鼻梁的形状塑造鼻夹 (6)检查：将双手完全盖住口罩，快速呼气，检查密合性，如有漏气应调整鼻夹位置	*不应一只手按压鼻夹 *应调整到不漏气为止
5. 脱口罩	洗手后，先解开下面的系带，再解开上面的系带，用手指捏住系带将口罩取下	*如是一次性帽子、口罩，脱下后放入污物袋；如是布制帽子或纱布口罩，每日更换，清洗消毒
6. 脱帽子	洗手后取下帽子	

4.评价

(1)帽子、口罩应戴法正确,并且保持清洁、干燥,无污染发生。

(2)取下的口罩应妥当放置。

【注意事项】

1.帽子、口罩勤换洗,并且保持清洁,被患者血液、体液污染后应及时更换。

2.进入污染区和洁净环境前、进行无菌操作时应戴帽子。

3.应根据不同的操作要求选用不同种类的口罩:一般诊疗活动,可佩戴纱布口罩或外科口罩;手术室工作或护理免疫功能低下患者、进行体腔穿刺等操作时应戴外科口罩;接触经空气传播或近距离接触经飞沫传播的呼吸道传染病患者时,应戴医用防护口罩。

4.正确佩戴口罩,不应只用一只手捏鼻夹,戴上口罩后,不可悬于胸前,更不能用污染的手触摸口罩。

5.每次佩戴医用防护口罩进入工作区域前,应进行密合性检查。

6.脱口罩前后应洗手,使用一次性帽子或口罩之后,应放入医疗垃圾袋集中处理。

(二)护目镜、防护面罩的使用

护目镜能防止患者的血液、体液等具有感染性物质溅入人体眼部;防护面罩能防止患者的血液、体液等具有感染性物质溅到人体面部。下列情况应使用护目镜或防护面罩:①近距离接触经飞沫传播的传染病患者时;②进行诊疗、护理操作时,如发生患者血液、体液、分泌物等喷溅时;③为呼吸道传染病患者进行气管切开、气管插管等近距离操作,如发生患者血液、体液、分泌物喷溅时,应使用全面型防护面罩;④使用之前应检查防护面罩有无破损和佩戴装置有无松脱;佩戴后应调节舒适度。摘护目镜、防护面罩时应捏住靠头或耳朵的一边摘掉,放入医疗垃圾袋内,如需重复使用,放入回收容器内,以便清洁、消毒。

(三)穿、脱隔离衣

【目的】

保护医务人员避免受到患者血液、体液和其他感染性物质污染,或用于保护患者避免感染。

【操作程序】

1.评估

(1)认真核对医嘱,了解并掌握患者病情、目前采取的隔离种类和护理措施。

(2)评估环境是否宽敞、清洁,是否符合操作要求。

(3)检查隔离衣的大小是否合适,有无破洞、潮湿,挂放是否得当。

(4)洗手液浓度是否合适。

2.准备

(1)护士准备:衣帽整洁,修剪指甲、取下手表;卷袖过肘(冬季卷过前臂中段)、洗手、戴口罩。

(2)环境准备:工作区清洁、宽敞。

(3)用物准备:隔离衣、挂衣架、手消毒用物、污物袋、刷手及洗手设备齐全。

3.实施 穿、脱隔离衣流程见表2-13。

表 2-13 穿、脱隔离衣流程

操作流程	操作步骤	要点说明
	穿隔离衣(图 2-16)	
1. 取衣	查对隔离衣,手持衣领取下隔离衣,衣领两端向外折齐,对齐肩缝,使清洁面朝向自己,露出肩袖内口	*选择隔离衣型号,应能遮住全部衣服和外露的皮肤;查对隔离衣是否干燥、完好,有无穿过 *如隔离衣已被穿过,隔离衣的衣领和内面视为清洁面,外面视为污染面。
2. 穿袖	一手持衣领,另一手伸入一侧袖内,持衣领的手向上拉衣领,将衣袖穿好;换手持衣领,依上法穿好另一袖	*衣袖勿触及面部
3. 系领、袖口	两手持衣领,由领子中央顺着边缘由前向后系好衣领,再扣好袖口或系上袖带	*系衣领时袖口不可触及衣领、面部和帽子 *带松紧的袖口则不需系袖口
4. 系腰带	将隔离衣一边(约在腰下 5 cm 处)逐渐向前拉,见到衣边捏住,再依法捏住另一侧衣边。两手在背后将衣边边缘对齐,向一侧折叠,一手按住折叠处,另一手将腰带拉至背后折叠处,腰带在背后交叉,回到前面打一活结系好	*后侧边缘须对齐,折叠处不能松散 *隔离衣后侧下部边缘如有衣扣,则扣上 *穿好隔离衣后,双臂保持在腰部以上的视线范围内;不得进入清洁区,避免接触清洁物品
	脱隔离衣(图 2-17)	
1. 解开腰带	解开腰带,在前面打一活结	*如隔离衣后侧下部边缘有衣扣,则先解开
2. 解开袖口	解开袖口,在肘部将部分衣袖塞入工作衣袖内,充分暴露双手	*不可使衣袖外侧塞入袖内
3. 消毒手	消毒双手	*不能沾湿隔离衣
4. 解衣领	解开领带(或领扣)	*保持衣领清洁
5. 脱衣袖	一手伸入另一侧袖口内,拉下衣袖过手(遮住手),再用衣袖遮住的手在外面握住另一衣袖的外面并拉下袖子,两手在袖内使袖子对齐,双臂逐渐退出	*衣袖不可污染手及手臂 *双手不可触及隔离衣外面
6. 挂隔离衣	双手持领,将隔离衣两边对齐,挂在衣钩上。如挂在半污染区,清洁面向外;挂在污染区则污染面向外	*如隔离衣不再穿,将隔离衣污染面向里,衣领及衣边卷至中央,卷好投入污物袋内

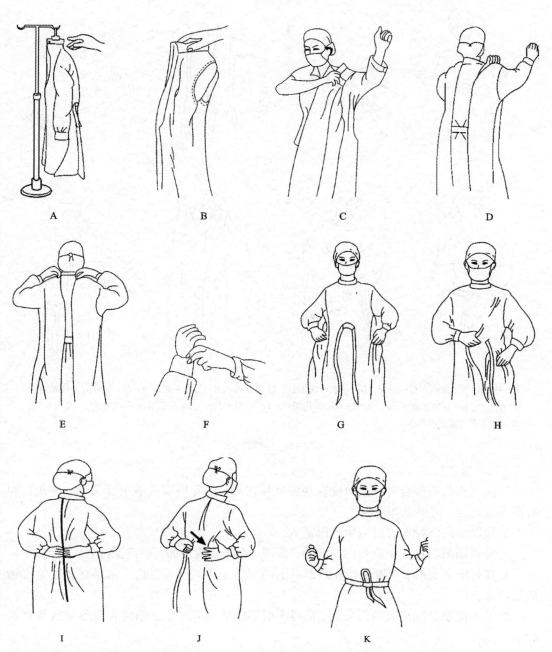

A—取隔离衣；B—清洁面朝向自己；C—穿上一袖；D—穿上另一袖子；E—系领口；F—扣袖口；G—将一侧衣边捏至前面；H—同法捏另一边；I—将两侧衣边对齐；J—向另一侧折叠；K—系好腰带。

图 2-16　穿隔离衣

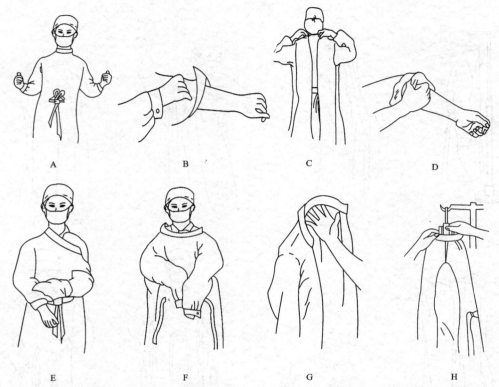

A—松开腰带，在前面打一活结；B—将衣袖向上拉，塞在上臂衣袖下；C—解衣领；D—用清洁手拉袖口内的清洁面；E—用衣袖遮住的手拉另一衣袖的污染面；F—双袖对齐，双臂逐渐退出隔离衣；G—提起衣领；H—对齐衣边挂在衣钩上。

图 2-17 脱隔离衣

【注意事项】

1.隔离衣长短要合适并且只能在规定区域内穿脱，穿前要检查有无潮湿、破损，如有潮湿或污染，需要立即更换。

2.接触不同病种患者时应更换隔离衣。

3.穿脱隔离衣过程中避免污染衣领、面部、帽子和清洁面，始终保持衣领清洁。

4.穿好隔离衣后，双臂保持在腰部以上的视线范围内；不得进入清洁区，避免接触清洁物品。

5.手不能触及隔离衣的污染面，消毒手时不能沾湿隔离衣，隔离衣也不可触及其他物品。

6.脱下的隔离衣还需使用时，如挂在半污染区，清洁面向外；挂在污染区则污染面向外。

(四)穿、脱防护服

防护服是临床医务人员在接触甲类或按甲类传染病管理的传染病患者时所穿的一次性防护用品。防护服应具有防水性、抗静电、无皮肤刺激性、穿脱方便等特点，袖口、脚踝口应为弹性收口。

【目的】

保护医务人员和患者，避免感染和交叉感染。

【操作前准备】

1. 评估

(1)认真核对医嘱，了解并掌握患者病情、目前采取的隔离种类和护理措施。

(2)评估环境是否宽敞、清洁，是否符合操作要求。

(3)检查防护服的大小是否合适，有无破洞、潮湿，挂放是否得当。

(4)洗手液浓度是否合适。

2. 准备

(1)护士准备：衣帽整洁，修剪指甲、取下手表，卷袖过肘、洗手、戴口罩。

(2)环境准备：清洁、宽敞。

(3)用物准备：防护服一件，消毒手用物。

3. 实施　穿、脱防护服流程见表 2-14。

表 2-14　穿、脱防护服流程

操作流程	操作步骤	要点说明
	穿防护服	
1. 取衣	查对防护服	*查对防护服是否干燥、完好、大小是否合适，有无穿过；确定内面和外面
2. 穿防护服	穿下衣、穿上衣、戴帽子、拉拉链	*无论连体式还是分体式都遵循本顺序
	脱防护服	
	脱分体防护服： (1)拉开拉链 (2)脱帽子：上提帽子使帽子脱离头部 (3)脱上衣：先脱袖子，再脱上衣，将污染面向里放入医疗垃圾袋内 (4)脱下衣：由上向下边脱边卷，污染面向里，脱下后置于医疗垃圾袋内	*勿使衣袖触及面部 *脱防护服前先洗手 *脱防护服后洗手
	脱连体防护服： (1)拉开拉链：将拉链拉到底 (2)脱帽子：上提帽子使帽子脱离头部 (3)脱衣服：先脱袖子，再由上向下边脱边卷，污染面向里，全部脱下后卷成包裹状，置于医疗垃圾袋内	

【注意事项】

1. 穿前检查防护服有无潮湿、破损、长短是否合适，如有潮湿、破损应立即更换。

2. 防护服只能在规定区域内穿脱。

3. 接触多个相同种类传染病患者时，防护服可连续使用。

4. 接触疑似患者时，防护服应每次更换。

（五）鞋套、防水围裙的使用

鞋套一般是从潜在污染区进入污染区时和从缓冲间进入负压病室时穿，穿上后应在规定区域内活动，离开该区域时应及时脱掉放入医疗垃圾袋内；鞋套应具有良好的防水性能，并一次性使用，发现鞋套破损应及时更换。

防水围裙主要用于防止患者的血液、体液、分泌物及其他污染物质的喷溅或在进行复用医疗器械清洗时使用。分为两种：①重复使用的围裙，每班使用后应及时清洗与消毒；遇有破损或渗透时，应及时更换。②一次性使用的围裙，应只使用一次，受到明显污染时应及时更换。

（六）避污纸的使用

避污纸是备用的清洁纸片，做简单隔离操作时，使用避污纸可保持双手或物品不被污染，以省略消毒程序。取避污纸时，应从页面抓取（图2-18），不可掀开撕取并注意保持避污纸清洁以防交叉感染。避污纸用后弃于污物桶内，集中焚烧处理。

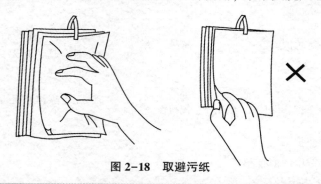

图2-18　取避污纸

课程思政

2005年12月11日，某市市立医院眼科为10名白内障患者做了白内障超声乳化手术，术后次日10名患者的眼球全部发生严重感染，9名患者被迫接受患侧眼球摘除手术。引发这起恶性医源性感染伤害事件的主要原因是该院院内感染管理混乱，手术室年久失修，内部布局不合理，不具备开展无菌手术的条件；手术中共用一套手术器械，违反了诊疗技术规范和一人一物一用一灭菌的无菌技术基本原则。虽然涉案人员受到了应有的惩处，但给患者带来的身心伤害是无法弥补的。

医务人员当引以为戒，严格贯彻执行感染管理的法律法规、技术操作规程及医院预防和控制医院感染的规章制度，本着对患者负责的精神，担负起应尽的责任，为患者营造一个安全、健康的医疗环境。

本章小结

　　1. 环境是人类生存和发展的重要基础，人类与环境相互影响、相互作用，好的环境可以促进健康，不良的环境会影响健康。作为护士，有责任为患者提供一个安全、舒适、专业、有利于治疗与康复的环境。

　　2. 在治疗性医院环境中，由于部分患者是带有致病菌的感染源，如果没有严格的预防与控制医院感染的管理制度及措施，极易引起医院感染和疾病传播。因此，医院必须依据相关法律规范、国家和行业标准，加强预防和控制医院感染的管理，制定预防和控制医院感染的具体措施，做好医院日常工作中的清洁、消毒、灭菌工作，掌握手卫生知识、无菌技术和隔离技术。

思考题

　　1. 如何创建良好的医院环境？

　　2. 简述清洁、消毒、灭菌的概念，区分其不同点。

　　3. 煮沸消毒法时加入碳酸氢钠的浓度是多少？作用是什么？

　　4. 什么是标准预防？

　　5. 何谓无菌技术？其原则是什么？

　　6. 对以下疾病应采取哪种隔离？如乙型肝炎、乙型脑炎、伤寒、白血病、破伤风、艾滋病。

环境习题检测

第三章

护理安全

护理安全课件

学习目标

识记

1. 能正确描述影响患者安全的因素。

2. 能正确描述保护具、辅助器使用的目的及操作中的注意事项。

3. 能正确说出职业暴露的有害因素及对人体的影响。

4. 能正确陈述护理职业防护的管理内容。

理解

1. 能正确描述并解释下列概念：患者安全、医疗相关损害、保护具、职业暴露、护理职业暴露、职业防护、护理职业防护、标准预防及护理职业风险。

2. 能正确识别医院常见的不安全因素。

3. 能正确解释血源性病原体职业暴露、锐器伤、化疗药物职业暴露的含义及汞泄漏产生的原因及预防措施。

4. 能正确理解护理职业防护的意义。

应用

1. 能针对医院内常见的不安全因素，采取有效的防范措施。

2. 能根据患者的病情及需要，正确选择和科学使用各种保护具及辅助器具，保证患者安全。

3. 能根据患者的病情，在护理工作中对血源性病原体职业暴露采取正确的防护措施。

4. 能根据锐器伤的情况，正确处理锐器伤，并采取有效的、针对性的防护措施。

5. 能根据要求配制化疗药物，并采取有效的护理防护措施，并能正确处理化疗药物职业暴露。

6. 在日常工作中，能采取有效的措施预防汞泄漏，并能正确处理汞泄漏安全事故。

安全是人类的基本需要，也是护理工作的基本要求，护理安全一直以来都是学术界和社会共同关心的问题。护理安全是指在实施护理服务全过程中，患者不发生法律和法定的规章制度允许范围以外的心理、人体结构或功能上的损害、障碍或死亡。此外，护士在确保患者安全的同时，还应做好职业防护，保障自身职业安全。

第一节 患者安全

预习案例

患者，男性，67岁，因抽搐由"120"救护车护送至医院急诊科。患者来院后神志清醒，生命体征平稳，无抽搐发作。实习护士和两名患者亲属(妻子、儿子)一同护送患者去CT室检查。等待检查期间，患者突发抽搐，担架车侧翻导致患者从担架车跌落到地上，医护人员立即将患者取头低、侧卧位并解开患者领口和腰带，确保气道畅通后给予氧气吸入，并注射镇静药等抢救措施。

思考
1. 上述案例由哪种不安全因素导致？如何防范？
2. 护理患者时应采取哪些措施以保护患者安全？

患者在医院求治时，最担心、最关注通常是自身的安全问题。患者安全是医疗质量的保证和基础，充分体现了患者的权利和以患者为中心的服务理念。护士作为医疗队伍中与患者接触最为紧密的群体，在保障患者安全中发挥着守护者的作用。因此护士应该懂得安全护理的重要性，具有评估人与环境安全的知识和能力，在护理工作中严把安全关，努力为患者创造一个安全舒适的治疗和休息环境，以满足患者的安全需要。

一、患者安全的定义、相关概念及内涵

(一)患者安全的定义

患者安全是指将与卫生保健相关的不必要伤害减少到可接受的最低程度的风险控制过程。

(二)患者安全的相关概念

1. 医疗相关损害　医疗相关损害是指在制订医疗服务计划或提供医疗服务期间发生的由医疗服务直接或间接引起的相关损害。

2. 损害　损害是指机体结构不完整或功能不正常和(或)疾病、损伤、不适、残障等导致的对个体生理、心理和社会的有害影响。损害的程度包括：

(1)无损害：患者未出现相关症状和体征，也不需要进行相应治疗。

（2）轻微损害：患者出现轻微的相关症状或功能丧失，或出现轻微的或暂时的中度损害，不需要或只需轻微的治疗干预，如需额外的观察或轻微治疗。

（3）中度损害：患者出现相关症状并需要治疗干预，或需延长住院时间，或导致终身或长期的功能丧失，如需再次手术或治疗。

（4）严重损害：患者出现相关症状，需要执行抢救生命的措施，或需大手术或医疗干预，导致预期寿命减少或严重的永久性或长期损伤或功能丧失。

（5）死亡：排除其他相关原因，患者因安全意外导致短期内死亡。

3. 意外　意外是指发生或可能引起对患者的不必要伤害的事件或情境。意外可缘于医院设施、医疗仪器设备、临床管理、临床医疗护理实践、文书记录、院内感染、药物或输液、血制品、医患双方行为等。意外包括：

（1）可能的风险情境：如忙碌的 ICU 就是一个易于发生意外安全事件的可能风险环境。

（2）潜在失误：如护士备错药，但在发给患者之前发现。

（3）无损害意外：指失误发生于患者但未给患者造成伤害，如护士发错药，患者服下了错误的药，但这种药没有对患者造成损害。

（4）有损害意外：也称不良事件，是指意外事件发生于患者且对患者造成了伤害，如护士由于粗心大意、查对不严格造成输血时血型不合而导致患者出现了溶血反应。

4. 失误　失误是指未能执行事先计划的正确的救治措施，或者执行了错误的措施，导致患者受伤害的风险增加。

（三）患者安全的内涵

1. 技术安全　不发生误诊误治，不发生诊疗规范和操作规程规定之外的损害，不发生其他医源性损害。

2. 管理安全　不发生因管理不当而致的意外伤害，如坠床、碰伤、跌倒、压力性损伤、搬运意外及其他意外伤害。

3. 心理安全　不发生由于不良的医疗行为造成患者心理及精神的损害。如由于保护性医疗措施执行不到位、与患者沟通不当，给患者造成担心、疑虑、恐惧情绪甚至巨大的心理压力。

患者十大安全目标(2017版)

二、影响患者安全的因素

（一）医务人员因素

在健康照护过程中，医务人员的职业素养和专业技术是直接影响患者安全的最重要因素，其中护士是与患者接触最为紧密的专业人员，护士素质是影响护理安全的核心因素。

1. 护士的职业素养　专业技术方面，部分新护士由于基本功不扎实或经验不足，在临床护理过程中容易出现用药途径错误、给药错误或遗漏给药、存在配伍禁忌等种种问题；职业道德方面，有些护士法律意识淡薄，执行操作规程不认真，未严格执行查对制度、交接班制度或观察患者病情变化不细致，都极易导致护理差错事故的发生；还有一些护士身心素质有待提高，遇事无法做到沉着冷静和临危不惧，患者的安全感降低。

2. 护理人力资源配置　随着社会健康需求增加,绝大多数医院护士严重缺编,达不到卫健委要求的床护比例要求,导致护士超负荷工作,造成临床部分科室凸显出人员、设备、空间的相对不足。多数护士在超负荷工作时出现角色冲突,从而身心疲惫,不能专心工作,导致临床错误增多。

3. 沟通的问题　医护沟通不及时,医生对某些药物的特殊注意事项未交代清楚,均增大了护理安全隐患的可能性。护患沟通方面,有些护士缺乏娴熟的沟通技巧,或工作态度消极,与患者产生了交流障碍;此外,临床护理工作紧张而繁忙,护士对患者病情观察不到位,没有足够的时间与患者及其亲属进行沟通和交流,也容易引起患者的不满情绪。

（二）患者因素

1. 生理因素　婴幼儿和老年人由于抵抗力较低,医院感染发生率高;老年患者常由于记忆力减退、视力下降出现错服或漏服药;老年患者由于对药物吸收较差还容易发生药物不良反应;身体虚弱的老年患者易发生跌倒等安全问题。因此,应及时告知患者有关注意事项,指导患者正确服用药物,加强巡视,及时处理危险情况。

2. 心理因素　不良的心理行为可影响患者的生活质量,也可在一定程度上影响其免疫功能和抵抗力,对治疗产生不利影响。首次入院的患者易发生角色行为适应不良,存在焦虑、烦躁或其他情绪障碍,个体因注意力不集中而无法感知环境中的危险因素,也易导致护理安全问题。医护人员在对患者的生理疾病进行治疗的同时,还需观察患者的心理健康状况,发现问题及时给予解决。

3. 遵医行为　住院患者不遵守住院规定,擅自离院外出,或虽然请假却不能按时返回医院;危重患者需陪护者,医院虽进行告知,但亲属因各种原因不履行应尽的责任、不予合作;此外,患者及亲属的受教育程度与经济承受能力也会影响患者的遵医行为。

（三）医院环境因素

患者所处的医疗环境直接影响护理质量。医疗设施不足、质量不好,管理不善等都会影响护理效果,形成护理不安全的因素。医院环境方面因素主要包括如下两方面。

1. 设施及布局　医院的基础设施,病区物品配备和环境布局不当都是潜在的不安全因素。如病区走廊、病室地面、卫生间地板不防滑,无扶手;电路、中心吸氧、负压吸引管道的老化,可能造成火灾,氧气及负压压力不达标;仪器设备的保养、维修不及时,不能保证功能状态等。

2. 护理安全管理　护理安全管理主要与护理管理者对护理安全隐患预见性差和法律意识不足有关,如制定的管理制度不健全、不完善,各种制度执行不到位,如对急救药物疏于管理从而导致抢救患者时出现药品过期,消毒隔离措施不严导致院内交叉感染等。

（四）诊疗方面因素

接诊不及时、处理方式方法选择不当、诊断和鉴别诊断不当、基本手法或处置方法掌握不当。临床实验室"危急值"掌握不全面或没有正确执行"危急值报告制度"。此外,飞速发展的现代诊疗技术作为帮助患者康复的医疗手段的同时也带来一些潜在的不安全因素,如一些侵入性的诊疗技术、放疗、化疗、免疫抑制剂等的应用破坏了机体的防御功能或免疫系统功能，增加了医院感染的风险。外科手术、输血等都可能造成患者生理上的不适，甚至发生严重并发症，对患者安全造成威胁。

三、患者安全需要的评估

医院中可能存在物理性、生物性、化学性等各种影响安全的因素，如各种医用气体、电器设备、放射线、致病微生物及化学药品等。因此，护士要及时评估医院中是否有现存的或潜在的影响患者安全的因素，采取相应的防范措施，同时还要评估患者的自我保护能力及其影响因素，向患者宣教维护安全的措施，确保患者安全需要。对患者安全需要的评估可分为以下两个方面。

1. 患者方面

(1)评估患者意识是否清楚，精神状态是否良好，是否有安全意识，警觉性如何。

(2)是否因年龄、身体状况或意识状况而需要安全协助或保护。

(3)感觉功能是否正常，是否舒适，是否能满足自己日常生活的需要。

(4)是否有影响安全的不良嗜好，如吸烟等。

(5)是否熟悉医院环境，是否有安全教育培训的需要等。

2. 治疗方面

(1)患者是否正在使用影响精神、感觉功能的药物。

(2)患者是否正在接受氧气治疗或冷、热治疗。

(3)患者是否需要给予行动限制或身体约束。

(4)病房内是否使用电器设备，患者床旁是否有电器用品。

在评估患者的安全需要后，护士应针对具体情况采取预防保护措施，为患者建立和维护一个安全、舒适的环境。

四、医院常见不安全因素及防范措施

(一)物理性损伤及防范

物理性损伤包括机械性、温度性、压力性及放射性损伤等。

1. 机械性损伤 常见的有跌伤、撞伤、阻塞等损伤。跌倒和坠床是医院最常见的发生机械性损伤的原因。其防范措施有：

(1)昏迷、意识不清、躁动不安及婴幼儿患者易发生坠床等意外，应根据患者情况使用床档或其他保护具加以保护。

(2)年老虚弱、偏瘫或长期卧床患者初次下床时应给予协助，可用辅助器具或扶助行走，以保持患者身体的平衡稳定。

(3)患者常用物品应放于容易获取处，以防取放物品时失去平衡而跌倒。

(4)保持地面整洁、干燥，移开暂时不需要的器械，减少障碍物以防止行走时跌倒。通道和楼梯等进出口处应避免堆放杂物，防止发生撞伤、跌倒。

(5)病室的走廊、厕所、浴室应设置扶手，供患者行走不稳时扶持。浴室和厕所应设置呼叫系统，以便患者需要时寻求援助。

(6)对有精神病或自杀倾向的患者，应注意将刀、剪、绳等物品放置妥当，门窗关闭，避免发生危险。

2.温度性损伤 常见的温度性损伤有热水袋、热水瓶所致的烫伤；易燃易爆物品，如氧气、煤气、酒精、汽油等所导致的各种烧伤；各种电器如烤灯、高频电刀等所导致的灼伤；应用冰袋等所导致的冻伤等。其防范措施如下：

(1)护士在应用冷、热疗法时，应严格按照操作规程进行，注意听取患者的主诉及观察局部皮肤变化，如有不适及时处理。

(2)对于易燃易爆物品应强化管理，并加强防火教育，制定防火措施，护士应熟练掌握各种灭火器的使用方法。

(3)医院内的电路及各种电器设备应定期进行检查维修。对患者自带的电器设备，如电剃须刀、手机充电器等，使用前应进行安全检查，并对患者进行安全用电知识教育。

3.压力性损伤 常见的压力性损伤有因骨突处长期受压所致的压力性损伤；因打石膏或用夹板固定过紧，形成局部压力性损伤；因高压氧舱治疗不当所致气压伤；因输液不当所致肺水肿等，都为压力性损伤。具体防范措施见相关章节。

4.放射性损伤 放射性损伤主要由放射性诊断或治疗过程中处理不当所致，常见的有放射性皮炎、皮肤溃疡坏死，甚至导致死亡。其防范措施有：

(1)在使用X线或其他放射性物质进行诊断或治疗时，工作人员应正确使用防护设备。

(2)正确掌握放射剂量和时间。

(3)尽量减少患者不必要的身体暴露，保证照射区域标记的准确。

(4)教育患者要保持接受放射部位皮肤的清洁、干燥，避免用力擦拭、肥皂擦洗及搔抓局部皮肤。

(二)化学性损伤及防范

应用各种化学性药物时，由于没有严格掌握禁忌证、药物剂量过大或浓度过高、用药次数过多、用药过程中监测不足、给药途径错误，甚至用错药均可引起化学性损伤。其防范措施如下：

(1)护士应具备一定的药物知识，掌握常用药物的保管原则和治疗原则。

(2)检查患者药物时，护士应熟知每个患者服用的药物，确保新增加的药物间不存在禁忌。

(3)进行药疗时，严格执行"三查七对"规定，确保药物名称、剂量、时间、给药方式、患者5个要素正确。

(4)做好健康教育，向患者及其亲属讲解安全用药的有关知识。用药前告知患者及其亲属药物的名称、作用、不良反应及注意事项，让患者及时反映用药后的感受，以便及早发现药物的不良反应，杜绝或减少不良事件的发生。

(三)生物性损伤及防范

生物性损伤包括微生物及昆虫等对患者所造成的伤害。前者系交叉感染所致，如伤口感染、呼吸道感染、肠道感染等。昆虫叮咬不仅影响患者的休息质量，还可致过敏性损伤，甚至传播疾病。因此，护士应严格执行消毒隔离制度，严格遵守无菌操作原则，加强病区卫生环境管理，完善各项护理措施，及时发现危险因素并在早期控制、消灭，维护病区安全。

（四）心理性损伤及防范

心理性损伤是由各种原因所致的情绪不稳、精神受到打击而引起。如患者对疾病的认知和态度、患者与周围人群的情感交流、医护人员对患者的行为和态度等均可影响患者的心理，甚至会导致患者心理损伤的发生。其防范措施如下。

（1）护士应重视患者的心理护理，注意自身的行为举止，避免传递不良信息，造成患者对疾病治疗和康复等方面的误解而引起情绪波动。

（2）应以高质量的护理行为取得患者的信任，提高其治疗信心。

（3）与患者建立良好的关系并帮助患者与周围人群建立和睦的人际关系。

（4）注意对患者进行有关疾病知识的健康教育，并引导患者采取积极乐观的态度对待疾病。

五、保护患者安全的措施

（一）保护具的应用

保护具（protective device），又称身体约束工具，是指对可能自伤、伤及他人的患者予以活动限制的器具。在临床上对容易发生坠床、撞伤、抓伤等意外的患者，如小儿、躁动者、昏迷者，使用保护具保护患者的安全，确保治疗与护理工作顺利进行。

1. 保护具的适用范围

（1）小儿患者：因认知及自我保护能力尚未发育完善，尤其是未满 6 岁的儿童，易发生坠床、撞伤、抓伤等意外或不配合治疗等行为。

（2）坠床发生概率高者：如癫痫发作、意识不清、躁动不安、失明、痉挛或年老体弱者。

（3）实施某些眼科特殊手术者：如白内障人工晶体植入术后的患者。

（4）精神病患者：如反社会型人格障碍、自我伤害者。

（5）易发生压疮者：如长期卧床，极度消瘦、虚弱者。

（6）皮肤瘙痒者：全身或局部瘙痒难忍者。

2. 保护具的使用原则

（1）知情同意原则：使用前向患者及（或）其亲属解释使用保护具的原因、目的、种类及方法，取得患者和其亲属的同意与配合。如非必须使用，则尽可能不用。

（2）短期使用原则：使用保护具要确保患者的安全，且只宜短期使用。

（3）随时评价原则：应随时评价保护具的使用情况，评价依据如下：

1）能满足保护具使用患者身体的基本需要，患者安全、舒适，无血液循环障碍、皮肤破损、坠床、撞伤等并发症或意外发生。

2）患者及其亲属了解保护具使用的目的，能够接受并积极配合。

3）各项检查、治疗及护理措施能够顺利进行。

3. 常用保护具的使用方法

（1）床档：主要用于预防患者坠床。常见的有多功能床档（图 3-1）、半自动床档

（图 3-2）、围栏式床档（图 3-3）。

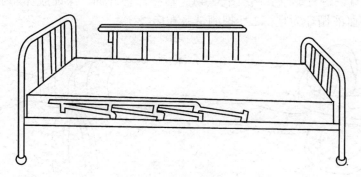

图 3-1　多功能床档

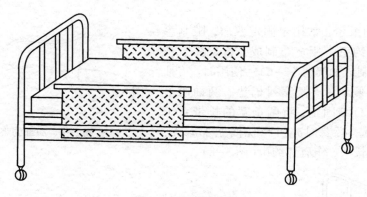

图 3-2　半自动床档

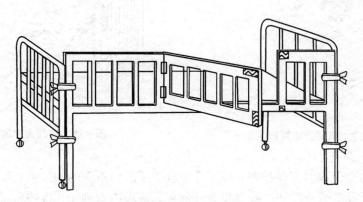

图 3-3　围栏式床档

（2）约束带：可限制患者身体或者失控肢体活动，为躁动患者提供保护措施，以免患者自伤、坠床或伤害他人。根据约束部位不同，主要分为宽绷带约束带、肩部约束带、手肘约束带或肘部保护器、膝部约束带及尼龙搭扣约束带等。

1）宽绷带约束带：主要对手腕、脚踝进行固定。使用时，需在手腕或者脚踝处包裹棉垫，之后用宽绷带打成双套结（图3-4），套在棉垫外面，保证肢体不脱出（图3-5），以不影响患者血液循环为宜，之后把绷带系在床缘。

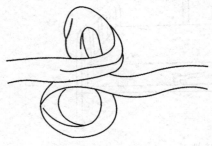

图 3-4　双套结

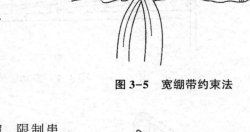

图 3-5　宽绷带约束法

2）肩部约束带：常用于固定双肩，限制患者坐起。肩部约束带用宽布制成，宽8 cm，长120 cm，一端制成袖筒（图3-6）。使用时，将袖筒套于患者两侧肩部，腋窝衬棉垫。两袖筒上的细带在胸前打结固定，将两条宽的长带系于床头（图3-7）。必要时亦可将枕横立于床头，将大单斜折成长条，作肩部约束（图3-8）。

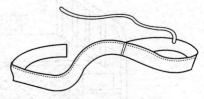

图 3-6　肩部约束带

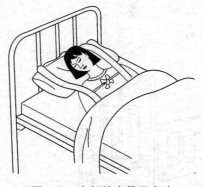

图 3-7　肩部约束带固定法

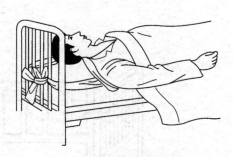

图 3-8　肩部大单固定法

3）手肘约束带或肘部保护器：将压舌板放于手肘约束带的间隔内（图3-9），带的顶端覆盖于装压舌板的开口处。脱去患者外衣后，整理内衣袖子，将约束带开口端朝向手部平放在肘部，包裹肘部，系好带子，不要过紧，注意防止上下滑动，以免摩擦患者腋窝及腕部。也可使用操作简便的肘部保护器约束手肘（图3-10）。

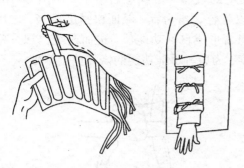

图 3-9　手肘约束带

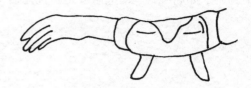

图 3-10　肘部保护器

4)膝部约束带：用于固定膝部，限制患者下肢活动。膝部约束带用宽布制成，宽 10 cm，长 250 cm，宽带中部相距 15 cm 分别钉两条双头带(图 3-11)。使用时，两膝之间衬棉垫，将约束带横放于两膝上，宽带下的两头带各固定一侧膝关节，然后将宽带两端系于床缘(图 3-12)。亦可用大单进行膝部固定(图 3-13)。

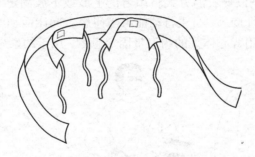

图 3-11　膝部约束带

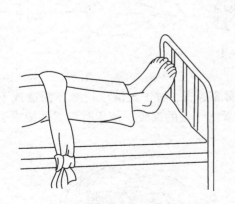

图 3-12　膝部约束带固定法

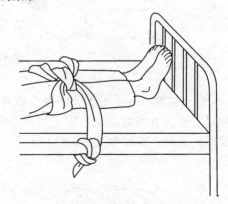

图 3-13　膝部大单固定法

5)尼龙搭扣约束带：用于固定手腕、上臂、踝部及膝部。操作简便、安全，便于洗涤和消毒。约束带由宽布和尼龙搭扣制成(图 3-14)。使用时，将约束带置于关节处，被约束部位衬棉垫，松紧适宜，对合约束带上的尼龙搭扣后将带子系于床缘。

（3）约束手套：又称为手袜套，像手套一样将约束器穿戴在患者手上，使用时可套在患者腕部或者踝部，在关节上绕一圈打结，以可容 2 指为宜，保证松紧度恰当，之后把布带系在床栏上（图 3-15）。其优点是帮助患者形成良性功能位，进而避免出现一些后遗症，如屈腕等，最大限度地提高患者舒适度，为患者手部功能的恢复奠定基础。

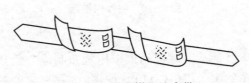

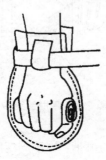

图 3-14　尼龙搭扣约束带　　　　　图 3-15　约束手套

（4）约束衣：约束衣以穿衣的方式将患者的上肢或下肢固定于袖筒内，适用于精神疾病致动作过多、老年性痴呆、自主行动能力障碍患者起床活动时使用。背心式约束衣使用时穿在患者身上，用背心体部的约束带固定患者，用于约束患者躯体（图 3-16）。

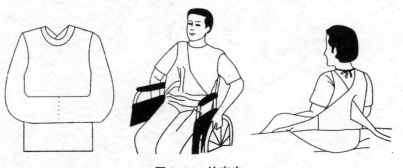

图 3-16　约束衣

（5）支被架：主要用于肢体瘫痪或极度衰弱的患者，防止盖被压迫肢体而造成不舒适和足下垂等并发症。也可用于烧伤患者采用暴露疗法的保暖。使用时将支被架罩于防止受压的部位，盖好盖被（图 3-17）。

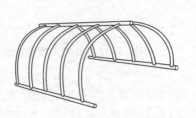

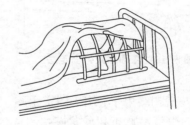

图 3-17　支被架

4. 保护具使用的注意事项

（1）使用保护具时，应保持肢体及各关节处于功能位，并协助患者经常更换体位，保证患者的安全、舒适。

（2）使用约束带时，首先应取得患者及亲属的知情同意。使用时，约束带下须衬棉垫，固定松紧适宜，并定时松解，每 2 小时放松约束带 1 次。注意观察受约束部位的末梢循环情况，每 15 分钟观察一次，发现异常及时处理。必要时进行局部按摩，促进血液循环。

（3）确保患者能随时与医务人员取得联系，如呼叫器的位置适宜或有陪护人员监测等，保障患者的安全。

（4）记录使用保护具的原因、时间、观察结果、相应的护理措施及解除约束的时间。

（二）辅助器的应用

辅助器即步行辅助器（walking aids），简称助行器，是辅助身体残障或因疾病、高龄而行动不便者站立与行走的工具与设备。根据助行器的结构、功效、操作力源可将其分为 3 大类。①无动力式助行器：使用者要依靠自身体能操作，没有其他力源提供的助行器；②功能性电刺激助行器：利用外加电源刺激患者，使其能产生行走动作的助行器，康复医疗上常被用来作为患者步伐训练的器具；③动力式助行器：具有人体外部动力驱动的助行器，主要用于辅助重症截瘫患者站立和行走。本节将只介绍其中最为常用的无动力式助行器。

1. 辅助器使用的目的 辅助下肢肌力减弱者、行走能力损伤较轻的和残存部分肌力的截瘫者、骨折未愈合者支撑体重、保持身体平衡，以保障患者的安全。

2. 常用辅助器及使用方法

（1）助行杖：俗称拐杖，按其支撑部位可分为腋杖、手杖、臂杖等。

1）腋杖：腋杖是医院最为常见的支持性辅助用具，一般双侧使用，常用于截瘫或外伤较严重的患者，具有支撑面积大、稳定性特别是侧方稳定性好的优点，是稳定性最好的助行杖；但是携带不方便，使用不当易压迫腋窝神经和血管，造成损伤（图 3-18）。

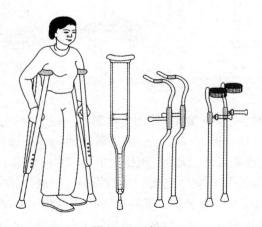

图3-18 腋杖

使用腋杖最重要的是长度合适，安全稳妥。腋杖的长度包括腋垫和杖底橡胶垫，合适的长度简易计算方法为：使用者身高减去40 cm。使用时，使用者双肩放松，身体挺直站立，腋窝与顶垫间相距2~3 cm，腋杖底端应侧离足跟15~20 cm。握紧把手时，手肘应可以弯曲。腋杖底面应较宽并有较深的凹槽，且具有弹性。

患者使用腋杖走路的方法：①两点式，走路顺序为同时出右拐和左脚，然后出左拐和右脚；②三点式，两拐杖和患肢同时伸出，再伸出健肢；③四点式，为最安全的步法。先出右拐杖，而后左脚跟上，接着出左拐杖，右脚再跟上，始终为三点着地；④跳跃法，常为永久性残疾者使用，先将两侧拐杖向前，再将身体跳跃至两拐杖中间处。

2）手杖：手杖是一种手握式的辅助用具，常用于不能完全负重的残障者或老年人。手杖应由健侧手臂用力握住。手杖适用于年纪相对较低、上肢支撑力强、具有一定步行能力者，手杖具有轻便、实用、易于携带等优点；但其结构上的简易性决定了它稳定性差。

手杖长度的选择需符合以下原则：①肘部在负重时能稍微弯曲；②手柄适于抓握，弯曲部与髋部同高，手握手柄时感觉舒适。手杖可为木制或金属制。木制手杖长短是固定的，不能调整；金属制手杖可依身高来调整。手杖主要有单脚手杖、多脚手杖等（图3-19）。单脚手杖，只有一个支撑点，适用于下肢功能轻度障碍者、步行不稳者、轻度偏瘫患者和老年人。但要求使用者上肢要有一定的支撑力，手部要有一定的握力。多脚手杖，有三个或四个支撑点，由于多脚手杖的支撑面积大，因此稳定性能好，适用于使用单脚手杖不安全者、平衡能力欠佳者等。手杖底端的橡胶底垫应有吸力、弹性好、面宽及有凹槽，以增加手杖的摩擦力和稳定性，以防跌倒。

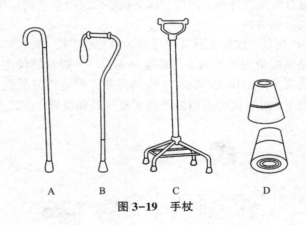

A   B   C   D

图3-19　手杖

3）臂杖：俗称风湿性关节炎拐杖，使用者将前臂固定于臂托上方，利用前臂支撑体重，以达到辅助行走的目的（图3-20）。适用于风湿性关节炎患者和因手部无力无法使用手杖和腋杖者，其优点是轻便、美观，用杖的手可以自由活动，其缺点是稳定性差。

（2）助行架：助行架是靠手支撑使用的助行设备，一般用铝合金材料制成，是一种四边形或三角形的金属框架，重量轻，可将患者保护其中，支撑体重，便于站立行走。有些还带脚轮。其支撑面积大、稳定性好，适用于上肢健康、下肢功能较差的患者。

1）步行式助行架：适用于下肢功能轻度损害的患者。无轮脚，自身轻，可调高度，稳定性好。使用时双手提起两侧扶手同时向前将其放于地面,然后双腿迈步跟上(图 3-21)。

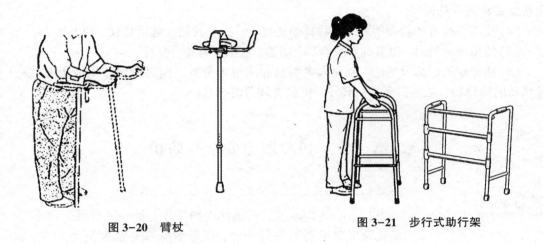

图 3-20　臂杖　　　　　　　　　　　图 3-21　步行式助行架

2)轮式助行架:也叫助行车,有轮脚,易于推行移动,适用于上下肢功能均较差的患者。助行车按照车轮数可以划分为双轮助行车、三轮助行车和四轮助行车 3 种(图 3-22)。四轮助行车一般带有座位,手刹,购物筐等装置,方便实用。使用时不用将助行器提起、放下,行走步态自然,且用力下压可自动刹车,选用时应先对患者进行评估,以确定助行车的种类。

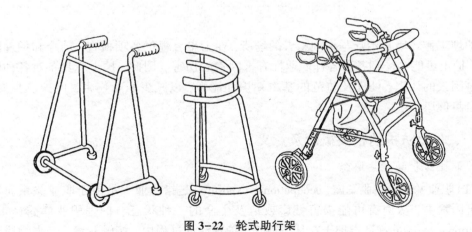

图 3-22　轮式助行架

3.辅助器使用注意事项

(1)使用者意识清楚,身体状态良好、稳定,选择适合自身的辅助器。

(2)根据正确的持杖高度调整腋杖和手杖后,将全部螺钉拧紧,橡皮底垫紧贴腋杖与手杖底端,并应经常检查确定橡皮底垫的凹槽能否产生足够的吸力和摩擦力,腋托和手握部分有无松动等。

（3）使用腋杖者负重主要是通过手握把手而不是通过腋托。持杖时腋托抵在侧胸壁上，而不是腋窝，以加强肩和上肢的支撑。如果长期不正确地用腋窝支撑体重，有可能会伤及腋窝内臂丛神经。

（4）使用手杖者的腕和手要有支撑体重的能力，行走时始终健手持杖，向下用力。

（5）使用辅助器时，患者的鞋要合脚、防滑，衣服要宽松、合身。

（6）选择较大的练习场地，避免人多拥挤和注意力分散。同时应保持地面干燥，无可移动的障碍物。必要时备一把椅子，供患者疲劳时休息。

第二节　护理职业安全与防护

预习案例

护士小张，26 岁，在消化内科工作，是一位肝硬化伴上消化道出血患者的责任护士，该患者既往有乙型肝炎病史，HBsAg 阳性，某日早晨小张在为患者采血完毕拔针时左手中指被针头刺伤。

　　思考

1. 在护理该患者时护士应采取哪些防护措施？

2. 如何正确处理针刺伤？如何预防针刺伤的发生？

3. 处理伤口后还应做哪些血清学检查和预防用药？

护理工作环境是治疗与护理患者的场所，在为患者提供各项检查、治疗和护理的过程中，护士可能会受到各种各样职业性有害因素的伤害。因此，护士应具备对各种职业性有害因素的认识、处理及防范的基本知识和能力，以减少职业伤害，保护自身安全，维护自身健康。

一、职业防护的相关概念及意义

1. 职业防护的相关概念

（1）职业暴露：职业暴露（occupational exposure）是指从业人员由于职业关系而暴露在有害因素中，从而有可能损害健康或危及生命的一种状态。护理职业暴露（nursing occupational exposure）是指护士在从事诊疗、护理活动过程中，接触有毒、有害物质或病原微生物，或受到心理社会等因素的影响而损害健康或危及生命的职业暴露。

（2）职业防护：职业防护（occupational protection）是针对可能造成机体损伤的各种职业性有害因素，采取有效措施，以避免职业性损伤的发生，或将损伤降低到最低程度。护理职业防护（nursing occupational protection）是指在护理工作中针对各种职业性有害因素采取有效措施，以保护护士免受职业性有害因素的损伤，或将损伤降至最低程度。

2. 护理职业防护的意义

(1)提高护士职业生命质量:护理职业防护不仅可以避免职业性有害因素对护士的伤害,而且还可以控制由环境和行为不当引发的不安全因素。通过职业防护可以维护护士的身体健康,减轻心理压力,增强社会适应能力。

(2)规避护理职业风险:通过职业防护知识的学习及职业防护技能的规范化培训,可以提高护士对职业性损伤的防范意识,自觉遵守职业防护要求,有效控制职业性有害因素。

(3)营造和谐的工作氛围:良好安全的护理职业环境,不仅可使护士产生愉悦的心情,而且可以增加其职业满意度、安全感及成就感,使之形成对职业选择的认同感,和谐的工作氛围可以缓解护士的心理压力,改善其精神卫生状况,提高其职业适应能力。

二、护理职业暴露的有害因素

(一)生物性因素

生物性因素是影响护理职业安全最常见的职业性有害因素。生物性因素主要是指医务人员在从事规范的诊断、治疗、护理及检验等工作过程中,意外沾染、吸入或食入病原微生物或含有病原微生物的污染物。护理工作环境中主要的生物性因素为细菌和病毒。

1. 细菌 护理工作环境中常见的致病菌有葡萄球菌、链球菌、肺炎球菌及大肠埃希菌等,广泛存在于患者的各种分泌物、排泄物及用过的衣物和器具中,通过呼吸道、消化道、血液及皮肤等途径感染护士。细菌的致病作用取决于其侵袭力、毒素类型、侵入机体的数量及侵入途径。

2. 病毒 护理工作环境中常见的病毒有乙型肝炎病毒(HBV)、丙型肝炎病毒(HCV)、人类免疫缺陷病毒(HIV)及冠状病毒等,特别是 2020 年全世界发生的新型冠状病毒感染,其传播途径为呼吸道传播。护士因职业性损伤感染的疾病中,最常见、最危险的新型冠状病毒肺炎、(NPC)乙型肝炎、丙型肝炎及艾滋病均由病毒引起。

(二)物理性因素

在日常护理工作中,常见的物理性因素有锐器伤、放射性损伤及温度性损伤等。

1. 锐器伤 锐器伤是最常见的职业性有害因素之一,被污染的针刺伤是导致健康的医务人员患血源性传播疾病的最主要因素,被针刺伤的医务人员中护士占了80%。有20多种病原体可通过锐器伤传播,其中最常见、危害性最大的是 HBV、HCV 和 HIV。

2. 放射性损伤 护士常接触到紫外线、激光等放射性物质,如果防护不当,可导致不同程度的皮肤、眼睛受损。在为患者进行放射性诊断和治疗过程中,如果护士自我防护不当,会造成机体免疫功能障碍,严重者可导致血液系统功能障碍或致癌。

3. 温度性损伤 常见的温度性损伤有热水瓶、热水袋等所致的烫伤;易燃易爆物品如氧气、乙醇等所致的烧伤;红外线烤灯、频谱仪及高频电刀等电器使用时所致的灼伤。

(三)化学性因素

化学性因素是指医务人员在从事规范的诊断、治疗、护理及检验等工作过程中,通过多种途径接触到的化学物质。在日常护理工作中,护士长期接触化疗药物、多种消毒剂、麻醉废气及汞等，可造成身体不同程度的损伤。

1.化疗药物　常用细胞毒性药物如环磷酰胺、铂类药物、多柔比星(阿霉素)、氟尿嘧啶、紫杉醇类等。长期接触此类化疗药物，在防护不当的情况下药物可通过皮肤接触、吸入或食入等途径给护士带来一些潜在危害。长期小剂量接触可因蓄积作用而产生远期影响，不但可引起白细胞计数下降和自然流产率增高，而且还可有致癌、致畸、致突变及脏器损伤等危险。

2.消毒剂　常用醛类如甲醛、戊二醛，过氧化物类如过氧乙酸及含氯消毒剂等，可刺激皮肤、眼及呼吸道，引起皮肤过敏、流泪、恶心、呕吐及气喘等症状。经常接触还会引起结膜灼伤、上呼吸道炎症、喉头水肿和痉挛、化学性气管炎或肺炎等。长期接触该类消毒剂可以造成肝损害和肺纤维化，甚至还可造成中枢神经系统损害，表现为头痛及记忆力减退等。

3.麻醉废气　短时吸入麻醉废气可引起头痛、注意力不集中、应变能力差及烦躁等症状；长时间吸入麻醉废气，在体内蓄积后，可以产生慢性氟化物中毒、遗传性影响(致突变、致畸、致癌)及对生育功能的影响等。

4.汞　体温计、血压计、水温计等是常用的护理操作用品，其中的汞是医院常见而又极易被忽视的有毒因素。漏出的汞如果处理不当，可对人体产生神经毒性和肾毒性作用。

（四）其他因素

目前，在我国各级医院中护士数量与患者数量相比明显不足。随着医学模式和健康观念的转变，护理工作不再是单纯的医嘱执行者，同时还承担着护理者、管理者、教育者、科研者及协调者等工作，护士常处于超负荷工作状态。同时，由于人们观念的差异，使某些患者及其亲属对护理工作存在偏见，致使护患关系紧张。护士在处理护患矛盾时，会产生紧张情绪。长期的超负荷工作以及紧张的工作气氛，使护士容易发生机体疲劳性疾病，并容易产生心理疲惫，引发一系列心理健康问题。

三、常见护理职业暴露及防护

（一）血源性疾病

血源性病原体(blood born pathogen)是指存在于血液和某些体液中的能引起人体疾病的病原微生物，例如 HBV、HCV 和 HIV 病毒等。血液中含血源性病原体浓度最高，带有 HBV 的血液足以使受伤者感染 HBV，其他依次为伤口分泌物、精液、阴道分泌物、羊水等。所以必须采取综合性防护措施，减少护士感染 HBV、HCV 和 HIV 等的机会。

1.血源性疾病职业暴露的原因

（1）接触血液与体液的操作：①在进行接触血液、体液的操作时未戴手套；②手部皮肤发生破损，在可能接触患者的血液或体液时，未戴双层手套；或发生意外，如患者的血液、分泌物溅入护士的眼睛、鼻腔或口腔中；③在为患者实施心肺复苏时，徒手清理患者口腔内的分泌物及血液，口对口人工呼吸。

（2）与针刺伤有关的操作：导致护士职业暴露的主要原因是被污染的针头刺伤或发生其他锐器伤，针刺伤最容易发生在针头使用后的丢弃环节。

2. 防护措施

(1)洗手：护士在接触患者前后，特别是接触患者血液、排泄物、分泌物及污染物品前后，无论是否戴手套都要洗手。

(2)做好个人防护：可能发生血源性病原体职业暴露的主要科室，如手术室、妇产科病房、产房、普通病房的外科操作、口腔科、骨科、供应室等，护士应做好常规职业防护，防止皮肤、黏膜与患者的血液、体液接触。常用的防护措施包括戴手套、口罩、护目镜及穿隔离衣等。

1)戴手套：当护士接触患者血液或体液、有创伤的皮肤黏膜、进行体腔及血管的侵入性操作或在接触和处理被患者体液污染的物品和锐器时，均应戴手套操作，护士手上有伤口时应戴双层手套。

2)戴口罩或护目镜：在进行患者的血液、分泌物及体液等有可能溅出的操作时，特别是在行气管内插管、支气管镜及内镜等检查时，应戴口罩和护目镜，以保护眼睛和面部。

3)穿隔离衣：在身体有可能被患者血液、体液、分泌物和排泄物污染，或进行特殊操作时，应穿隔离衣以免受暴露风险。

(3)安全注射：安全注射(safe injection)是指注射时不伤及患者和护士，并且保证注射所产生的废弃物不对社会和他人造成危害。因此要确保提供安全注射所需的条件，并遵守安全操作规程。

(4)医疗废物的处理：对使用过的一次性医疗用品和其他固体废弃物，均应放入双层防水污物袋内，密封并贴上特殊标记，送到指定地点，并由专人焚烧处理。

(二)锐器伤

锐器伤是一种由医疗锐器、如注射器针头、缝针、各种穿刺针、手术刀、剪刀、碎玻璃及安瓿等造成的意外伤害，是医院内常见的一种职业危害。被污染的锐器造成的伤害是导致护士发生血源性传播疾病最主要的职业性因素。作为医院中锐器伤发生率最高的职业群体，护士应当在日常工作中保护好自己、患者以及其他相关医务人员、卫生人员，避免其遭到锐器伤害，做好防护工作。

1. 锐器伤的原因

(1)医院管理因素：①教育培训不够，医院未开展安全防护教育，对新护士未进行相关培训；②防护用品不足(如考虑医疗用品成本而限制手套的使用等)，医务人员被血液污染的针头刺破一层乳胶手套或聚乙烯(PVC)手套接触的血液量比未戴手套时可减少50%以上。未引进具有安全防护功能的一次性医疗用品，如安全型留置针和无针静脉注射系统等。

(2)护士因素：①自我防护意识淡薄，对锐器伤的危害性认识不足，缺乏防护知识的系统教育，是发生锐器伤不可忽视的重要原因；②技术不熟练和操作不规范，如徒手掰安瓿；双手为已使用针头回套针帽；随便丢弃一次性注射器针头、留置针针芯；直接用手接触锐器；器械传递不规范等；③身心疲劳，工作量及压力过大，身心疲乏、精力不集中而导致误伤。

(3)患者因素：在工作中遇到一些极度不配合的患者(如醉酒、精神病患者)，护士在操作中易产生紧张情绪,导致操作失误而发生锐器伤。另外,在操作过程中患者突然反抗也极易使针头或刀片伤及护士。

2. 锐器伤的防护

(1)加强培训,提高安全意识:医院和科室应定期对护士进行锐器伤防护的培训,特别是新上岗的护士和实习护士,应提高其自我防护意识,预防锐器伤的发生。

(2)配备足量的具有安全装置的护理用品:如手套、安全注射用具(真空采血系统、无菌正压接头及无针输液系统、可自动毁形的安全注射器、回缩或自钝注射及安全型静脉留置针)等。

(3)建立锐器伤防护制度,规范个人行为:严格执行护理操作规程和消毒隔离制度,执行标准预防措施,规范操作行为,培养良好的职业素质。

(4)规范锐器使用时的防护:①抽吸药液时严格遵循无菌操作原则;②静脉用药时最好采用三通给药;③使用安瓿制剂时,应先用砂轮划痕后再掰安瓿,掰安瓿时应垫以棉球或纱布;④制定完善的手术器械(刀、剪、针等)摆放及传递的规定,规范护士器械的基本操作;⑤手术前充分了解高危患者情况,并重点做好其围手术期和手术期的安全防护工作。

(5)纠正易引起锐器伤的危险行为:①禁止用双手分离污染的针头和注射器;②禁止用手直接接触使用后的针头、刀片等锐器;③禁止用手折弯或弄直被污染针头;④禁止将使用后的针头双手重新套上针帽;⑤禁止用手直接传递锐器;⑥禁止直接接触医疗废物。

(6)正确处理使用后的锐器:锐器使用后应直接将其放入符合国际标准的锐器盒,封存好的锐器盒要有清晰的标志,以便于监督执行。严格执行医疗废物分类标准,锐器不应与其他医疗废物混放。

(7)与患者沟通:在护理过程中,应体谅和宽容不合作的患者,尽最大可能与其沟通,以取得患者及其亲属的信任,从而达到治疗与护理的目的。必要时请他人协助,尽量减少锐器伤。

(8)加强护士的健康管理:①建立护士健康档案,定期为护士进行体检,并接种相应的疫苗;②建立损伤后登记上报制度;③建立锐器伤处理流程;④建立受伤护士的监控体系,追踪护士的健康情况;⑤适当调整护士工作强度和心理压力,实行弹性排班制,加强治疗高峰期的人力配备,以减轻护士的工作压力,提高工作效率和质量,减少锐器伤的发生;⑥积极关心受伤护士,做好其心理疏导工作,及时有效地采取预防补救措施。

3. 锐器伤的应急处理流程

(1)保持镇静:受伤后护士要保持镇静,戴手套者按规范要求迅速脱去手套。

(2)处理伤口:①立即用手在伤口旁轻轻挤压,尽可能挤出伤口部位的血液。但禁止在伤口局部来回挤压,避免产生虹吸现象,反而将污染血液吸入血管,加大感染概率。②用肥皂水清洗伤口,并在流动水下反复冲洗。暴露的黏膜处,应采用生理盐水反复冲洗干净。③用75%乙醇或0.5%的聚维酮碘(碘伏)消毒伤口,并进行包扎。

(3)评估源患者(source individual)和受伤护士:根据患者血液中含有病原微生物(如病毒、细菌)的多少和伤者伤口的深度、范围及暴露时间进行评估,并做相应处理。

(4)进行血清学检测:锐器伤后进行血清学检测,根据结果采取相应措施(表3-1)。

表 3-1　锐器伤后的血清学检测结果与处理原则

检测结果	处理原则
患者 HBsAg 阳性，受伤护士 HBsAg 阳性或抗-HBs 阳性或抗-HBc 阳性者	不需注射疫苗或乙肝免疫球蛋白（HBIG）
受伤护士 HBsAg 阴性或抗-HBs 阴性且未注射疫苗者	24 小时内注射 HBIG 并注射疫苗。于受伤当天、第 3 个月、6 个月、12 个月进行随访和检测
患者抗-HCV 阳性，受伤护士抗-HCV 阴性者	于受伤当天、第 3 个月、6 个月、12 个月进行随访和检测
患者 HIV 阳性，受伤护士 HIV 抗体阴性者	①经过专家评估后可立即预防性用药，并进行医学观察 1 年 ②于受伤当天，第 4 周、8 周、12 周、6 个月时检查 HIV 抗体 ③预防性用药的原则：若被 HIV 污染的针头刺伤，应在 4 小时内，最迟不超过 24 小时进行预防用药。可选用逆转录酶抑制剂、蛋白酶抑制剂。即使超过 24 小时，也应实施预防性用药

（三）化疗药物

化学药物治疗（化疗）是指对病原微生物和寄生虫所引起的感染性疾病以及肿瘤采用的治疗方法。化疗药物在杀伤肿瘤细胞、延长肿瘤患者生存时间的同时，也可通过直接接触、吸入及食入等途径，给经常接触的护士带来一定的潜在危害。这些潜在的危害与其接触剂量有关，大量接触化疗药物可给人体造成毒性反应以及某些远期的潜在危险。

锐器伤的应急处理流程（2017版）

1. 化疗药物暴露的原因

（1）直接接触：包括配制药液、给药以及处理废弃物时直接接触药物，或直接接触化疗患者的排泄物、分泌物或其他污染物。①准备化疗药物过程中发生药物溢出，常见于打开安瓿、震荡稀释、溶解瓶中的药物未减压，拔针时造成部分药物喷出等；②注射操作过程中发生药物溢出，如静脉注射前排气、输液管道的渗漏和破裂、更换输液管道导致药物外溢，护士在注射时发生针刺伤等；③化疗药物注射完毕后处理被化疗药物污染的剩余药物、药瓶、安瓿、输液管、输液瓶（袋）时操作不当；④处理化疗患者的排泄物、分泌物或其他污染物时操作不当。

（2）呼吸道吸入：操作不慎导致药物溢出，或正常配药时形成含有细胞毒微粒的气溶胶或气雾散发到空气中经呼吸道吸入。

（3）消化道摄入：接触化疗药物后未能彻底洗手就进食，直接进食受污染的食物及饮料等,使用受污染的食物容器,在被化疗药污染的环境中饮水、进食、吸烟,这些情况均可导致化疗药物经消化道摄入。

2. 防护措施　化疗防护应遵循两个基本原则:①减少与化疗药物接触;②减少化疗药物污染环境。具体防护措施包括:

(1)配制化疗药物的环境要求:应设专门的化疗药物配药间,并配备有空气净化装置,有条件的医院应设置静脉药物配制中心。根据我国静脉治疗护理技术操作规范(WS/T433-2013)规定,化疗药物配制室应配制符合要求的Ⅱ级或Ⅲ级垂直层流生物安全柜,以防止含有药物微粒的气溶胶或气雾对护士产生伤害,使之达到安全处理化疗药物的防护要求。并配备溢出包,内含防水隔离衣、一次性口罩、护目镜、面罩、乳胶手套、鞋套、吸水垫及垃圾袋等。其操作台面应覆以一次性防渗透性防护垫,以吸附溅出的药液,减少药物污染台面,污染或操作结束后应及时更换。

(2)专业人员的配备:化疗药物配制室内应配备经过药学基础知识、化疗药物操作规程及废弃物处理等专门培训,并通过专业理论和技术操作考核的化疗专科护士。化疗专科护士应定期检查肝功能、肾功能、血常规等,妊娠期及哺乳期护士避免直接接触化疗药物。

配药机器人

(3)化疗药物配制时的防护:化疗药物配制时的防护措施与要求见表3-2。

表3-2　化疗药物配制要求

操作流程	操作步骤	要点说明
1. 准备	穿无絮状物材料制成的、前部完全封闭的防水隔离衣,戴帽子、口罩、护目镜、手套	*操作前查对 *手套为双层,内层为PVC手套,外层为乳胶手套
2. 打开安瓿	打开安瓿前轻弹其颈部,使附着的药粉降至瓶底,先垫纱布再掰开安瓿	*避免药粉、药液外溢 *避免玻璃碎片四处飞溅和划破手套
3. 溶解药物	沿瓶壁将溶媒缓慢注入瓶底,待药粉浸透后晃动药瓶以溶解药物	*防止药物溢出
4. 稀释和抽取药物	①插入双针头以排除瓶内压力,稀释瓶装药物 ②抽药时用一次性注射器和针腔较大的针头 ③抽药后在药瓶内进行排气和排液后再拔针 ④放入垫有PVC薄膜的无菌盘内备用	*防止针栓脱出造成污染 *不要将药物排于空气中 *药液体积不超过注射器容量的3/4

续表 3-2

操作流程	操作步骤	要点说明
5.操作后处理	①用水冲洗和擦洗操作台 ②脱去手套、口罩等 ③彻底冲洗双手并沐浴	

（4）化疗药物给药时的防护：给药时应戴一次性口罩、双层手套，静脉给药时宜采用全密闭式输注系统。

（5）化疗药物外溢的处理：如果化疗药物外溅，应穿戴防护用品如一次性口罩、面罩、防水隔离衣、双层手套、鞋套等，立即标明污染范围，避免他人接触。如果水剂药物溢出，应使用防水纱布垫吸附。若为粉剂药物外溢则用湿纱布垫擦拭，污染表面用清水清洗。记录外溢药物的名称、时间、溢出量、处理过程及受污染人员。

（6）化疗药物污染物品的集中处理：在存储、配制和应用化疗药物的所有区域都应配备专用的废弃物收集容器，在接受、存储和应用过程中所有可能接触化疗药物的一次性物品包括防护用品，都应视为化疗药物污染物。

3.化疗药物暴露后的处理流程　在配制、使用和处理污染物的过程中，如果防护用品不慎被污染，或眼睛、皮肤直接接触到化疗药物时，可采取下列处理流程：①迅速脱去手套或隔离衣；②立即用肥皂和清水清洗污染部位的皮肤；③眼睛被污染时，应迅速用清水或等渗洁眼液冲洗眼睛；④记录接触情况，必要时就医治疗。

（四）汞泄漏

汞是对人体健康危害极大而且对环境污染持久的有毒物质，如临床常用的血压计、体温计、水温计等都含有汞。一支体温计含汞 1 g，一台血压计约含汞 50 g。1 支体温计被打碎后，外漏的汞全部蒸发，可使 15 m^2 房间的空气汞浓度达 22.2 mg/m^3，国家标准规定室内空气汞的最大允许浓度为 0.01 mg/m^3，如果空气中汞含量大于 10~16 mg/m^3，可能危及人体健康。

1.汞泄漏的原因

（1）血压计使用不规范：①给血压计加压时，打气过快过猛，压力过大，导致汞从玻璃管中喷出；②使用完毕忘记关闭汞槽的开关，在合上血压计时，玻璃管中的汞就会泄漏；③血压计使用完毕关闭汞槽开关时，未倾斜血压计，使部分汞没有回到零位刻线以下，合上血压计盖时，这部分汞容易发生泄漏；④再次测量血压时，玻璃管上端的残余汞还没有回到零位刻线以下，就开始加压，导致玻璃管上端的汞从顶端喷出；⑤血压计故障，常见开关轴心和汞槽吻合不好，加压时导致汞泄漏。

（2）体温计使用不规范：①护士原因，使用体温计容器不规范；未给患者详细讲解体温计的使用方法；未按时收回体温计或收回时未按规定放入容器内；甩体温计方法不正确等都可使体温计破碎导致汞泄漏；②患者原因，患者不慎摔破或折断体温计导致汞泄漏。

2.汞泄漏的预防措施

（1）加强管理，完善应对体系：建立汞泄漏化学污染的应急预案，规范汞泄漏的处理流程,配备汞泄漏处置包(内有硫磺粉、三氯化铁、小毛笔及收集汞专用的密闭容器等)。有条件者可使用电子体温计和电子血压计。

(2)提高护士对汞泄漏危害的认识:临床护士工作中常有打碎体温计和血压计导致汞泄漏的经历,并且知晓汞的致毒途径和危害,但仅有部分护士能正确处理体温计、血压计泄漏的汞。因此,应加强对护士的专题培训,提高对汞泄漏的处理能力。

规范血压计的使用:①使用汞柱血压计前,需要检查汞槽开关有无松动,是否关闭,玻璃管有无裂缝、破损。有汞泄漏可能时,轻轻拍击盒盖顶端使汞液归至零位线以下。②在使用过程中,血压计应平稳放置,切勿倒置,充气不可过猛过高,测量完毕,应将血压计右倾45°,使汞全部进入汞槽后再关闭开关。③血压计要定期检查,每半年检测1次,有故障及时送修。

规范体温计的使用:①盛放体温计的容器应放在固定的位置,容器表面应光滑无缝,应垫多层塑料膜,不应垫纱布,以便于观察和清理泄漏的汞;②使用体温计前应检查有无裂缝、破损,禁止将体温计放在热水中清洗或放沸水中煮,以免引起爆炸;③使用体温计过程中要防止损坏,甩体温计时勿碰触硬物,测量体温时应详细告知患者使用体温计的注意事项和汞泄漏的危害,用毕及时收回;④测口温和肛温时不要用汞式体温计;⑤婴幼儿和神志不清患者禁止测量口温,测量时护士应守在床旁并及时收回体温计。

3. 汞泄漏的应急处理

(1)暴露人员管理:一旦发生汞泄漏,室内人员应转移到室外,如果有皮肤接触,立即用水清洗。打开门窗通风,关闭室内所有热源。

(2)收集汞滴:穿戴防护用品如戴防护口罩、乳胶手套、防护围裙或防护服、鞋套。用一次性注射器抽吸泄漏的汞滴,也可用纸卷成筒回收汞滴,放入盛有少量水的容器内,密封好并注明"废弃汞"字样,送交医院专职管理部门处理。

(3)处理散落的汞滴:对散落在地缝内的汞滴,取适量硫磺粉覆盖,保留3小时,硫和汞能生成不易溶于水的硫化汞。或者用20%三氯化铁5~6 g加水10 mL,使其呈饱和状态,然后用毛笔蘸其溶液在汞残留处涂刷,可生成汞和的化合物,消除汞的危害。

(4)处理汞污染的房间:关闭门窗,用1 g/m³ 的碘加乙醇点燃熏蒸或用0.1 g/m³ 的碘撒在地面8~12小时,使挥发的碘与空气中的汞生成不易挥发的碘化汞,可以降低空气中汞蒸汽的浓度。结束后开窗通风。

四、护理职业防护的管理

为了维护护士的职业安全,规范护士的职业安全的防护工作,预防护理工作中发生职业暴露,且在发生暴露之后能够得到及时处理,依据和参照国家有关法规,充分做好防护管理工作。

(一)完善组织管理

职业安全组织管理分为三级管理,即医院职业安全管理委员会、职业安全管理办公室、科室职业安全管理小组三级管理,分别承担相应的职业安全管理工作。

（二）建立健全规章制度，提高整体防护能力

1. 健全制度　制定和完善各项规章制度、并认真遵守执行保障护士职业安全的基本措施。健全职业防护管理制度、职业暴露上报制度、处理程序、风险评估标准、消毒隔离制度、转诊制度、各种有害因素监测制度及医疗废弃物处理制度等。

2. 规范各类操作行为　制定各种预防职业损伤的工作指南并完善操作规程，使护理职业防护工作有章可循、有法可依，从而减少各种职业暴露的机会。如制定生物性因素防护规程、有毒气体的管理和操作规程、预防锐器伤操作规程及预防化疗药物损伤操作规程。

（三）加强职业安全教育，强化职业防护意识

对护士实施职业安全教育和规范化培训是减少职业暴露的主要措施。

1. 职业安全知识的培训与考核　各级卫生行政管理部门要充分认识到护理职业暴露的危险性和严重性以及做好护士职业防护的重要性和迫切性。提供一定的人力、物力、政策及技术支持，做好岗前培训和定期在职培训与考核。如传染病疫情知识培训、中毒知识培训、自然灾害和意外事故知识培训及心理健康培训等，并把护理职业安全作为在校教育和毕业后教育的考核内容之一。

2. 增强护士职业防护意识　护士应该充分认识到职业暴露的危害和职业防护的重要性，从思想上重视，加强学习，丰富自己的专业知识和技能，以增强自我职业防护意识。

（四）改进护理防护设备

医院管理者要充分认识到职业暴露的危害性，创造安全健康的工作环境、完善检测系统、医疗设备和职业防护措施，为护士提供全方位的安全保障。

1. 防护设备及用品

（1）常用的防护设施及设备，如层流净化设施、感应式洗手设施、生物安全柜等。

（2）个人防护用品，如 N95、N99 口罩及面罩、护目镜、围裙、一次性隔离衣、鞋套、人工呼吸专用防护面罩等。

（3）安全用品，如安全注射装置和符合国际标准的一次性锐器回收盒等。

2. 建立静脉药物配制中心　建立符合国际标准的操作环境，并配备经过严格培训的药剂师和护士。根据药物特性，严格按照操作程序配制全静脉营养液、化疗药物及抗生素等药物，以保证临床用药的安全性和合理性，减少药物对护士的伤害。

（五）强化和推进标准预防

可采用美国疾病控制中心提出的标准预防（standard precaution）的观点进行护理职业防护，是指对所有患者的血液、体液及被血液、体液污染的物品均视为具有传染性的病源物质，医护人员在接触这些物质时必须采取防护措施。

（六）重视护士的个人保健

定期进行健康查体和免疫接种（表 3-3）。

表 3-3　职业防护中的预防接种方案与种类

方案	种类
必须接受的方案	重组乙型病毒性肝炎疫苗、流行性感冒疫苗(灭活的或亚单位疫苗)、麻疹活疫苗、腮腺炎活疫苗、风疹活疫苗、水痘—带状疱疹活疫苗
可选择的方案(特殊情况下)	卡介苗、甲型病毒性肝炎疫苗、流行性脑脊髓膜炎多糖疫苗(A，C，W135，Y 四联疫苗)、脊髓灰质炎疫苗、狂犬疫苗(地鼠肾组织培养人用疫苗)、破伤风与白喉疫苗、伤寒菌苗、牛痘疫苗(天花疫苗)

课程思政

2020 年新型冠状病毒疫情在我国大暴发，全国 4 万多医务人员奔赴支援，他们冲到抗疫一线，舍小家为大家。为了避免医院感染的发生，医务人员穿着密不透风的防护服、戴着口罩和护目镜，一走动就浑身湿透。每天反复洗手消毒，手部皮肤红肿皲裂，长时间戴着护目镜和口罩，鼻子、下巴等部位都被压出深深的痕迹，为了节约防护装备，有的医务人员甚至穿上了纸尿裤。国家危难之际，家国大义面前，医务人员以高度的责任感和无私奉献精神，守护着人民群众的生命健康与安全。

本章小结

1. 护理安全是指在实施护理服务全过程中，患者不发生法律和法定的规章制度允许范围以外的心理、人体结构或功能上的损害、障碍或死亡，包括患者安全和护士职业安全。

2. 影响患者安全的因素包括医务人员因素、患者因素、医院环境因素和诊疗方面因素，同时护士要熟知医院常见的物理性、化学性、生物性和心理性等不安全因素的内容并采取积极有效的防范措施。

3. 保护具和辅助器的应用是保护患者安全的重要措施，护士要熟知各类保护具和辅助器的适用范围、使用原则和方法，以及使用过程中的注意事项，以确保治疗与护理工作顺利进行。

4. 在为患者提供各项检查、治疗和护理的过程中，护士可能会受到生物性、物理性、化学性等各种职业性有害因素的伤害。因此，护士应具备对各种职业性有害因素的认识、处理及防范的基本知识和能力，以减少职业伤害，保护自身安全，维护自身健康。

思考题

1. 什么是护理安全和患者安全?
2. 医院内常见的影响患者安全的因素有哪些?
3. 保护具的使用原则及注意事项有哪些?
4. 什么是护理职业防护? 有何意义?
5. 护理工作中应如何有效预防血源性疾病感染?
6. 简述正确处理锐器伤的流程。
7. 化疗药物配制时如何进行防护?
8. 预防汞泄漏的有效措施有哪些? 如何正确处理汞泄漏?

护理安全习题检测

第四章

入院和出院的护理

入院和出院的护理课件

入院护理和出院护理是满足患者身心需要，践行优质护理服务理念的具体体现。对于入院的患者，护士应掌握患者入院护理的一般程序，为其提供针对性的护理和健康教育，使患者尽快适应医院环境，积极配合医疗和护理活动，促进康复。对于出院的患者，护士应协助其办理出院手续，做好出院指导，提高患者的自护能力，以促进其健康恢复，早日重返社会。

第一节 入院的护理

预习案例

患者，女，51岁。因车祸外伤导致腰椎骨折来院就诊。患者经急诊科抢救后病情基本平稳，现要护送患者进入病区进一步治疗。

思考

护士应如何帮助患者做好入院护理工作？

患者入院护理是指患者入院后，由护士为患者提供的一系列护理服务，包括入院的程序和患者入病区后的初步护理。其目的包括：①协助患者了解和熟悉环境，使患者尽快熟悉和适应医院生活，消除紧张、焦虑等不良情绪；②满足患者的各种合理需求，以调动患者配合治疗、护理的积极性；③做好健康教育，满足患者对疾病知识的需求。

一、入院程序

入院程序是指患者根据门诊或急诊医师签发的住院证，自办理入院手续到进入病区的过程。

（一）办理入院手续

患者或患者亲属持医师签发的住院证到住院处办理入院手续，包括填写入院登记表格、缴纳住院保证金等。住院处为患者办理完入院手续后，立即通知病区值班护士做好迎接新患者的准备工作。对于需要立即手术的患者，可先送手术室进行手术，后补办入院手续。

（二）实施卫生处置

根据入院患者的情况和医院条件，护士需要协助患者进行卫生处置，如沐浴、更衣、修剪指（趾）甲等，危、急、重患者可酌情免浴。对于有头虱或体虱患者，应先进行灭虱，再进行卫生处置。传染病患者或疑似传染病患者应送隔离室单独进行卫生处置。普通患者，护士可根据医院条件在患者进入病区后再为其实施卫生处置。

（三）护送患者进入病区

住院处护士视患者病情选择护送患者进入病区的方式，如步行、轮椅或平车运送。护送患者的过程中应注意安全和保暖，不能停止必要的治疗，如给氧、输液等。护送有外伤的患者应注意其受伤部位和卧位，护送传染病患者应注意做好防护。护送患者进入病室后，要与病区值班护士交接患者的病情，交代已采取的或需要继续的治疗与护理措施、患者的个人清洁卫生情况及物品等。

二、患者进入病区后的初步护理

病区值班护士接到住院处通知后，立即根据患者病情需要准备床单位。将备用床改为暂空床，为患者备齐住院所需的日常用物；危、重症患者应安置在危重病室，视患者情况在床单上加铺橡胶单和中单；急诊手术患者需备好麻醉床。危、重症患者和急诊手术患者需同时准备急救药物和急救设备。

（一）门诊患者的入院护理

1.接新患者　护士应根据患者的病情安排并准备好患者床单位，以热情的态度迎接新患者至指定的病室床位，并协助患者佩腕带标识。向患者作自我介绍，说明护士的工作职责及将为患者提供的服务。

2.通知负责医生诊查患者　必要时，协助医生为患者进行体检、治疗。

3.进行入院护理评估　为患者测量体温、脉搏、呼吸、血压和体重，必要时测量身高。根据住院患者首次护理评估单收集患者的健康资料。通过对患者的健康状况进行评估，了解患者的身体情况、心理需要及健康问题，为制订护理计划提供依据。

4.填写住院病历和有关护理表格　填写首次护理评估单和患者入院登记本、诊断卡、床头（尾）卡等。

5.介绍与指导　向患者及其亲属介绍病区环境、有关规章制度、床单位及相关设备的使用方法，指导常规标本的留取方法、时间及注意事项。

6.执行入院医嘱　执行入院医嘱及给予紧急护理措施，并通知营养室为患者准备膳食。

（二）急诊患者的入院护理

1.通知医生　接到住院处电话通知后，护士应立即通知有关医生做好抢救准备。

2.准备急救药物和急救设备　如急救车、氧气、吸引器、输液器具等。

3.安置患者　将患者安置在已经备好床单位的危重病室或抢救室，为患者佩戴腕带标识。

4.入院护理评估　对于不能正确叙述病情和需求的患者（如语言障碍、听力障碍、意识不清者、婴幼儿），需暂留陪送人员，以便询问患者病史。

5.配合救治　密切观察患者病情变化，积极配合医生进行救治，并做好护理记录。

三、患者床单位的准备

（一）患者床单位的构成

患者床单位（patient unit）是指医疗机构提供给患者使用的家具与设备，它是患者住院时用以休息、睡眠、饮食、排泄、活动与治疗的最基本的生活单位。患者床单位的设备及管理要以患者的舒适、安全和有利于患者康复为前提。患者床单位的构成包括：床、床垫、床褥、枕芯、棉胎或毛毯、大单、被套、枕套、橡胶单和中单（需要时）、床旁桌、床旁椅、过床桌(需要时),另外还包括墙上的照明灯、呼叫装置、供氧和负压吸引管道等设施(图4-1)。

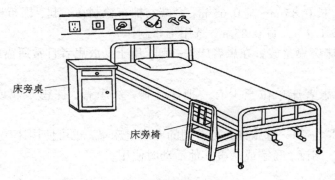

床旁桌

床旁椅

图4-1 患者床单位构成

1.床 床是患者睡眠和休息的用具,是病室中的主要设备。卧床患者的饮食、排泄、活动、娱乐都在床上,所以病床一定要符合实用、耐用、舒适、安全的原则。普通病床(图4-2)一般为高0.5 m、长2 m、宽0.9 m,床头和床尾可抬高的手摇式床,以方便患者更换卧位。临床也可选用多功能病床(图4-3),床脚有脚轮便于移动,根据患者的需要,可以改变床位的高低、变换患者的姿势、移动床档等,控制按钮设在患者可触及的范围内,便于清醒患者随时自主调节。

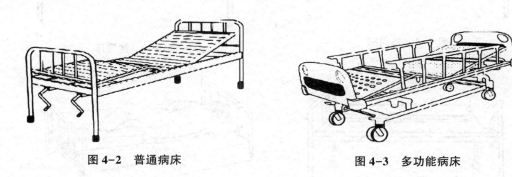

图4-2 普通病床   **图4-3 多功能病床**

2.床上用品 床上用品包括床垫、床褥、枕芯、棉胎、大单、被套、枕套、橡胶单、中单。

(1)床垫:长、宽与床的规格相当,厚10 cm。垫芯多选用棕丝、棉花、木棉、马鬃或海绵等材料,包布多选用牢固的布料制作。患者大多数时间卧在床上,床垫宜坚硬,以免承受重力较多的部位凹陷。

(2)床褥:长、宽与床垫的规格相同,铺于床垫上,一般选用棉花作褥芯,吸水性强,并可防床单滑动。

(3)枕芯:长0.6 m,宽0.4 m,内装木棉、蒲绒、荞麦皮或人造棉等。

(4)棉胎:长2.3 m,宽1.6 m,胎芯多选用棉花,也可选用人造棉等。

（5）大单：长 2.5 m，宽 1.8 m，选用棉布制作。

（6）被套：长 2.5 m，宽 1.7 m，选用棉布制作，开口在尾端，有系带。

（7）枕套：长 0.65 m，宽 0.45 m，选用棉布制作。

（8）橡胶单：长 0.85 m，宽 0.65 m，两端与棉布缝制在一起，棉布长 0.4 m。

（9）中单：长 1.7 m，宽 0.85 m，选用棉布制作。

3.床旁桌　床旁桌是放置在患者床头一侧，用于摆放患者日常所需的物品或护理用具等（图 4-1）。

4.床旁椅　患者床单位至少有一把床旁椅，供患者、探视亲属或医务人员使用（图 4-1）。

5.过床桌（床上桌）　过床桌为可移动的专用过床桌，也可使用床尾挡板，架于床档上。供患者进食、阅读、写字或从事其他活动时使用。

（二）铺床法

床单位要保持整洁，床上用物需定期更换，以满足患者休息的需要。铺床法的基本要求是舒适、平整、紧扎、安全、实用。常用的铺床法有备用床（图 4-4）铺床法、暂空床（图 4-5）铺床法、麻醉床（图 4-6）铺床法和卧床患者更换床单法（图 4-7）。

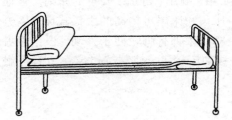

图 4-4　备用床

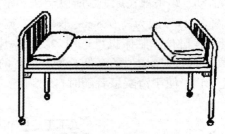

图 4-5　暂空床

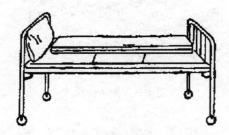

图 4-6　麻醉床

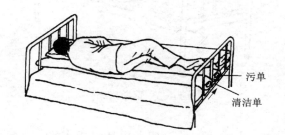

图 4-7　卧床患者更换床单法

备用床（closed bed）

【目的】

保持病室整洁，准备接收新患者。

【操作步骤】

1.评估

（1）病室内患者是否正在进行治疗或进餐。

（2）病床及床垫是否完好、安全，床单、被套是否符合床及棉胎的尺寸以及季节需要。

（3）床旁设施，如呼叫系统、照明灯是否完好，供氧和负压吸引管道是否通畅，有无漏气。

2. 准备

（1）护士自身准备：衣帽整洁，修剪指甲，洗手，戴口罩。

（2）用物准备（以被套为例）：治疗车、床、床垫、床褥、棉胎或毛毯、枕芯、大单或床罩、被套、枕套等物品齐全。

（3）环境准备：病室安静整洁，光线充足，通风良好，病室内无患者进行治疗或进餐。

3. 实施 备用床的实施方法参见表4-1和图4-8~图4-11。

表4-1 备用床操作流程

操作流程	操作步骤	要点说明
1. 放置用物	护理车推至床尾正中	*治疗车与床尾间距离便于护士走动
2. 移开床旁桌、椅	移开床旁桌约20 cm，凳移至床尾一侧	
3. 翻转床褥、床垫	将床褥从床头至床尾湿扫干净，卷放在床边凳上，翻转床垫，上缘紧靠床头，再将床褥翻转铺上	*防止床褥、床垫局部受压形成凹陷
4. 铺大单	大单法： （1）将大单正面朝上，与床铺中线对齐，依次打开。先铺床头，后铺床尾 （2）一手托起床头的床垫，一手伸过床头大单中线，将大单塞入床垫下，在距床头约30 cm处，向上提起大单边缘使其同床边沿垂直，以床沿为界，将床单分成上下两半，上半呈一等腰直角三角形，下半呈一直角梯形。先将下半部塞入床垫下，再将上半部三角翻下折于床垫下将角铺成45°斜角（图4-8） （3）操作者至床尾拉紧大单，同法铺好床尾，再将床沿中段部分拉紧塞入床垫下 （4）转至对侧，同法铺好床头、床尾和中部 床褥罩法： （1）床褥罩对齐床纵横中线置于床垫上，向床头、床尾依次展开 （2）依照对侧床头—近侧床头—对侧床尾—近侧床尾的顺序将床褥罩套于床垫及床褥四角	*护士双下肢前后分开站立，两膝稍弯曲，保持身体平衡，使用肘部力量 *使大单平整，不易产生皱褶 *铺大单的顺序：先床头后床尾；先近侧后对侧 *床褥罩平整、紧扎

续表 4-1

操作流程	操作步骤	要点说明
5. 套被套 （套被式、卷筒式任选一种）	"s"形套被式： (1) 被套正面在外，使套被上端距床头 15 cm，中线与大单中线对齐，依次打开平铺于床上 (2) 被套开口端的上层打开至床面的 1/3 处（图 4-9） (3) 将棉胎置于被套开口处内，拉棉胎上边至被套封口处，使棉胎远侧角充实于被套远侧角内，再展开远侧棉胎，下垂于被套内（图 4-10）。同法套好近侧被套角 (4) 护士转至床尾中部，将套被中点与棉胎中点对齐捏于一手中，另一手展平一侧棉胎；两手交换展平另一侧 (5) 拉平盖被，系好被套尾端开口系带 (6) 折被筒：护士移至近侧床头，将两侧被缘向内折叠与床缘平齐，尾端向内折叠与床尾平齐 卷筒式： (1) 被套反面在外，使套被上端距床头 15 cm，中线与大单中线对齐，依次打开平铺于床上，将开口端朝向床尾 (2) 棉胎或毛毯平铺在被套上，上缘与被套封口边平齐 (3) 先将毛毯与被套床头两角向上折成直角，再一并由床头卷至床尾（图 4-11） (4) 于床尾开口处翻转系带、提起被套及棉胎的中点位置向床头翻卷 (5) 一手压住被套及棉胎的中点位置，另一手使棉胎远侧角充实于被套远侧角内，再展平远侧棉胎及被套；同法展平近侧棉胎及被套 (6) 护士转至床尾中部，将套被中点与棉胎中点对齐捏于一手中，另一手展平一侧棉胎；两手交换展平另一侧 (7) 拉平盖被，系好被套尾端开口处系带 (8) 折被筒：护士移至近侧床头，将两侧被缘向内折叠与床缘平齐，尾端向内折叠与床尾平齐	＊盖被上端距床头 15 cm ＊被套中线与大单中线和床面中线对齐 ＊有利于棉胎放入被套 ＊棉胎上缘与被套上缘、棉胎角与被套顶角吻合、平整、充实 ＊棉胎两侧边缘与被套两侧边缘吻合、平整、充实 ＊动作轻稳避免抖动 ＊被筒内面平整 ＊被套中线与大单中线和床面中线对齐 ＊棉胎角与被套顶角吻合、平整、充实 ＊棉胎两侧边缘与被套两侧边缘吻合、平整、充实
6. 套枕套	将枕套套于枕芯上，使四角充实，开口端背门，平铺置于床头中部	＊枕头四角充实、平整
7. 移回床旁桌、椅		＊开窗通风，保持病室美观
8. 整理用物、洗手		

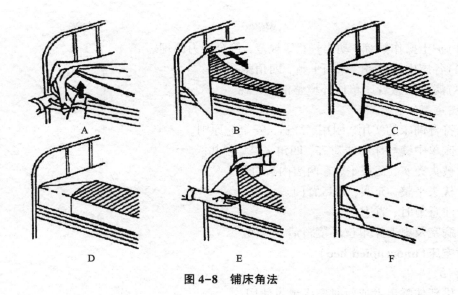

图 4-8　铺床角法

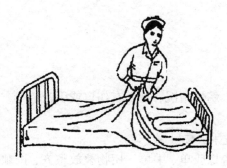

图 4-9　"s"形套被套(放棉胎)

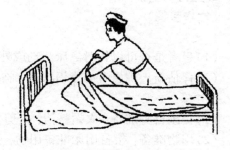

图 4-10　"s"形套被套(拉棉胎)

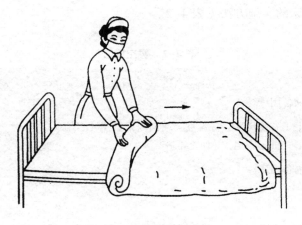

图 4-11　卷筒式套被套

4. 评价

(1)护士操作熟练,动作轻稳、规范,符合节力原理。

(2)各层中线整齐,床面平整,四角紧扎。

(3)病室及患者床单位环境整洁、美观。

【注意事项】

1. 符合铺床的实用、耐用、舒适、安全的原则。

2. 床单中缝与床中线对齐,四角平整、紧扎。

3. 被头充实,盖被平整、两边内折对称。

4. 枕头平整、充实,开口背门。

5. 注意节时、省力。

6. 病室及患者床单位环境整洁、美观。

暂空床(unoccupied bed)

【目的】

1. 供新住院患者或暂时离床患者使用。

2. 保持病室整洁。

【操作步骤】

1. 评估

(1)患者是否可以暂时离床活动或外出检查。

(2)评估新入院患者的意识状态、临床诊断、病情情况,是否有伤口或引流管等。

2. 准备

(1)护士自身准备:衣帽整洁,修剪指甲,洗手,戴口罩。

(2)用物准备:按备用床准备用物,必要时备橡胶单、中单。用物叠放整齐,按顺序放于治疗车上。

(3)环境准备:病室内无患者进行治疗或进餐,清洁、通风等。

3. 实施　暂空床的实施方法见表4-2。

表4-2　暂空床法

操作流程	操作步骤	要点说明
同铺备用床1-4	同铺备用床	
折叠盖被	护士于右侧床头,将盖被头端向内折叠1/4,然后扇形三折于床尾,并使之平齐	*方便患者上下床活动
同铺备用床5-7	同铺备用床	

4. 评价

(1)同备用床。

(2)患者上下床方便。

【注意事项】

1.同备用床注意事项(1)~(6)。

2.用物准备符合患者病情需要。

3.患者上、下床方便。

麻醉床(anesthetic bed)

【目的】

1.便于接收和护理麻醉手术后的患者。

2.使患者安全、舒适,预防并发症。

3.避免床上用物被污染,便于更换。

【操作步骤】

1.评估

(1)了解患者的诊断、病情、手术名称和部位、麻醉方式。

(2)评估患者手术后所需的治疗和护理物品,是否需要备吸痰装置和给氧装置等。

(3)床单位设施性能是否完好、安全。

2.准备

(1)护士自身准备:衣帽整洁,修剪指甲,洗手,戴口罩。

(2)用物准备:

1)治疗车、床、床垫、床褥、棉胎或毛毯、枕芯、大单或床褥罩、橡胶单2条、中单2条、被套、枕套。

2)麻醉护理盘:①治疗巾内,氧气导管或鼻塞管、吸痰导管、开口器、舌钳、通气导管、牙垫、治疗碗、压舌板、平镊、纱布数块;②治疗巾外,血压计、听诊器、弯盘、胶布、棉签、手电筒、护理记录单和笔。

3)另备输液架,必要时备好吸痰装置、给氧装置、输液泵和微量注射泵等

(3)环境准备:病室安静整洁,光线充足,通风良好,病室内无患者进行治疗或进餐。

3.实施　麻醉床的实施方法见表4-3。

表4-3　麻醉床法

操作流程	操作步骤	要点说明
1.核对,放置用物	查看床位卡,核对床号、姓名,将护理车推至床尾正中	*治疗车与床尾间距离便于护士走动
2.移开床旁桌、椅	移开床旁桌约20 cm,凳移至床尾一侧	
3.撤除原有各单	撤除原有的枕套、被套和大单,放入污物袋内,洗手	*降低术后患者受感染的危险性,使患者舒适
4.翻转床褥床垫	将床褥从床头至床尾湿扫干净,卷放在床边凳上,翻转床垫,上缘紧靠床头,再将床褥翻转铺上	*防止床褥、床垫局部受压形成凹陷

续表 4-3

操作流程	操作步骤	要点说明
5. 铺大单、橡胶单和中单	(1)按备用床法铺好近侧大单 (2)铺橡胶单和中单 1)将第一张橡胶单和中单对齐大单中线，放置在床中部或尾部，将下垂的边缘部分平整地塞入床垫下 2)取第二张橡胶单和中单对齐大单中线，上端平齐床头，将下垂的边缘部分平整地塞入床垫下 (3)转至对侧同法铺好大单、橡胶单、中单	*根据患者的麻醉方式和手术部位铺橡胶单和中单 *防止分泌物、呕吐物和伤口渗液污染病床 *腹部手术者床单应铺在床中部；下肢手术者床单应铺在床尾部 *若需铺在床中部，则橡胶单和中单的上缘距床头 45~50 cm *避免橡胶单外露接触皮肤 *橡胶单和中单的上缘应与床头平齐，下缘压在中部橡胶单和中单上 *非全麻手术者，只需在床中部铺橡胶单和中单 *中线要齐，各单应铺平、拉紧、防皱褶
6. 套被套	同备用床	
7. 折叠盖被	护士移至病床靠近门的一侧，将盖被纵向三折叠于病床的背门一侧	*方便术后患者由平车移至病床上
8. 套枕套	同备用床，套好枕套，横立于床头用别针固定枕套开口端背门一侧	*防止患者躁动撞击头部受伤；麻醉未清醒患者需去枕平卧，头偏向一侧，防止误吸
9. 移回床旁桌、椅	移回床旁桌、椅，开窗通风	
10. 放置麻醉护理盘	将麻醉护理盘放置于床旁桌上，其他物品按需要放置	*以备急救和护理时取用
11. 整理用物、洗手		

4.评价

(1)同备用床。

(2)用物准备齐全，能满足患者术后治疗与护理的需要。

【注意事项】

1.同备用床。

2.保证术后患者的护理用物齐全，使患者能及时得到抢救和护理。

卧床患者更换床单法(change an occupied bed)

【目的】

1.保持患者的清洁，使患者感觉舒适。

2.预防压力性损伤等并发症的发生。

【操作步骤】

1.评估

(1)评估患者的病情、意识状态、活动能力、有无伤口、配合程度等。

(2)评估患者的心理状态、理解合作程度。

2.准备

(1)护士自身准备：衣帽整洁，修剪指甲，洗手，戴口罩。

(2)患者准备：患者了解更换床单的目的、操作过程及需配合的事项。

(3)用物准备：大单、中单、被套、枕套、床刷及床刷套，根据患者情况需要时备清洁衣裤。用物按使用顺序整齐地放于护理车上。

(4)环境准备：病室内无患者进行治疗或进餐等，酌情关闭门窗，必要时屏风遮挡，保持合适的室温。

3.实施　卧床患者更换床单法的实施方法见表4-4。

表4-4　卧床患者更换床单法

操作流程	操作步骤	要点说明
1.核对，放置用物	查看床位卡，核对床号、姓名、腕带，将护理车推至床尾正中	*治疗车与床尾间距离应便于护士走动
2.移开床旁桌、椅	移开床旁桌约20 cm，凳移至床尾一侧	
3.患者准备，按需放便盆	(1)放平床头、床位(患者病情许可)，松开床尾盖被 (2)按需要协助患者使用便器，回避 (3)护士左手抬高患者臀部，右手取出便盆，送料理室料理，洗手	*将便盆巾盖在使用完的便器上，送料理室清洁、消毒；洗手

续表 4-4

操作流程	操作步骤	要点说明
4. 按摩	(1) 对侧设床档 (2) 松开盖被,助患者侧卧于床的一边,使其背向护士 (3) 帮助患者暴露背部,观察背部皮肤受压情况及反应 (4) 用50%乙醇或按摩膏按摩全背,双手放在背下部脊柱的两侧,由下而上慢慢向颈底部推行,然后向两肩推,再沿背的两侧推回,重复几次。在骨突出部位如脊柱、肩胛、肩峰、髂嵴、骶尾部等按摩时间应稍长。盖好盖被	*防止患者坠床 *患者正在使用引流袋及其他治疗措施时,应先从没有的一侧开始更换 *注意观察患者的面色、脉搏、呼吸情况,并注意保暖
5. 更换各单	(1) 松开近侧大、中单,中单擦拭橡胶单后向内翻卷塞于患者身下。橡胶单搭于患者身上。将大单向内翻卷塞入患者身下,从床头向床尾湿扫褥上渣屑 (2) 将清洁大单中线对齐,对侧一半正面向内翻卷塞入患者身下,近侧一半依备用床大单法铺好 (3) 放平橡胶单,铺中单于橡胶单上,对侧中单的半幅正面向内翻卷塞入患者身下,近侧半幅橡胶单和中单一并塞入床垫下 (4) 助患者平卧,移枕于患者头下,帮助患者翻身侧卧于铺好各单的一侧病床上,面向护士并设近侧床档 (5) 护士转至对侧放下床档、松开各单,将污染中单擦尽橡胶单后卷放于床尾,橡胶单搭于患者身上,将污染大单卷至床尾与污染中单一并放于车旁污衣袋内,从床头向床尾湿扫床褥上屑渣,依次将大单、橡胶单、中单各层铺好 (6) 助患者卧于床中央取舒适的卧位,枕移至患者头下,并询问患者的感觉	*清扫原则:自床头向床尾,自床中线至床外缘 *防止清洁大单被污染 *防止清洁中单被污染 *询问患者感受,若使用引流袋及其他治疗措施,应安置妥当 *取下刷套置于护理车下层

续表 4-4

操作流程	操作步骤	要点说明
6.换被套	更换被套(无条件更换棉胎者)： (1)解开污染被套,将棉胎在污被套内竖摺3折再按扇形横摺3折于床尾或护理车上 (2)将清洁被套正面朝外铺于污染被套上,然后将棉胎套入清洁被套内,对好上端两角,整理床头盖被,将清洁被套往下拉平 (3)将盖被上缘压在枕下或由患者双手握住,从床头至床尾将污被套撤出放入污物袋内,系好被套带子,叠成被筒,为患者盖好,尾端内折与床尾平齐 更换盖被(有条件者更换棉胎者)： (1)将已套好清洁被套的盖被正面朝外放于床的一侧,揭开患者胸前盖被,将清洁盖被打开,铺于患者胸前 (2)嘱患者用双手协助握住盖被的上缘,护士一手向下揭开污染盖被,另一手拉清洁盖被遮盖患者,将污染盖被卷好放到污物袋内 (3)拉平盖被,叠成被筒,为患者盖好,尾端内折与床尾平齐	*保护患者避免受凉
7.套枕套	(1)一手托起患者头颈部,一手取出枕头 (2)更换枕套,拍松 (3)将枕头置于患者头下	
8.安置患者	移回床旁桌、椅,撤屏风。协助患者取舒适卧位,询问患者感受,根据病情摇起床头和膝下支架	*保持卧位的稳定性
9.整理用物、洗手	整理用物,开窗通风,垃圾分类,洗手	

4.评价

(1)护士操作熟练,动作轻稳,运用节力原理。

(2)病室及患者床单位环境整洁、美观。

(3)患者感觉舒适、安全。

【注意事项】

1.同备用床。

2.患者感觉舒适、安全。

3.与患者进行有效沟通,满足患者身心需要。

四、分级护理

分级护理（levels of care）是指根据对患者病情的轻重缓急以及自理能力的评估结果，给予患者不同级别的护理（表4-5），通常分为4个护理级别，即特级护理、一级护理、二级护理及三级护理。

表4-5 分级护理的适用对象及护理要点

护理级别	适用对象	护理要点
特级护理	病情危急，随时可能发生病情变化需要行抢救的患者；重症监护患者；各种复杂手术或者大手术后患者；使用呼吸机辅助呼吸，并需要严密监护病情的患者；实施连续性肾脏替代治疗（CRRT），并需要严密监护生命体征的患者；其他有生命危险，并需要严密监护生命体征的患者	*严密观察患者病情变化，监测生命体征 *根据医嘱，正确实施治疗、给药措施 *根据医嘱，准确测量出入量 *根据患者病情，正确实施基础护理和专科护理，如口腔护理、压力性损伤护理、气道护理及管路护理等，实施安全措施 *保持患者的舒适和功能体位 *实施床旁交接班
一级护理	病情趋向稳定的重症患者；手术后或者治疗期间需要严格卧床的患者；生活完全不能自理且病情不稳定的患者；生活能部分自理，病情随时可能发生变化的患者	*每小时巡视1次患者，观察患者病情变化 *根据患者病情，测量生命体征 *根据医嘱，正确实施治疗、给药措施 *根据患者病情，正确实施基础护理和专科护理，如口腔护理、压力性损伤护理、气道护理及管路护理等，实施安全措施 *提供护理相关的健康指导
二级护理	病情稳定，仍需卧床的患者；生活能部分自理的患者	*每2小时巡视1次患者，观察患者病情变化 *根据患者病情，测量生命体征 *根据医嘱，正确实施治疗、给药措施 *提供护理相关的健康指导

续表 4-5

护理级别	适用对象	护理要点
三级护理	生活能完全自理且病情稳定的患者；生活能完全自理且处于康复期的患者	*每 3 小时巡视患者，观察患者病情变化 *根据患者病情，测量生命体征 *根据医嘱，正确实施治疗、给药措施 *提供护理相关的健康指导

　　临床工作中，为了更直观地了解患者的护理级别，及时观察患者病情和生命体征变化，通常需要在护理站患者一览表上的诊断卡和患者床头(尾)卡上，采用不同颜色的标志来表示患者的护理级别。特级和一级护理采用红色标志，二级护理采用黄色标志，三级护理采用绿色标志。

第二节　出院的护理

预习案例

　　患者，女，67 岁，因反复咳嗽、咳痰伴喘息入院，既往有慢性支气管炎病史 10 余年。经过治疗现病情稳定，医生医嘱同意出院。

　　思考

　　护士对该患者的出院指导包括哪些内容？患者出院后，护士应如何处理用过的床单位？

　　患者出院护理是指患者出院时，护士对其进行的一系列护理工作。出院护理的内容包括：①对患者进行出院指导，协助其尽快适应原工作和生活，并能遵照医嘱继续按时接受治疗或定期复诊；②指导患者办理出院手续；③清洁、整理床单位。

一、患者出院前的护理

　　1.通知患者及其亲属　护士根据医生开具的出院医嘱，将出院日期通知患者及其亲属，并协助患者做好出院准备。

　　2.进行健康教育　护士根据患者的康复情况，进行适时、恰当的健康教育，告知患者出院后在休息、饮食、用药、功能锻炼和定期复查等方面的注意事项。必要时可为患者或亲属提供有关书面资料，便于患者或其亲属掌握有关的护理知识、技能和护理要求。

3. 注意患者的情绪变化　护士应特别注意病情无明显好转、转院、自动离院的患者的情绪状况，并做好相应的护理。如进行有针对性的安慰与鼓励，增进患者康复信心，以减轻患者因离开医院所产生的恐惧与焦虑。自动出院的患者应在出院医嘱上注明"自动出院"，并要求患者或亲属签名认可。

4. 征求意见　征求患者及其亲属对医院医疗、护理等各项工作的意见，以便不断提高医疗护理质量。

二、患者出院当日的护理

(一)医疗护理文件的处理

1. 执行出院医嘱

(1)停止一切医嘱。

(2)撤去"患者一览表"上的诊断卡及床头(尾)卡。

(3)填写出院患者登记本。

(4)按医嘱处方到药房领取药物，交患者或亲属带回。

(5)在体温单相应出院日期和时间栏内填写出院时间。

2. 填写记录单　填写患者出院护理记录单。

3. 整理病历资料　按要求整理病历，交病案室保存。

(二)患者的护理

(1)协助患者解除腕带标识。

(2)协助患者整理用物归还寄存的物品，收回患者住院期间所借物品，并消毒处理。

(3)协助患者或亲属办理出院手续，进行健康教育。

(三)病室及床单位的处理

1. 病室清理、清洁　病室开窗通风进行必要的清洁。

2. 重新整理床单位　护士应在患者离开病室后整理床单位，避免在患者未离开病室时撤去被服，从而给患者带来心理上的不舒适感。

(1)撤去病床上的污染被服，放入污衣袋中。根据出院患者疾病种类决定清洗、消毒方法。

(2)用消毒液擦拭床旁桌、床旁椅及床。

(3)非一次性使用的痰杯、脸盆，需用消毒液浸泡。

(4)床垫、床褥、棉胎、枕芯等用紫外线灯照射消毒或使用臭氧机消毒，也可置于日光下暴晒。

(5)传染性疾病患者离院后，需按传染病终末消毒法进行处理。

3. 准备好备用床　铺好备用床，准备迎接新患者。

第三节　运送患者的技术

预习案例

患者，男性，46 岁，体态肥胖，意识清楚，从高处坠落致腰椎骨折而急症入院。

思考

1. 护士在将患者移至平车时应采取何种搬运法？
2. 在运送至手术室的过程中需注意哪些问题？

对不能自行移动的患者在入院、出院、接受检查或治疗时，应根据其病情选用不同的运送方法，常用的有：轮椅运送法（wheelchair transportation）、平车运送法（trolley transportation）。在运送过程中护理人员必须熟练掌握搬运和护送患者的技术，并正确运用人体力学原理，既保证患者安全、舒适，又注意到自身安全防护，避免发生损伤，做到省时节力，提高工作效率。

一、人体力学在护理工作中的应用

人体力学（body mechanics）是运用力学原理研究维持和掌握身体平衡，以及人体从一种姿势变为另一种姿势时身体如何有效协调的一门科学。正确的姿势有利于维持人体正常的生理功能，并且只需消耗较小的能量，就能发挥较大的工作效能。不正确的姿势易使肌肉紧张和疲劳，严重时可造成肌肉和肌腱损伤，影响人体健康。

护士在工作中，运用人体力学原理协助患者采取正确的姿势和体位，可避免肌肉过度紧张，增进患者的舒适感，促进康复。同时，护士在执行各项操作中正确运用力学原理，维持良好的姿势，可减轻自身肌肉紧张及疲劳，提高工作效率。

（一）常用的力学原理

1. 杠杆原理　　杠杆是利用直杆或曲杆在外力作用下能绕杆上一固定点转动的一种简单机械。杠杆的受力点称力点，固定点称支点，克服阻力的点称阻力点。支点到力作用线的垂直距离称动力臂，支点到阻力作用线的垂直距离称阻力臂。当动力臂大于阻力臂时，可以省力；动力臂小于阻力臂时就费力；而支点在力点和阻力点之间时，可以改变用力方向。人体的运动与杠杆作用密切相关，由骨骼、关节、肌肉构成了人体运动系统。在运动时，骨骼好比杠杆，关节是运动的支点，骨骼肌舒缩所产生的力为运动的动力。它们在神经系统的调节和各系统的配合下，对身体起着保护、支持和运动的作用。根据杠杆上的力点、支点和阻力点的相互位置不同，杠杆可分为三类。

（1）平衡杠杆：平衡杠杆是支点在力点和阻力点之间的杠杆。这类杠杆的动力臂与阻力臂等长，也可不等长。例如，人的头部在寰枕关节上进行低头和仰头的动作。寰椎为支点，支点前后各有一组肌群收缩时产生的力为作用力（F1，F2），头部重量为阻力(L)。当前部肌群产生的力(F2)与阻力(L)的力矩之和与后部肌群产生的力(F1)的力矩相等时,头部趋于平衡(图4-12)。若前力矩大于后力矩时,则出现低头,如瞌睡时后部肌力松弛出现典型的间断低头现象。

(2)省力杠杆:省力杠杆是阻力点在力点和支点之间的杠杆。这类杠杆的动力臂总是比阻力臂长,所以省力。这类杠杆在人体运动中不多见。例如,人踮脚站立时,脚尖是支点,脚跟后的肌肉收缩产生的力为作用力(F),体重(L)落在两者之间的距离上。由于动力臂较长,所以用较小的力就可以支持体重(图4-13)。

(3)速度杠杆:速度杠杆是力点在阻力点和支点之间的杠杆。这类杠杆的动力臂总是比阻力臂短,虽然费力,但运动时动力臂通过的距离就短,从而获得较大的运动速度和范围。这类杠杆是人体最常见的杠杆运动。例如,用手臂举起重物时的肘关节运动,肘关节是支点,手臂前肌群(肱二头肌)的力(F1)作用于支点和重力作用点之间。由于动力臂较短,若克服较小的阻力,就得用较大的力,但却赢得了运动的速度和范围(图4-14)。手臂后肌群(肱三头肌)的力(F2)和手中的重物(L)的力矩使手臂伸直,而肱二头肌的力矩使手臂向上弯曲,当二者相等时,手臂则处于平衡状态。

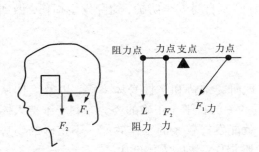

图4-12　头部平衡杠杆作用

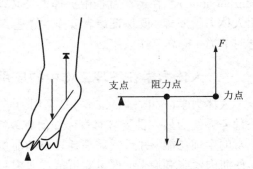

图4-13　足部省力杠杆作用

2.摩擦力　相互接触的两物体在接触面上发生的阻碍相对滑动的力为摩擦力。摩擦力有3种:互相接触的两物体,在外力作用下,有滑动倾向时,所产生的阻碍物体开始运动的力称静摩擦力。物体在另一物体上滑动时,所产生的阻碍滑动的摩擦力称滑动摩擦力。物体滚动时受到的摩擦力称滚动摩擦力。摩擦力的方向与物体相对运动的方向相反。摩擦力

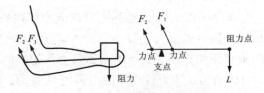

图4-14　手臂速度杠杆作用

的大小取决于正压力的大小(即垂直于接触面的压力)和摩擦系数的大小。而摩擦系数的大小与接触面的材料、光洁程度、干湿程度和相对运动的速度等有关,通常与接触面的大小无关。其中,滚动摩擦系数最小。

3.平衡与稳定　人体或物体的平衡与稳定,是由其重量、支撑面的大小、重心的高低及重力线和支撑面边缘之间的距离决定的。

（1）物体的重量与稳定度成正比：物体重量越大，稳定度越大。推倒一较重物体所用的力比推倒一较轻物体的力要大。在护理操作中，如要把患者移到椅子上坐时，应选择重的椅子，因其稳定度大，安全。若为较轻的椅子，必须要有其他的力量支持椅子，如将椅子靠墙或扶住椅子的靠背。

（2）支撑面的大小与稳定度成正比：支撑面是人或物体与地面接触的各支点的表面构成的，并且包括各支点之间的表面积。各支点之间的距离越大，物体的支撑面积越大。扩大支撑面可以增加人或物体的稳定度，如老年人站立或行走时，使用手杖可扩大支撑面，以增加稳定度；人体仰卧位比侧卧位稳定，就在于仰卧位的支撑面积大于侧卧位。而支撑面小，则需付出较大的肌肉拉力，才能保持人体平衡稳定，如用一只脚站立时，肌肉就必须用较大的拉力，才能维持人体的平衡稳定。

（3）物体的重心高度与稳定度成反比：当物体的组成成分均匀时，重心位于它的几何中心。如物体的形状发生变化时重心的位置也会随之变化。人体重心的位置随着躯干和四肢的姿势改变而改变。人体在直立垂臂时，重心位于骨盆的第二骶椎前约 7 cm 处（图 4-15）。如把手臂举过头顶，重心随之升高；当身体下蹲时，重心下降，甚至吸气时膈肌下降，重心也会下降。人或物体的重心越低，稳定性越大。

（4）重力线：重力线必须通过支撑面才能保持人或物体的稳定，重力线是重力的作用线，是通过重心垂直于地面的线。人体只有在重力线通过支撑面时，才能保持动态平衡。当人从坐椅上站起来时，应该先将身体向前倾，两脚一前一后放置，使重力线落在扩大的支撑面内，这样可以平稳地站起来。如果没有掌握好姿势，重力线落在支撑面外，人体体重将会产生一个破坏力矩，使人易于倾倒（图 4-16）。

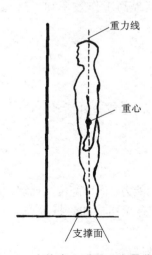

图 4-15　人体直立时重心在骨盆中部

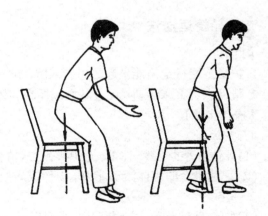

图 4-16　人体从坐位变立位，重力线改变

（二）运用人体力学的原则

1.利用杠杆作用　护士操作时应靠近操作物。两臂持物时，两肘紧靠身体两侧，上臂下垂，前臂和所持物体靠近身体，因阻力臂缩短而省力。在必须提取重物时，最好把

重物分成相等的两部分，分别由两手提拿。若重物由一只手臂提拿，另一只手臂则向外伸展，以保持平衡。

2.扩大支撑面　护士在操作中，应该根据实际需要两脚前后或左右分开，以扩大支撑面。协助患者变换体位时，应尽量扩大支撑面，如患者侧卧时，应两臂屈肘，一手放于枕旁，一手放于胸前，两腿前后分开，上腿弯曲在前，下腿稍伸直，以扩大支撑面，稳定患者的卧位。

3.降低重心　护士在进行低平面的护理操作或取位置低的物体时，双下肢应随身体动作的方向前后或左右分开，以扩大支撑面，同时屈膝屈髋，形成下蹲姿势，降低重心，重力线在支撑面内，利用重心的移动去操作，保持了身体的稳定性。

4.减少身体重力线的偏移　护士在提物品时应尽量将物体靠近身体；抱起或抬起患者移动时，应将患者靠近自己的身体，使重力线落在支撑面内。

5.尽量使用大肌肉或多肌群　护理操作中，应尽量使用大肌肉或多肌群做功，以减少疲劳。因此，在能使用躯干部和下肢肌肉的力量时，尽量避免只使用上肢的力量；在能使用整只手时，避免只用手指进行操作。如端治疗盘时，应将五指分开托住治疗盘并与手臂一起用力，由于多肌群用力，故不易疲劳。

6.用最小量的肌力做功　用最小量的肌力做功可以使人减少不必要的能量消耗，从而减少疲劳。移动重物时应注意平衡，以直线方向移动，并尽可能用推或拉代替提举动作，这样只需要克服重物本身的惯性。如移动有活动脚轮的床单位时，可避免抬床搬移，节省肌力。

人体力学的原理能否在护理工作中正确、有效地运用，还有赖于护士经常有意识地去实践、体会，使之最终成为自己的习惯动作，从而达到提高工作效率和增进患者舒适度的目的。

二、轮椅运送法

【目的】

1.护送不能行走但能坐起的患者入院、出院、检查、治疗或室外活动。

2.帮助患者下床活动，促进其血液循环和体力恢复。

【操作步骤】

1.评估

(1)评估患者的年龄、体重、意识状态、病情、躯体活动能力、损伤部位及理解合作程度。

(2)评估患者的躯体活动能力、损伤或病变的部位，有无伤口和骨折等。

2.准备

(1)护士自身准备：衣帽整洁，修剪指甲，洗手，戴口罩。

(2)患者准备：患者了解轮椅运送的目的、方法及注意事项，能主动配合。

(3)用物准备：准备轮椅(各部件性能良好)，毛毯(根据季节酌情准备)，别针，软枕(根据患者需要)。

(4)环境准备：移开障碍物，保证环境宽敞。

3.实施　轮椅运送患者的方法见表4-6和图4-17。

表 4-6　轮椅运送法

操作流程	操作步骤	要点说明
1. 检查与核对	检查轮椅性能,将轮椅推至患者床旁,核对患者姓名、床号、腕带	* 检查轮椅的车轮、椅座、椅背、脚板、制动等各部件性能,保证安全;确认患者,避免差错
2. 放置轮椅	使椅与床尾平齐,椅面向床头,扳制动闸使轮椅止动,翻起踏板	* 缩短距离,便于患者坐入轮椅 * 防止轮椅滑动
3. 患者上轮椅前的准备	(1)撤掉盖被,扶患者坐起 (2)协助患者穿衣、裤、袜子 (3)患者以手掌撑在床面上,双足垂床缘,维持坐姿 (4)协助患者穿好鞋子	* 毛毯平铺于轮椅,上端高过患者颈部 15 cm 左右 * 询问、观察患者有无眩晕和不适 * 寒冷季节注意患者保暖 * 方便患者下床
4. 协助患者上轮椅	(1)嘱患者将双手置于护士肩上,护士双手环抱患者腰部,协助患者下床 (2)协助患者转身,属患者用手扶住轮椅把手,坐于轮椅中 (3)翻下脚踏板,协助患者将双足置于脚踏板上 (4)整理床单位,铺暂空床 (5)观察患者,确定无不适后,放松制动闸,推患者至目的地	* 注意观察患者病情变化 * 嘱患者抓紧轮椅扶手 * 若用毛毯,则将上端围在患者颈部,用别针固定;两侧围裹患者双臂,用别针固定;再用余下部分围裹患者上身、下肢和双足(图 4-17),避免患者受凉 * 推行中注意患者病情变化 * 过门槛时,跷起前轮,避免过大震动 * 下坡时,嘱患者抓紧扶手,尽量靠后坐,保证患者安全
5. 协助患者下轮椅	(1)将轮椅推至床尾,使椅与床尾平齐,患者面向床头 (2)扳制动闸使轮椅止动,翻起脚踏板 (3)解除患者身上固定毛毯用的别针 (4)协助患者站起、转身、坐于床缘 (5)协助患者脱去鞋子及保暖外衣,躺卧舒适,盖好盖被 (6)整理床单位	* 防止患者摔倒 * 观察患者病情
6. 推轮椅至原处放置		* 便于其他患者使用

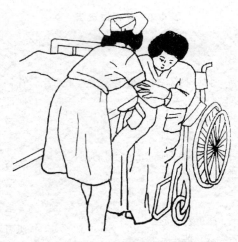

图4-17　轮椅接送患者

4.评价

(1)护士操作熟练、运用节力原理。

(2)病室及患者床单位环境整洁、美观。

(3)患者感觉舒适,并能适当配合上、下轮椅。

【注意事项】

1.保证患者安全、舒适。

2.根据室外温度适当地增加衣服、盖被(或毛毯),以免患者受凉。

三、平车运送法

【目的】

运送不能起床的患者入院,做各种特殊检查、治疗、手术或转运。

【操作步骤】

1.评估

(1)评估患者的年龄、体重、意识状态、病情、躯体活动能力、损伤部位及理解合作程度。

(2)评估患者的躯体活动能力、损伤或病变的部位,有无伤口和骨折等。

2.准备

(1)护士准备:衣帽整洁,修剪指甲,洗手,戴口罩。

(2)患者准备:了解搬运的步骤及配合方法。

(3)环境准备:环境宽敞,便于操作。

(4)用物准备:平车(各部件性能良好,车上置以被单和橡胶单包好的垫子和枕头),带套的毛毯或棉胎。如为骨折患者,应有木板垫于平车上,并将骨折部位固定稳妥;如为颈椎、腰椎骨折患者或病情较重的患者,应备有帆布中单或布中单。

3.实施　平车运送患者的方法见表4-7和图4-18~图4-22。

表 4-7　平车运送法

操作流程	操作步骤	要点说明
1. 检查与核对	核查平车性能，将平车推至患者床旁，核对患者床号、姓名、腕带	* 检查平车的车轮、车面、制动闸等各部件性能，保证安全；确认患者，避免差错
2. 安置好患者身上的导管等		* 避免导管脱落、受压或液体逆流
3. 搬运患者		* 根据患者病情及体重，确定搬运方法
	挪动法 (1)推平车至患者床旁，移开床旁桌、床旁椅，松开盖被 (2)将平车推至床旁与床平行，大轮近床头，扳制动闸使平车止动 (3)协助患者将上身、臀部、下肢依次向平车移动(图4-18) (4)协助患者在平车上躺好，用被单或包被包裹患者，先足部，再两侧，头部盖被折成45°角	* 适用于能在床上配合的患者 * 平车贴近床缘便于搬运 * 防止平车滑动，保证安全 * 患者头部枕于大轮端 * 协助患者离开平车回床时，应协助患者先移动下肢，再移动上肢 * 注意患者保暖、舒适 * 包裹整齐、美观
	一人搬运法 (1)推平车至患者床旁，大轮端靠近床尾，使平车与床成钝角，扳制动闸可使平车止动 (2)松开盖被，协助患者穿好衣服 (3)搬运者一臂自患者近侧腋下伸入至对侧肩部，另一臂伸入患者臀下；患者双臂过搬运者肩部，双手交叉于搬运者颈后；搬运者抱起患者(图4-19)，稳步移动将患者放于平车中央，盖好盖被	* 适用于上肢活动自如，体重较轻的患者 * 缩短搬运距离，省力 * 防止平车滑动，保证安全 * 搬运者双下肢前后分开站立，扩大支撑面；微屈膝屈髋，降低重心，便于转身
	二人搬运法 (1)同一人搬运法步骤(1)~(2) (2)站位：搬运者甲、乙二人站在患者同侧床旁，协助患者将上肢交叉于胸前 (3)分工：搬运者甲一手伸至患者头、颈、肩下方，另一手伸至患者腰部下方；搬运者乙一手伸至患者臀部下方，另一只手伸至患者膝部下方，两人同时抬起患者至近侧床缘，再同时抬起患者稳步向平车处移动(图4-20)，将患者放于平车中央，盖好盖被	* 适用于不能活动，体重较重的患者 * 缩短搬运距离，省力 * 搬运者甲应使患者头部处于较高位置，减轻患者不适 * 抬起患者时，应尽量使患者靠近搬运者身体，省力

续表 4-7

操作流程	操作步骤	要点说明
	三人搬运法 (1)同一人搬运法步骤(1)~(2) (2)站位:搬运者甲、乙、丙三人站在患者同侧床旁,协助患者将上肢交叉于胸前 (3)分工:搬运者甲双手托住患者头、颈、肩及胸部;搬运者乙双手托住患者背、腰、臀部;搬运者丙双手托住患者膝部及双足,三人同时抬起患者至近侧床缘,再同时抬起患者稳步向平车处移动(图 4-21),将患者放于平车中央,盖好盖被	*适用于不能活动,体重超重的患者 *搬运者甲应使患者头部处于较高位置,减轻患者不适 *三人同时抬起患者,应保持平稳移动,减少意外伤害
	四人搬运法 (1)同挪动法步骤(1)~(2) (2)站位:搬运者甲、乙分别站于床头和床尾;搬运者丙、丁分别站于病床和平车的一侧 (3)将帆布兜或中单放于患者腰、臀部下方,帆布兜或中单能承受患者的体重 (4)分工:搬运者甲抬起患者的头、颈、肩;搬运者乙抬起患者的双足;搬运者丙、丁分别抓住帆布兜或者中单四角,四人同时抬起患者向平车处移动(图 4-22),将患者放于平车中央,盖好盖被	*适用于颈椎、腰椎骨折和病情较重的患者 *搬运骨折患者,平车上应放置木板,固定好骨折部位 *搬运者应协调一致,搬运者甲随时观察患者的病情变化 *患者平卧于平车中央,避免碰撞
4.铺暂空床	整理床单位,将床改铺为暂空床	*保持病室整齐、美观
5.运送患者	松开平车制动闸,推患者至目的地	*推送患者时,护士应位于患者头部,随时注意患者病情变化 *推行中,平车小轮端在前,转动灵活;速度不可过快;上下坡时,患者头部应位于高处,减轻患者不适,并嘱患者抓紧扶手,保证患者安全 *进出门时,避免碰撞房门 *保持输液管道、引流管通畅 *颅脑损伤、颌面部外伤以及昏迷患者,应将头偏向一侧;搬运颈椎损伤的患者时,头部应保持中立位

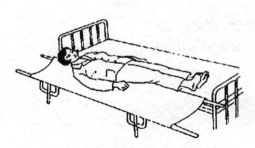

图4-18　患者仰卧挪动上平车法

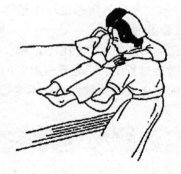

图4-19　一人搬运患者上平车法

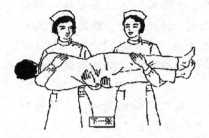

图4-20　二人搬运患者上平车法

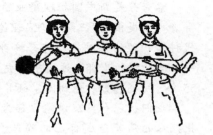

图4-21　三人搬运患者上平车法

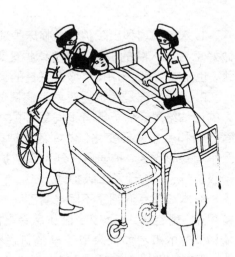

图4-22　四人搬运患者上平车法

4.评价

（1）护士操作熟练、运用节力原理。

（2）患者安全、舒适、无损伤等并发症，持续性治疗不受影响。

（3）病室及患者床单位环境整洁、美观。

【注意事项】

1. 搬运时注意动作轻稳、准确，确保患者安全、舒适。

2. 搬运过程中，注意观察患者的病情变化，避免引起并发症。

3. 保证患者的持续性治疗不受影响。

课程思政

分级护理创始人——"南丁格尔奖"获得者黎秀芳

　　黎秀芳是新中国护理事业的主要奠基人、中国军队首位南丁格尔奖获得者。她提出的"三级护理"理论和"三查七对"护理制度，奠定了中国现代科学护理的基础。黎秀芳终身未婚，没有子女，她是将门之后，却做了一辈子的提灯女郎；她南京中央高级护士学校毕业，却扎根偏僻的大西北55年，功高德勋，受到国家领导人赞扬。

　　我们护理人员应该学习黎秀芳心系病人，克己无私的精神，真正做到把病人的痛苦当成自己的痛苦，把病人的生命当成自己的生命，立足本职、敬业奉献。

本章小结

　　1. 入院护理和出院护理是临床护理工作的重要内容之一。做好患者出入院的护理，将整体护理理念贯穿于护理工作始终，也是以"病人为中心"服务宗旨的具体体现。

　　2. 分级护理是指根据对患者病情的轻重缓急以及自理能力的评估结果，给予患者不同级别的护理。为了及时观察患者病情和生命体征变化，做好基础护理及完成常规护理以满足患者身心需要，护理通常分为四个护理级别，即特级护理、一级护理、二护理及三级护理。

　　3. 本章重点介绍了不同患者不同的床单位铺设法，包括：备用床、暂空床、麻醉床、卧床患者更换床单法。针对不同病情和体重的患者如何采取正确的运送方法，包括：轮椅运送法、平车运送法。同时，通过介绍人体力学的原理，帮助护士在临床护理操作中学会正确运用人体力学原理减轻疲劳，提高工作效率，增进患者舒适感。

思考题

1. 患者入病区后的初步护理包括哪些内容？
2. 肾脏移植患者的护理级别是什么？护理内容有哪些？
3. 比较各种铺床法的目的和操作程序。
4. 如何搬运颈椎损伤或怀疑颈椎损伤的患者？
5. 搬运患者时应注意哪些问题？
6. 在铺床和运送患者的过程中,如何节省体力和时间？

入院和出院的护理习题检测

第五章

舒适

舒适课件

学习目标

识记

1. 能正确说出造成患者不舒适的原因。

2. 能准确陈述各种卧位的适用范围及临床意义。

3. 能正确描述口腔护理、皮肤护理和头发护理的目的和操作中的注意事项。

4. 能正确陈述常用漱口液的种类及作用。

5. 能正确陈述疼痛的分类和特征。

理解

1. 能用自己的语言正确解释下列概念：舒适、被动卧位、主动卧位、被迫卧位、疼痛。

2. 能举例说明常用卧位的适用范围。

3. 能正确解释疼痛的发生机制并举例说明疼痛的原因。

4. 能理解使用药物镇痛的原则及注意事项。

5. 能正确陈述灭头虱法的方法和步骤。

6. 能比较常用疼痛评估工具的特点。

应用

1. 能根据病情和治疗需要,为患者安置卧位并能辅助其变换卧位,做到方法正确、动作轻柔,患者安全、舒适。

2. 能运用所学知识为患者实施更衣、背部护理、床上擦浴、口腔护理、头发护理、会阴部护理、晨晚间护理,做到备物齐全、步骤有序、动作轻柔、方法正确、省时省力、态度认真,体现人文关怀,使患者感觉安全、舒适。

3. 能运用所学知识对患者进行各种清洁卫生的健康教育。

4. 能运用沟通技巧,准确观察和评估患者疼痛的程度,并提供恰当的护理措施。

　　舒适是人类的基本需要之一。当人们处于最佳健康状态、各种基本生理需要得到满足时，常常能体验到舒适的感觉。但当患者受到疾病、心理、外界环境等多种因素的影响时，正常的平静与安宁被打破，安全感降低甚至消失而处于不舒适状态。护士在护理患者时，应及时发现和分析影响舒适的因素，有针对性地为患者提供轻松、安宁的环境，加强生活护理，缓解患者的疼痛，增进患者舒适度，达到促进康复的效果。

第一节　舒适

预习案例

　　患者，男，58 岁，因突发右侧肢体瘫痪，出现语言障碍、认知障碍 1 小时急诊入院。经检查诊断为"脑卒中"。现已入院 3 天，生命体征平稳，意识清醒，右侧肢体瘫痪。赵护士早上给该患者做晨间护理时发现患者的床单、衣裤已被大小便沾湿。患者情绪低落，精神差，不愿说话。

　　思考

　　1. 引起该患者不舒适的原因有哪些？

　　2. 赵护士应该为该患者采取哪些护理措施促使其舒适？

一、舒适的相关概念

(一)舒适

　　舒适(comfort)是指个体身心处于轻松自在、满意，没有焦虑、没有疼痛的健康和安宁状态的一种自我感觉。由于文化背景和生活经历的差异，不同的个体对舒适有不同的理解和体验，舒适包括 4 个方面。①生理舒适：指个体身体上的舒适。②心理舒适：指信仰、信念、自尊、生命价值等内在自我意识层面需求的满足。③社会舒适：指个体家庭和社会的相互关系和谐所带来的舒适感觉。④环境舒适：指围绕个体的外界事物，如音响、光线、颜色、温度、湿度等符合机体需求，使其产生舒适的感觉。4 个方面相互联系、互为因果，当某一方面发生问题时，个体就会感到不舒适。

(二)不舒适

　　不舒适(discomfort)是指个体身心处于不健全或有缺陷、周围环境有不良刺激、对生活不满、负荷极重的一种不良感觉状态。可表现为紧张、精神不振、烦躁不安、消极失望、失眠、身体疼痛、无力，难以坚持日常工作和生活。

　　舒适和不舒适之间没有截然的分界线，个体每时每刻都处在舒适和不舒适之间的某一点上，并不断地变化着。当个体精力充沛、精神舒畅，感觉安全和完全放松，生理心理需要都得到满足，表明处于最高水平的舒适状态。而当生理、心理需求得不到满足时，舒适程度则逐渐下降，直到被不舒适所替代。护士应当与患者建立相互信任的关系，倾听患者与亲属提供的线索，仔细观察，并消除导致不舒适的因素，为患者创造舒适的环境。

二、不舒适的原因

影响人体不舒适的因素有很多，主要包括身体因素、心理—社会因素、环境因素等，这些因素相互关联、相互影响。

（一）身体因素

1. 疾病　疾病会引起机体不适，如疼痛、恶心、呕吐、咳嗽、头晕、腹胀、发热等，其中疼痛是最常见、最严重的一种不舒适。

2. 个人卫生　长期卧床、身体虚弱、昏迷等患者，自理能力降低，若得不到良好的护理，常出现口臭、皮肤污垢、汗臭、瘙痒等，甚至影响其自尊。

3. 姿势或体位不当　如患者四肢缺乏适当支托，关节过度的屈曲或伸展，局部长期受压或疾病造成的强迫体位等，都可使肌肉和关节疲劳、麻木、瘙痒而引起不舒适。

4. 活动受限　使用约束具、石膏绷带、夹板等限制患者活动时可造成不舒适。

（二）心理—社会因素

1. 焦虑与恐惧　担心疾病造成的伤害或不能忍受治疗过程中的痛苦，面对疾病及死亡，都会使患者产生紧张、焦虑、恐惧等情绪。

2. 压力　担心手术及治疗、医疗费用等，对疾病的康复缺乏信心，表现为心事重重、欲言又止，常常失眠，易激惹，情绪无法自控。

3. 生活习惯改变　住院后患者起居、饮食等生活习惯发生改变，易产生压抑感，可出现不易入睡、易惊醒等现象，期盼亲人陪伴。

4. 不被关心与支持　如被医护人员忽视冷落，担心得不到关心和照顾，或操作时身体隐私部位暴露过多、缺少遮挡等，患者可表现为皱眉，面部表情紧张、愤怒等。

（三）环境因素

1. 不适宜的物理环境　病室内通风不良、有异味；温湿度不适宜；床单位杂乱无章，床垫软硬不当，床单潮湿、不平整或有破损，同室病友的呻吟或仪器的噪声，都可使患者感到不适。

2. 不适宜的社会环境　新入院患者常因来到一个陌生的环境，对医院医务人员、规章制度等感到陌生或不适应，缺乏安全感而产生压抑、紧张、焦虑的情绪。

三、不舒适患者的护理原则

（一）细致观察，去除诱因

不舒适属于自我感觉，客观估计较困难。通过细致的观察和科学的分析，可以大致估计患者不舒适的原因及程度。护士要认真倾听患者的主诉和患者亲属提供的线索，同时细心观察其表情和行为，如面部表情、动作姿势、活动能力、皮肤颜色、有无出汗及饮食睡眠状况等，从而判断患者不舒适的程度，并找出影响因素，做到预防在先或针对诱因进行护理。

对身体不适的患者，可以针对诱因采取有效措施。例如，对腹部术后的患者给予半坐卧位或必要的支撑物，缓解切口疼痛，减轻不适，促进康复；对已发生尿潴留的患者，采取适当的方法诱导排尿，必要时行导尿术，以解除膀胱高度膨胀引起的不适。

(二)心理支持

对心理社会因素引起不舒适的患者，护士可以采取不作评判的倾听方式，使其内心的压抑得以宣泄，情绪得到有效的调整；通过有效的沟通，正确指导患者调节情绪，配合患者亲属共同做好心理护理。

(三)角色尊重

护士要有良好的服务态度，以亲切的语言、和蔼的态度尊重患者，洞察患者的心理需求，不断听取患者对治疗护理的意见，并鼓励他们积极主动地参与护理活动，促使其尽快康复。

(四)加强生活护理

良好的生活护理能有效地促进患者舒适的程度。尤其对危重患者，护士应协助或完全替代其进行生活护理，做好其个人卫生，使患者感觉舒适和安全。

(五)创造良好环境

医院环境要满足医疗、护理的需要，还应兼顾患者的舒适与安全，护士应结合医院条件为患者创造一个舒适的物理环境与和谐的社会环境，以满足其各种需求。

第二节　卧位与舒适

预习案例

> 李某，男，67岁，因支气管哮喘急性发作，呼吸极度困难半小时急送入院。患者不能平卧，焦虑不安。
>
> **思考**
> 1. 护士应给该患者采取哪种卧位？
> 2. 该卧位应该如何摆放？

卧位(lying position)是指患者休息、治疗和检查时所采取的卧床姿势。临床上为患者安置适当的卧位，可以增进患者舒适度，预防并发症。在临床工作中，护士应熟悉各种卧位的摆放要求，根据病情的需要，协助和指导患者采取正确、舒适、安全的卧位。

一、概述

(一)舒适卧位的基本要求

1. 卧位姿势　应符合人体力学的要求，尽量扩大支撑面，降低重心，将体重平均分布于身体各负重部位，关节保持在正常的功能位置，在身体空隙部位垫以软枕靠垫等，以起到使患者身心放松、充分休息的作用。

2. 体位变换　应经常变换体位，改变姿势，至少每2小时1次，并加强受压部位的皮肤护理。

3.身体活动　患者身体各部位每天均应活动，改变卧位时应做全范围的关节运动，禁忌者(如关节损伤、骨折急性期等)除外。

4.受压部位　应加强局部受压部位皮肤的护理，在改变体位时给予适当的按摩，以防止压力性损伤的发生。

5.保护隐私　适当遮盖患者身体，保护隐私，促进其身心舒适。

(二)卧位的分类

1.常见的卧位分类　按照卧位的自主性，分为主动卧位、被动卧位和被迫卧位3种。

(1)主动卧位(active lying position)：指患者采取的最舒适、最随意的卧位。见于病情较轻的患者，通常患者身体活动自如，可以根据自己的意愿随意更换卧床姿势。

(2)被动卧位(passive lying position)：指患者自己没有变换卧位的能力，只能由他人帮助安置卧位。常见于昏迷、瘫痪、极度衰弱的患者。

(3)被迫卧位(compelled lying position)：指患者为了减轻疾病所致的痛苦或因治疗所需而被迫采取的卧位。这类患者意识清楚，也有变换卧位的能力，但因为疾病的影响而被迫采取某种卧位。如哮喘急性发作的患者由于呼吸极度困难而被迫采取端坐位。

2.按卧位的平衡性分类　根据卧位的平衡性，分为稳定性卧位和不稳定性卧位。

(1)稳定性卧位：支撑面大，重心低，平衡稳定，患者感到舒适轻松的卧位(图5-1)。

(2)不稳定性卧位：支撑面小，重心高，难以平衡，患者感到不舒适，大量肌群肌肉紧张、易疲劳的卧位。尽量避免患者采取不稳定卧位(图5-2)。

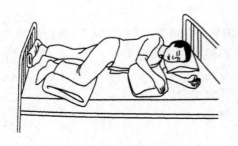

图5-1　稳定性卧位

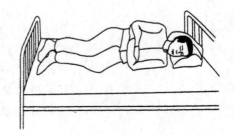

图5-2　不稳定性卧位

二、常用的几种卧位

(一)仰卧位(supine position，平卧位)

仰卧位是一种自然的休息姿势。患者仰卧，头下放一枕，两臂放于身体两侧，两腿自然放平。根据病情或检查等需要，仰卧位又可做适当调整，分为以下几种。

1.去枕仰卧位

(1)姿势：患者去枕仰卧，头偏向一侧，两臂放于身体两侧，两腿自然放平，枕头横置于床头(图5-3)。

（2）适用范围

1）昏迷或全身麻醉未清醒的患者，采取此卧位可防止呕吐物误吸入气管而引起窒息或肺部并发症。

2）脊椎穿刺术或椎管内麻醉后6~8小时的患者，采取此卧位可预防因颅内压降低而引起的头痛。因为穿刺后，脑脊液可自穿刺点漏出至脊膜腔外，造成颅内压降低，牵张颅内静脉窦和脑膜等组织而引起头痛。

2. 中凹卧位（休克卧位）

（1）姿势：患者仰卧，两臂置于身体两侧，头胸部抬高10°~20°，下肢抬高20°~30°（图5-4）。

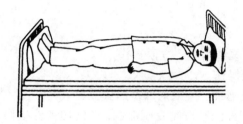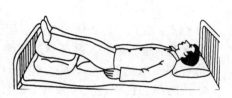

图5-3　去枕仰卧位　　　　　　　　　　　图5-4　中凹卧位

（2）适用范围：休克患者。头胸部抬高有利于保持气道通畅，改善呼吸及缺氧症状；下肢抬高，可促进静脉血液回流，增加心脏排血量，缓解休克症状。

3. 屈膝仰卧位　（1）姿势：患者仰卧，头下垫枕，两臂置于身体两侧，两膝屈曲，稍向外分开（图5-5）。

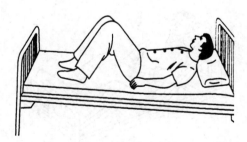

图5-5　屈膝仰卧位

（2）适用范围：胸腹部检查或行导尿和会阴冲洗等，放松腹肌，便于检查或暴露操作面。使用该体位时应注意保暖和保护患者隐私。

（二）侧卧位（lateral position）

1. 姿势　患者侧卧，两臂屈肘，一手放在胸前，另一手放在枕边，下腿稍伸直，上腿弯曲，必要时可在两膝之间、胸腹部、背部放置软枕，扩大支撑面，增加稳定性，促进患者舒适（图5-6）。

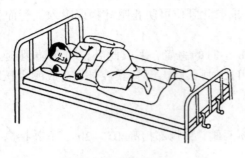

侧卧位视频

图 5-6　侧卧位

2.适用范围

(1)检查:肛门、胃肠镜检查等,便于暴露操作部位,方便操作。

(2)灌肠:患者侧卧,臀部靠近床缘,方便操作。

(3)臀部肌内注射:患者应上腿伸直,下腿弯曲,使注射部位肌肉放松。

(4)预防压力性损伤:与仰卧位交替,便于擦洗和按摩受压部位,预防压力性损伤。

(三)斜坡卧位(fowler's position,半坐卧位)

1.姿势　患者仰卧,先摇起床头支架 30°~50°,再摇起膝下支架,防止患者下滑。床尾可放软枕,垫于患者足底,支撑患者,增加舒适感。放平时,应先摇平膝下支架,再摇平床头支架(图 5-7)。危重患者采用该卧位时,臀下应避用海绵软垫或使用气垫床,防止发生压力性损伤。

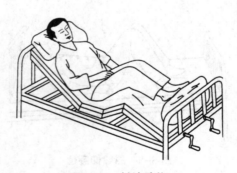

图 5-7　斜坡卧位

2.适用范围

(1)面部及颈部手术后的患者,采取斜坡卧位可减少局部出血。

(2)心肺疾病、胸腔疾病、胸部创伤引起呼吸困难的患者,采取斜坡卧位时,可使膈肌下降,胸腔容量扩大,部分血液滞留于下肢和盆腔脏器内,减少回心血量,从而减轻肺淤血和心脏负担,有利于气体交换,改善呼吸困难,也有助于脓液、血液及渗出液的引流。

(3)腹腔、盆腔手术后或有炎症的患者,采取斜坡卧位可减轻腹部切口缝合处的张力,缓解疼痛,有利于切口愈合;还可以使腹腔渗出液流入盆腔,防止炎症扩散和毒素吸收,促使感染局限化和减少中毒反应。

(4)恢复期体质虚弱的患者,采取斜坡卧位有利于向站立姿势过渡。

(四)端坐位(sitting position)

1.姿势　患者坐起,身体稍稍向前,在床上放一跨床小桌,桌上放一软枕,让患者伏桌休息;在斜坡卧位的基础上摇起床头或抬高床头支架 70°~80°,背部放一软枕,使患者能向后倚靠;膝下支架抬高 15°~20°,必要时加床档,确保患者安全(图 5-8)。

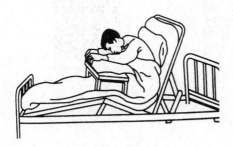

仰卧位视频

图 5-8　端坐位

2.适用范围　适用于左心衰竭、心包积液、支气管哮喘发作的患者,患者由于极度呼吸困难而被迫采取日夜端坐位。

(五)俯卧位(prone position)

1.姿势　患者俯卧,头偏向一侧,两臂屈曲置于头部两侧,两腿伸直,胸下、髋部及踝部各放一软枕支撑(图 5-9)。

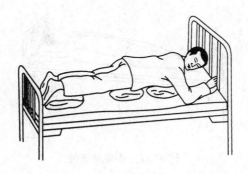

图 5-9　俯卧位

2.适用范围

(1)腰背部检查或配合胰胆管造影检查时。

(2)脊椎手术或腰背臀部有伤口,不能平卧或侧卧的患者。

(3)胃肠胀气导致腹痛时,患者采取该体位可使腹腔容积增大,从而缓解因胃肠胀气所致的腹痛。

（六）头低足高位（trendelenburg position）

1.姿势　患者仰卧，头偏向一侧，软枕横立于床头，防止碰伤头部；床尾的床脚用支托物垫高15~30 cm（图5-10）。该体位会使患者感到不适，因此不宜长时间使用，高血压孕妇，心肺疾患的患者慎用，颅内高压患者禁用。

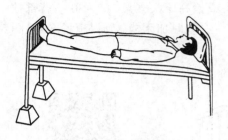

头低足高位视频

图 5-10　头低足高位

2.适用范围

（1）体位引流：用于肺部引流，使痰液易于咳出。

（2）十二指肠引流：需同时采取右侧卧位，以利于胆汁引流。

（3）妊娠时胎膜早破：防止脐带脱垂。

（4）跟骨牵引或胫骨结节牵引：利用人体重力作为反牵引力。

（七）头高足低位（dorsal elevated position）

1.姿势　患者仰卧，床头的床脚用支托物垫高15~30 cm或根据病情而定；将软枕横立于床尾，防止足部触碰床尾引起不适（图5-11）。

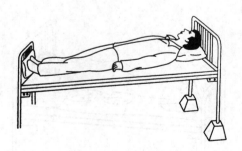

图 5-11　头高足低位

2.适用范围

（1）颅骨牵引：颈椎骨折时，利用人体重力作为反牵引力。

（2）颅脑疾病或颅脑手术后：预防脑水肿，降低颅内压。

（八）膝胸卧位（knee-chest position）

1.姿势　患者跪卧，两小腿平放于床上，稍分开，大腿和床面垂直，胸部尽量贴近床面，腹部悬空，背部伸直，臀部抬起，头转向一侧，两臂屈肘置于头部两侧（图5-12）。

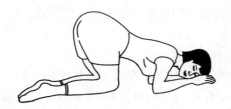

图 5-12　膝胸位

2.适用范围

(1)肛门、直肠、乙状结肠镜检查及相应的治疗。

(2)矫正胎位不正或子宫后倾。

(3)促进产后子宫复原。

(九)截石位(lithotomy position)

1.姿势　患者仰卧于检查床上,两腿分开,放于支腿架上(支腿架上放置软垫),臀部齐床沿,两手放于身体两侧或胸前(图5-13)。应注意保暖和遮挡患者。

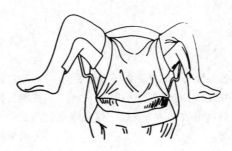

图 5-13　截石位

2.适用范围

(1)会阴、肛门部位的检查、治疗或手术,如膀胱镜检查、妇产科检查、阴道灌洗等。

(2)产妇分娩。

三、变换卧位术

长期卧床的患者由于缺乏适当的活动,局部组织持续受压,血液循环受阻,呼吸道分泌物不易咳出,容易发生压力性损伤、坠积性肺炎、消化不良、便秘、肌肉萎缩等症状。因此,护士应定时为长期卧床患者变换卧位,酌情使用多功能翻身床等协助患者安全地进行卧位变换和床位间移动,提高其舒适度,预防并发症的发生。

（一）协助患者移向床头

【目的】

协助不能自行移动的患者移向床头，增进患者舒适感。

【操作程序】

1. 评估

（1）患者的年龄、体重、健康状况、需要变换体位的原因。

（2）患者的意识、生命体征、躯体和四肢的活动度、伤口及引流情况等。

（3）患者的心理状态及合作程度。

2. 准备

（1）患者准备：患者和其亲属了解移向床头的目的、过程及配合要点，情绪稳定，愿意配合。

（2）护士准备：着装整齐，修剪指甲，洗手，戴口罩。

（3）用物准备：视情况准备软枕。

（4）环境准备：病室整洁、安静，室温适宜，光线充足，必要时进行遮挡。

3. 实施　协助患者移向床头的护理流程见表5-1和图5-14。

表 5-1　协助患者移向床头的护理流程

操作流程	操作步骤	要点说明
1. 核对解释	核对床号、姓名，向患者及其亲属解释操作目的、过程和注意事项	*增加安全感，取得配合
2. 安置导管	(1)将各种导管及输液装置等安置妥当 (2)将盖被折叠于床尾或一侧 (3)根据病情放平床头支架，枕头横立于床头	*注意保持导管通畅。翻身时，应先检查导管是否脱落、移位、扭曲，防止受压或折叠 *避免碰伤患者
3. 协助移向床头	▲一人协助(图5-14)	*适用于体重较轻的患者
	(1)患者仰卧屈膝，双手握住床头栏杆，双脚蹬床面 (2)护士一手托住患者肩背部，一手托住臀部助力，使其移向床头 (3)放回枕头，取合适卧位，整理床单位	*患者的头部应予以支撑
	▲二人协助 (1)患者仰卧屈膝 (2)护士分别站立床的两侧交叉托住患者的肩部和臀部，或一人托住颈肩部及腰部，一人托住臀及腘窝部，两人同时抬起患者移向床头 (3)放回枕头，取合适卧位	*适用于病情较重或体重较重的患者 *患者的头部应予以托持

续表5-1

操作流程	操作步骤	要点说明
4.整理记录	（1）整理床单位 （2）洗手，记录	* 避免交叉感染

4.评价

（1）患者能配合操作，感觉安全和舒适。

（2）护士动作轻稳、协调。

（3）护患沟通有效，患者需要得到满足。

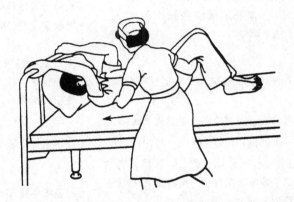

图5-14　一人协助患者移向床头

【注意事项】

1.协助患者移向床头时，注意保护头部，防止头部碰撞床头栏杆而受伤。

2.患者身上带有各种导管时，应先将导管安置妥当，变换体位后检查导管有无脱落、移位、扭曲、受压，保持导管通畅。

3.两人协助移向床头时，动作应协调，用力要平稳。

（二）协助患者翻身侧卧

【目的】

1.定时更换卧位，减轻患者局部受压，增进其舒适度，预防压力性损伤、坠积性肺炎等并发症。

2.满足治疗护理需要，如背部皮肤护理，更换床单。

【操作程序】

1.评估

（1）患者的年龄、体重、目前的健康状况、需要更换卧位的原因。

（2）患者的生命体征、意识状况，躯体、四肢活动能力，局部皮肤受压情况，手术部位、伤口及引流情况，有无骨折牵引等。

（3）患者及其亲属对更换卧位的操作方法及作用的了解程度、配合能力等。

2. 准备

(1)患者准备：患者及其亲属了解更换卧位的目的、过程及配合要点，愿意配合。

(2)护士准备：着装整齐，修剪指甲，洗手，戴口罩。

(3)用物准备：根据病情准备好枕头、床档等物品。

(4)环境准备：病室整洁安静，室温适宜，光线充足，必要时进行遮挡。

3. 实施　协助患者翻身侧卧护理流程见表5-2和图5-15~图5-16。

表5-2　协助患者翻身侧卧

操作流程	操作步骤	要点说明
1. 核对解释	(1)核对患者的床号、姓名 (2)向患者及亲属解释操作目的、过程、注意事项	*核对患者的信息 *增加安全感，取得患者配合
2. 安置导管	将各种导管及输液装置等安置妥当	*注意保持导管通畅。翻身时，应先检查导管是否脱落、移位、扭曲，防止其受压或折叠
3. 安置患者	患者仰卧，两肘屈曲，两手放于腹部	
4. 协助翻身	▲一人协助（图5-15）	*适用于体重较轻的患者
	(1)先将枕头移向近侧，然后将患者的肩部、臀部移向近侧，再将患者的双下肢移近并屈曲 (2)一手扶肩、一手扶膝轻轻推患者转向对侧，背向护士，将软枕垫于患者背部、胸前和膝部	*使患者尽量靠近护士，缩短重力臂，达到省力作用 *不可推、拖、拉、拽，以免擦破皮肤
	▲二人协助（图5-16） (1)两位护士站在患者的同一侧，先将枕头移向近侧，一护士托住患者颈肩部和腰部，另一护士托住患者臀部和腘窝部，同时将患者抬起移向近侧 (2)两位护士分别扶患者肩、腹、臀和膝部，轻推使患者转向对侧 (3)用软枕将患者背部、胸前和膝部垫好	*适用于病情较重或体重较重的患者 *应托住患者的头部 *两人的动作应协调、轻稳 *扩大支撑面，确保卧位安全舒适、稳定
5. 检查安置	检查并安置患者肢体各关节处于功能位置，各种管道保持通畅	
6. 整理记录	(1)整理床单位 (2)洗手，记录	*避免交叉感染 *记录翻身时间和皮肤情况

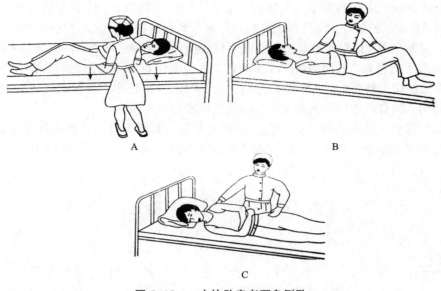

图 5-15　一人协助患者翻身侧卧

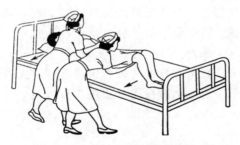

图 5-16　二人协助患者翻身侧卧

4. 评价

(1)患者能配合操作,并且患者感到安全、舒适,皮肤受压情况得到改善。

(2)护士动作轻稳、协调。

(3)护患沟通有效,患者需要得到满足。

【注意事项】

1. 协助患者更换体位时,应注意观察并根据患者的病情和皮肤受压情况确定翻身间隔时间。如发现患者皮肤有红肿或破损,应及时处理,并酌情增加翻身次数,记录于翻身卡上,同时做好交接班工作。

2. 协助患者更换体位时、应先将患者身体抬离床面后再进行其他操作,切忌拖、拉、推、拽等动作,以免造成人为的皮肤擦伤;若为两人协助翻身,应注意动作的协调、轻稳。

3. 协助有特殊情况的患者更换体位时应给予特殊处理：①若患者身上带有各种导管，翻身或移动前应先将管道妥善安置，变换体位后仔细检查，防止导管发生扭曲、折叠、受压、移位、脱落等，保持管道通畅；②为手术后患者翻身前，应先检查伤口敷料是否干燥、有无脱落，如敷料潮湿或已脱落则应先换药再翻身，翻身后注意伤口不可受压；③颅脑手术后的患者，取健侧卧位或平卧位，翻身时注意不可剧烈翻转头部，以免引起脑疝，导致患者突然死亡；④牵引的患者，翻身时不可放松牵引；⑤石膏固定或有较大伤口的患者，翻身后应使用软垫支撑，防止肢体或伤口受压。

4. 协助患者更换体位时，护士应注意节力原则，如翻身时应让患者尽量靠近护士，使重力线通过支撑面来保持平衡，同时缩短重力臂而起到安全、省力的作用。

第三节　清洁与舒适

预习案例

> 黄先生，76 岁。主诉：头痛、呕吐伴意识障碍半天。体检：T 36.8℃，P 70 次/分，R 20 次/分，Bp 192/100 mmHg，患者神志不清、失语、左侧肢体瘫痪。诊断为脑出血。患者经过止血、降低颅内压等治疗，目前病情稳定。由于长期卧床，现在要帮助患者进行清洁卫生。
>
> 思考
> 1. 需帮助患者进行哪些清洁卫生工作？
> 2. 如何预防患者出现压力性损伤？

清洁是人类最基本的生理需要之一。它可以去除身体的表面污垢，如排泄物、分泌物及有利于细菌繁殖的物质，保护皮肤的防御功能，促进人体血液循环；还可以改善自我形象，使人拥有自信和自尊，感觉舒适、安全及心情轻松愉快。健康人具有保持身体清洁的习惯和能力。机体卫生状况不良会对个体的生理和心理产生负面影响，甚至诱发各种并发症。因此，为使患者在住院期间身心处于最佳状态，护士应及时评估患者的卫生状况，并根据患者自理能力、卫生需求及个人习惯指导并协助其进行卫生护理，确保患者的清洁与舒适，预防感染和并发症的发生。

一、清洁的概述

(一)身体清洁的意义

清洁卫生活动可以帮助患者去除身体污垢，减少感染机会，维持皮肤清洁和健康；可以扩张血管，增加舒适感，有助于睡眠，也有利于维持关节和肌肉的功能；维护患者的自尊及自我形象。护士可以利用机会，进行病情观察，向患者进行健康教育，与患者进行沟通交流，同时建立良好的护患关系。

（二）评估内容

1. 了解患者的清洁知识、习惯和方法。

2. 观察患者的皮肤、口腔、黏膜、毛发等部位的清洁与健康状况。

3. 了解患者的一般状况、病情及目前的治疗方案。

4. 判断患者的自我照顾能力及活动受限程度。

5. 熟悉病区所能提供的清洁设施与器具。

（三）实施原则

1. 对一般患者应鼓励其早晚刷牙，梳理头发，经常沐浴或擦洗清洁身体。

2. 由于疾病而卧床者，可让其在床上刷牙、漱口，协助患者完成头发梳理和身体的清洁。

3. 对重症患者可为其进行口腔护理、头发护理及皮肤护理。

4. 在护理过程中，注意沟通交流，进一步了解和评估患者口腔、皮肤、头发的状况，并给予相应的健康指导。

二、口腔护理

口腔由牙、颌骨及唇、颊、腭、舌、口底、唾液腺等组成，具有辅助说话、咀嚼食物、感受味觉、水解淀粉及分泌唾液等功能。口腔内存在大量的致病和非致病微生物。当机体在健康状态下，个体的自身抵抗力、唾液溶菌酶的杀菌作用，以及刷牙、漱口、饮水、进食等活动，可达到减少和清除致病菌的作用而不致引起口腔感染；当个体患病时，致病菌在口腔中迅速繁殖，可导致口腔局部的炎症、溃疡、龋齿等，这些口腔问题会造成个体食欲下降、营养物质的消化和吸收障碍、疼痛甚至引发全身疾病，同时可引起口臭，影响人与人之间愉快的交往，和个体的自我形象，给生活和社会交往带来不便。因此，保持患者口腔清洁十分重要。护士应认真评估患者的口腔卫生状况，指导患者重视并掌握口腔清洁技术。对生活不能自理的患者（如昏迷、高热、禁食、口腔咽喉部疾患等患者），应协助其完成口腔护理（oral care），维持良好的口腔卫生状况。

（一）评估

口腔评估的目的是了解患者口腔卫生情况，发现现存或潜在的口腔卫生问题，为制定针对性的口腔护理措施提供依据。

1. 口腔卫生状况　包括口唇、口腔黏膜、牙齿、牙龈、舌、腭、唾液和气味等。

2. 病情及生活自理能力　了解患者病情、活动能力和口腔清洁自理能力，分析和判断是否存在自理缺陷。

3. 口腔清洁行为　了解患者的日常口腔清洁习惯，包括清洁方式、次数及程度。

4. 口腔保健知识和方法　评估患者对口腔清洁卫生及预防口腔疾患等相关知识的掌握程度，如牙刷、牙膏的选择，刷牙习惯及方法，牙线使用方法，义齿的护理以及影响口腔卫生的因素等。为患者进行口腔护理之前，应对患者的口腔卫生状况、自理能力及口腔卫生保健知识水平进行全面评估。评估时，可采用口腔护理评估表（表5-3）和口腔健康评估表（oral health assessment tool, OHAT），见表5-3~表5-4。

口腔护理评估表：包括12个条目，每个条目以1~3分计分。1分表示良好，2分表示较差, 3 分表示很差。得分为 12~36 分, 分值越高, 表示越需要加强口腔的清洁卫生护理。

口腔健康评估表(OHAT)包括 8 个条目, 每个条目以 0~2 分计分。0 分为健康状态, 1 分为健康改变, 2 分为不健康状态。得分为 0-16 分, 分值越低, 表示口腔健康状况越好; 反之, 则表示需要加强口腔护理。

表 5-3　口腔护理评估表

部位/分值	1 分	2 分	3 分
唇	滑润, 质软, 无裂口	干燥, 有少量痂皮, 有裂口, 有出血倾向	干燥, 有大量痂皮, 有裂口, 有分泌物, 易出血
黏膜	湿润, 完整	干燥, 完整	干燥, 黏膜擦破或有溃疡面
牙龈	无出血及萎缩	轻微萎缩, 出血	有萎缩, 容易出血、肿胀
牙(义齿)	无龋齿, 义齿合适	无龋齿, 义齿不合适	有许多空洞, 有裂缝, 义齿不合适, 齿间流脓液
牙垢/牙石	无牙垢或有少许牙石	有少量至中量牙垢或中量牙石	大量牙垢或牙石
舌	湿润, 少量舌苔	干燥, 有中量舌苔	干燥, 有大量舌苔或覆盖黄色舌苔
腭	湿润, 无或有少量碎屑	干燥, 有少量或中量碎屑	干燥, 有大量碎屑
唾液	中量, 透明	少量或过多量	半透明或黏稠
气味	无味或有味	有难闻气味	有刺鼻气味
损伤	无	唇有损伤	口腔内有损伤
自理能力	全部自理	需部分帮助	需全部帮助
健康知识	大部分知识来自实践, 刷牙有效, 使用牙线清洁牙齿	有些错误观念, 刷牙有效, 未使用牙线清洁牙齿	有许多错误观念, 很少清洁口腔, 刷牙无效, 未使用牙线清洁牙齿

表 5-4　口腔健康评估表

部位/分值	1 分	2 分	3 分
嘴唇情况	光滑, 粉红, 湿润	干涸, 裂开或口角有红肿	红肿胀大或隆起, 有一层白色或红色的溃疡; 口角流血或溃烂

续表5-4

部位/分值	1分	2分	3分
舌头	正常，湿润，粗糙，粉红	有不同颜色的斑块、裂缝，红肿，盖上一层膜似的	一层红色和(或)白色的溃疡，水肿
牙龈及组织	粉红，湿润，光滑，没有流血	干涸，磨损，不平整、水肿，在假牙下有溃疡	水肿、流血、溃疡，在假牙下普遍有一层红色或白色的红肿
唾液(对组织的影响)	湿润组织，唾液可随意流动和湿透口腔内组织	干涸，组织黏附着，呈少量唾液，患者感到口腔干燥	组织干透和红肿，呈极少量或无唾液，患者感到口腔干涸
真牙	完全没有蛀牙、折断的牙齿或牙龈	有1~3对蛀牙、折断的牙齿或牙龈或磨损严重的牙齿	有4对或以上蛀牙、折断的牙齿或牙根或磨损严重的牙齿
假牙	没有假牙，假牙托完整及无折断的牙齿或牙龈	有1~3对蛀牙、折断的牙齿或牙龈或磨损严重的牙齿	有4对或以上蛀牙、折断的牙齿或牙限或磨损严重的牙齿或少于4对的牙齿
口腔卫生	干净，没有食物残渣或牙石积藏在牙缝或假牙上；无口臭	小量食物残渣或牙石积藏在牙缝或假牙上1~2处；有口臭	食物残渣或牙石积藏在牙缝或假牙多处；有严重口臭
牙痛	表情上、言辞上、行为上均没有牙痛征兆	言辞(或)行为上有牙痛的征兆，如疼痛的表情、拒食、坐立不安或有暴躁的行为	身体上有牙痛的征兆(脸颊或牙龈有水肿、折断牙齿、溃疡)，同时也有言辞或行为上的征兆(如疼痛的表情、拒食及攻击性行为)

5.特殊口腔问题

(1)义齿，对于有义齿的患者，取下义齿前观察义齿的大小、松紧度和佩戴是否合适；取下后应评估义齿内套有无结石、牙斑及食物残渣等，以及义齿表面有无破损、裂痕。

(2)口腔疾患，常见的口腔疾患包括牙周炎、牙髓病、龋病、溃疡(形状、大小，是否有脓、感染)等。

(3)口腔相关治疗(如经口气管插管、颌间牵引固定)。评估管道/绷带是否滑落、对口腔功能的影响。

(4)其他，对长期使用抗生素和激素等药物的患者，应注意观察口腔内是否有真菌感染。

（二）一般口腔护理

当患者自理能力较强时，可与患者讨论口腔卫生的重要性，定时检查患者口腔卫生状况，指导患者养成良好的口腔卫生习惯，提高其口腔健康水平。对患者的口腔卫生指导包括以下几个方面。

1.清洁用具的选择

（1）牙刷：参见表5-5。

表5-5　不同年龄段的牙刷选择参考表

部位/年龄	幼儿	7~12岁	13~18岁	成人
牙刷全长	115~120 mm	150~155 mm	155~160 mm	160~180 mm
刷头长度	16~18 mm	24~28 mm	26~30 mm	30~35 mm
刷头宽度	8~9 mm	9~11 mm	9~11 mm	10~13 mm
刷毛高度	8~9 mm	9~10 mm	10~11 mm	10~12 mm
刷毛排数	2~3排	3排	3排	3~4排
刷毛直径	0.18 mm	0.18 mm	0.2 mm	0.2~0.3 mm

1）手动牙刷：①刷毛的材料，根据刷毛的质地，可以分为硬毛和软毛两种。硬毛牙刷的清洁作用较强，但对牙齿的磨损与损伤较大。软毛牙刷的清洁能力相对较弱，但能够进入牙龈缘以下的几个邻面，适用于有牙周病、牙龈萎缩、牙间隙增加者以及年老者。一般推荐使用尼龙刷毛牙刷，其适中的弹性、均匀性及硬度有利于口腔保健。②刷头的大小及形状，刷头前端应为圆钝型，不能有锐角，以防损伤口腔黏膜。③刷毛分布，一般的牙刷刷毛分布均匀。正在进行牙列矫正者，使用外侧两排刷毛比中间两排刷毛长的凹字形牙刷好，这种牙刷不仅可刷清牙面，还可清洁矫正器上的食物残渣。④牙刷的维护，应保持牙刷清洁、干燥，每隔3个月更换1次。当牙刷毛倒伏、折断时，应及时更换，以防损伤牙齿及牙龈。

2）其他牙刷：除了传统手动牙制，近年来还有电动牙刷、光能电离牙刷、喷水牙刷、磁疗牙刷等。可根据患者的具体需求选择合适的牙刷。

（2）牙膏：为膏状或凝胶状，含有摩擦剂、洁净剂、湿润剂、胶黏剂、防腐剂、着色剂、甜味剂、芳香剂和水等，一般可以分为以下3种类型。

1）普通牙膏：含有牙膏的基本成分，具有去污、洁净的作用。如果牙齿健康情况较好，可选择。

2）含氟牙膏：在普通牙膏的基础上，增加了氟化物成分（如氟化钠、氟化钾、氟化亚锡及单氟磷酸钠），可以促进牙釉质再矿化，预防龋齿的发生。但3岁以下的儿童应避免使用，以免吞服引起氟中毒。

3）药物牙膏：在普通牙膏中加入某些药物，有预防龋齿、抑菌、止血、脱敏或减轻口臭等作用。①抗菌消炎类药物牙膏：具有不同程度的抑菌作用。如氯己定牙膏可减少牙表面膜的形成，从而预防和减少牙周病及龋病。②抗过敏类药物牙膏：含有抗过敏药物，可以缓解牙齿过敏的症状。含可溶性钾盐(如硝酸钾)的牙膏，可直接作用于感觉神经细胞外部，通过去极化抑制神经疼痛信号传导来缓解痛觉；而含氟化亚锡、乙酸锶等注射液、磷硅酸钠钙和精氨酸等的牙膏，可阻塞牙本质小管，阻隔外界刺激，降低牙本质的敏感度。③增白牙膏，可减少牙齿内源性或外源性着色，增加洁白度。含过氧化物成分(如过氧化氢、过氧化脲)的牙膏，可减轻内源性色素；添加焦磷酸盐和多聚磷酸盐的牙膏，可以促进解除牙面含色素成分的膜蛋白分解，软化色斑。增加摩擦剂或摩擦系数可有效去除外源性着色。

(3)牙线、牙间刷、牙签：一般刷牙方法只能清洁颊、舌面及咬合面，但对于牙齿邻面的清洁作用不强。应使用牙线、牙间隙刷、牙签等工具。

1)牙线(dental floss)：多为尼龙线、丝线或涤纶线，能够深入正常牙龈乳头顶部而不引起牙周韧带或牙龈损伤。

2)牙间刷(interdental brush)：由刷毛和持柄构成的单束毛刷。刷头为一根细金属丝及柔软刷毛组成，适用于牙齿疏落、牙龈萎缩、牙间隙大、牙周炎者。

3)牙签(tooth pick)：由木材、竹子、塑料、金属等制成，一般是一头尖一头钝或两头均为尖状。牙签可剔除塞入牙缝间的食物，还有清除牙菌斑、软垢的作用。

2.刷牙方法

(1)刷牙时间：指导患者每天晨起后、晚上临睡前及餐后刷牙，每次刷牙至少3分钟。

(2)牙刷握法：常用的握法有握笔式和握手式。握笔式，用牙刷尾部轻压手背；握手式容易出现横刷动作，引起牙体和牙龈损伤。

(3)刷牙方法

1)颤动法：将牙刷毛面轻放于牙齿及牙龈沟上，刷毛与牙齿成45°角，以快速环形来回颤动刷洗，每次刷2~3颗牙齿，刷完一个部位后再刷相邻部位。前排牙齿的内侧面可用牙刷毛面的顶端震颤刷洗；刷洗上下咬合面时，刷毛与牙齿平行来回刷洗；刷完牙齿后再刷舌面(图5-17)。

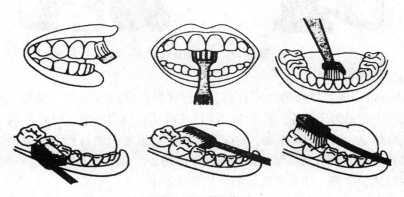

图 5-17　刷牙方法

2）竖刷法：将牙刷刷毛末端置于牙冠与牙龈交界处，沿牙齿方向轻微加压并顺牙缝纵向刷洗。牙齿的外侧面、内侧面及上下咬合面都应刷洗干净。舌面由里向外刷洗。每次刷牙时间不少于 3 分钟。

3. 牙线、牙间刷、牙签使用方法

（1）牙线的使用：截取 30~50 cm 长的牙线（约与手臂同长），两端绕于两手示指或中指上。清理牙间隙时，以拉锯式将其嵌入牙间隙，上下内外牵动牙线，重复 4~6 次。刮牙面时，把牙线紧贴牙齿的面呈"C"型，缓慢从牙根向牙冠方向移动。也可采用牙线棒，直接将牙线嵌入两齿之间，用力弹出，每个牙齿反复数次（图 5-18）。

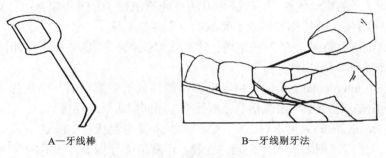

A—牙线棒　　　　　　　　　　B—牙线剔牙法

图 5-18　牙线使用方法

（2）牙间刷的使用：将牙间刷缓慢倾斜插入牙缝，贴合牙齿表面，从内侧到外侧来回移动数次。若牙龈无萎缩、插入有困难时，不可强行进入，以免损伤牙龈（图 5-19）。

（3）牙签的使用：应选用硬质、光滑无毛刺的牙签，以 45°角进入龈沟底部。尖端紧贴邻面上下刮动。用力不可过快、过猛，以免损伤牙龈乳头或刺伤龈沟底。

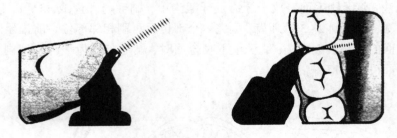

图 5-19　牙间刷使用方法

（三）义齿的护理

义齿（dentures）既可以帮助咀嚼食物，又可以保持良好的形象。但是，义齿也会聚集食物残渣、牙菌斑和牙石等，需要定时清洗。有活动性义齿者，可睡前取下义齿，使牙床组织充分休息，防止细菌繁殖，并按摩牙龈。当患者无法自行清洁义齿时，护士应协助患者进行义齿的清洁及口腔护理。佩戴义齿前，护士应协助患者进行口腔清洁，保持义齿湿润以减少摩擦。活动性义齿的清洁方法如下：

（1）取义齿：先取上颌部分，再取下颌部分。取下的义齿放在装有冷水的清洁盒内浸泡。

（2）清洁义齿：义齿的清洁方法与正常牙齿一样。将义齿刷洗干净后，用冷水冲洗，患者漱口后戴上。

（3）义齿保存：清洗干净后，置于装有冷水的清洁盒内保存，每天更换1次清水。不可将义齿泡在热水或乙醇中，以免义齿变色、变形和老化。

（四）特殊口腔护理

对于危重、禁食、高热、昏迷、鼻饲、大手术后等自理能力欠缺的患者，需要实施特殊口腔护理（special oral care）。一般每日进行2~3次。

【目的】

1. 保持口腔清洁、湿润、舒适，预防口腔感染等并发症。

2. 去除口臭，增进食欲，保持口腔正常功能。

3. 观察口腔黏膜、牙龈、舌苔的变化以及有无特殊口腔气味，了解病情的动态变化。

【操作程序】

1. 评估

（1）患者病情及自理能力。

（2）患者的心理反应、合作程度。

（3）患者口腔状况：包括口唇、牙齿、牙龈、舌、口腔黏膜、腭部、口腔气味，患者的口腔卫生知识及口腔卫生习惯等。

2. 准备

（1）护士自身准备：着装整齐，洗手，戴口罩。

（2）患者准备：了解口腔护理的目的、方法、注意事项及配合要点；取舒适卧位。

（3）用物准备：①口腔护理包，治疗碗、棉球（不少于16个）、弯血管钳2把、压舌板；②其他，开口器、弯盘、吸水管、水杯、石蜡油、治疗巾、一次性手套、手电筒、漱口液、口腔外用药（按需准备，常用的有口腔溃疡膏、西瓜霜、维生素B12粉末、锡类散等）、手消毒液。治疗车下层备生活垃圾桶、医用垃圾桶。常用漱口溶液应根据患者口腔清洁情况和pH选择（表5-6）。特殊辅助工具包括：①手电筒或喉镜，能够清晰呈现口腔内部情况；②开口器，适用于昏迷患者；③吸痰管，当患者口腔分泌物较多时，可先吸痰再清洁。

（4）环境准备：室内宽敞、光线充足或有足够的照明。

表 5-6　口腔护理常用溶液

名称	浓度	作用及适用范围
氯化钠溶液	0.9%	清洁口腔，预防感染
复方硼酸溶液（朵贝尔氏溶液）		轻度抑菌、消除口臭
过氧化氢溶液	1%~3%	防腐、防臭，适用于口腔感染有溃烂、坏死组织者
碳酸氢钠溶液	1%~4%	属于碱性溶液，适用于真菌感染（如白假丝酵母菌感染）

基础护理学

续表5-6

名称	浓度	作用及适用范围
氯己定溶液(洗必泰)	0.02%	清洁口腔，广谱抗菌
呋喃西林溶液	0.02%	清洁口腔，广谱抗菌
醋酸溶液	0.1%	用于铜绿假单胞菌感染
硼酸溶液	2%~3%	酸性防腐溶液，有抑菌的作用
甲硝唑溶液	0.08%	适用于厌氧菌感染

3. 实施 特殊口腔护理操作流程见表5-7和图5-20。

表5-7 特殊口腔护理操作流程

操作流程	操作步骤	要点说明
1. 核对解释	携用物至患者床旁，核对患者床号、姓名并与患者沟通，取得患者的配合	*确认患者信息； *意识不清者，向患者亲属解释相关事项
2. 铺巾置盘	(1)移开床旁桌和床旁椅，协助患者移近操作者，头偏向一侧，面向护士 (2)将治疗巾折直角铺于颌下，弯盘置于口角旁	*保护枕头不被污染物污染 *弯盘弯面朝患者放置
3. 检查清点	(1)再次检查口腔情况，如有活动义齿，取下浸泡于冷清水中 (2)检查并打开口腔护理包，戴一次性手套，清点棉球	*检查口腔顺序为：唇、齿、颊、腭、舌、咽
4. 漱口擦拭 (图5-20)	(1)倒漱口液湿润棉球 (2)夹取棉球，拧干，湿润嘴唇 (3)递水杯和吸水管，协助患者漱口 (4)嘱患者咬合上下齿，从臼齿至门齿纵向擦洗左侧牙齿外侧面 (5)嘱患者张口，纵向擦洗左上内侧面，再擦洗左上咬合面，依次擦洗左下内侧面、咬合面，弧形擦洗左侧颊部 (6)同法擦洗右侧牙齿 (7)最后擦洗硬腭、舌面及舌下 (8)擦洗完毕，再次清点棉球数量 (9)脱手套	*防止口唇干裂者直接张口时破裂出血 *昏迷患者不漱口。每擦洗一个部位，更换一个湿棉球。棉球湿度以不能挤出液体为宜。擦洗时，钳端应用棉球包裹，勿直接接触黏膜及牙龈。昏迷患者须使用开口器，并从臼齿处放入。勿触及咽部，以免引起恶心 *动作要轻柔 *防止棉球残留于口腔
5. 协助漱口	协助患者漱口，用治疗巾拭去口角处水渍	*昏迷患者不漱口 *有义齿者，协助患者佩戴义齿

续表5-7

操作流程	操作步骤	要点说明
6.观察涂药	(1)再次检查口腔，撤走弯盘和治疗巾 (2)根据患者病情酌情涂药	*口唇干裂者涂以液状石蜡
7.操作后处理	(1)整理床单位，协助患者取舒适卧位 (2)整理用物 (3)洗手、脱口罩 (4)观察、记录	*确保患者舒适、安全 *观察患者病情及口腔护理效果；记录操作时间、评估护理情况及执行效果等

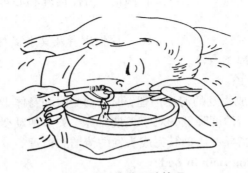

图 5-20　特殊口腔护理

4.评价

(1)与患者有效沟通，使患者明白口腔护理的目的和注意事项，并积极配合。

(2)护士操作方法正确、动作轻巧。

(3)患者口腔卫生得到改善，无并发症发生。

(4)患者感觉舒适，衣被未湿。

(5)患者口腔卫生保健知识增加，对护士操作满意。

【注意事项】

1.昏迷患者禁止漱口，以免引起误吸。

2.对长期使用抗生素和激素的患者，应注意观察口腔内有无真菌感染。

3.使用的棉球不可过湿，以不能挤出液体为宜，防止因水分过多造成误吸。注意夹紧棉球，勿将其遗留在口腔内。

4.传染病患者的用物按消毒隔离原则进行处理。

5.操作时动作宜轻柔，以免损伤患者口腔黏膜和牙龈，尤其是凝血功能较差的患者。

三、头发护理

头发护理(hair care)是患者日常生活护理的重要内容之一。经常梳理和清洁头发可以清除头屑、灰尘及脱落的头发，促进头部血液循环，增进上皮细胞的营养，有利于头发生长，预防感染的发生。同时，清洁、整齐的头发还可以维护患者的形象，增强患者战胜疾病的信心。因此，护士需认真评估患者头发卫生状况，指导和帮助患者做好头发护理。

（一）评估

1. 头发和头皮状况　观察患者头发的分布、长度、浓密程度、脆性和韧性、光泽度、颜色、干湿度、尾端有无分叉和卫生状况；观察头皮有无头屑、头虱、皮疹、抓痕等情况，并询问患者头皮有无痛痒。健康的头发清洁整齐、浓密适度、分布均匀、有光泽、无头屑、无损伤。头发的生长和脱落与机体营养状况、内分泌状况、遗传因素、压力及某些药物的使用等因素有关。

2. 疾病、治疗和心理反应　了解患者病情、治疗情况和心理反应，评估是否存在妨碍患者头发清洁的因素。

3. 头发护理知识和生活自理能力评估　评估患者及其亲属对头发清洁护理知识的了解程度，以及患者的自理能力等。

（二）头发的清洁护理

多数患者可自行完成头发的清洁护理，但行动受限和身体虚弱的患者不便进行日常的头发清洁，导致头发清洁度降低。对于长期卧床、关节活动受限、肌肉张力降低或共济失调的患者，护士应指导并协助其完成头发的清洁和梳理。

床上梳头术（combing hair in bed）

【目的】

1. 去除头皮屑和污秽，保持头发清洁和整齐，减少感染机会。

2. 按摩头皮，促进头部血液循环，促进头发的生长和代谢。

3. 维护患者自尊和形象，增加患者自信，建立良好的护患关系。

【操作程序】

1. 评估

（1）评估患者的病情、梳发习惯、自理能力和个人卫生习惯。

（2）患者的心理反应、合作程度。

（3）患者头发状况：头发的分布、光泽、清洁状况等，头皮有无损伤、瘙痒感染等。

2. 准备

（1）患者准备：患者了解梳头的目的，了解操作过程、注意事项及配合要点；根据病情采取舒适的体位，如平卧位、坐位或半坐卧位。

（2）护士准备：着装整洁，修剪指甲，洗手，戴口罩。

（3）用物准备：治疗车上层治疗盘内备治疗巾、梳子、30%乙醇、纸袋（用于包脱落的头发），必要时备橡皮圈或发夹。治疗盘外备手消毒液。治疗车下层备生活垃圾桶、医用垃圾桶。

（4）环境准备：病室宽敞、整洁、安静、舒适、安全。

3. 实施　床上梳头术操作流程详见表 5-8 和图 5-21。

表5-8 床上梳头术操作流程

操作流程	操作步骤	要点说明
1. 核对解释	将用物携至床边,并做好解释	*确认患者信息,取得患者配合
2. 正确铺巾	患者取坐位或半坐卧位,铺治疗巾于患者肩上;卧床患者,铺治疗巾于枕上	*避免碎发和头皮屑掉落在枕头或床单上
3. 安置体位	协助患者取平卧位、坐位或斜坡卧位	*若患者病情较重,可协助其取侧卧位或平卧位,头偏向一侧
4. 正确梳发	(1)协助患者头转向一侧,将头发从中间分成两股 (2)左手握住一股头发,由发梢一段段梳到发根 (3)长发或遇有打结时,可将头发股绕在示指上慢慢梳理,避免强行梳拉(图5-21) (4)同法梳另一边	*最好用圆钝齿梳子,以免损伤头皮;如发质较粗或为卷发,可选用齿间较宽的梳子 *如遇长发或头发打结不易梳理时,可将头发绕在手指上,沿发梢到发根的方向进行梳理。也可以用30%乙醇湿润打结处,再慢慢梳理开,避免过度牵拉,使患者感到疼痛
5. 整理记录	(1)根据患者喜好,长发梳顺后可扎成束或编成辫 (2)将脱落头发放于纸袋中,撤去治疗巾 (3)协助患者取舒适卧位,整理床单位 (4)清理用物 (5)洗手,记录	*发辫不宜扎得过紧,以免引起疼痛 *将纸袋弃于生活垃圾桶内 *传染病患者用物按隔离消毒原则进行 *促进患者舒适,保持病室整洁 *记录执行时间和患者反应

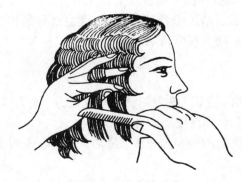

图5-21 床上梳头术

4. 评价

(1)患者感觉清洁、舒适,自尊得到保护。

（2）护士操作方法正确，动作轻柔。

（3）护患沟通有效，患者获得头发护理知识与技能。

【注意事项】

1. 尊重患者的个人习惯和喜好。

2. 将头发编成辫子的患者，每天至少松开发辫一次，经梳理后再编好。

3. 头发梳理过程中，可用指腹按摩头皮，促进头部血液循环。

4. 梳发过程动作轻柔，以防弄疼患者。

5. 如发现患者有头虱应立即进行灭虱处理，以防传播。

【健康教育】

1. 指导患者了解经常梳理头发的重要性及正常头发生长代谢知识，保持头发整洁。

2. 协助患者维持良好的个人外观，改善其心理状态，保持乐观心情。

床上洗头术（shampooing in bed）

洗头是维持头发清洁卫生的主要方式。洗头的频率取决于个人习惯和头发卫生情况。出汗较多或头发上沾有污渍的患者，应酌情增加洗头次数；对生活不能自理的患者应给予每周床上洗发 1~2 次；有头虱的患者，须经灭虱处理后再洗发。

床上洗头视频

根据患者的健康状况、体力和年龄，可采用多种方式为患者洗头。身体状况好的患者，可在浴室内采用淋浴的方式洗头；不能淋浴的患者，可协助患者坐于床旁椅上行床边洗头；卧床患者，可根据实际条件为患者实施床上洗头。洗头车有效地解决了患者头部安置、污水排放的问题，洗头效率高，不易污染床单位。洗头车省时省力，不但降低了护士的劳动强度，而且减少了操作时间，降低了患者的不适感，为临床护理工作提供了较大便利。

【目的】

1. 去除头皮屑和污物，清洁头发，减少异味及感染机会，使患者舒适。

2. 按摩头皮，促进头部血液循环及头发生长代谢。

3. 维护患者自尊、自信，增进患者身心健康，建立良好的护患关系。

4. 预防和灭除虱、蚧，防止疾病传播。

【操作程序】

1. 评估

（1）患者的年龄、病情、意识、洗发习惯和自理能力、个人卫生习惯。

（2）患者的心理反应、合作程度。

（3）患者头发状况：头发的分布、光泽、清洁状况等，头皮有无头屑、头虱、瘙痒、皮疹、抓痕等。

2. 准备

（1）患者准备：患者明确操作目的，了解操作过程、注意事项及配合要点，能配合采取适当体位。按需给予便器，协助患者排便。

（2）护士准备：着装整洁，修剪指甲，洗手，戴口罩。

（3）用物准备：治疗车上层的治疗盘内备治疗巾、小橡胶单、大号或中号毛巾各 1

条、小毛巾、别针(或夹子)、棉球2个(以不吸水棉为宜)、眼罩或纱布、弯盘、洗发液、纸袋、梳子(患者自备)、小镜子、量杯、热水桶或水壶(内盛43~45℃热水或按照患者需求配制)、手消毒剂。需要时备护肤霜(患者自备)、电吹风。治疗车下层备生活垃圾桶、医用垃圾桶。备洗头车、洗脸盆或污水桶。

（4）环境准备：移开床头桌、椅，调节室温，关好门窗，必要时备屏风。

3.实施　床上洗头术操作流程详见表5-9和图5-22。

表5-9　床上洗头术操作流程

操作流程	操作步骤	要点说明
1.核对解释	用物携至床边，核对解释	*意识不清者，向亲属解释注意事项
2.调节环境	(1)冬季关闭门窗，室温调节为22~26℃ (2)必要时使用屏风，按需给予便盆 (3)放平床头，移开床旁桌、椅	*防受凉
3.铺巾松领	(1)铺小橡胶单和大毛巾于枕上 (2)松开衣领，衣领向内反折，将中号毛巾围于患者颈部，用别针固定	*保护床单、枕头，衣服不被打湿
4.安置体位	协助患者仰卧，移枕于肩下，屈双膝，膝下垫膝枕	*方便操作，使患者安全舒适
5.洗头车洗发法(图5-22)	将洗头车置于床头侧边，协助患者斜角仰卧或侧卧，头部枕于洗头车的头托上，或将接水盘置于患者头下	
6.保护眼耳	梳理头发，用棉球塞两耳，纱布或眼罩盖双眼	*防水流入眼睛和耳朵
7.洗发至净	(1)先用少许热水放于患者头部试温，询问患者感觉，确定水温后充分润湿头发 (2)倒适量洗发液于手掌，涂遍头发，用手指指腹揉拨头皮，从发际到头顶，到两侧，再轻轻将患者头部侧向一边，揉搓后枕部 (3)反复揉搓和冲洗，直到干净为止	*揉搓力度适当，避免指甲损伤头皮 *按摩可促进头部血液循环 *冲洗时如有脱落头发，放入纸袋 *头发上若残留洗发液，会刺激头发和头皮，并使头发变得干燥
8.撤巾擦干	(1)洗发毕，解下颈部毛巾包住头发并擦干 (2)取下眼罩，取出耳道内的棉球 (3)用毛巾包好头发，擦干面部	*及时擦干头发，避免患者着凉 *用患者自备毛巾擦干脸部
9.撤洗头器	(1)撤去洗头器 (2)将枕头移向床头	

续表5-9

操作流程	操作步骤	要点说明
10. 梳理发型	(1)解下包头毛巾,用浴巾擦干头发 (2)用电吹风吹干头发,待干后梳理发型。脱落的头发置于纸袋	*协助患者使用护肤霜
11. 整理记录	(1)撤去枕头上的小橡胶单和大毛巾,协助患者取舒适卧位 (2)整理床单位,清理用物 (3)洗手,记录	*询问患者感受 *记录执行时间和效果

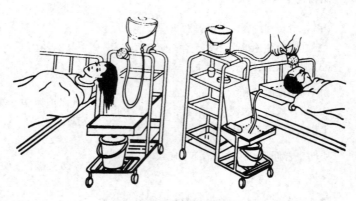

图 5-22　洗头车洗发法

4. 评价
(1)患者感觉头发清洁、舒适,心情愉快。
(2)护士操作时动作轻柔,未损伤患者头皮。
(3)护患沟通有效,患者和亲属获得头发卫生保健的知识与技能。

【注意事项】
1. 洗头应以确保安全、舒适,不影响治疗为原则。洗头的过程中,应注意保持患者舒适体位,保护伤口及各种管道;应随时注意观察患者的病情变化,如面色、脉搏、呼吸的改变,如有异常,应立即停止操作。
2. 病情危重和极度衰弱者不宜洗发。
3. 注意控制室温和水温,注意患者保暖,及时擦干头发,以免着凉。
4. 洗头时间不宜过久,避免引起患者头部充血或疲劳不适。
5. 洗发过程中,应防止污水溅入眼、耳并避免沾湿衣被。

【健康教育】
1. 告知患者经常清洗头发、保持头发卫生,可防止虱蚤的产生,促进头部血液循环和头发生长,并能保持良好的外观形象,增强自信。
2. 指导亲属掌握卧床患者洗头的方法和技能。

灭头虱法

虱常寄生在人体一些有毛发的部位，其产生与卫生不良、生活环境或接触感染者有关，可通过衣服、床单、梳子及刷子等传播。根据生长部位的不同，可分为头虱、体虱和阴虱。头虱生长于头发和头皮，体虱生长在身体上，阴虱生在阴部。

随着经济发展和人们卫生习惯的改变，临床工作中头虱、虮患者越来越少见。虱由接触传染，寄生于人体后，不仅使患者局部皮肤瘙痒，易抓破皮肤而引起感染，还可能传播流行性斑疹、伤寒、回归热等疾病。若发现患者感染虱、虮，应立即采取消灭虱、虮的措施。

灭头虱、虮的主要药物是百部草，百部草外用有杀虫、止痒、灭虱的功能。其有效成分为多种生物碱，游离的生物碱一般不溶或难溶于水，同乙酸生成的盐能溶于水及含水乙醇。将乙酸或醋加入百部酊制剂和煎剂中，能提高百部的溶解度，破坏虮的黏附性，并使虮蛋白变性。50%乙醇对百部的有效成分提取较多，且对虮外膜渗透力较强。温度在35℃时，虮的发育最快，故以35℃药液处理虮，可加快虮中毒。

【目的】

1.去除头虱和虮，预防患者间传染和疾病传播。

2.预防皮肤感染和某些疾病传播，如流行性斑疹、伤寒、回归热。

3.减轻瘙痒症状，改善患者舒适度，维护患者自尊。

【操作程序】

1.评估

(1)患者的年龄、病情、意识、心理状态、合作程度及头虱、虮情况。

(2)患者的心理状态，有无自卑。

(3)患者或家人对虱、虮有关知识的了解程度。

2.准备

(1)患者准备：了解灭头虱、虮的目的、方法、注意事项和配合要点，能配合采取适当体位。必要时劝患者剪短头发，剪下的头发应用纸袋包裹焚烧。

(2)护士准备：修剪指甲，洗手，戴口罩、手套，穿好隔离衣。

(3)用物准备：治疗盘内备洗头用物、治疗巾2~3块、篦子(齿内嵌少许棉花)、治疗碗(内盛灭虱药液)、纱布数块、塑料帽子、隔离衣、布口袋(或枕套)、纸袋、清洁衣裤、清洁大单、被套、枕套、手套。治疗盘外备常用灭虱、虮药液、手消毒液。治疗车下层备水桶、生活垃圾桶、医用垃圾桶。

1)30%含酸百部酊剂：取百部30 g放入瓶中，加50%乙醇100 mL，再加入纯乙酸1 mL盖严，48小时后即可使用。

2)30%百部含酸煎剂：取百部30 g，加水500 mL煎煮30分钟，以双层纱布过滤，将药渣中的药液挤出。将药渣再加水500 mL煎30分钟，再以双层纱布过滤，挤出药液。将两次煎得的药液合并浓缩至100 mL，冷却后加入纯乙酸1 mL即可使用。

(4)环境准备：屏风遮挡或在治疗室进行。移开床头桌、椅，关好门窗，调节好室温。

3.实施　头虱、虮除灭流程见表5-10。

表 5-10　头虱、虮除灭法

操作流程	操作步骤	要点说明
1. 核对解释	(1)携用物至床边核对、解释 (2)用屏风遮挡	* 确认患者信息 * 若病情许可，可在治疗室进行，以维护患者自尊
2. 剃头剪发	必要时动员男患者或患儿剃去头发，女患者剪短头发	* 剪下的头发用纸包裹焚烧
3. 蘸药涂擦	(1)按洗头法做好准备，将头发分为若干小股 (2)用纱布蘸取灭虱药液，按顺序擦遍头发，反复揉搓 10 分钟，湿透全部头发 (3)戴帽子或用治疗巾严密包裹头发	* 防药液玷污面及眼部 * 注意用药后患者局部及全身反应情况 * 避免挥发，保证药液作用
4. 篦虱洗发	24 小时后取下帽子，用篦子篦去死虱、虮，清洗头发	* 如发现仍有活虱，须重复灭虱步骤
5. 更换衣被	(1)灭虱结束后，协助患者更换干净的衣裤、被服 (2)将污染衣裤和被服放入布口袋内，扎好袋口，按隔离原则处理	* 彻底消灭虱虮，避免传播
6. 整理记录	(1)整理床单位，清理用物 (2)除去篦子上的棉花，用火焚烧，梳子和篦子消毒后用刷子刷净 (3)凡患者接触过的布类和隔离衣均应装入袋内，扎好袋口高压灭菌 (4)脱手套，洗手，记录	* 减少致病菌传播 * 记录执行时间和效果

4. 评价

(1)患者舒适满意、自尊心得到保护。

(2)护士灭虱、虮彻底，无虱、虮传播。

(3)护患沟通有效，患者配合，患者及亲属掌握灭虱虮的方法。

【注意事项】

1. 操作过程中应注意防止药液溅入患者面部及眼部。

2. 用药过程中注意观察患者的局部及全身反应。

3. 严格执行消毒隔离制度，以防感染发生。

4. 注意保护患者及亲属的自尊及隐私。

【健康教育】

1. 指导患者经常检查头部卫生情况，观察有无头虱、虮，若有应采用灭虱虮法及时去除。

2. 嘱患者日常生活中应避免与感染虱虮者接触。自身有虱、虮的患者，用物应单独使用，并经常洗头，注意自身用物的清洁消毒，搞好个人卫生。

四、皮肤护理

皮肤由表皮、真皮和皮下组织组成，并含有附属器官如汗腺、皮脂腺、指（趾）甲等。它具有保护机体、感受刺激、吸收、分泌、调节体温、维持水盐代谢、修复及排泄废物等功能，对保障人体的健康起着重要的作用。完整的皮肤是抵御外界有害物质入侵的第一道屏障。皮肤新陈代谢迅速，其代谢产物如皮脂、汗液、表皮碎屑等与外界细菌及尘埃结合形成污物，黏附在皮肤表面，可刺激皮肤，降低皮肤的抵抗力，破坏皮肤的屏障作用，成为细菌入侵的门户。因此，定期进行皮肤护理（skin care），可以去除皮肤表面的污垢，保持皮肤清洁，预防感染，防止压力性损伤及其他并发症的发生，维护患者自身形象，促进皮肤健康，提高人体舒适度。

（一）评估

正常皮肤应是温暖、柔滑、滋润、有弹性、对温度和触摸感觉良好的状态，自我感觉清爽、舒适，无发红、破损、斑点、丘疹、水疱和硬结等疾病的征象。护士可通过视诊和触诊评估患者皮肤健康状况，作为患者一般健康资料和清洁护理的依据。护士评估患者皮肤时，应注意体位、环境（如室温）、汗液量、皮脂分泌、水肿及色素沉着等因素对评估准确性的影响。

1. 皮肤的评估　　包括皮肤的完整性、颜色、温度、质地（柔软度、湿润度、弹性），有无破损、皮疹、水疱或结节，皮肤病灶的部位及分布，皮肤的感觉，皮肤的清洁度等。

2. 患者的评估　　包括患者的意识状况，是否瘫痪或软弱无力，有无关节活动受限，需要完全协助还是部分协助，清洁习惯及对清洁品的选择，患者对皮肤健康知识的了解程度及要求等。

评估中应注意不易触及的皮肤隐匿部位，如女性乳房下及会阴部、男性阴囊部位。对存在感觉功能障碍、机体活动障碍及供血不足的患者，应加强其皮肤评估。对发现的皮肤问题，应向患者解释有关皮肤护理的知识，并指导患者学习相关卫生护理技术。

（二）皮肤的清洁护理

清洁皮肤可去除皮肤污垢，刺激皮肤血液循环。同时，皮肤清洁可使个体感觉清新、放松，保持良好的个人形象和维护自尊。因此，护士需指导患者采用合理的皮肤清洁方法。

沐浴频率应根据体力活动强度、是否出汗、个人习惯以及季节和环境变化特点适当调整。沐浴方式取决于患者的年龄、活动能力、健康状况及个人习惯等。

背部按摩法

通常在患者沐浴后进行。背部按摩可观察患者皮肤有无破损迹象，促进背部皮肤的血液循环，提供护患沟通渠道。

【目的】

1. 促进皮肤血液循环，预防压力性损伤等并发症。

2. 观察患者的一般情况、皮肤有无破损，满足患者身心需要。

【操作程序】

1. 评估　患者的年龄、病情、意识、心理状态、合作程度及背部皮肤状况。如患者有背部按摩的禁忌证(如背部手术或肋骨骨折等)，则不能进行背部按摩。

2. 准备

(1)护士自身准备：着装整齐，修剪指甲，洗手，戴口罩。

(2)患者准备：了解背部按摩的目的、方法、注意事项及配合要点；患者病情稳定，全身状况较好。

(3)用物准备：备好毛巾、浴巾、50%乙醇或按摩油/膏/乳、脸盆(内盛温水)、手消毒液、屏风。治疗车下层备生活垃圾桶、医用垃圾桶。

(4)环境准备：关闭门窗，室温调节在24℃以上，拉上窗帘或使用屏风遮挡。

3. 实施　背部按摩操作流程见表5-11。

表 5-11　背部按摩操作流程

操作流程	操作步骤	要点说明
1. 核对解释	(1)携用物到患者床旁，核对患者姓名、床号、腕带 (2)向患者及亲属解释注意事项 (3)按需给予便盆	*确认患者信息，取得配合
2. 拉帘调温	(1)围好屏风或拉上床帘，关闭门窗 (2)调节室温至 22~26℃	*保护患者隐私、防止患者受凉
3. 摆放体位	(1)将盛有 1/2~2/3 温水的脸盆置于床旁椅上 (2)协助患者俯卧或侧卧并使背部靠近并朝向护士 (3)浴巾盖于患者上半身	*有利于护士操作时省力 *避免床单位污染和患者受凉
4. 清洁背部	(1)露出患者的背部及臀部，将小毛巾包裹在手上呈手套状(图5-23) (2)依次擦拭患者的颈部、肩部、背部、臀部	*便于有效揉搓，防止损伤患者

续表5-11

操作流程	操作步骤	要点说明
5. 按摩背部	▲全背按摩 (1)两手沾少许按摩油或50%乙醇，用手掌按摩；从患者尾骶部开始，以环状动作沿脊柱旁向上按摩到肩部，转向下至腰部 (2)手再轻轻滑至臀部及尾骨处；有节奏地按摩数次 (3)再用拇指指腹由骶尾部开始沿脊柱按摩，至第七颈椎处(图5-24) ▲受压处按摩 沾少许按摩油或50%乙醇，将手掌的大、小鱼际肌部分紧贴皮肤，压力均匀地做向心方向按摩，由轻到重，再由重到轻，每次约3~5分钟 ▲电动按摩器按摩 操作者持按摩器，根据不同部位，选择合适的按摩头；紧贴皮肤进行按摩	*按摩的力量大小要足够刺激肌肉组织 *若局部出现压力性损伤的早期症状，则禁止按摩；可在受损部位外周用大拇指指腹以环状动作向外按摩
6. 穿衣摆位	(1)按摩完毕，用浴巾将皮肤上过多的按摩油或膏拭去 (2)撤去浴巾，协助患者穿衣 (3)协助患者采取舒适卧位	
7. 整理记录	(1)整理床单位及用物 (2)洗手，记录	*记录执行时间及护理效果

4.评价
(1)患者感觉清洁、舒适，身心愉快，无不良反应。
(2)护士动作轻巧，确保患者安全，有异常情况能及时处理。
(3)护患沟通有效，取得患者信任，患者获得皮肤卫生保健的知识与技能。

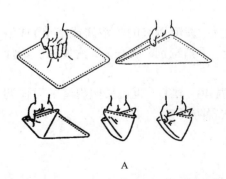

A

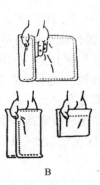

B

图5-23 包小毛巾法

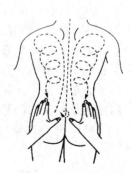

图5-24 背部按摩

【注意事项】

1. 操作过程中，注意监测患者生命体征，如有异常应立即停止操作。

2. 护士在操作时，应遵循人体力学原则，注意节时省力。

3. 按摩力度适中，避免用力过大造成皮肤损伤。

【健康教育】

1. 向患者及亲属进行健康宣教，讲解背部按摩对预防压力性损伤发生的重要性。

2. 指导患者经常自行检查皮肤；处于卧位或坐位时采用减压方法，对受压处皮肤进行合理按摩；并有计划、适度地活动全身。

3. 教育患者保持皮肤及床褥的清洁卫生，使患者及亲属积极参与自我护理。

淋浴和盆浴(shower and bath)

适用于病情较轻、有自理能力、能自行完成沐浴的患者。

【目的】

1. 去除污垢，清洁皮肤，保持舒适，增进健康。

2. 促进皮肤血液循环，增进皮肤排泄功能，预防感染和压力性损伤等并发症。

3. 活动肢体，放松肌肉，防止关节僵硬。

4. 观察患者全身皮肤有无异常，为临床诊断提供依据。

5. 增进护患沟通，建立良好的护患关系。

【操作程序】

1. 评估

(1)患者的年龄、病情、意识、自理能力、心理状态、配合程度及自行完成沐浴的能力。

(2)患者皮肤的清洁度和皮肤的健康情况。

(3)患者的皮肤清洁习惯，对皮肤清洁卫生知识的了解程度。

2. 准备

(1)患者准备：了解沐浴的目的、方法及注意事项；根据需要协助患者排便；准备浴衣及拖鞋。

(2)护士准备：着装整洁，洗手，戴口罩。

(3)用物准备：沐浴露(可根据皮肤的类型选择酸、碱度适宜的沐浴露或浴皂)或浴皂、毛巾2条、浴巾1条、清洁衣裤1套、防滑拖鞋、手消毒剂、润肤露、洗发液。治疗车下层备脸盆、水桶、生活垃圾桶、医用垃圾桶。

(4)环境准备：浴室温度调节在24℃以上，水温40~45℃，也可按照患者的习惯调节。浴室内清洁、有信号铃、扶手；浴室或浴盆内放置防滑垫。

3. 实施　淋浴和盆浴操作流程见表5-12。

表 5-12　淋浴和盆浴操作流程

操作流程	操作步骤	要点说明
1.解释、准备	(1)协助患者准备沐浴用品 (2)向患者解释有关事项 (3)贵重物品如手表、钱包等妥善保存	＊介绍信号铃的使用法，水温调节法，勿用湿手接触电源开关等 ＊入浴室后不宜闩门，将"正在使用"标记牌挂于浴室门外 ＊在确保安全的前提下，保护患者的隐私
2.护送入浴	(1)携带用物，送患者入浴室 (2)调节适宜室温、水温 (3)盆浴患者需扶助其进出浴盆	＊若患者不能自行完成沐浴，护士一起进入浴室，协助完成沐浴 ＊防止患者滑倒、着凉、烫伤 ＊必要时可在旁守护，防止患者发生意外
3.留意浴中	(1)护士应在可呼唤到的地方，并每隔5分钟检查患者的情况 (2)盆浴时水位不可以超过心脏水平 (3)浴盆中浸泡时间不可以超过20分钟	＊防止发生意外。若遇患者发生晕倒，应迅速抬出，平卧保暖，通知医生救治 ＊避免引起胸闷 ＊浸泡过久容易导致疲倦
4.操作后处理	(1)如患者采用盆浴，应根据情况协助患者移出浴盆，帮助患者擦干皮肤 (2)根据情况协助患者穿好清洁衣裤和拖鞋。协助患者回病室，取舒适卧位 (3)注意再次观察患者一般情况	＊注意保暖，防止患者受凉 ＊促进患者身体放松 ＊防止致病菌通过潮湿物品传播
5.协助整理	(1)协助患者拿走沐浴用物 (2)取下门外示意牌	
6.洗手记录	(1)洗手 (2)记录执行时间及护理效果	＊评价内容：患者沐浴过程安全、舒适，无意外发生；患者沐浴后感觉清洁、身心愉快

4.评价

(1)患者淋浴或盆浴后感到清洁、舒适，沐浴安全无意外发生。

(2)护士能协助患者沐浴，确保患者安全。

(3)护患沟通有效，患者获得了有关皮肤护理方面的知识。

【注意事项】

1.妊娠7个月以上的孕妇不宜盆浴。衰弱、创伤和患心脏病需卧床休息的患者，不宜盆浴和淋浴。

2.饭后1小时才能进行沐浴，以免影响消化吸收。

3.防止患者受凉、晕厥、烫伤、滑跌等意外情况发生。

4.若遇患者发生晕厥,应立即将患者抬出、平卧、保暖并通知医师配合处理。

5.传染病患者沐浴,应根据病种、病情按隔离原则进行。

6.活动能力有限者不宜淋浴,可采用床上擦浴。

【健康教育】

1.向患者及其亲属讲解保持皮肤清洁卫生的重要性。

2.介绍保持皮肤清洁卫生的相关知识,如指导患者经常检查皮肤的卫生状况,合理安排沐浴的次数和方法,选择合适的沐浴用品和护肤品。

3.指导患者沐浴时预防意外跌倒和晕厥的方法。

床上擦浴(bath in bed)

适用于病情较重、长期卧床、制动或活动受限(加使用石膏、牵引)及身体衰弱而无法自行沐浴的患者。

【目的】

1.去除污垢,清洁皮肤,使患者舒适,满足患者对清洁和舒适的要求。

2.促进皮肤血液循环,增强其排泄功能,预防压力性损伤等并发症。

3.活动肢体,使肌肉放松,防止关节僵硬和肌肉挛缩等并发症,保持良好的精神状态。

4.观察患者的全身皮肤等一般情况。

【操作程序】

1.评估

(1)患者年龄、病情、意识、肢体活动、皮肤状况,包括皮肤的完整性、颜色、温度、弹性、感觉、清洁度等。

(2)个人沐浴习惯及自理能力:对石膏固定牵引、长期卧床病重虚弱及生活不能自理的患者,应按皮肤状况给予床上擦浴。

(3)患者的心理反应、合作程度。

2.准备

(1)患者准备:了解床上擦浴的目的、方法、注意事项及配合要点,能积极配合操作;病情较稳定,全身状况较好;根据需要协助患者排便。

(2)护士准备:衣帽整洁,修剪指甲,洗手,戴口罩。

(3)用物准备:治疗盘内备浴巾2条、毛巾2条、浴皂或沐浴露、清洁衣裤和被服各1套、浴毯、治疗巾及小橡胶单、剪刀、50%乙醇、护肤用品(润肤剂、爽身粉)、梳子、手消毒液。治疗车下层备脸盆2个、水桶2个(一个盛50~52℃热水,按年龄、季节和个人习惯调节水温;一个盛污水)、生活垃圾桶、医用垃圾桶。还需准备屏风、便盆和便巾(必要时),女患者按需备溶液碗(备弯血管钳及10个浸有碘伏或苯扎溴铵/新洁尔灭溶液的棉球),供会阴擦洗用。

(4)环境准备:关闭门窗,调节室温,酌情用屏风遮挡或拉上窗帘。

3.实施　床上擦浴操作流程见表5-13。

表 5-13 床上擦浴操作流程

操作流程	操作步骤	要点说明
1. 核对解释	将用物携到床旁，核对患者信息，向患者及亲属解释操作目的	* 意识不清者，向亲属解释有关事项
2. 浴前准备	(1)关好门窗，室温调节为22~26℃ (2)用屏风遮挡患者，按需给便盆 (3)放平床头及床尾支架，放下床档，松开床尾盖被 (4)将面盆放于床旁桌上，倒入热水约盆2/3的量，测试水温	* 防止患者受凉 * 保护患者隐私 * 方便操作
3. 擦洗面颊	(1)将微湿小毛巾叠成手套状，为患者洗脸及颈部 (2)擦洗眼部：由内眦向外眦擦拭，洗完一侧再洗另一侧 (3)擦洗脸颈部：擦洗顺序为前额、颊部、鼻翼、人中、下颌、耳后、颈部 (4)同法擦洗另一侧 (5)用较干的毛巾再擦洗一遍	* 注意耳郭、耳后及颈部皮肤褶皱处
4. 擦洗上肢	(1)为患者脱下上衣，在擦洗部位下铺浴巾 (2)先用涂有浴皂/沐浴露的小毛巾由远心端向近心端擦洗上肢，再用湿毛巾拭去浴液，直至拭净浴液为止，最后用大浴巾边按摩边擦干 (3)同法擦另一侧	* 上衣先脱近侧，后脱远侧，如有外伤先脱健肢，后脱患肢。 * 每擦一个部位都应在其下面垫浴巾，以免弄湿床铺 * 擦腋下时抬高或外展手臂(图5-25) * 擦洗时动作快捷，可适当用力，但不宜过重 * 天冷时，可在被子内操作
5. 擦洗胸腹	(1)换水，将大毛巾铺于胸腹部 (2)先擦胸部，再擦腹部 (3)擦洗方法同上肢 (4)擦洗乳房应环形用力 (4)腹部以脐为中心，顺结肠走向擦洗	* 尽量减少翻身和暴露，每个部位擦洗完毕，应及时用浴巾遮盖，保护患者隐私，避免患者受凉 * 注意擦净腋窝、指间、脐部 * 动作不宜过重，注意女性乳房下褶褶 * 擦洗过程中，根据情况及时更换热水、脸盆及毛巾，防止患者受凉 * 注意观察病情，若患者出现面色苍白等情况，应立即停止擦洗，给予适当处理；擦洗时应观察皮肤有无异常

续表5-13

操作流程	操作步骤	要点说明
6. 擦洗背部	(1)协助患者侧卧,背向护士 (2)依次擦后颈、背部、臀部 (3)擦洗后进行背部按摩,协助患者穿好上衣	*用50%的乙醇按摩受压部位或涂抹爽身粉
7. 更衣平卧	换上清洁上衣,协助患者平卧	*上衣先穿远侧,后穿近侧;或先穿患肢,后穿健肢
8. 擦洗下肢	(1)换水并调好水温,脱下患者裤子并用毛巾覆盖 (2)将浴巾铺于擦洗部位下面 (3)露出近侧下肢,依次擦洗髋部,大腿及小腿 (4)同法擦另一侧	*注意擦净腹股沟
9. 清洗双足	(1)将盆移于患者足下,盆下先铺好浴巾 (2)患者屈膝,将双脚移入盆内,清洗足部及趾部(图5-26) (3)移开足盆,两脚放于浴巾上,擦干	*浴盆也可放于床旁椅上泡足 *必要时在足跟,内外踝用50%乙醇按摩,再涂抹爽身粉
10. 清洗会阴	(1)换水盆和毛巾,协助患者清洗会阴部 (2)不能自行清洗者,由护士协助完成	
11. 穿裤梳发	(1)换上清洁裤子,根据需要修剪指(趾)甲 (2)为患者梳发	
12. 整理记录	(1)整理床单位 (2)协助患者处于舒适卧位,开窗通风 (2)清理用物 (2)洗手,记录	*按需要更换床单 *记录执行时间及患者反应

4. 评价

(1)患者感觉清洁、舒适,身心愉快,无不良反应。

(2)护士动作轻巧,确保患者安全,有异常情况能及时处理。

(3)护患沟通有效,取得患者信任,患者获得皮肤卫生保健的知识与技能。

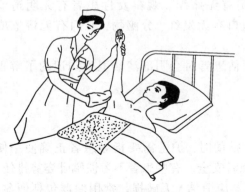

图 5-25　腋窝擦拭法

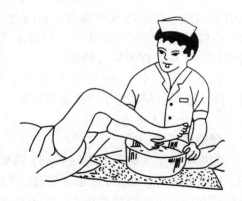

图 5-26　足浴

【注意事项】

1.遵循节力原则，两脚分开，降低身体重心。

2.注意患者保暖，控制室温，随时调节水温，及时为患者盖好浴毯。

3.注意遮挡，保护患者隐私，尽可能减少暴露。

4.动作敏捷、轻柔，减少翻动次数。通常于 15~30 分钟内完成擦浴。

5.注意保护伤口和引流管，避免伤口受压、引流管打折或扭曲。

6.注意观察患者病情变化及皮肤情况，如出现寒战、面色苍白、脉速等征象，应立即停止擦浴，并给予适当处理。

【健康教育】

1.向患者及亲属讲解皮肤护理的意义、方法及进行床上擦浴时的注意事项。

2.教育并指导患者经常观察皮肤健康状况，预防感染和压力性损伤等并发症发生。

五、会阴部护理

会阴部护理（perineal care）包括清洁会阴部及其周围皮肤。会阴部护理可单独或在淋浴中进行。有自理能力的患者可自行实施；对于自理能力受限的患者，护士可为其进行会阴部护理。由于会阴部涉及患者隐私，部分患者可能会感到困窘、害羞、局促不安等，但不能因此而忽视患者的卫生需求。护士应保护患者隐私，以严谨的科学作风和敏捷的操作技术来缓解患者的不安情绪。会阴部有许多孔道，致病菌很容易由此进入体内。此外，会阴部温暖、潮湿、通风较差，有利于细菌的滋生。患病时机体抵抗力降低，患者长期卧床，会阴部空气流通不畅，皮肤易破损，易导致病菌繁殖。因此，给患者进行会阴部护理对预防感染及增进舒适十分必要。

（一）评估

1.病情　评估患者有无大小便失禁、留置尿管、泌尿生殖系统炎症或手术等情况。

2.自理能力　了解患者日常会阴部清洁情况和自理能力，确定其是否需要他人协助完成会阴部清洁，以及需要他人协助的程度。

3.会阴部卫生状况　观察患者会阴部有无水肿、炎症等感染症状,观察会阴部皮肤有无溃疡、赘生物或肿块等,询问患者外阴有无瘙痒。观察女性患者有无阴道流血,白带颜色、气味是否正常。男性患者尿道口有无发红、分泌物,肛门有无痔疮或痔核脱出,局部有无异常肿块。

4.会阴部卫生知识的了解程度及技能　评估患者对会阴部清洁卫生知识的了解程度,评估患者会阴都清洁方法是否正确。

(二)会阴部的清洁护理

便器使用法

当患者由于疾病限制无法如厕,需要床上排便时,护士需要指导患者正确使用便器,并给予适当协助,促进患者舒适,并保证患者安全。有些患者不习惯躺卧姿势排便,在病情允许时可适当抬高床头,促进排便。便器应清洁,无破损。常用便器包括便盆、尿壶。材质有塑料、搪瓷和金属3种。临床上使用较广泛的是一次性塑料材质,一人一用,避免交叉感染。

【目的】

满足患者排便需要,促进患者舒适。

【操作程序】

1.评估

(1)患者的年龄、性别、病情、意识状态、自理能力。

(2)患者的心理状态、对便盆的认知及合作程度。

(3)环境是否清洁、安静、宽敞,光线是否适宜。

2.准备

(1)护士自身准备:着装整齐,修剪指甲,洗手,戴口罩。

(2)患者准备:了解便盆的使用目的、使用方法、注意事项及配合要点。

(3)用物准备:便盆、便盆巾、卫生纸、橡胶单、中单、手套、手消毒液。治疗车下层备生活垃圾桶、医用垃圾桶。必要时备屏风。

(4)环境准备:关闭门窗,屏风遮挡(或拉上隔帘)。

3.实施　便器使用流程见表5-14。

表5-14 便器使用流程

操作流程	操作步骤	要点说明
1.核对解释	便器上盖便器布,携至病床边,核对患者信息,向患者解释注意事项	*取得患者配合 *便器应清洁、无破损,天冷时可用热水把便器温热
2.屏风遮挡	用屏风遮挡或拉起隔帘,关闭门窗	*保护患者隐私
3.摆放卧位	帮助患者脱裤、屈膝	

续表5-14

操作流程	操作步骤	要点说明
4. 放置便器	(1)能配合的患者：一手托起患者腰骶部，同时嘱其抬高臀部；另一手将便器置于臀下，便器开口端向下放置（图5-27A） (2)无法配合的患者：先帮助患者侧卧，放置便器后，一手扶住便器，另一手帮助患者恢复平卧位（图5-27B），或两人协力抬起臀部，放置便器	*不可硬塞或硬拉便器，必要时在便器边缘垫以软纸或布垫，以免损伤骶尾部皮肤
5. 检查便器	检查患者臀部与便器位置是否适当；如患者不习惯于平卧姿势排便，在病情允许时可抬高床头	
6. 使用便器	根据患者的意愿，可守候在患者床旁，也可把卫生纸或呼叫器放于患者身边易取到的地方	
7. 取走便器	排便完毕，必要时帮助患者擦净肛门，盖上便器巾，及时取走便器	*减少不良刺激
8. 处理观察	(1)处理和清洁便器 (2)注意观察患者大小便情况并记录	*协助诊断和治疗

4.评价

(1)患者能配合操作，感觉安全和舒适。

(2)护士动作轻稳、协调，确保患者安全，有异常情况能及时处理。

(3)护患沟通有效，取得患者信任。

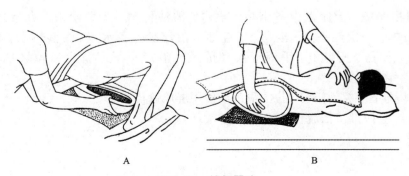

A   B

图5-27 给便器法

【注意事项】

1. 尊重并保护患者隐私。

2. 便盆应清洁无破损，表面光滑。

3. 金属便盆使用前需倒入少量热水加热。尤其是天气寒冷时，避免太凉而引起患者不适。

4. 必要时提供会阴部清洁护理。

【健康教育】

指导患者及亲属正确使用便盆，切勿硬塞或硬拉便器，以免损伤骶尾部皮肤。

会阴部清洁护理

对于泌尿生殖系统感染、大小便失禁、会阴部分泌物过多或尿液浓度过高导致皮肤刺激或破损、留置导尿管、产后及各种会阴部术后的患者，护士应协助其进行会阴部清洁，改善其舒适度，预防和减少生殖系统、泌尿系统的逆行感染。由于会阴部各个孔道彼此接近，故操作时应防止发生交叉感染。

【目的】

1. 保持会阴部清洁，预防和减少感染。

2. 保持有伤口的会阴部清洁，促进伤口愈合。

3. 为导尿术、留取中段尿标本和会阴部手术做准备。

【操作程序】

1. 评估

(1)患者目前的年龄、病情、治疗情况、意识状态。

(2)会阴部清洁程度，皮肤黏膜是否破损，有无伤口、流血及流液情况；有无大小便失禁或留置导尿管。

(3)患者的心理状态、对会阴部清洁的认知及合作程度。

(4)环境是否清洁、安静、宽敞，光线是否适宜。

2. 准备

(1)护士自身准备：着装整齐，修剪指甲，洗手，戴口罩。

(2)患者准备：了解会阴部清洁的目的、方法、注意事项及配合要点；协助患者取仰卧位。

(3)用物准备：治疗盘内备浴巾、毛巾、清洁棉球、无菌溶液、大量杯、镊子、橡胶单、中单、一次性手套、浴毯、卫生纸；治疗盘外备水壶(内盛热水，以不超过40℃为宜)、便盆、便盆巾、手消毒液和屏风。治疗车下层备生活垃圾桶、医用垃圾桶。

(4)环境准备：关闭门窗，拉上隔帘或使用屏风遮挡。

3. 实施　会阴部清洁流程见表5-15。

表 5-15　会阴部清洁流程

操作流程	操作步骤	要点说明
1. 核对解释	携用物至床边、核对解释	* 确认患者信息
2. 屏风遮挡	拉好隔帘或使用屏风，关闭门窗	* 保护患者隐私
3. 安置体位	协助患者取仰卧位。将盖被折于会阴部以下，将浴毯盖于患者胸部	* 便于暴露会阴部 * 保暖
4. 戴好手套	戴好一次性手套	* 预防交叉感染
5. 暴露会阴	暴露会阴部	* 便于操作
6. 准备温水	脸盆内放温水，将脸盆和卫生纸放于床旁桌上，将毛巾放于脸盆内	* 避免烫伤会阴部
7. 擦洗会阴	▲女性 (1) 安置体位：协助患者取仰卧位，屈膝，两腿分开 (2) 大腿上部：将浴毯上半部反折，暴露会阴部，用患者衣服盖于患者胸部。清洗并擦干两侧大腿的上部 (3) 阴唇部位：一手轻轻合上阴唇；另一只手擦洗阴唇外黏膜部分，从会阴部向肛门方向擦洗（从前向后） (4) 尿道口、阴道口：一手分开阴唇，暴露尿道口和阴道口。另一只手从会阴部向肛门方向轻轻擦洗各个部位，彻底擦净阴唇阴蒂及阴道口周围部分 (5) 放置便盆：先铺橡胶单、中单于患者臀下，再置便盆于患者臀下	* 保暖 * 保护患者隐私 * 皮肤皱褶处容易存留会阴部分泌物，造成致病菌滋生和繁殖 * 减少粪便中致病菌向尿道口传播的机会 * 减少致病菌向尿道口传播机会，每擦完一处，更换毛巾的不同部位，女性月经期或留置导尿管时，可用棉球清洁

续表 5-15

操作流程	操作步骤	要点说明
	(6)冲洗会阴:护士一手持装有温水的大量杯,一手持夹有棉球的大镊子边冲水边擦洗会阴部。从会阴部冲洗至肛门部,冲洗后,将会阴部彻底擦干(图5-28) (7)撤去盆单:撤去便盆、中单及橡胶单。协助患者放平腿部,取舒适卧位 ▲男性 (1)大腿上部:将浴毯上半部反折,暴露阴茎部位。用患者衣服盖于患者胸部。清洗并擦干两侧大腿上部 (2)阴茎龟头部:轻轻提起阴茎,将浴巾铺于下方。由尿道口向外环形擦洗阴茎龟头部(图5-29)。更换毛巾,反复擦洗,直至擦净阴茎龟头部 (3)阴茎体部:沿阴茎体由上向下擦洗,特别注意阴茎下皮肤 (4)阴囊部位:小心托起阴囊,擦洗阴囊下皮肤皱褶处	*将用过的棉球弃于便盆中 * 增加舒适,减轻焦虑 *保暖,保护患者隐私 *擦洗方向为从污染最小部位至污染最大部位,防止细菌向尿道口传播 *力量轻柔、适度,避免过度刺激 *轻柔擦拭,防止阴囊部位受压引起患者疼痛 *皮肤皱褶处容易有分泌物蓄积
8. 取侧卧位	将浴毯放回原位,盖于会阴部。协助患者取侧卧位	
9. 擦洗肛门	擦洗肛门	* 特别注意肛门部位的皮肤情况。必要时在擦洗肛门前,可先用卫生纸擦净
10. 涂抹软膏	如患者有大、小便失禁,可在肛门和会阴部位涂凡士林或氧化锌软膏	* 保护皮肤
11. 整理用物	(1)撤去浴毯和脏单,整理用物 (2)脱去一次性手套	*将一次性手套弃于医用垃圾桶中
12. 安置患者	协助患者穿好衣裤,协助患者取舒适卧位,整理床单位	* 促进患者舒适
13. 观察局部	观察会阴部及其周围部位的皮肤状况	
14. 准确记录	洗手,记录	* 记录执行时间及护理效果

4. 评价

(1)患者能配合操作,感觉安全和舒适。

(2)护士动作轻稳、协调。

(3)护患沟通有效,患者需要得到满足。

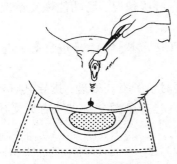

图 5-28　女患者会阴部护理

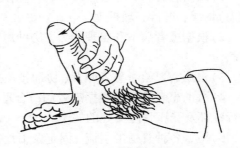

图 5-29　男患者会阴部护理

【注意事项】

1. 操作时,应符合人体力学原则,保持良好姿势,注意节时省力。

2. 擦洗溶液温度适宜,减少暴露,注意保暖及保护患者隐私。

3. 会阴部擦洗顺序为从污染最小部位至污染最大部位。每擦洗一处应更换毛巾不同部位。如用棉球擦洗,每擦洗一处,需更换棉球。避免交叉感染。

4. 留置导尿管者,需做好留置导尿管的清洁与护理:①清洁尿道口和导尿管周围,擦洗顺序由尿道口向远端依次擦洗导尿管的对侧上方到近侧下方;②检查留置导尿管及尿袋开始使用日期;③操作过程中导尿管置于患者腿下并妥善固定;④操作后注意导尿管是否通畅,避免扭曲或脱落。

5. 如患者有会阴或直肠手术,应用无菌棉球擦洗手术部位及会阴周围。

6. 女性月经期间宜采用会阴冲洗。

7. 注意观察会阴部皮肤黏膜情况。有伤口者需注意观察伤口有无红肿、分泌物的性状、伤口愈合情况。如发现异常,及时向医生汇报,并配合处理。

【健康教育】

1. 嘱患者经常检查会阴部卫生状况,及时做好清洁卫生,预防感染。

2. 指导患者掌握会阴部清洁方法。

六、晨晚间护理

晨晚间护理是优质护理服务的重要组成内容,是根据人们的日常生活习惯,为满足患者日常清洁和舒适需要而于晨起和就寝前执行的护理措施。

1. 晨间护理　晨间护理(morning care)是基础护理的重要工作内容。一般于患者晨间醒来后、诊疗工作前完成,可促进患者身心舒适,预防并发症。

(1)晨间护理目的

1)促使患者清洁、舒适,预防压力性损伤、肺炎等并发症的发生。

2）观察和了解患者病情，为诊断、治疗和调整护理计划提供依据。

3）进行心理和卫生指导，促进护患沟通，满足患者身心需要。

4）保持床单位和病室的整洁、美观。

（2）晨间护理内容

1）问候患者，了解患者的睡眠、病情（例如疼痛、呼吸情况、肠功能恢复情况、活动能力）情况，进行心理护理。

2）根据患者病情和自理能力，协助患者排便、留取标本、洗漱及进食等，进行卫生宣教。

3）根据需要给予患者叩背、协助排痰护理，必要时给予吸痰处理，指导其有效咳嗽。

4）协助患者翻身或根据患者病情合理摆放体位。检查患者全身皮肤有无受压变红，进行背部及受压骨隆突处的按摩。

5）检查各种管道的引流、固定及治疗完成情况。

6）清洁并整理床单位，必要时更换被服。

7）酌情开窗通风，保持病室内空气新鲜。

2. 晚间护理　晚间护理（evening care）是指晚间入睡前为患者提供的护理。通过晚间护理，为患者创造良好的夜间睡眠条件，促使患者舒适入睡。同时，还能了解患者的病情变化，增强其战胜疾病的信心。

（1）晚间护理目的

1）保持病房内安静、清洁、空气流通。

2）保持患者清洁卫生，使患者感觉舒适，促进睡眠。

3）观察患者的病情变化，预防潜在并发症。

4）促进护患沟通，满足患者身心需要，树立战胜疾病的信心。

（2）晚间护理内容

1）整理床单位，必要时予以更换。

2）根据患者病情和自理能力，协助患者洗漱（刷牙、漱口、洗脸、洗手、擦洗背部及臀部，用热水泡脚等），女患者给予会阴部冲洗。协助患者睡前排便。

3）协助患者取舒适卧位，并检查全身皮肤受压情况，观察有无压力性损伤的早期现象，按摩背部及骨隆突部位。

4）对患者疼痛进行评估并遵医嘱给予有效措施。

5）进行管道护理，妥善固定并保持管道通畅。

6）保持病室内空气流通，调节室温，根据情况增减盖被。

7）保持病室光线适宜，对于危重病室保留廊灯，便于观察患者病情变化。

8）及时督促探视人员离院，保持病室安静，减少噪声。巡视病房时做到四轻（"走路轻、说话轻、操作轻及关门轻"）。

9）经常巡视病室，了解患者睡眠情况，对睡眠不佳的患者给予相应的护理措施；同时观察患者病情变化及治疗的进展，并酌情处理。

第四节 疼痛患者的护理

预习案例

秦某，男，72岁，肺癌晚期，今日为入院第2天，患者时常主诉疼痛难忍，难以入睡。丁护士做晨间护理时发现患者精神差，眉头紧锁，咳嗽频繁并有气喘，难以交流。

思考
1. 丁护士应该如何评估患者的疼痛程度？
2. 丁护士可采取哪些护理措施缓解患者的疼痛？

疼痛是最常见、最严重的一种不舒适，也是最常见的临床症状之一。据报道，全世界大约30%的成年人患有慢性疼痛，我国至少有一亿以上的疼痛患者。疼痛的发生提示个体的健康受到威胁，它与疾病的发生、发展与转归有着密切的联系，也是评价治疗与护理效果的重要标准之一。护士应当掌握疼痛的相关知识和镇痛的相关技能，帮助和指导患者有效地避免疼痛、消除或减轻疼痛，促使其舒适。

一、疼痛概述

(一)疼痛的定义

1979年国际疼痛研究学会(International Association for the Study of Pain, IASP)将疼痛定义为"疼痛(pain)是一种令人不快的主观感受和情绪体验，伴随着现有的或潜在的组织损伤"。疼痛是主观的，是个体生理、情感和理性因素相互作用的结果。它是人体对损伤的防御性反应，它可以引起机体一系列病理和生理变化，也是疾病发展或某种并发症的信号。2002年世界疼痛大会将疼痛称为继体温、脉搏、呼吸、血压之后的"第五大生命体征"。

(二)疼痛的性质

疼痛不仅是某种特定刺激引起的一种单一感觉，还是主观且高度个体化的感觉。它具有以下性质特点。

1. 疼痛是一种主观感受，很难加以评估。

2. 疼痛常表示存在组织损伤，提示有治疗的必要。疼痛可以反映组织损伤的速率，但它不能显示出组织损伤的严重性或组织损伤的数量。

3. 相同程度的疼痛，因个人的耐受力不同，出现的反应也不同。

4. 疼痛的强度、持续时间、节律、性质随引起疼痛的原因或侵犯器官系统的不同而不同。

5. 疼痛存在一个明确的强度界限，即最大限度。当疼痛强度达到一定的程度，其强度就不会再增加。

6. 疼痛一般可以被治疗和治愈。

7. 疼痛是一种身体保护机制，是重要的预警信号。当机体碰到有害刺激（如遇到高热）时，通过回缩反射，以极快的速度避开。因此，失去或缺少痛觉反应的人，比较容易受伤。

（三）疼痛的发生机制

疼痛发生的机制十分复杂。随着科学的发展，对疼痛发生的机制已不断充实和完善，并且创立了新的学说，比如具有代表性的学说：致痛释放学说和闸门控制理论。但这些学说都不能全面合理地解释其机制。

研究认为，疼痛是由痛觉感受器、传导神经和疼痛中枢共同参与完成的一种生理防御机制。痛觉感受器是游离的神经末梢，当各种伤害性刺激作用于机体并达到一定程度时，可引起局部组织受损并释放某些致痛物质，如 5-羟色胺、缓释肽、组胺、乙酰胆碱、前列腺素、H^+、K^+ 等。这些物质作用于痛觉感受器，产生神经冲动，沿传入神经传导至脊髓，再通过脊髓丘脑束和脊髓网状束传至丘脑，最后投射到大脑皮质一定部位而引起疼痛。

人体的多数组织都有痛觉感受器。痛觉感觉器对疼痛刺激的反应及敏感度，随其在身体各部位的分布密度不同而有所不同。痛觉感受器在角膜、牙髓的分布最为密集，皮肤次之，肌层内脏最少。根据分布情况，可分为：

1. 浅层感受器　多分布于皮肤、角膜和口腔的复层鳞状上皮之间，是皮肤和体表黏膜的游离神经末梢。游离的神经末梢与皮肤的痛点相对应，容易定位。

2. 深层感受器　分布于牙齿、肌膜、关节囊、肌层、肌腱、韧带等处。其密度比表层稀疏，肌层分布更少，肌腱、肌层和筋膜的伤害性刺激会造成不同程度的深部疼痛，但不容易定位。

3. 内脏感受器　分布于内脏器官的被膜、腔壁、组织间及内脏器官组织的脉管壁上，是内脏感觉神经的游离裸露末梢，密度稀疏。内脏对缺血、缺氧、机械牵拉及炎症的感受很敏感，但对烧灼、切割等刺激不敏感。

（四）疼痛的类型

1. 病理分类

（1）躯体性疼痛：特点是刺激经由正常路径传入，如疼痛长期存在，可造成正常组织的损伤和潜在损伤，对非阿片类和（或）阿片类治疗有效。可分为身体痛和内脏痛，前者发生于骨、关节、肌肉、皮肤或结缔组织部位，性质多为剧痛或跳动性疼痛，并且常可清楚定位；后者可发生于内脏器官，如胃肠道和胰腺，其中实质性脏器被膜病变（如肿瘤）引起的疼痛往往剧烈并定位清楚，而空腔脏器病变（如梗阻）所致疼痛多定位不清楚，且常为间歇性绞痛。

（2）神经性疼痛：特点为感觉冲动经异常的外周或中枢神经系统传入，治疗往往需要辅助性止痛药。可分为中枢神经性疼痛和周围神经性疼痛，前者又可以分为传入性疼痛和交感神经源性疼痛；后者又可以分为多元神经痛和单一神经痛。

2. 临床分类

（1）急性疼痛：多发生于急性外伤疾病或外科手术后，发作迅速且程度由中至重度不等。其持续时间较短，常少于 6 个月。受伤部位痊愈后，疼痛经治疗可消失，也可自愈。

（2）慢性疼痛：特征是持续时间较长（超过 6 个月）且程度不一。常发生在慢性非恶性疼痛，如关节炎腰背痛、韧带痛、头痛和周围神经病变。可伴随疲乏、失眠、食欲减退、体重下降、抑郁、愤怒等症状。

（3）癌痛：常为慢性疼痛。晚期癌症患者的疼痛发生率约为60%～80%，其中1/3的患者为重度疼痛。癌症疼痛的原因：①肿瘤侵犯所致；②抗肿瘤治疗所致；③与肿瘤相关的疼痛；④非肿瘤或治疗所致。

3. 其他分类

（1）根据疼痛性质分类

1）钝痛：胀痛、酸痛、闷痛等。

2）锐痛：刺痛、灼痛、绞痛、切割痛、钻顶样痛、撕裂样痛等。

3）其他：压榨痛、牵扯痛、跳痛等。

（2）根据疼痛程度分类

1）微痛：似痛非痛，常常无其他的感觉复合出现。

2）轻度疼痛：疼痛程度轻微，范围局限，个体能正常生活，睡眠不受影响。

3）重度疼痛：指疼痛程度明显、较严重，多合并痛反应，睡眠受到影响。

4）剧烈疼痛：疼痛程度剧烈，痛反应剧烈，不能忍受，睡眠受到严重影响，可伴有自主神经功能紊乱或被迫体位。

（五）疼痛的原因

1. 温度刺激　身体的体表接触过高或过低的温度均会损伤组织，受伤的组织释放组胺等化学物质，刺激神经末梢而导致疼痛。

2. 化学刺激　强酸、强碱等化学物质不仅直接刺激神经末梢而导致疼痛，而且还使损伤组织释放致痛物质，而后再次作用于痛觉感受器，使疼痛程度加剧。

3. 物理损伤　刀切割、针刺、碰撞、肌肉受牵拉等均可使局部组织受损，刺激痛觉神经末梢引起疼痛。大部分物理性损伤可引起组织缺血、缺氧、淤血等可使组织释放致痛物质，加剧疼痛并延长疼痛时间。

4. 病理改变　疾病造成体内某些管腔堵塞，组织缺血缺氧，空腔脏器过度扩张，平滑肌痉挛或过度收缩，局部炎性浸润等均可引起疼痛。

5. 心理因素　情绪紧张或低落、愤怒、悲痛、恐惧等，都能引起局部血管收缩或扩张而导致疼痛，如神经性疼痛常由心理因素引起。此外，疲劳、睡眠不足、用脑过度也可以导致功能性头痛。

（六）疼痛的影响因素

个体对疼痛的感受和耐受力存在很大差异。疼痛受到很多因素的影响，即使是同样性质、同等强度的刺激，不同的个体产生的疼痛反应差异很大，同一个体在不同时期对同一疼痛刺激的反应也不相同。护士应充分掌握疼痛的相关知识和技能，提高疼痛护理水平，从而达到有效管理疼痛的目的。

1. 年龄　是影响疼痛的重要因素之一。个体对疼痛的敏感程度随年龄变化而不同。婴儿对疼痛敏感程度低于成年人；但随着年龄增长，对疼痛敏感度也随之增加；老年人对疼痛的敏感性又逐渐降低。

2. 个人经历　包括个体以往对疼痛的经验及对疼痛原因的理解和态度。疼痛经验是个体对刺激体验所获得的感觉，而个人对疼痛的理解和态度则直接影响其行为表现。

3.社会文化背景　患者所处的社会和环境、文化背景，可影响对疼痛的认知评价，进而影响对疼痛的反应。

4.个体差异　疼痛程度和表达方式，常因个体的性格和所处的特定环境不同而有所差异。自控力及自尊心较强的人常能忍受疼痛；善于情感表达的患者主诉疼痛的机会较多。患者单独处在一个环境中，常能忍受疼痛：如果周围有较多的人特别是有护士陪伴时，对疼痛的耐受性则明显下降。

5.情绪　情绪与疼痛之间存在相互影响的关系，积极的情绪如愉快、兴奋、自信可提高个体的疼痛阈值，减缓疼痛，消极的情绪如沮丧、恐惧、焦虑、失望可以加剧疼痛。

6.注意力　个体对疼痛的意识和注意程度会影响其对疼痛的感觉。当注意力高度集中于某件事时，痛觉可以减轻甚至消失。松弛疗法、音乐疗法、看电视、愉快的交谈等，均可分散患者对疼痛的注意力而减轻疼痛。

7.疲乏　患者疲乏时对疼痛的耐受性下降，痛觉加剧。当得到充足的睡眠和休息时，疼痛感觉可以减轻。

8.支持系统　疼痛患者需要亲属的支持和帮助，他们的陪伴、鼓励和赞扬可减少患者的孤独和恐惧感，从而减轻疼痛。

9.治疗及护理因素　很多治疗及护理操作因素可以引起或加剧患者疼痛。护士对疼痛的知识掌握不够或评估方法不当，可以影响对疼痛的判断与处理，导致患者得不到必要的镇痛处理。

二、疼痛的护理评估

疼痛是个体的主观感受，护士在评估患者疼痛时，首先应相信患者并确定疼痛原因，全面收集患者病史、体格检查和辅助检查资料，从患者的疼痛表现及影响因素等多方面评估其程度，制订相应的疼痛护理计划。

（一）评估原则

1.尊重患者的主诉　对于意识清醒的患者，疼痛评估的依据主要来自患者的主诉。医护人员应鼓励患者充分表述自己的疼痛感受，相信患者对疼痛感受的叙述。

2.全面评估疼痛　评估内容包括疼痛史、疼痛性质、部位、程度以及对患者生活质量的影响，评估其镇痛史，神经学、心理学等方面的相关检查。

3.动态监测疼痛　评估疼痛的发作情况、治疗效果及转归，有利于动态监测疼痛变化、镇痛治疗效果和不良反应，以便于镇痛药物剂量的调整。

（二）评估内容

1.患者的一般情况　包括年龄、性别、职业、诊断和病情等。

2.疼痛现病史患者　疼痛发生的时间、部位、性质、程度等，可按照 PQRST 的顺序获得相关信息。

P：诱发和缓解因素(provoking or precipitating factors)。

Q：疼痛的性质(quality of pain)。

R：疼痛的部位及范围(radiation of pain)。

S：疼痛的严重程度（severity of pain）。

T：疼痛的时间因素（timing），包括疼痛发作的时间，疼痛减轻或加重的时间，以及疼痛持续的时间。

3.患者医疗史　既往的疾病史、治疗史；药物滥用史；其他重大疾病及情况、既往所患的慢性疼痛情况等。

4.患者社会—心理状况　亲属和他人的支持情况，患者的精神状态和精神病史，药物滥用的危险因素，患者对疼痛治疗的态度和依从性等。

5.辅助资料　影像学及检验学结果。

6.镇痛效果的评估　包括对疼痛性质、程度和范围的再次评估，以及对疼痛治疗效果和不良反应的评价，从而为下一步疼痛管理提供可靠依据。对镇痛效果的评估主要依据患者的主诉，但也需注意客观指征，如呼吸、躯体反应等。

（三）疼痛程度的评估

1.疼痛评估表　表5-16为描述疼痛咨询表，可以帮助护士收集疼痛相关的资料。

表5-16　描述疼痛咨询表

咨询问题
（1）您觉得是什么地方疼？
（2）什么时候开始疼？
（3）您觉得是怎样的痛？尖锐的痛？还是钝痛？抽痛？还是规律的痛？
（4）您的疼痛有多严重或有多强烈？
（5）什么可以缓解您的疼痛？
（6）什么会让您觉得更痛？
（7）您曾试过什么方法来缓解疼痛？哪些是有用的？那些是无效的？
（8）依照过去的经验，您若有疼痛时会怎么处理？
（9）您的痛是一直持续的吗？若不是，一天或一星期痛几次？
（10）每一次疼痛持续多长时间？

通过与患者的沟通和表5-16中的问题，明确以下几点。

（1）疼痛的部位。

（2）疼痛的时间。

（3）疼痛的性质。

（4）疼痛时患者的反应。

（5）疼痛对患者的影响。

（6）区分生理性和心理性疼痛。

（7）疼痛的级别。

2.疼痛的分级　对疼痛的分级比较困难，主要是通过患者对疼痛体验的描述来确定，带有一定的主观性。目前主要有以下几种方法。

（1）世界卫生组织（WHO）四级疼痛分级法

1）0级：无痛。

2）1级（轻度疼痛）：有疼痛但不严重，可忍受、睡眠不受影响。

3）2级（中度疼痛）：疼痛明显、不能忍受、睡眠受干扰，要求用镇痛剂。

4）3级（重度疼痛）：疼痛剧烈、不能忍受、睡眠严重受干扰，需要用镇痛剂。

（2）评分法测量

1）文字描述评分法（verbal descriptors scale，VDS）：把一条线段4等分，0=无痛，1=微痛，2=中度疼痛，3=重度疼痛，4=剧痛。请患者按照自身疼痛的程度选择合适的描述（图5-30）。

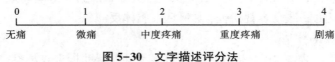

图5-30　文字描述评分法

2）数字评分法（numerical rating scale，NRS）：将一条线段10等分，按0~10分评估疼痛程度。0分表示无痛，10分表示剧痛，中间数字表示疼痛的程度，请患者自己评分。适用于疼痛治疗前后效果测定对比（图5-31）。

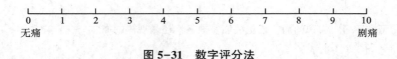

图5-31　数字评分法

3）视觉模拟评分法（visual analogue scale，VAS）：用一条10 cm长的线段，不作任何划分，仅在线段的两端分别注明无痛和剧痛，请患者根据实际感觉在线上标记疼痛的程度。0表示无痛，轻度疼痛平均值为2.57±1.04，中度疼痛平均值为5.18±1.41，重度疼痛平均值8.41±1.35（图5-32）。这种评分法使用灵活方便，患者有很大的选择自由，不需要选择特定的数字或文字。

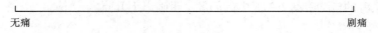

图5-32　视觉模拟评分法

4）面部表情评分法（faces pain scale-revised，FPS-R）：适用于任何年龄，无特定的文化背景及性别要求，各种急慢性疼痛的患者，特别是老人、小儿以及表达能力丧失者。该法最初是为了评估儿童疼痛而设计的，后在使用中逐步扩大了适用范围（图5-33）。它由6个表情脸谱组成，从微笑表情（代表不痛）到最后痛哭的表情（代表无法忍受的疼痛）。

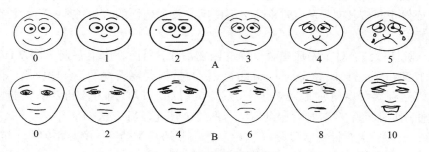

图 5-33　面部表情评分法

5)长海痛尺：此评估表是将数字评分表(NRS)的 0、2、4、6、8、10 的疼痛评分和对应的语言描述评分表(VRS)的 0、1、2、3、4、5 的疼痛描述进行匹配使用，研制而成长海痛尺评分法(图 5-34)。长海痛尺不仅保留了 NRS 和 VRS 两个常用评分法的优点和功能，而且解决了 NRS 评估法的随意性和主观性以及 VRS 评估时精确度不足的问题。

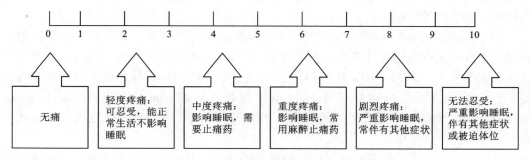

图 5-34　长海痛尺

三、疼痛患者的护理措施

治疗和护理疼痛的原则是尽早、适当地解除疼痛。早期疼痛比较容易控制，疼痛时间越长，患者对疼痛的感受越深，最后难以用药物解除。因此，一旦确定患者有疼痛，应该及时制订护理计划，采取措施减轻疼痛。

(一)寻找原因、对症处理

找出疼痛的原因，避免引起疼痛的诱因。对外伤引起的疼痛，应先给予止血、包扎等处理后再行止痛措施。对因胸腹部手术后引起的伤口疼痛，在术前应对患者进行健康教育，指导患者有效咳嗽、深呼吸及协助患者按压伤口等来缓解疼痛。

(二)给予止痛措施

1.药物止痛　目前仍然是治疗疼痛最基本、最常用的方法。护士应掌握药理知识，了解患者身体状况和有关疼痛治疗的方法，正确使用镇痛药物。镇痛药物种类甚多，在诊断未明确之前不能随意使用镇痛药物，以免掩盖症状，延误病情。对慢性疼痛患者应该掌握疼痛发作的规律，最好在疼痛发作前给药，这比疼痛发作后给药，用量要少且药效好。当疼痛缓解或停止时应及时停药，防止药物不良反应及耐药性的产生，某些药物长期使用可成瘾，应慎用。

(1)三阶梯疗法：对于癌症患者疼痛的药物治疗，目前临床上普遍采用 WHO 所推荐的三阶梯疗法(three steps analgesic ladder)。目的是根据疼痛程度，合理应用不同级别的镇痛剂，以达到缓解疼痛、减少药物不良反应的目的。其原则为依药效的强弱按阶梯顺序使用；使用口服药；按时联合服药；用药剂量个体化。其方法如下。

1)第一阶段：主要针对轻度疼痛患者。选用非阿片类药物、解热镇痛药、抗炎类药，如阿司匹林、布洛芬、对乙酰氨基酚等。

2)第二阶段：主要适用于中度疼痛患者。若应用非阿片类药物止痛无效，可选用弱阿片类药物，如可卡因、氨酚待因和曲马多等。

3)第三阶段：主要用于重度和剧烈疼痛患者。选用强阿片类药物，如吗啡、哌替啶、美沙酮等。

在癌痛治疗中，常采用联合用药法，即加用一些辅助药，以减少主药的用量和不良反应。常用的辅助药有非甾体类抗炎药、抗焦虑药和抗抑郁药，如阿司匹林地西泮、氯丙嗪和阿米替林等。

(2)患者自控镇痛法：患者自控镇痛法(patient controlled analgesia, PCA)是指患者根据其疼痛状况按压由计算机控制的镇痛泵的启动键，自行给予由医生预先设定剂量的止痛药物的方法。该方法可以满足不同患者、不同时刻、不同疼痛强度下的不同镇痛需要，并可以使药物在体内持续保持最小镇痛药物浓度(minimum effective analgesic concentration, MEAC)。相比传统的大量低频给药法，PCA 这种小量频繁给药的方式镇痛效果更好，也更安全。

2. 物理止痛　应用冷热疗法可以减轻局部疼痛。此外理疗按摩与推拿也是临床上常用的物理止痛方法。

应用各种人工的物理因子作用于机体，促使疼痛缓解，有利于疾病康复。常包括冷热疗法(如冰袋、冷湿敷或热湿敷、温水浴、热水袋等)，推拿、按摩和理疗等。

3. 针灸止痛　根据疼痛的部位，采用不同的穴位行针法或灸法，使人体经脉疏通、气血调和来达到止痛目的。针灸尤其对于神经系统引起的疼痛，疗效良好。如对神经性头痛、坐骨神经痛等都能获得理想的治疗效果。

(三)采用认知行为疗法

1. 松弛术　松弛术常用于非急性疼痛，可以带来许多生理和行为的改变，如血压下降，脉搏和呼吸减慢，耗氧减少，肌肉紧张度降低，代谢率下降，感觉平静和安宁。冥想、瑜伽和渐进性放松运动等都是松弛术。

2. 引导想象　利用想象某些使人产生愉快感觉的情景或经历的正向效果，来降低患者对疼痛的意识。如护士可以向患者描述一个绿草茵茵、溪水潺潺、花香馥郁的情景，使患者对此投以更多的注意，从而减少对疼痛的关注。

3. 分散注意力　网状激动系统在接受充足的或过度的感觉输入时，可以阻断疼痛刺激的传导。因此，通过向患者提供愉快的刺激，可以使患者的注意力转向其他事物，从而减轻对疼痛的关注，甚至增加对疼痛的耐受性。此方法最适用于持续几分钟的短促剧烈的疼痛。唱歌、大声描述照片或图片和愉快地交谈、下棋和做游戏等，都是分散注意力的方法。

4. 音乐疗法　音乐是一种有效的分散注意力的方法。一般应根据患者的喜好进行选择，如古典音乐或流行音乐。患者至少要听15分钟才有治疗作用。研究显示音乐对减轻患者疼痛效果很好。

5. 生物反馈　生物反馈是一种行为治疗方法，实施时，告诉患者有关生理反应的信息(如血压或紧张)和对这些反应进行自主控制的训练方法，以产生深部松弛的效应。此法对肌肉紧张和偏头痛尤其有效。但是学习并使用这种方法可能需要几个星期的时间。

(四)促进舒适

通过护理活动促进舒适是减轻或解除疼痛的重要措施。如帮助患者采取正确的姿势，提供舒适整洁的病室环境；确保患者所需的每件东西都能够伸手可及；患者所需的护理活动安排在药物显效时限内；在各项治疗前，给予清楚准确的解释，以减轻患者的焦虑，使其身心舒适，从而有利于减轻疼痛。

(五)健康教育

根据患者的情况选择教育内容。一般包括讲解疼痛的机制、疼痛的原因，如何面对疼痛，减轻或解除疼痛的自理技巧等。

四、特殊人群的疼痛护理

1. 儿童的疼痛护理　儿童受到发育水平和表达能力的限制，常不能准确表达疼痛。因此，儿童的疼痛容易不被注意和理解。护士应当在充分评估患儿疼痛程度的基础上，协助医生帮助患儿缓解疼痛。①护士应根据医嘱给予止痛药，注意药物的输注部位和滴速，备好拮抗剂，以防止并发症的发生。②定时评估患儿的疼痛水平，判断镇痛疗效，及时记录。密切监测患儿的生命体征及药物的不良反应，如恶心、呕吐和呼吸抑制等。③向医生提供患儿疼痛的相关信息，以便医生调整药物种类或剂量。④尽量减轻各种医疗护理操作对患儿的刺激，各项操作前护士态度要和蔼、语言亲切，主动与患儿交流，使患儿得到心理安慰，减轻其恐惧及焦虑感。⑤转移患儿对疼痛的注意力，在病区内设置儿童乐园，提供一些玩具和进行一些有趣的游戏活动，以分散和转移患儿对疼痛的恐惧。⑥鼓励患儿，为他们提供交流展示的空间环境，使患儿间互相交流，互相勉励，增强其对抗疼痛和战胜疾病的勇气和信心。⑦要取得家长的配合，指导和鼓励他们参加心理关怀工作，可有效改善患儿情绪，减轻疼痛的不良刺激。

2. 老年患者的疼痛护理　老年疼痛患者对疼痛治疗的顾虑明显高于年轻人。因此，护理中应注意对患者进行全面评估，鼓励其表达疼痛感受并给予充分的信任和理解。鼓励患者说出对镇痛药物和治疗的顾虑，给予正确的解释，消除其顾虑。另外，老年患者对阿片类药物治疗的毒性反应更敏感。因此，老年疼痛患者在使用阿片类药物时起始剂量应小于年轻人，一般为年轻人起始剂量的25%~50%，并根据患者的反应逐步加量。还应特别注意对镇痛药物不良反应的观察、预防和处理。

五、护理评价

1. 患者重返正常的日常生活，与他人正常交往。

2. 患者感觉疼痛减轻，身体状况和功能得到改善，自我感觉舒适。

3. 患者的焦虑情绪减轻，休息与睡眠质量良好。

4. 患者一些疼痛的征象减轻或消失。

5. 经过护理后，患者对疼痛的适应能力增强。

课程思政

在护理操作中应注重护理职业素质培养，将践行社会主义核心价值观的内涵量化在基础护理操作中，在实践中培养良好的职业道德和沟通能力。在实施每项护理操作前，应与病人及家属做好沟通，解释操作的目的，取得病人的信任和同意；要注意保护病人隐私，消除或减轻病人的疑惑和尴尬等不良情绪；要体贴爱护病人，时刻关心病人的感受，树立"以病人为中心"的服务理念，彰显现代护理人才的专业素养和精神风貌。

本章小结

1. 舒适是个体身心处于轻松自在、满意、没有焦虑，没有疼痛的健康和安宁状态的一种自我感觉。它包括生理舒适、心理舒适、社会舒适和环境舒适4个方面。

2. 按照自主性，卧位可分为主动卧位、被动卧位和被迫卧位3种；根据平衡性，卧位可分为稳定性卧位和不稳定性卧位。医院常用卧位有仰卧位(去枕仰卧位、中凹卧位、屈膝仰卧位)、侧卧位、斜坡卧位、端坐位、俯卧位、头低足高位、头高足低位、膝胸卧位和截石位等。护士应熟悉各种卧位的摆放要求，根据病情的需要，协助和指导患者采取正确、舒适、安全的卧位。

3. 清洁是人类最基本的生理需要之一。护士应及时评估患者的卫生状况，并根据患者自理能力、卫生需求及个人习惯指导并协助其进行口腔护理、头发护理、皮肤护理、会阴部护理等，确保患者的清洁与舒适，预防感染和并发症的发生。

4. 疼痛是最常见、最严重的一种不舒适。它是一种令人不快的主观感受和情绪体验。护士应全面收集患者病史、体格检查和辅助检查资料，从患者的疼痛表现及影响因素等多方面评估其程度，制订相应的疼痛护理计划，采取措施减轻疼痛。

思考题

1. 什么是舒适？请列举舒适与不舒适的情形。

2. 以下各种病情应安置何种卧位？

休克、产妇分娩、胎膜早破、甲状腺次全切除术后支气管哮喘急性发作、右肺背段肺脓肿、跟骨牵引、胃大部切除术后、颈椎骨折、部深 I 度烧伤、胎儿臀位。

3. 简述为昏迷患者进行特殊口腔护理的注意事项。

4. 简述晨间护理和晚间护理的目的与内容。

5. 简述斜坡卧位的适用范围和临床意义。

6. 简述疼痛的特征。

7. 简述疼痛的评估内容。

8. 简述常用疼痛评估工具并比较其优缺点。

9. 简述疼痛患者的护理措施。

舒适习题检测

第六章

休息与活动

休息与活动课件

学习目标

识记
1. 能正确描述睡眠各时相的特点。
2. 能正确陈述失眠的原因及诊断标准。
3. 能正确陈述关节活动练习的目的。
4. 能正确陈述压疮发生的原因、高危人群、易发生部位及临床分期。

理解
1. 能正确解释休息的意义和条件。
2. 能正确说明个体对睡眠的需要。
3. 能正确判断影响睡眠的因素。
4. 能正确理解住院患者睡眠的特点。
5. 能正确理解活动的意义。
6. 能正确判断活动受限的原因及对机体的影响。
7. 能正确判断患者的肌力和机体活动能力的级别。
8. 能正确比较压力性损伤各期的临床表现。

应用
1. 能运用正确的方法收集患者的睡眠资料,并保证收集的资料全面、准确。
2. 能采取适当的护理措施协助患者休息。
3. 能采取有效的护理措施促进患者的睡眠。
4. 能运用正确的方法评估患者的活动情况,并保证评估的内容全面、准确。
5. 能采取恰当、有效的护理措施协助患者活动。
6. 能根据压力性损伤的分期,运用所学知识和技能正确实施相应的治疗和护理措施。

　　休息与活动是人类生存和发展的基本需要之一，适当的休息与活动对健康人来说，可以消除疲劳、促进身心健康；对患者来说，是减轻病痛、促进康复的基本条件。护士应掌握协助患者休息与活动的意义、条件及方法，并在实际工作中根据患者的具体情况，发现并解决患者休息与活动方面存在的问题，满足患者的需要，促进疾病康复。

第一节　休息与睡眠

预习案例

　　患者郭某，女性，22 岁，母亲一个月前因病去世。患者主诉入睡困难，难以维持睡眠，睡眠质量差。这种情况已经持续了 1 个月，并出现头晕目眩、心悸气短、体倦乏力、急躁易怒、注意力不集中、健忘等症状。

　　思考
　　1. 患者目前的主要问题是什么？
　　2. 出现该问题的主要原因是什么？
　　3. 护士应采取哪些护理措施帮助患者解决该问题？

一、休息

　　休息（rest）是指通过改变当前的活动方式，使身心放松，处于一种没有紧张和焦虑的松弛状态。休息包括身体和心理两方面的放松，通过休息，可以减轻疲劳和缓解精神紧张。

　　（一）休息的意义

　　休息对维护健康具有重要的意义，具体表现为：①休息可以减轻或消除疲劳，缓解精神紧张和压力；②休息可以维持机体生理调节的规律性；③休息可以促进机体正常的生长发育；④休息可以减少能量的消耗；⑤休息可以促进蛋白质的合成及组织修复。

　　（二）休息的条件

　　1. 身体方面　　身体舒适是保证有效休息的重要条件，各组织器官功能良好，功能正常；皮肤完整，无破损；关节肌肉活动正常；身体各部位清洁、无异味、无疼痛、无感觉异常，卧位舒适才能得到真正的休息。

　　2. 心理方面　　个体的心理和情绪状态同样会影响休息的质量个体患病时通常会伴有情绪、行为及日常生活形态方面的变化，患者会出现害怕、焦虑、烦躁不安、抑郁、沮丧、依赖等情绪变化和精神压力，这些都会直接影响患者的休息和睡眠状况。

　　3. 环境方面　　医院的物理环境是影响患者休息的重要因素，环境性质可以决定患者的心理状态。环境中的空间、温度、湿度、光线、色彩、空气、声音等对患者的休息、疾病康复均有不同程度的影响。

　　4. 睡眠方面　　睡眠的数量和质量是影响休息的重要因素，无论患者属于原发性睡眠障碍或住院后的继发性睡眠障碍,都可以引起睡眠数量的不足或质量的下降,影响患者的休息和疾病的康复。

(三)协助患者休息的措施

1. 增加身体的舒适　身体舒适对促进休息非常重要,在休息之前应当把患者身体方面的不适降至最低程度。因此,及时评估并减轻身体的不适,如疼痛、恶心、呕吐、咳嗽、饥饿、口渴和姿势与体位、个人卫生等方面的不适,是保证患者充分休息的基础。

2. 促进心理的放松　心情愉快、精神放松是保证休息质量的关键,护士可以从引起患者焦虑和紧张的因素入手,调动患者家庭和社会支持系统,如家人、朋友、同事等,帮助患者排解心中的苦闷和压抑,指导患者以积极的心态正确面对疾病,保持健康的心理状态。建立良好的护患关系,真诚地理解、同情、关心、支持和帮助每一个患者,真正解决患者的心理问题。

3. 保证环境的和谐　应保持环境的安全、安静、整洁和舒适,为患者提供舒适的病床、合理的空间、适宜的光线、必要的遮挡,并保持室内适当的温度和湿度及空气的清新流动。医务人员需做到走路轻、说话轻、关门轻、操作轻。对患者的医疗及护理活动应相对集中,除特殊情况外,各种治疗及护理项目应集中在白天进行,尽量避免占用患者的休息时间。多个患者居住的大房间应提示每个患者注意保持安静,尊重其他患者的正当权利和生活习惯,合理安排探视及陪伴时间。重危患者的抢救应尽可能安排在单间,以免影响其他患者的休息。

4. 保证足够的睡眠　护士在协助患者休息的过程中,要全面评估影响患者睡眠的因素及患者个人的睡眠习惯,综合制定促进睡眠的措施,保证患者睡眠的时间和质量,以达到有效休息的目的。

二、睡眠

睡眠(sleep)是一种周期发生的知觉的特殊状态,由不同时相组成,对周围环境可相对地不做出反应。睡眠是休息的一种重要形式,通过睡眠可以使人的精力和体力得到恢复,可以保持良好的觉醒状态,这样人才能精力充沛地从事劳动或其他活动。睡眠对于维持人类的健康,尤其是促进疾病的康复,具有十分重要的意义。

(一)睡眠的生理机制

1. 睡眠的发生机制　睡眠中枢位于脑干尾端,研究发现,脑干尾端与睡眠有非常密切的关系,此部位各种刺激性病变可引起过度睡眠,而破坏性病变可引起睡眠减少。睡眠中枢向上传导冲动作用于大脑皮层(或称上行抑制系统),与控制觉醒状态的脑干网状结构上行激动系统的作用相拮抗,从而调节睡眠与觉醒的相互转化。

2. 睡眠的生理特点　睡眠是一种周期现象,是循环发生的,一般每天一个周期。睡眠时视、触、嗅、听等感觉减退,骨骼肌反射和肌肉紧张度减弱,自主神经功能可出现一系列改变,如血压下降、心率减慢、呼吸变慢、瞳孔缩小、尿量减少、代谢率降低、胃液分泌增多、唾液分泌减少、发汗增强等。

3. 睡眠时相　根据睡眠发展过程中脑电波变化和机体活动功能的表现,将睡眠分为慢波睡眠(slow wave sleep, SWS)和快波睡眠(fast wave sleep, FWS)两个睡眠时相(sleep

phase）。睡眠过程中两个时相互相交替进行。

（1）慢波睡眠：又称非快速眼球运动睡眠（non rapid eye movement sleep，NREM sleep），为正常人所必需。在慢波睡眠中，机体的耗氧量下降，但脑的耗氧量不变；同时，腺垂体分泌生长激素明显增多。因此，慢波睡眠有利于促进生长和体力恢复。慢波睡眠分为 4 个时期。①入睡期（Ⅰ期）：此期为清醒与睡眠之间的过渡时期，只维持几分钟，是所有睡眠期中睡得最浅的一期，很容易被唤醒。在这一期，生理活动速度开始降低，生命体征与新陈代谢逐渐减慢。②浅睡期（Ⅱ期）：此期仍可听到声音，仍然容易被唤醒，身体功能活动继续减慢，肌肉逐渐放松。此期大约持续 10~20 分钟。③中度睡眠期（Ⅲ期）：此期肌肉完全放松，生命体征数值下降，但仍然规则，身体很少移动，很难被唤醒。此期大约持续 15~30 分钟。④深度睡眠期（Ⅳ期）：此期身体完全松弛且无法移动，极难被唤醒，腺垂体分泌生长激素，人体组织愈合加快。此期大约持续 15~30 分钟。

（2）快波睡眠：又称快速眼球运动睡眠（rapid eye movement sleep，REM sleep），此期的睡眠特点是眼球转动很快，脑电波活跃，与觉醒时很难区分。其表现与慢波睡眠相比，各种感觉进一步减退，唤醒阈值提高，骨骼肌反射和肌肉紧张度进一步减弱，肌肉几乎完全松弛，可有间断的阵发性表现，如眼球快速运动、部分躯体抽动、血压升高、心率加快、呼吸加快且不规则等。做梦是快波睡眠的特征之一。在快波睡眠中，脑的耗氧量增加，脑血流量增多且脑内蛋白质合成加快，但生长激素分泌减少。快波睡眠与幼儿神经系统的成熟有密切的关系，可能有利于建立新的突触联系，能够促进学习记忆和精力恢复。快波睡眠对精神和情绪上的平衡最为重要。睡眠各阶段的变化见表 6-1。

表 6-1　睡眠各阶段变化

睡眠分期	特点	生理表现	脑电图特点
NREM 期第Ⅰ期	可被外界的声响或说话声惊醒	全身肌肉松弛，呼吸均匀，脉搏减慢	低电压 α 节律，频率为 8~12 次/秒
NREM 期第Ⅱ期	进入睡眠状态，但仍易被惊醒	全身肌肉松弛，呼吸均匀，脉搏减慢，血压、体温下降	出现快速、宽大的梭状波，频率为 14~16 次/秒
NREM 期第Ⅲ期	睡眠逐渐加深，需要巨大的声响才能使之觉醒	肌肉十分松弛，呼吸均匀，心率减慢，血压、体温继续下降	梭状波与 δ 波交替出现
NREM 期第Ⅳ期	为沉睡期，很难唤醒，可出现梦游和遗尿	全身松弛，无任何活动，脉搏、体温继续下降，呼吸缓慢均匀，体内分泌大量生长激素	缓慢而高的 δ 波，频率为 1~2 次/秒
REM 期	眼肌活跃，眼球迅速转动，梦境往往在此时期出现	心率、血压、呼吸大幅度波动，肾上腺素大量分泌。除眼肌外，全身肌肉松弛，很难唤醒	呈不规则的低电压波形，与 NREM 第Ⅰ期相似

4.睡眠周期　在正常状况下，睡眠周期(sleep cycle)是慢波睡眠与快波睡眠不断重复的形态。每一个睡眠周期都含有60~120分钟不等的有顺序的睡眠时相，平均是90分钟。在成人每次6~8小时的睡眠中，平均包含4~6个睡眠时相周期。正常睡眠时，在入睡后最初的20~30分钟，从慢波睡眠的入睡期进入浅睡期和中度睡眠期，再经深度睡眠期返回到中度睡眠期和浅睡期，再从浅睡期进入快波睡眠，大约持续10分钟后，又进入浅睡期。每一时相所用的时间也会发生变化，刚入睡时，慢波睡眠的中度和深度睡眠占90分钟，快波睡眠持续不超过30分钟；进入深夜，快波睡眠会延长到60分钟，而慢波睡眠的中度和深度睡眠时间会相应地缩短。越接近睡眠后期，快波睡眠持续时间越长。睡眠周期在白天小睡时也会出现，但各期睡眠时间长短依小睡的时间而定。在睡眠周期的交替进行中，如果在任何一期将个体唤醒，再继续睡眠时，不会回到将其唤醒的那个睡眠时相中，而是从睡眠最初状态开始。在夜间，若患者的睡眠经常被中断，患者将整夜无法获得深度睡眠和快波睡眠，患者正常的睡眠形态受到干扰，睡眠质量大大下降，因此患者就不得不通过增加睡眠总时数来补充缺乏的深度睡眠和快波睡眠，以至于造成睡眠形态发生紊乱。因此，为了帮助患者获得最佳的睡眠，护士应在了解睡眠的规律和特点的基础上，全面评估患者睡眠的需要以及影响睡眠的因素，从而保证患者睡眠的质量和连续性。

5.睡眠需要　对睡眠的需要因人而异。睡眠量受年龄、个体健康状况、职业等因素的影响。新生儿24小时中大多处于睡眠状态，1周以后为16~20小时；婴儿为14~15小时；幼儿为12~14小时；学龄儿童为10~12小时；青少年为8~9小时；成人一般为7~8小时；50岁以上人群平均为7小时。疲劳、怀孕、术后或患病状态时，个体的睡眠需要量会明显增加；体力劳动者比脑力劳动者需要的睡眠时间长；劳动强度大、工作时间长的人需要的睡眠时间也长；肥胖者对睡眠的需要多于瘦者。各睡眠时相所占时间的比例也随年龄的变化而变化。快波睡眠的时长比例在婴儿期大于儿童期，青年期和老年期逐渐减少。深度睡眠的时间随年龄增长而减少，入睡期和浅睡期的时间随年龄的增长而增加。老年人睡眠的特点是早睡、早醒且中途觉醒较多，与年龄增长睡眠深度逐渐降低有关。总之，随着年龄的增长，总的睡眠时间减少，首先是慢波睡眠中的第Ⅳ期时间的减少；睡眠过程中醒来的次数增多；慢波睡眠第Ⅰ、Ⅱ期所占的睡眠时间增加。

(二)睡眠的评估

1.影响睡眠因素的评估

(1)年龄因素：通常睡眠时间与年龄成反比，即随着年龄的增长，个体的睡眠时间逐渐减少。

(2)生理因素：睡眠是一种周期性现象，一般发生在昼夜性节律的最低期，与人的生物钟保持一致。昼夜性节律是指人体根据内在的生物性规律，在24小时内生物性活动规律地运行，相当于一个人的生物时钟，每天24小时周期规律运转，形成一个人的日常生活节奏，反映出人体在生理与心理方面的起伏变化，如激素分泌的变化、体温的变化、代谢的变化等，并随个体疾病和情绪的不同而改变。

(3)病理因素：几乎所有的疾病都会影响原有的睡眠形态。患病的人需要更多的睡眠时间，然而，因躯体疾病造成的不适、疼痛、心悸、呼吸困难、瘙痒、恶心、发热、尿频等症状均会影响正常的睡眠。伴有失眠的疾病有高血压、心脏病、哮喘、睡眠呼吸暂停综合征、消化性溃疡、甲状腺功能亢进、关节炎、癌症及过度肥胖等。

（4）药物因素：药物影响睡眠过程的作用机制非常复杂，某些神经系统用药、抗高血压药、抗组胺药、平喘药、镇痛药、镇静药、激素等均对睡眠有一定的影响。如应用β受体阻断药可以出现失眠、睡眠中断及噩梦等不良反应；利尿剂的应用会导致夜尿增多而影响睡眠；安眠药能够加速睡眠，但只能在短时间内（1周）增加睡眠量，长期使用会产生白天嗜睡、疲乏、精神错乱等不良反应。长期不恰当地使用安眠药，可产生药物依赖或出现戒断反应，加重原有的睡眠障碍。

（5）情绪因素：任何强烈的情绪变化及不良的心理反应，如焦虑、紧张、喜悦、愤怒、悲哀、恐惧、抑郁等均可能影响正常睡眠。患者由于生病及住院产生的情绪及心理变化，如对疾病的担忧、经济压力、角色转变等都可能造成睡眠障碍。

（6）食物因素：一些食物及饮料的摄入也会影响睡眠状况。含有较多 L-色氨酸的食物，如肉类、乳制品和豆类能促进入睡，缩短入睡时间，是天然的催眠剂。浓茶、咖啡及可乐中含有咖啡因，饮用后使人兴奋难以入睡，对睡眠不好的人应限制摄入，尤其在睡前 4~5 小时应避免饮用。

（7）生活方式：长期处于紧张忙碌的工作状态，生活无规律，缺乏适当的运动和休息，或者长期处于单调乏味的生活环境中，缺少必要的刺激，都会影响睡眠的质量。

2.睡眠障碍的评估　睡眠障碍（sleep disorder）是指睡眠数量及质量的异常，或在睡眠时出现某些临床症状，也包括影响入睡或保持正常睡眠能力的障碍，如睡眠减少或睡眠过多，以及异常的睡眠相关行为。其中失眠症在人群中最为常见。

（1）失眠（insomnia）：失眠是临床上最常见的睡眠障碍，是以入睡及睡眠维持困难为主要表现的一种最常见的睡眠障碍，是睡眠质量或数量不能满足正常需求的一种主观体验。

我国根据目前国际上对失眠症诊断标准及国内实际情况，在《中国精神障碍分类与诊断标准第 3 版》（CCMD-3）中提出对原发性失眠的诊断标准：一种以失眠为主的睡眠质量不满意状况，其他心理及身体的不适症状均继发于失眠，包括难以入睡、睡眠不深、易醒、多梦、早醒、醒后不易再睡、醒后不适感、疲乏或白天困倦。失眠可引起患者焦虑、抑郁或恐惧心理，并导致精神活动效率下降，妨碍社会功能。

1）症状标准：①几乎以失眠为唯一的症状，包括难以入睡、睡眠不深、多梦、早醒，或醒后不易再睡，醒后不适感、疲乏，或白天困倦等；②具有失眠和极度关注失眠结果的优势观念。

2）严重标准：对睡眠数量、质量的不满引起明显的苦恼或社会功能受损。

3）病程标准：至少每周发生 3 次，并至少已持续 1 个月。

4）排除标准：排除躯体疾病或精神障碍症状导致的继发性失眠；如果失眠是某种躯体疾病或精神障碍（如神经衰弱，抑郁症）症状的一个组成部分，不另诊断为失眠症。

（2）发作性睡眠（narcolepsy）：是指不可抗拒的突然发生的睡眠，并伴有猝倒症、睡眠瘫痪和入睡幻觉，是一种特殊的睡眠障碍，特点是不能控制的短时间嗜睡，发作时患者可由清醒状态直接进入快波睡眠，睡眠与正常睡眠相似，脑电图亦呈正常的睡眠波形。一般睡眠程度不深，易唤醒，但醒后又入睡。一天可发作数次至数十次不等，持续时间一般为十余分钟。发作性睡眠属于快波睡眠障碍，医护人员应正确地认识和处理发作性睡眠，对发作性睡眠患者，应选择药物治疗，护士应指导患者学会自我保护，注意发作前兆，减少意外发生，告诫患者禁止从事高空、驾车及水上作业等工作，避免发生危险。

（3）睡眠过度（hypersomnia）：表现为过多的睡眠，可持续几小时或几天，难以唤醒。睡眠过度可发生于多种脑部疾病患者，如脑血管疾病、脑外伤、脑炎、第三脑室底部和蝶鞍附近的脑瘤患者等，也可见于糖尿病、镇静剂过量患者等，还可见于严重的忧郁、焦虑等心理疾病者，患者通过睡眠逃避日常生活的紧张和压力。

（4）睡眠呼吸暂停（sleep apneas）：是以睡眠中呼吸反复停顿为特征的一组综合征，每次停顿≥10秒，通常每小时停顿次数>20次，临床上表现为时醒时睡，并伴有动脉血氧饱和度降低、低氧血症、高血压及肺动脉高压症状。睡眠呼吸暂停可分为中枢性和阻塞性呼吸暂停两种类型。目前认为中枢性呼吸暂停是由于中枢神经系统功能不良造成的，可能是由与快波睡眠有关的脑干呼吸机制的失调所致。阻塞性呼吸暂停发生在严重、频繁、用力地打鼾或喘息之后。睡眠呼吸暂停的危险因素包括肥胖、颈围增加、颅面部畸形、甲状腺功能减退和肢端肥大症等。研究表明，睡眠呼吸暂停是心血管疾病的危险因素，与高血压之间存在因果关系。对于睡眠呼吸暂停的患者，护士应指导其采取正确的睡眠姿势，以保证呼吸道通畅。

（5）睡眠剥夺（sleep deprivation）：是睡眠时间和睡眠时相的减少或损失。一般成年人持续觉醒15～16小时，便可成为睡眠剥夺，此时极易转为睡眠状态。在实际生活中，睡眠剥夺是许多人尚未认识到的一种常见公共健康问题，目前的研究发现，可能有1/3或1/3以上的人因睡眠剥夺而罹患嗜睡等疾病。睡眠剥夺可引起睡眠不足综合征，出现心理、认知、行为等方面的异常表现。在行为方面，睡眠剥夺对行为速度的影响比对行为准确性的影响更为明显；对情绪的影响比对认知的影响大，并反过来对行为造成影响。能够逆转睡眠剥夺的唯一方式是恢复性睡眠，其时间远远低于睡眠剥夺的时间。

（6）梦游症（sleepwalking）：又称夜游症、梦行症或睡行症。主要见于儿童，以男性为多，随着年龄的增长症状逐渐消失，提示该症系中枢神经延缓成熟所致。发作时患者于睡眠中在床上爬动或下地走动，甚至到室外活动，面无表情，动作笨拙，走路不稳，喃喃自语，偶可见较复杂的动作如穿衣，每次发作持续数分钟，又复上床睡觉，在活动过程中可含糊回答他人的提问，也可被强烈的刺激惊醒，醒后对所进行的活动不能回忆。对梦游症的患者，应采取各种防护措施，将室内危险物品移开，锁门，避免发生危险。

（7）梦魇（nightmare）：表现为睡眠时出现噩梦，梦中见到可怕的景象或遇到可怕的事情。如被猛兽追赶，突然跌落悬崖等，因而呼叫呻吟，突然惊醒，醒后仍有短暂的意识模糊，情绪紧张、心悸、面色苍白或出冷汗等。对梦境中的内容能回忆片段，发作后依然入睡。常由于白天受到惊吓、过度兴奋或胸前受压、呼吸道不畅，晚餐过饱引起胃部膨胀感等所致，梦魇发生于 REM 睡眠期，长期服用抑制 REM 期睡眠的镇静安眠剂突然停药后亦可出现。梦魇多为暂时性的，一般不会带来严重后果，但若梦魇为持续性的，则常为精神疾病的症状，应予重视。

（8）睡惊（night terrors）：表现为睡眠中突然惊醒，两眼直视，表情紧张恐惧，呼吸急促，心率增快，伴有大声喊叫、骚动不安，发作历时 1~2 分钟，发作后复又入睡，晨醒后对发作不能回忆，是一种"觉醒障碍"。

（9）遗尿（bedwetting）：指 5 岁以上的儿童仍不能控制排尿，在日间或夜间反复出现不自主的排尿。遗尿可分为原发性遗尿和继发性遗尿，前者指从婴儿期以来未建立排尿控制，家族中常有遗尿者；后者指一度能自行控制排尿，形成正常排尿习惯后，又出现遗尿。引起遗尿的因素主要有：①遗传因素，遗尿患者常在同一家族中发病，其发生率为 20%~50%；②睡眠机制障碍，异常的熟睡抑制了大脑排尿中枢的功能；③泌尿系统解剖或功能障碍，泌尿通路狭窄梗阻、膀胱发育变异、尿道感染、膀胱容量及内压改变等均可引起遗尿；④控制排尿的中枢神经系统功能发育迟缓。

3. 住院患者睡眠状况的评估　护士应全面运用休息和睡眠的知识，对患者的睡眠情况进行综合评估，制订适合患者需要的护理计划，指导和帮助患者达到休息与睡眠的目的。明确评估患者睡眠状况的重点，掌握收集睡眠资料的方法和内容，获得准确的睡眠资料是护士完成护理计划的基础和关键。

（1）睡眠评估的方法：包括问诊、观察、量表测量和辅助检查。通过询问患者的个人睡眠特征、观察患者有无睡眠不足或异常睡眠行为的表现，必要时应用量表或睡眠脑电图测量，以明确患者的睡眠问题。

（2）睡眠评估的内容：①每天需要的睡眠时间及就寝的时间；②是否需要午睡及午睡的时间；③睡眠习惯，包括对食物、饮料、个人卫生、放松形式（阅读、听音乐等）、药物、陪伴卧具、光线、声音及温度等的需求；④入睡持续的时间；⑤睡眠深度；⑥是否打鼾；⑦夜间醒来的时间、次数和原因；⑧睡眠中是否有异常情况（失眠、呼吸暂停、梦游等），其严重程度、原因以及对机体的影响；⑨睡眠效果；⑩睡前是否需要服用睡眠药物及药物的种类和剂量。

（三）住院患者的睡眠特点

住院患者的身心状态较健康时发生了不同程度的变化，加之住院事件本身对患者来说就是一个应激源，因此，患者原有的睡眠形态会受到影响，主要表现为以下两方面。

1. 睡眠节律改变　睡眠节律改变表现为昼夜性节律去同步化，又称节律移位，是指患者正常的昼夜性节律遭到破坏，睡眠与昼夜性节律不协调。

根据疾病的发展和变化，临床住院患者的各项诊疗活动可能会在一天 24 小时内的任何时间进行。作为睡眠的重要干扰因素，诊疗活动发生的时间、频率、强度以及对患者的影响程度与患者的睡眠有着密切的关系。昼夜性节律去同步化的具体表现为白天昏昏欲睡，夜间失眠，觉醒阈值明显降低，极易被惊醒，继而出现焦虑、沮丧、不安、烦躁等症状。当睡眠节律改变时，机体会发生"再同步"来适应新的睡眠形态，重新获得同步化的时间通常要 3 天以上，同时会伴有倦怠和不适。

2. 睡眠质量改变　睡眠质量是各睡眠时相持续的时间、睡眠深度及睡眠效果三方面协调一致的综合体现。影响住院患者睡眠质量的因素主要是睡眠剥夺、睡眠中断和诱发补偿现象，具体表现为：①入睡时间延长、睡眠持续时间缩短、睡眠次数增多、总睡眠时数减少，尤其是快波睡眠减少。②睡眠中断、睡眠时相转换次数增多，不能保证睡眠的连续性。睡眠中转换次数增多，会造成交感神经和副交感神经刺激的改变，尤其在快波睡眠期间，容易出现致命性的心律失常。快波睡眠的突然中止会造成心室纤颤，同时还会影响正常的呼吸功能。③慢波睡眠的第Ⅲ、Ⅳ期和快波睡眠减少时，会在下一个睡眠周期中得到补偿，特别是慢波睡眠的第Ⅳ期优先得到补偿，同时分泌大量生长激素，以弥补因觉醒时间增加造成的能量消耗。但快波睡眠不足时症状更为严重，患者会出现知觉及人格方面的紊乱，称为诱发补偿现象。

（四）促进睡眠的护理措施

1. 满足患者身体舒适的需要　护士应积极采取措施从根本上消除影响患者身体舒适和睡眠的因素。在睡前帮助患者完成个人卫生护理，避免衣服对患者身体的刺激和束缚，避免床褥对患者舒适的影响，帮患者选择合适的卧位，放松患者的关节和肌肉，保证其呼吸的通畅，控制和减轻患者疼痛及各种躯体症状等。

2. 减轻患者的心理压力　轻松愉快的心情有助于睡眠，相反，焦虑、不安、恐惧、忧愁等情绪会影响睡眠，护士要善于观察并掌握观察的方法和技巧，及时发现和了解患者的心理变化，与患者共同讨论影响睡眠的原因，解决患者的睡眠问题。当患者感到焦虑、不安或失望时，不要强迫其入睡，这样会加重原有的失眠。如果患者入睡困难，护士应尽量转移患者对失眠问题的注意力，指导患者做一些放松活动来促进睡眠。针对不同年龄患者的心理特点给予个性化的护理措施。

3. 创造良好的睡眠环境　控制病区的温度、湿度、空气、光线及声音，减少外界环境对患者感官的不良刺激。病室内保持适宜的温度，一般冬季为 18~22℃，夏季为 25℃左右。湿度保持在 50%~60%。护士应将影响睡眠的噪声降低到最小限度，包括治疗及处置的声音、器械碰撞声、卫生间流水声、开关门声等，并降低电话铃声、监护仪器报警声的音量，尽量关闭其他容易产生噪声的仪器设备，避免在夜间搬动病床或其他物品，工作人员应避免穿硬底鞋，降低说话及走路的声音，保证病室门的紧密性并在患者睡眠时关闭。危重病人及夜间需进行治疗处置、需严密观察、严重打鼾的患者应与其他患者分开，每个床单位应备有床头灯，避免造成对其他患者睡眠的影响。夜间应拉上病室的窗帘，尽量熄灯或使用地灯，避免光线直接照射患者眼部而影响睡眠。保证空气的清新和流动，及时清理病室中的血、尿、便、呕吐物、排泄物等，避免异味对患者睡眠的影响。

床铺应当安全、舒适，有足够的宽度和长度，被褥及枕头的厚度及硬度合适。老人、儿童及意识障碍的患者要加床档，以保证睡眠安全。睡前整理病室空间环境，保持地面清洁干燥，避免因物品摆放不当或地面湿滑造成患者起夜时发生危险。

合理安排护理工作的时间，尽量减少对患者睡眠的影响。常规护理工作应安排在白天，并应避免在患者午睡时进行。夜间执行护理措施时，应尽量间隔 90 分钟，以避免患者在一个睡眠周期中发生睡眠中断的现象。

4.合理使用药物 对使用安眠药的患者,护士必须掌握安眠药的种类、性能、应用方法、对睡眠的影响及不良反应,并注意观察患者在服药期间的睡眠情况及身心反应,及时报告医生予以处理。目前常用的安眠药有下列几种。

(1)苯二氮䓬类:如地西泮(安定)、氯氮(利眠宁)、硝西泮(硝基安定)、艾司唑仑(舒乐安定)等,是目前临床最常用的镇静、催眠、抗焦虑药。地西泮可明显缩短入睡时间,延长睡眠持续时间,减少觉醒次数。由于其安全范围较大,不良反应较小,而广泛地应用于失眠症的临床治疗。但长期服用可产生耐受性和依赖性,停用后会出现戒断症状,如失眠、焦虑、兴奋、感冒样症状、心动过速、呕吐、出汗、震颤、感觉障碍,甚至引起惊厥,因此不宜长期服用,尽可能应用控制症状的最低剂量,疗程在4周之内。老年人应慎用苯二氮䓬类药物,以防产生共济失调、意识模糊、反常运动、幻觉、呼吸抑制以及肌无力等症状。

患者在服用此类药物过程中,护士应注意以下问题:①服用安眠药期间,患者不宜饮酒或同时服用中枢抑制药,否则会导致中枢抑制加重;②茶叶和咖啡中含有咖啡因,与地西泮同时服用可发生药理拮抗作用而降低药效;③吸烟可使苯二氮䓬类药物在体内的半衰期缩短,镇静作用减弱,吸烟越多,疗效越差。

(2)巴比妥类:如苯巴比妥(鲁米那)异戊巴比妥、戊巴比妥等,可选择性地阻断网状结构上行激活系统,使大脑皮质细胞兴奋性降低,从而达到镇静、催眠的作用。与苯二氮䓬类药物相比,巴比妥类药物的安全范围窄,耐受性及成瘾性强,因此,已不作为镇静催眠药的首选。

(3)其他类:如水合氯醛口服或直肠给药均能迅速吸收,临床上主要用于顽固性失眠或用其他催眠药效果不佳的患者。由于水合氯醛刺激性强,应用时必须稀释,口服时与水或食物同服可以避免胃部不适,直肠炎或结肠炎的患者不可直肠给药。

5.建立良好的睡眠习惯 护士与患者共同讨论分析影响睡眠的生理、心理、环境、生活方式等因素,鼓励患者建立良好的生活方式和睡眠习惯,帮助患者消除影响睡眠的自身因素。良好的睡眠习惯包括:①根据人体生物节律性调整作息时间,合理安排日间活动,白天应适当锻炼避免在非睡眠时间卧床,晚间固定就寝时间和卧室,保证人体需要的睡眠时间,不要熬夜;②睡前可以进食少量易消化的食物或热饮料,防止饥饿影响睡眠,但应避免饮用咖啡、浓茶、可乐以及含酒精的刺激性饮料,或摄入大量不易消化的食物;③睡前可以根据个人爱好选择短时间的阅读、听音乐或做放松操等方式促进睡眠,视听内容要轻松、柔和,避免身心受到强烈刺激而影响睡眠。

6.做好晚间护理 为促进患者舒适入睡,就寝前应做好晚间护理。包括协助患者洗漱、排便、更衣、整理床单位等,帮助患者采取舒适的卧位,注意检查身体各部位引流管、伤口、牵引、敷料等引起患者不舒适的情况,并及时给予处理。对主诉疼痛的患者,护士应根据医嘱给予止痛药物。住院患者应尽可能保持其平常的睡前习惯,并减少病室环境与治疗活动对患者睡眠的干扰。

第二节 活动

预习案例

患者李某，女性，50 岁，因脑梗死发作住院治疗已经 1 周，偏瘫、失语症状已经得到改善，患者下肢无力，肢体可移动和抬起，关节活动范围缩小。

思考
1. 该患者目前的机体活动能力为几级？如何评估？
2. 患者目前的状况对机体的主要影响有哪些？
3. 护士应该采取哪些护理措施提高患者的活动能力？

如果一个人的活动能力因疾病的影响而发生改变，不仅直接影响机体各系统的生理功能，还会影响患者的心理状态。一个丧失活动能力的人，躯体方面会产生压疮、关节僵硬、挛缩、肌张力下降、肌肉萎缩、便秘等并发症；心理方面会产生焦虑、自卑、抑郁等问题。从日常生活能力、社交能力、自我概念等方面来说，缺乏人的完整性。因此，护士应从满足患者身心发展需要和疾病康复的角度来协助患者选择并进行适当的活动。

一、活动受限的原因及对机体的影响

（一）活动受限的原因

对患者而言，由于疾病带来的疼痛与不适，以及运动系统及支配其血管、神经的结构或功能的完整性受损，均会影响正常的活动功能。活动受限的常见原因有以下几方面。

1. 疼痛 许多疾病引起的疼痛都会限制患者的活动，最常见的是手术后，患者因切口疼而主动或被动地限制活动以减轻疼痛。还有类风湿性关节炎患者，为避免关节活动时疼痛，会被动地减少活动，特别是某种姿势的改变。

2. 运动、神经系统功能受损 可造成暂时的或永久的运动功能障碍，如脑血管意外、脊髓损伤造成的中枢性神经功能损伤，导致受损神经支配身体运动出现障碍。另外，重症肌无力、肌肉萎缩的患者也会出现明显的活动受限，甚至不能活动。

3. 运动系统结构改变 肢体的先天畸形或残障等，直接或间接地限制了正常活动。另外，由于疾病造成的关节肿胀、增生、变形等会影响机体的活动。

4. 营养状态改变 由于疾病造成严重营养不良、缺氧、虚弱无力等症状的患者，因不能提供身体活动所需的能量而限制了活动。反之，过度肥胖的患者也会出现身体活动受限。

5. 损伤 肌肉、骨骼、关节的器质性损伤，如扭伤、挫伤、骨折等，都伴有身体活动能力的下降。

6.精神心理因素　极度抑郁或某些精神病患者，在思维异常的同时伴有活动能力下降，如抑郁性精神分裂症患者、木僵患者等，正常活动明显减少。

7.医疗护理措施的实施　为治疗某些疾病而采取的医护措施有时也会限制患者的活动。如为预防患者因躁动而出现意外，按照相关程序采用必要的约束；骨科患者在牵引和使用石膏绷带过程中，会限制其活动范围，甚至需要制动；心肌梗死早期的患者需要绝对卧床休息。

(二)活动受限对机体的影响

1.对皮肤的影响　活动受限或长期卧床患者，对皮肤最主要的影响是形成压力性损伤。

2.对运动系统的影响　对某些患者来说，限制活动的范围和强度是必要的，但如果骨骼关节和肌肉组织长期处于活动受限的状态，会导致下列情况的出现：①腰背痛；②肌张力减弱、肌肉萎缩；③骨质疏松、骨骼变形，严重时会发生病理性骨折；④关节僵硬、挛缩、变形，出现垂足、垂腕、髋关节外旋及关节活动范围缩小。

3.对心血管系统的影响　长期卧床对心血管系统的影响主要有以下两方面。

(1)体位性低血压：是患者从卧位到坐位或直立位时，或长时间站立出现血压突然下降超过 20 mmHg，并伴有头昏、头晕、视力模糊、乏力、恶心等表现。长期卧床的患者，第一次起床时常常会感到眩晕、心悸、虚弱无力。发生这种现象的原因，一是由于长期卧床造成的肌肉无力；二是患者长期卧床，血液循环量下降，头部供血不足，由卧位突然直立时，小动脉尚未收缩，造成血压的突然下降，导致患者出现眩晕等低血压的症状。

(2)深静脉血栓形成：是指血液在深静脉内不正常地凝结，阻塞管腔，导致静脉血液回流障碍，并伴有继发性血管腔内血栓形成的疾病。全身主干静脉均可发病，以左下肢多见。患者卧床的时间越长，发生深静脉血栓的危险性越高，特别是肥胖、脱水、贫血及休克的卧床患者发生的概率则更高。深部静脉血栓形成的主要原因是静脉壁损伤、血流缓慢和血液高凝状态。长期卧床的患者，由于机体活动量减少，血容量相对不足，其中血浆的减少比血细胞减少得多，因此出现血液黏稠度增高，血液流速减慢，形成血栓的危险性增加。同时因为缺少肢体活动，引起下肢深静脉血流缓慢，影响了深静脉的血液循环，如果血液循环不良的时间超过机体组织受损的代偿时间，就会发生血管内膜受损，进一步促进血栓的形成。血栓的整体或部分可以脱落，形成栓子，随血流运行，引起栓塞。最主要的危险是血栓脱落塞于肺部血管，导致肺动脉栓塞。

4.对呼吸系统的影响　长期卧床对呼吸系统的影响，主要表现为限制有效通气和影响呼吸道分泌物的排出，最终导致坠积性肺炎的发生。原因是患者长期卧床，肺底部长期处于充血、淤血状态，肺部扩张受限，有效通气减少，影响氧气的正常交换，导致二氧化碳潴留，严重时会出现呼吸性酸中毒。此外，长期卧床患者机体功能大多处于衰竭状态，全身肌肉无力，呼吸肌运动能力减弱，胸廓与横膈运动受限，无力进行有效的深呼吸，加之患者无力咳嗽，不能将痰液咳出，致使呼吸道内分泌物排出困难，痰液大量堆积，并因重力作用流向肺底，如果不及时处理，将会造成肺部感染，导致坠积性肺炎。

5.对消化系统的影响　由于活动量的减少和疾病的消耗，患者常出现食欲下降、厌食症状，摄入的营养物质减少，不能满足机体需要量，导致负氮平衡，甚至会出现严重的营养不良。长期卧床还会减慢胃肠道的蠕动，加之患者摄入的水分和纤维素减少，患者经常出现便秘，并且因腹肌和提肛肌无力而进一步加重，出现头痛、头晕、腹胀、腹痛等症状，严重时出现粪便嵌塞，使排便更加困难。

6. 对泌尿系统的影响　正常情况下，当处于站姿或坐姿时，能使会阴部肌肉放松，同时肌肉下压刺激排尿。长期卧床的患者，由于其排尿姿势的改变，会影响正常的排尿活动。平躺时，排尿姿势的改变，出现排尿困难，若长期存在，膀胱膨胀造成逼尿肌过度伸展，机体对膀胱胀满的感觉性变差，而形成尿液潴留。由于机体活动量减少，尿液中的钙磷浓度增加，因同时伴有尿液潴留，进而可形成泌尿道结石。另外，由于尿液潴留，正常排尿对泌尿道的冲洗作用减少，大量细菌繁殖，致病菌可由尿道口进入，上行到膀胱、输尿管和肾，造成泌尿系统感染。

7. 对心理状态的影响　长期卧床，往往会给患者带来一些社会心理方面的问题。患者常出现焦虑、恐惧、失眠、自尊受损、愤怒、挫折感等不良心理反应。此外，有些制动患者容易出现情绪波动甚至会在行为上处于敌对好斗的状态，还有一些患者会变得胆怯畏缩，或出现定向力障碍，不能辨别时间和地点。由于疾病的影响，部分患者会造成身体残疾无法就业，面临经济困难。这些都会对其心理产生重要影响。

二、患者活动的评估

患者活动量的减少，对疾病的恢复有一定的益处，但同时也会给机体带来不利的影响，特别是长期卧床的患者，会引起许多系统的并发症，不仅影响正常的生理活动，而且还加重了原有疾病。因此，指导患者进行适当的活动，对促进疾病康复、减少长期卧床出现的并发症是非常重要的。在指导活动前，护士应采用适当的方法对患者的活动进行正确的评估，并根据患者的实际情况制订相应的活动计划。

(一) 评估方法

评估活动的方法包括问诊、体格检查和辅助检查。通过询问患者的日常活动能力、活动耐力的情况及影响因素，以及对患者肌力、机体活动功能、心肺功能的体格检查，辅助实验室检查，综合判断患者的活动需要和活动能力。

(二) 评估内容

1. 患者的一般资料　一般资料包括患者的年龄、性别、文化程度、职业及日常活动习惯等信息。对于患者活动状况的评估，首先应考虑患者的年龄，年龄是决定机体对活动的需要及耐受程度的重要因素之一；其次性别会使人们的运动方式及运动强度产生差别；文化程度和职业可以帮助护士分析患者对活动的态度和兴趣并指导其活动计划的实施。护士在制订活动计划时应全面考虑以上因素，选择适合患者的活动方式，提高护理措施的针对性。

2. 心肺功能状态　活动会增加机体对氧的需要量，机体出现代偿性心率及呼吸加快、血压升高，给呼吸和循环系统带来压力和负担，当患者有循环系统或呼吸系统疾病时，不恰当的活动会加重原有疾病，甚至会发生心搏骤停。因此活动前应评估血压、心率、呼吸等指标，根据心肺功能确定活动负荷量的安全范围，根据患者的反应及时调整活动量。

3. 骨骼肌肉状态　机体进行活动要具有健康的骨骼组织和良好的肌力。肌力是指肌肉的收缩力量，可以通过机体收缩特定肌肉群的能力来判断肌力。肌力一般分为6级。

0级：完全瘫痪、肌力完全丧失。

1级：可见肌肉轻微收缩但无肢体活动。

2级：肢体可移动位置但不能抬起。

3级：肢体能抬离但不能对抗阻力。

4级：能做对抗阻力的运动，但肌力弱。

5级：肌力正常。

4. 关节功能状态　在评估关节的功能状况时，要根据疾病和卧床对关节的具体影响进行评估，通过患者自己移动关节的主动运动和护士协助患者移动关节的被动运动，观察关节是否有肿胀、僵硬、变形等情况，关节活动范围有无受限，活动时关节有无声响或疼痛、不适等症状。

5. 机体活动能力　通过对患者日常活动情况的评估来判断其活动能力，可通过观察患者的行走、穿衣、修饰、如厕等活动的完成情况进行综合评价。机体活动功能可分为5级。

0级：完全能独立，可自由活动。

1级：需要使用设备或器械。

2级：需要他人的帮助、监护和指导。

3级：既需要帮助，也需要设备和器械支持。

4级：完全不能独立，不能参加活动。

6. 活动耐力　活动耐力是指个体对活动与运动的生理和心理耐受力。当活动的数量和强度超过耐受力时，机体会出现疲劳、心悸、胸闷、呼吸困难、头昏、四肢和腰背痛等症状。内脏、骨骼、肌肉、神经系统疾病，以及应用β受体阻断药、降压药等均可使机体活动耐力降低。

7. 目前的患病情况　疾病的性质和严重程度决定机体活动受限的程度。全面的评估有助于合理安排患者的活动量及活动方式，同时也有利于康复的需要。如截瘫、昏迷、骨折等患者的活动完全受限，应采取由护士协助为主的被动运动方式，并要及早预防因长期卧床对机体造成的并发症。如果为慢性病或疾病的恢复期，病情对活动的影响较小，护士应鼓励患者坚持进行主动运动，促进疾病的康复。另外，在评估患者疾病的同时，护士还要考虑到疾病治疗方案对运动的特殊要求，正确处理肢体活动与制动的关系，制订合理的护理计划。

8. 社会心理状况　心理状况对活动的完成具有重要影响。如果患者情绪低落、焦虑，对活动缺乏热情，甚至产生厌倦或恐惧心理时，会严重影响活动的进行及预期效果。因此，评估患者的心理状态，帮助患者保持愉快的心情以及对活动的兴趣，是完成高质量活动的必要条件。另外，患者亲属的态度和行为也会影响患者的心理状态，因此，护士还应教育亲属给予患者充分的理解和支持，帮助患者建立广泛的社会支持系统，共同完成护理计划。

三、协助患者活动

根据患者的不同年龄、身心发育特点和疾病情况选择适宜的活动方式是促进康复的重要环节，尽管活动对大多数人来说都有益于健康，但如果缺乏科学的依据和正确的方法则对健康不利，甚至会对身体造成伤害。

（一）协助患者变换体位

长期卧床的患者，由于缺乏活动，或长时间采取不适当的被动体位或被迫体位，会影响脊柱、关节及肌肉组织的活动，患者可能出现局部疼痛、肌肉僵硬等症状。因此，卧床患者如病情允许，应经常变换体位，并给予背部护理，按摩受压肌肉，并协助患者进行关节和肌肉的功能活动，促进局部血液循环，帮助身体放松，减轻疼痛，保持关节和肌肉的正常生理功能和活动范围。另外，长期卧床和缺乏活动是发生压力性损伤的重要危险因素，如果不能采取积极有效的预防措施，患者受压部位则会出现血液循环障碍，引起局部组织缺血、缺氧，发生皮肤的破损和坏死。因此，护士应定时为患者更换体位，活动和按摩受压部位，避免压力性损伤的发生。

（二）关节活动度练习

关节活动范围（range of motion，ROM）是指关节运动时所通过的运动弧，常以度数表示，亦称关节活动度。

关节活动度练习是指根据每一特定关节可活动的范围，通过主动或被动的运动练习，维持关节正常的活动度，恢复和改善关节功能的锻炼方法。由个体独立完成的称为主动性 ROM 练习；依靠医务人员完成的称为被动性 ROM 练习。对于活动受限的患者应根据病情尽快进行 ROM 练习，开始可由医务人员完全协助或部分协助完成，随后逐渐过渡到患者能独立完成。被动性 ROM 练习可于护士为患者进行清洁护理、翻身和更换卧位时完成，既节省时间，又可观察患者的病情变化。下面介绍被动性 ROM 练习的方法。

【目的】

1. 维持关节活动度。

2. 预防关节僵硬、粘连和挛缩。

3. 促进血液循环，有利于关节营养的供给。

4. 恢复关节功能。

5. 维持肌张力。

【操作方法】

1. 护士运用人体力学原理，帮助患者采取自然放松姿势，患者面向操作者，并尽量靠近操作者。

2. 根据各关节的活动形式和范围，依次对患者的颈部、肩、肘、腕、手指、髋、踝、趾关节做屈曲、伸展、过伸、外展、内收、内旋、外旋等关节活动练习。并注意观察患者的身心反应。各关节的活动形式和范围参照表 6-2。

（1）屈曲：关节弯曲或头向前弯。

（2）伸展：关节伸直或头向后仰。

（3）伸展过度（过伸）：伸展超过一般的范围。

（4）外展：远离身体中心。

（5）内收：移向身体中心。

（6）内旋：旋向中心。

（7）外旋：自中心向外旋转。

表6-2　各关节的活动形式和范围

部位	屈曲	伸展	过伸	外展	内收	内旋	外旋
脊柱	颈段前曲35°	后伸35°			左右侧屈30°		
	腰段前屈45°	后伸20°					
肩部	前屈135°	后伸45°		90°	左右侧屈30°	135°	45°
肘关节	150°	0°	5°~10°		45°		
前臂						旋前80°	旋后100°
腕关节	掌屈80°	背伸70°		桡侧偏曲50°		尺侧偏曲35°	
手	掌指关节90°			拇指屈曲50°		过伸45°	
	近侧指间关节120°					屈曲80°	
	远侧指间关节60°~80°					外展70°	
髋	150°	0°	15°	45°		40°	60°
膝	135°	0°			30°		
踝关节	背屈25°	跖屈45°					

3.活动操作者的手应做环状或支架支撑关节远端的身体。

4.每个关节每次作5~10次完整的ROM练习，当患者出现疼痛、疲劳、痉挛或抵抗反应时，应停止操作。

5.运动结束后，测量患者生命体征，协助患者采取舒适的卧位，整理床单位。

6.记录每日运动的项目、次数、时间以及关节活动度的变化。

【注意事项】

1.运动前要全面评估患者的疾病情况、机体活动能力、心肺功能状态、关节的现存功能，根据康复目标和患者的具体情况制订运动计划。

2.运动前保持病室安静、空气清新、温湿度适宜，帮助患者更换宽松、舒适的衣服，以便于活动，注意保护患者的隐私。

3. 运动过程中，要注意观察患者对活动的反应及耐受性，注意观察有无关节僵硬、疼痛痉挛及其他不良反应，出现异常情况及时报告医生给予处理。

4. 对急性关节炎、骨折、肌腱断裂、关节脱位的患者进行 ROM 练习时，应在临床医生和康复医生的指导下完成，避免出现再次损伤。

5. 对有心脏病的患者，在 ROM 练习时应特别注意观察患者有无胸痛及心律、心率、血压等方面的变化，避免因剧烈活动诱发心脏病的发作。

6. 护士应结合患者病情，向患者及其亲属介绍关节活动的重要性，鼓励患者积极配合锻炼，并最终达到由被动转变为主动的运动方式。

7. 运动后，应及时、准确地记录运动的时间、内容、次数，关节的活动变化及患者的反应，为制订下一步护理计划提供依据。

(三)肌肉练习

1. 等长练习　　等长练习(isometric exercises)是指可增加肌肉张力而不改变肌肉长度的练习，因不伴有明显的关节运动，又称静力练习。如固定膝关节的股四头肌锻炼就属于等长练习。等长练习的主要优点是不引起明显的关节运动，故可在肢体被固定的早期应用，以预防肌肉萎缩；也可在关节内损伤、积液、炎症时应用；并可利用较大负荷增强练习效果等。主要缺点是以增加静态肌力为主，并有关节角度的特异性，即应在某一关节角度下练习，只对增强关节处于该角度时的肌力有效。因此，现提出多点(角度)的等长练习方法，即在整个运动弧度中，每隔 20°作一组等长练习(避开引起疼痛的角度)，以全面增强肌肉力量。一般认为，等长练习中，肌肉收缩的维持时间应在 6 秒以上，所增加的静力负荷可视参加锻炼者的具体情况而定。

2. 等张练习　　等张练习(isotonic exercises)指对抗一定的负荷进行关节的活动锻炼，同时也锻炼肌肉收缩。因伴有大幅度关节运动，又称动力练习。等张练习的优点是肌肉运动符合大多数日常活动的肌肉运动方式，同时有利于改善肌肉的神经控制。等张练习可遵循大负荷、减少重复次数、快速引起疲劳的原则进行，也可采用"渐进抗阻练习法"，逐渐增加肌肉阻力进行练习。

进行肌肉锻炼时应注意以下几点。

(1)应以患者的病情及运动需要为依据，制订适合患者的运动计划，帮助患者认识活动与疾病康复的关系，使患者能够积极配合练习，达到运动的目的。对患者在练习过程中取得的进步和成绩，应及时给予赞扬和鼓励，以增强其康复的信心。

(2)肌肉锻炼前后应作充分的准备及放松运动，避免出现肌肉损伤。

(3)严格掌握运动的量与频率，以达到肌肉适度疲劳而不出现明显疼痛为原则。每次练习中间有适当的间歇让肌肉得到放松和复原，一般每日 1 次或隔日练习 1 次。

(4)如锻炼中出现严重疼痛、不适，或伴有血压、脉搏、心律、呼吸、意识、情绪等方面的变化，应及时停止锻炼，并报告医生给予必要的处理。

(5)注意肌肉等长收缩引起的升压反应及增加心血管负荷的作用，高血压、冠心病及其他心血管疾病的患者慎用肌力练习，严重者禁做肌力练习。

四、压力性损伤的预防及护理

压力性损伤(pressure injury)是位于骨隆突出、医疗或其他器械下的皮肤和(或)软组织的局部损伤。可表现为皮肤完整或开放性溃疡,可伴有疼痛。损伤是由高强度和(或)长期存在的压力或压力联合剪切力导致的。软组织对压力及剪切力的耐受性会受到微环境、营养、组织灌注、合并症及软组织等情况的影响。

(一)压力性损伤发生的机制

造成压力性损伤的主要力学因素是压力、剪切力和摩擦力。压力可压迫毛细血管,剪切力和摩擦力可撕裂组织,损伤血管。多种力联合作用是压力性损伤发生的直接原因。

1. 压力　当人坐、卧在某一物体上时,由于重力作用会对该物体产生一定的压力,但同时该物体会对人体相同部位产生相同作用的反向压力,这种压力是压力性损伤的最主要原因。①压力的强度。当持续性的压力超过人体皮肤内的毛细血管压力(16~32 mmHg)时,便会导致毛细血管血流减慢,氧气和营养物质供应不足,组织发生缺血、溃疡和坏死。压力的强度越大、发生压力性损伤的概率就越高。②压力持续的时间。皮肤和皮下组织可在短时间内耐受一定的压力而不发生组织坏死,如果压力≥32 mmHg,受压时间超过2小时以上,组织则会发生不可逆损害,从而发生压力性损伤。③组织耐受能力。肌肉和脂肪组织因代谢活跃,较皮肤对压力更为敏感,故最先受累且较早出现变性和坏死。因此,压力越大,持续时间越长,组织耐受性越差,发生压力性损伤的概率就越高。

2. 摩擦力　相互接触的两物体在接触面上发生的阻碍相对运动的力称摩擦力。摩擦力可直接损伤皮肤角质层,使皮肤抵抗力下降,致使病原微生物易于入侵皮肤而导致压力性损伤。同时患者在床上活动时,骶尾部、足跟等处经常与床面出现摩擦,造成擦伤,如果再受到汗、尿、粪或渗出液的浸渍,更容易发生压力性损伤。

3. 剪切力　由两层物质相邻表面间的滑行产生进行性的相对移位时所产生的一种力称剪切力。剪切力与卧位有密切的关系,如半卧位时,骨骼及深层组织由于重力关系向下滑行,皮肤和表层组织由于摩擦力仍停留在原位,两层组织发生相对性移位产生剪切力。此时,组织血管被拉长、扭曲、断裂,形成血栓和真皮损害,进而发生深部坏死。剪切力与体位的关系最为密切,当患者从床下起来或躺下时以及半卧位时,背部、骶尾部、足踝部均可受到剪切力的作用。由于剪切力造成的损伤表现为底大口小的潜行性伤口,所以早期不易被发现,且比一般伤口更难愈合。

(二)压力性损伤发生危险性的评估

对于长期卧床的患者来说,压力性损伤是一个很容易发生但同时也是通过良好的护理可以避免发生的问题。为此,护士应首先评估患者发生压力性损伤的危险性,再采取相应的措施。

1. 危险因素　评估患发生压力性损伤的危险性,应主要考虑下列影响因素:

(1)活动受限:活动受限是发生压力性损伤的一个重要因素,许多研究表明活动障碍是发生压力性损伤的独立危险因素。正常人皮肤经受一定的压力时,会有不适的感觉,会采取措施缓解或避免压力。但有麻痹、极度无力、活动障碍者,即使能感觉到压力,也无法独立改变体位来缓解压力。被约束患者,由于无法自行翻身,某些疼痛患者为避免疼痛而采取强迫性体位等,都可能造成局部长期受压。

(2)意识状态改变或感觉障碍:意识障碍的患者意识不到改变体位的需要,自理能力下降,皮肤破溃的可能性增加;而感觉功能障碍的患者对麻木、疼痛不敏感,不会及时移动身体缓解压力。糖尿病、脊髓损伤等患者可发生感觉神经病变,因而容易发生压力性损伤。

(3)营养不良或水代谢紊乱:营养状况也是影响压力性损伤形成的一个重要因素。长期营养不良,肌肉萎缩,皮下脂肪变薄,皮肤与骨骼间的充填组织减少,压力性损伤发生的危险性增加。机体脱水时,皮肤弹性变差,在压力或摩擦力的作用下容易变性;而水肿的皮肤,由于弹性和顺应性下降,更容易受损伤,同时组织水肿使毛细血管与细胞间距离增加,氧和代谢产物在组织细胞的溶解和运送速度减慢,皮肤出现营养不良,而容易发生压力性损伤。

(4)局部潮湿或排泄物的刺激:大小便失禁、伤口分泌物增多、出汗等使皮肤潮湿,皮肤保护能力下降,细菌繁殖,皮肤容易发生破损和感染。

(5)体温升高:体温升高,机体新陈代谢率增加,细胞对氧的需要量增多,加之局部组织受压,使已有的组织缺氧更加严重。此外,高热常引起大量出汗。因此,伴有高热的严重感染患者有组织受压的情况时,发生压力性损伤的概率升高。

(6)应用矫形器械:石膏固定和牵引限制了患者身体或肢体的运动,特别是石膏固定后对肢体产生压力,粗糙的表面摩擦皮肤,使患者容易发生压力性损伤;如果矫形器械固定过紧或肢体有水肿,容易使肢体血液循环受阻,更易发生压力性损伤。

(7)药物影响:镇静、催眠药使患者嗜睡,自主活动减少。镇痛药物的应用使患者对压力刺激不敏感;血管收缩药可使周围血管收缩,组织缺氧;类固醇类抗炎药物干扰了组织对压力性损伤的炎症反应。

(8)全身缺氧:严重心肺疾病、CO 中毒等患者由于机体全身处于缺血、缺氧状态,局部组织受压后则容易发生压力性损伤。

护士可采用压力性损伤危险因素评估工具来对患者形成压力性损伤的高危因素进行定性和定量分析,以便对高危患者实行个性化重点预防。目前常用的评估工具有Anderson 评估量表、Waterlow 评估量表、Braden 评估量表、Norton 评估量表、Cubbin 和Jackson 评估量表等。美国的压力性损伤预防指南推荐应用 Norton 和 Braden 评估量表。

Braden 评估量表从患者感觉、移动、活动能力和影响皮肤耐受力的 3 个因素(皮肤潮湿、营养状况、摩擦力和剪切力)等 6 个方面进行评估。除"摩擦力和剪切力"一项评分为 1~3 分外,其余 5 个条目评分均为 1~4 分,总分为 6~23 分。该量表的临界值为 18分,评分≤18 分时,提示存在压力性损伤的危险。得分越低,发生压力性损伤的危险性越高(见表 6-3)。

表 6-3　Braden 压力性损伤危险因素评分表

项目/分值	1分	2分	3分	4分
感觉：对压力相关不适的感受能力	完全受限	非常受限	轻度受限	未受限
潮湿：皮肤暴露于潮湿环境的程度	持续潮湿	潮湿	有时潮湿	很少潮湿
活动力：身体活动程度	限制卧床	坐位	偶尔行走	经常行走
移动力：改变和控制体位的能力	完全无法移到	严重受限	轻度受限	未受限
营养：日常食物摄取状态	非常差	可能缺乏	充足	丰富
摩擦力和剪切力	有问题	有潜在问题	无明显问题	—

Norton 评估量表从一般健康状况、意识状态、活动能力、身体移动、排泄失禁、用药等 6 个方面进行评估，尤其适用于老年患者。诺顿量表得分范围为 6~24 分，满分为 24 分，分值越低，发生压力性损伤的危险性越高。当评分<16 分时，提示有发生压力性损伤的危险；评分<14 分时，提示中度危险；评分<12 分时，提示极容易发生压力性损伤（见表 6-4）。

表 6-4　Norton 压力性损伤危险因素评分表

项目/分值	1分	2分	3分	4分
一般健康状况	好	一般	差	非常差
意识状态	清醒	淡漠	模糊	昏迷
活动	可走动	需要帮助	依赖轮椅	卧床不起
身体移动	移动自如	轻度受限	重度受限	移动障碍
排便失禁	无	偶尔	经常	大小便失禁
用药	未使用镇静剂和类固醇	使用镇静剂	使用类固醇	两者均使用

2. 高危人群　易发生压力性损伤的高危人群包括：①老年人；②瘦弱者、营养不良者、贫血者、肥胖者和糖尿病患者；③意识不清和服用镇静剂患者；④瘫痪患者；⑤水肿患者；⑥发热患者；⑦疼痛患者；⑧大小便失禁患者；⑨因医疗护理限制活动者，如行石膏固定、手术、牵引的患者。对于高危人群，应定时观察受压部位皮肤情况，并注意记录，同时采取预防措施。

3. 易发部位　人平卧在平板上，身体只有某些部分与平板接触，整个身体的重力分散在这些接触点上，使接触点上的软组织受到压迫，承受压力大的部位即是压力性损伤容易发生的部位。这些部位多在受压和缺乏脂肪组织保护、无肌肉包裹或肌层较薄的骨骼隆突处以及皮肤皱褶处，其中以骶尾部最为多见，且与卧位有着密切的关系（见图 6-1）。

（1）仰卧位：枕骨隆突处、肩胛、肘部、脊椎体隆突处、足跟，尤其是骶尾部最易发生压力性损伤。

（2）侧卧位：耳郭、肩峰部、肋骨、髋部、膝部（内踝、外踝）、踝部（内踝、外踝）等。

（3）俯卧位：面颊和耳郭部、肩部、女性乳房、男性生殖器、肋缘突出部、髂前上棘、膝前部、足趾等。

（4）坐位：易发生于坐骨结节。

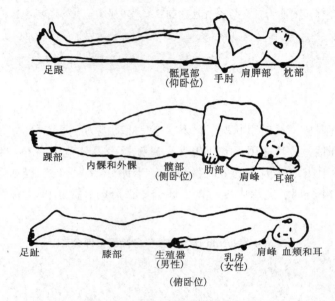

图 6-1　压力性损伤的好发部位

（三）压力性损伤的预防措施

预防压力性损伤的关键在于消除其发生的危险因素，因此，通过患者、家属和医务人员对压力性损伤的危险因素共同进行评估和预防，可大大降低压力性损伤的发生率。

1. 保护皮肤，避免局部长期受压

（1）定期翻身：定期翻身可以间歇性解除局部组织承受的压力，也是长期卧床患者最简单而有效的缓解压力的方法。鼓励和协助躯体移动障碍的患者至少每 2 小时翻身一次，并视患者病情及局部受压情况及时调整。每次翻身后，应观察皮肤有无水肿、发热或发红。电动旋转床和翻身床可以较为轻便地帮助患者转换卧位，从而减轻护士的工作强度。长期坐轮椅的患者应至少每 1 小时更换姿势一次或至少每 15 分钟改变重力支撑点，以缓解坐骨结节部位的压力。病情危重暂时不宜翻身者，应定期用软枕头垫于其肩胛、腰骶、足跟部，增加局部的通透性，减轻受压部位的压力，减少压力性损伤发生概率。

（2）保护骨隆突处和支持身体空隙处：使用特殊的床或床垫，如气垫褥、水褥、羊皮褥等可使支撑体重的面积加大而减少局部受压，达到预防压力性损伤的作用。但这些措施不能替代定期的翻身。支被架可减轻被褥对足部的压迫。用棉褥或软枕铺在床垫上留出空隙以使易受压处悬空，有利于保护骨骼隆起处皮肤。

（3）避免摩擦力和剪切力：在给患者翻身或搬运患者时，应将患者的身体抬离床面，避免拖、拉、推等动作，防止损伤皮肤。不使用脱瓷的便器，使用便器时避免拖、拉动作，可以在便器边沿垫柔软的布垫，避免皮肤直接接触瓷面。对半坐卧位患者，如无特殊禁忌，为防止身体下滑，抬高床头≤30°，足底放置一木垫，并屈髋30°，在腘窝处放一软枕头，以减少剪切力。足跟、足踝等易受摩擦损伤处，可贴透明膜、皮肤保护膜等以保护皮肤，但对皮肤薄且脆弱者不适用。

（4）预防治疗措施造成的皮肤损伤：对使用石膏、夹板、牵引等治疗的患者，衬垫应平整、松软适度，尤其要注意骨隆突部位的衬垫，要仔细观察局部皮肤和肢端皮肤颜色改变的情况，认真听取患者和家属的反映，并适当予以调节。

2. 保持皮肤清洁，避免局部刺激

（1）避免用肥皂、含乙醇的用品清洁皮肤，以免引起皮肤干燥或使皮肤残留碱性残余物。可适当使用润肤品，保持皮肤湿润，但不能太湿。排泄失禁者，应用温水及时清洗会阴和臀部，更换尿垫或床单，以减少尿液或粪便对皮肤的刺激。

一次性塑料垫应放在软棉垫或中单之下使用。骶尾部皮肤处贴可透湿、透气的皮肤保护膜，也可减少排泄物对皮肤的刺激。高热出汗患者须及时擦干汗液，更换衣物和床单。

（2）保持床单和被服清洁、干燥、平整、无皱褶、无碎屑，避免皮肤与床单、衣服皱褶、碎屑产生摩擦而损伤皮肤。

3. 促进皮肤血液循环

（1）温水浴：不仅能清洁皮肤，还能刺激皮肤血液循环，但水温不能过高，避免损伤皮肤。

（2）按摩：可以促进血液循环以预防压力性损伤，但不适当的按摩可能造成深部组织的损伤。应避免对骨骼隆起处皮肤和已发红皮肤的按摩，以免加重皮肤的损伤。

4. 改善机体营养状况　营养不良既是导致压力性损伤的原因之一，也是直接影响压力性损伤进展和愈后的因素。合理膳食是改善患者营养状况，促进创面愈合的重要措施。因此，在病情允许的情况下，给压力性损伤高危人群高热量、高蛋白质、高维生素及含锌饮食，保证正氮平衡，增强机体抵抗力和组织修复能力，促进伤口愈合。不能正常进食者应考虑胃肠外营养治疗。对水肿患者应限制水盐的摄入，脱水的患者应及时补充水、电解质。

5. 鼓励患者活动　尽可能避免给患者使用约束带和应用镇静剂。在病情允许的情况下，协助患者进行肢体功能锻炼，鼓励患者早期下床活动，减少压力性损伤的发生概率。

6. 健康教育　确保患者和家属的知情权，使其了解自身皮肤状态及压力性损伤的危险，教给他们关于压力性损伤的基本知识和技能，如压力性损伤易发生的危险因素和部位、减轻压力的方法等，从而使患者及其家属有效参与到压力性损伤的预防，如及时检查易发部位的皮肤状况并作出正确判断，能够利用简便可行的方法来减轻皮肤受压程度。

总而言之，预防压力性损伤主要在于消除其发生的原因与诱因，因此护士要做到七勤，即勤观察、勤翻身、勤擦洗、勤按摩、勤整理、勤更换、勤交班。尽管预防压力性损伤措施非常有效，但一些高危个体仍然可能发生压力性损伤。

(四)压力性损伤的分期和临床表现

压力性损伤的发生是个渐进的过程,根据压力性损伤的病理生理变化和临床表现,存在有不同的分期。2007 年 2 月,美国国家压力性溃疡咨询委员会(National Pressure Ulcer AdvisoryPanel,NPUAP)在压力性溃疡研究和专家咨询的基础上发布了新的压力性溃疡分期系统,将原有的 4 期分类法扩展为 6 期,该分期已写入卫生部颁布的《临床护理实指南 2011 版)》,成为指导临床压力性溃疡护理观察与治疗的依据。直到 2016 年,将"压力性溃疡"改为"压力性损伤",因为不是所有皮肤损伤都会出现皮层缺失。

1. Ⅰ期:指压不变白的红斑,皮肤完整 损伤仅限于表皮,表现为骨隆突部位呈现压之不褪色的红斑,与周围皮肤界限清楚,皮肤表面完整,局部可有疼痛、硬块、表皮变软、皮温升高或降低等,解除压力 15 分钟后,皮肤颜色不能恢复正常。

2. Ⅱ期:部分皮层缺损 部分真皮层缺损,形成表浅的开放性溃疡,基底粉红色,无坏死组织;也可表现为完整的或破裂的血清性水疱。

3. Ⅲ期:全层皮肤缺损 全层皮肤缺失,损伤深及皮下组织,但肌肉、肌腱和骨骼尚未暴露,可有脓性分泌物、坏死组织、结痂、皮下隧道。此期压力性损伤的深度依解剖部位而异,如缺少皮下组织的耳郭、枕部、脚踝部等的溃疡较表浅;而脂肪肥厚区域的压力性损伤往往发展为很深的溃疡。

4. Ⅳ期:全层皮肤和组织缺损 全层组织缺失伴有骨、肌腱或肌肉的暴露,创面可布满坏死组织和焦痂,通常存在瘘管和隧道,甚至溃疡深及肌肉和支持系统(如筋膜、肌腱、关节囊等)而并发骨髓炎。

5. 不可分期 缺损涉及组织全层,溃疡的创面床完全被坏死组织或(和)焦痂(黄色、灰色、黑色、灰绿色或棕褐色)所覆盖。只有彻底清除坏死组织和焦痂,暴露出创面基底部,才能确定压力性损伤的深度和分期。

6. 深部组织损伤 由于压力和(或)剪切力造成皮下软组织受损,在完整的皮肤上出现紫色或褐红色的局部变色区域,或形成充血性水疱。与邻近组织相比,受损区域的软组织可能会先出现疼痛、硬块、有黏糊状的渗出、潮湿、皮肤较冷或较热等表象。

(五)压力性损伤的治疗和护理

1. 全身治疗与护理 积极治疗原发病,补充营养和进行全身抗感染治疗等。良好的营养是创面愈合的重要条件,因此应给予平衡饮食,增加蛋白质、维生素和微量元素的摄入。对长期不愈的压力性损伤,可静脉滴注复方氨基酸溶液;低蛋白血症患者可静脉输入血浆或人血清蛋白,提高血浆胶体渗透压,改善皮肤血液循环;不能正常进食者考虑胃肠外营养治疗,保证每日营养物质的供给,以满足机体代谢需要。此外,遵医嘱给予抗感染治疗,预防败血症发生。同时加强心理护理,消除不良情绪,促进身体早日康复,加速压力性损伤愈合。

2. 局部治疗和护理

(1)Ⅰ期压力性损伤:此期护理的关键在于去除危险因素,避免压力性损伤进展,因而主要的措施是减压护理,如增加翻身次数、避免局部过度受压、避免摩擦力和剪切力等。可用皮肤保护膜、透明贴、水胶体敷料或泡沫类敷料贴敷在受损处,可减少摩擦,减轻局部压力，并有利于保持皮肤正常 pH 和维持适宜温度，促进受损处组织修复。由于此时皮肤已经受损，故不可局部按摩，防止加重损害。

（2）Ⅱ期压力性损伤：此期治疗护理重点在于保护创面，预防感染。除继续上述措施避免损伤继续发展之外，还须保护已受损皮肤，促进创面愈合。①水疱处理：小水疱可注意保护，防止破裂，可用水胶体敷料，促进水疱自行吸收；大水疱应用无菌注射器经消毒皮肤后，抽出疱内液体，用无菌纱布挤压干净疱液，早期保留疱皮，用透明贴或溃疡贴等水胶体敷料外敷。②渗液较少的创面：应用生理盐水清洗创面及创面周围皮肤后，用水胶体敷料，如透明贴、溃疡贴、安普贴等外敷。③渗液较多的创面：可采用藻酸盐敷料、泡沫敷料等外敷，以促进渗液的吸化。此期可每隔 3~5 天换药一次，也可根据渗液情况确定换药间隔时间。

（3）Ⅲ期和Ⅳ期压力性损伤：治疗护理原则为解除压迫，控制感染，去除坏死组织和促进肉芽组织生长。

1）清洁伤口：可用的溶液包括无菌生理盐水、林格液或 3% 的过氧化溶液等。0.5% 的醋酸液适用于铜绿假单胞菌感染的创面。对有坏死组织的伤口，可以用含蛋白酶溶液清洗。清洁伤口时，动作要轻柔，避免损伤新生肉芽组织，杀菌溶液冲洗后还应用无菌生理盐水冲洗，减少对肉芽组织的刺激。

2）换药和包扎：准确评估创面，根据不同创面采取不同敷料换药：①伤口基底呈黑色，可清创后充分引流，选用藻酸盐、水凝胶类敷料外敷，以溶解和软化坏死组织，外加透明敷料或凡士林油纱布覆盖，每 1~2 天换药 1 次；②创面坏死组织呈黄色，先剪除软化的坏死组织，然后使用上述敷料外敷，每 2~3 天换药 1 次；③创面基底呈红色，可选用水胶体敷料，每 3~5 天换药 1 次；④有腔隙和窦道的创面，渗出液多者可选用藻酸盐类敷料填充，外加高吸收性敷料或纱布覆盖；渗液少者可用水胶体敷料，外加吸收性敷料或纱布覆盖；肉芽过度生长以及中到大量渗液的伤口，可选用泡沫类敷料，结合使用弹力绷带，起抑制肉芽组织增生的作用。

3）其他：高压氧疗、高频电疗和直流电药物离子导入、氦—氖激光照射等都可作为治疗压力性损伤的手段。大面积压力性损伤或久治不愈者，可考虑手术清除坏死组，行皮瓣移植，以促使伤口愈合。

课程思政

南丁格尔说过："护理工作是平凡的工作，然而护理人员却用真诚的爱去抚平患者心灵的创伤，用火样的热情去点燃患者战胜疾病的勇气。"对于住院患者，护理人员应从细微处着手，帮助患者解决困难，为患者创造安全舒适的治疗和休息环境，在护理工作中想患者所想，关心体贴患者，以患者为中心，树立爱伤观念。

本章小结

　　1.休息是指通过改变当前的活动方式，使身心放松，处于一种没有紧张和焦虑的松弛状态。

　　2.协助患者休息的措施：增加身体的舒适，促进心理的放松，保证环境的和谐，保证足够的睡眠。

　　3.睡眠是一种周期发生的知觉的特殊状态，由不同时相组成，对周围环境可相对地不做出反应。

　　4.睡眠的时相：根据睡眠发展过程中脑电波变化和机体活动功能的表现，将睡眠分为慢波睡眠和快波睡眠两个时相。

　　5.睡眠障碍是指睡眠量及质的异常，或在睡眠时出现某些临床症状，也包括影响入睡或保持正常睡眠能力的障碍，如睡眠减少或睡眠过多，以及异常的睡眠相关行为。

　　6.促进睡眠的护理措施：满足患者身体舒适的需要，减轻患者的心理压力，创造良好的睡眠环境，合理使用药物，建立良好的睡眠习惯，做好晚间护理。

　　7.活动受限的原因：疼痛、运动神经系统功能受损、运动系统结构改变、营养状态改变、损伤、精神心理因素、医疗护理措施的实施。

　　8.患者活动的评估内容：患者的一般资料、心肺功能状态、骨骼肌肉状态、关节功能状态、机体活动能力、活动耐力、目前的患病情况、社会心理状况。

　　9.护士协助患者活动：协助患者变换体位、关节活动度练习、肌肉练习。

　　10.压力性损伤危险因素、预防措施、分期和临床表现以及治疗和护理。

思考题

1. 患者出现睡眠障碍的原因是什么？
2. 护士应采取哪些护理措施帮助患者解决睡眠障碍？
3. 如何评估患者机体活动能力级别？
4. 护士应该采取哪些护理措施提高患者的活动能力？
5. 护士应该采取哪些护理措施协助患者活动？
6. 护士在协助患者活动中应注意哪些问题？
7. 睡眠的时相分为哪几个分期？
8. 失眠的诊断标准是什么？
9. 如何收集患者的睡眠资料，并保证资料的全面准确？
10. 活动受限的原因及对机体有哪些影响？
11. 压力性损伤的危险因素有哪些？可分为几期？如何判断压力性损伤的分期？各期压力性损伤的处理原则和方法有哪些？

休息与活动习题检测

第七章

生命体征的评估与护理

生命体征的评估与护理课件

学习目标

识记

1. 能正确叙述体温、脉搏、呼吸、血压的正常值。

2. 能正确阐述体温、脉搏、呼吸、血压的生理变化。

3. 能正确描述体温过低及脉搏、呼吸、血压异常的护理。

理解

1. 能正确描述并解释下列概念:体温过高、体温过低、稽留热、弛张热、间歇热、不规则热、心动过速、心动过缓、间歇脉、脉搏短绌、洪脉、细脉、交替脉、水冲脉、奇脉、高血压、低血压、呼吸增快、呼吸减慢、深度呼吸、潮式呼吸、间断呼吸、胸叩击、体位引流、吸痰法及氧气疗法。

2. 能正确识别异常体温、脉搏、呼吸、血压。

3. 能正确归纳有效咳嗽、叩击、体位引流和吸痰的方法。

应用

1. 能运用所学知识,为体温过高患者制定护理措施。

2. 能运用所学知识,对缺氧患者实施正确的氧气疗法。

3. 能正确测量和记录体温、脉搏、呼吸、血压,且态度认真、操作规范、数值准确、关心患者。

生命体征(vital signs)是体温、脉搏、呼吸及血压的总称。生命体征受大脑皮质控制，是机体内在活动的一种客观反映，是衡量机体身心状况的可靠指标。正常人生命体征在一定范围内相对稳定，变化很小且相互之间存在内在联系。而在病理情况下，其变化极其敏感。护士通过认真仔细地观察生命体征，可以获得患者生理状态的基本资料，了解机体重要脏器的功能活动情况，了解疾病的发生、发展及转归，为预防、诊断、治疗及护理提供依据。因此，正确掌握生命体征的观察技能与护理方法是临床护理工作的重要内容。

第一节　体温的评估与护理

预习案例

> 何某，女，40岁，体温39.6℃，脉搏106次/分，呼吸28次/分。患者此时神志清楚，面色潮红，口唇干裂，精神不振，食欲差。
>
> 思考
>
> 1. 患者发热的程度。
> 2. 患者现在处于发热过程中的那一期，列举此时的主要护理措施。

机体温度分为体核温度和体表温度。体温(body temperature)也称体核温度(core temperature)，指身体内部胸腔、腹腔和中枢神经的温度，具有相对稳定且较皮肤温度高的特点。皮肤温度也称体表温度，是指皮肤表面的温度，它受环境温度和衣着情况的影响且低于体核温度。基础体温(basal body temperature)是指人体在持续较长时间(6~8小时)的睡眠后醒来，尚未进行任何活动之前所测量到的体温。医学上所说的体温是指机体深部的平均温度，体温的相对恒定是机体新陈代谢和生命活动正常进行的必要条件。

一、体温的形成及调节

(一)体温的形成

体温是由3大营养物质糖、脂肪、蛋白质氧化分解而产生。3大营养物质在体内氧化时释放能量，其总能量的50%以上迅速转化为热能，以维持体温，并不断地散发到体外；其余不足50%的能量贮存于三磷酸腺苷(ATP)内，供机体利用，最终仍转化为热能散发到体外。

1. **产热过程**　机体的产热过程是细胞新陈代谢的过程。人体以化学方式产热。人体主要的产热部位是肝脏和骨骼肌。产热方式为战栗产热和非战栗产热(也称代谢产热)，成年人以战栗产热为主，而非战栗产热对新生儿尤为重要。体液因素和神经因素参与产热调节过程。

2. 散热过程　　人体以物理方式散热。人体最主要的散热部位是皮肤，呼吸、排尿、排便也能散发部分热量。人体的散热方式有辐射、传导、对流和蒸发4种。

（1）辐射（radiation）：指热由一个物体表面通过电磁波的形式传至另一个与它不接触的物体表面，它是人体安静状态下处于气温较低环境中主要的散热形式。辐射散热量同皮肤与外界环境的温差及机体有效辐射面积等有关。

（2）传导（conduction）：指机体的热量直接传给与它接触的温度较低的物体的一种散热方式。传导散热量与物体接触面积、温差大小及导热性有关。由于水的导热性能好，临床上常采用的冰袋、冰帽、冰（凉）水湿敷为高热患者物理降温，就是利用传导散热的原理。

（3）对流（convection）：对流是传导散热的一种特殊形式，是指通过气体或液体的流动来交换热量的一种散热方式。对流散热受气体或液体流动速度、温差大小的影响，它们之间成正比关系。

（4）蒸发（evaporation）：指水分由液态转变为气态，同时带走大量热量（1 g 水蒸气可带走 2.43 kJ 的热量）的一种散热方式。蒸发散热的量受环境温度和湿度的影响。蒸发散热可有不感蒸发（不显汗）、发汗两种形式。临床上对高热患者采用乙醇擦浴方法，通过乙醇的蒸发，起到降温作用。

当外界温度低于人体皮肤温度时，机体大部分热量可通过辐射、传导、对流等方式散热，当外界温度等于或高于人体皮肤温度时，蒸发就成为机体唯一的散热形式。

（二）体温的调节

体温的调节包括自主性（生理性）体温调节和行为性体温调节两种方式。人体内与体温调节有关的感受器有外周温度感受器和中枢温度感受器。外周温度感受器为游离神经末梢，分布于皮肤、黏膜、内脏中，包括冷感受器和热感受器，它们分别可将冷或热的信息传向中枢；中枢温度感受器指存在于中枢神经系统内的对温度变化敏感的神经元，分布于下丘脑、脑干网状结构、脊髓等部位，包括热敏神经元和冷敏神经元，可将热或冷的刺激传入中枢。

1. 自主性体温调节　　自主性体温调节是在下丘脑体温调节中枢控制下，机体受内、外环境温度刺激，通过一系列生理反应，调节机体的产热和散热，使体温保持相对恒定的体温调节方式。自主性体温调节过程包括温度感受器、体液因素、体温调节中枢的参与。体温调节的基本中枢位于下丘脑，视前区—下丘脑前部（PO/AH）是体温调节中枢整合的关键部位。来自各方面的温度变化信息在下丘脑得到整合后，分别通过交感神经系统控制皮肤血管舒缩反应或汗腺的分泌，影响散热过程；通过躯体运动神经改变骨骼肌的活动（如战栗、肌紧张）及通过甲状腺和肾上腺髓质分泌活动的改变影响产热过程，从而维持体温的相对恒定。

2. 行为性体温调节　　行为性体温调节是人类有意识的行为活动，通过机体在不同环境中的姿势和行为改变而达到调节体温的目的。因此，行为性体温调节是以自主性体温调节为基础，是对自主性体温调节的补充。

二、体温的生理变化

1. 正常体温　由于体核温度不易测试，临床上常以口腔、直肠、腋窝等处的温度来代表体温。在 3 种测量方法中，直肠温度（即肛温）最接近于人体深部温度，而日常工作中，采用口腔、腋下测量更为常见、方便。正常体温的范围见表 7-1。

表 7-1　成人体温平均值及正常范围

部位	平均温度	正常范围
口温	37.0℃（98.6℉）	36.3~37.2℃（97.3~99.0℉）
肛温	37.5℃（99.5℉）	36.5~37.7℃（99.7~99.9℉）
腋温	36.5℃（97.7℉）	36.0~37.0℃（96.8~98.6℉）

注：℉与℃两个单位之间的换算关系：℉=℃×9/5+32；℃=(℉-32)×5/9。

2. 生理变化　体温受昼夜、年龄、性别、活动、药物等因素影响出现生理性变化，但其变化的范围很小，一般不超过 0.5~1.0℃。

（1）昼夜：正常人体温度在 24 小时内呈周期性波动，清晨 2：00~6：00 最低，午后 14：00~20：00 最高。体温的这种昼夜周期性波动称为昼夜节律，与下丘脑的生物钟功能有关，是由内在的生物节律决定的。

（2）年龄：由于基础代谢水平的不同，各年龄段的体温也不同。儿童、青少年的体温高于成年人，而老年人的体温低于青、壮年。新生儿尤其是早产儿，由于体温调节功能尚未发育完善，调节功能差，因而其体温易受环境温度的影响而变化，因此对新生儿应加强护理，做好防寒保暖措施。

（3）性别：成年女性的体温平均比男性高 0.3℃，可能与女性皮下脂肪层较厚，散热减少有关。女性的基础体温随月经周期呈规律性的变化，在排卵前体温较低，排卵日最低，排卵后体温升高，这与体内孕激素水平周期性变化有关，孕激素具有升高体温的作用，因此在临床上可通过连续测量基础体温了解月经周期中有无排卵和确定排卵日期。

（4）肌肉活动：剧烈肌肉活动（劳动或运动）可使骨骼肌紧张并强烈收缩，产热增加，导致体温升高。临床上测量体温应在患者安静状态下测量，小儿测温时应防止哭闹。

（5）药物：麻醉药物可抑制体温调节中枢或影响传入路径的活动并能扩张血管，增加散热，降低机体对寒冷环境的适应能力。因此手术患者术中、术后应注意保暖。

此外，情绪激动、紧张、进食、环境温度的变化等都会对体温产生影响，在测量体温时，应加以考虑。

三、异常体温的评估

体温低于或者高于正常值范围均称为体温异常。体温低于正常为体温过低，体温高于正常为体温过高。

（一）体温过高

1. 体温过高的定义　体温过高（hyperthermia）指机体体温升高超过正常范围。病理性体温过高包括发热和过热。发热（fever）指机体在致热原作用下，使体温调节中枢的调定点上移而引起的调节性体温升高。发热可分为感染性发热和非感染性发热两大类。感染性发热较多见，主要由病原体引起；非感染性发热由病原体以外的各种物质引起，目前越来越引起人们的重视。过热指调定点并未发生移动，而是由于体温调节障碍、散热障碍、产热器官功能异常等，体温调节中枢不能将体温控制在与调定点相适应的水平上，是被动性体温升高。一般而言，当腋下温度超过37℃或口腔温度超过37.3℃，一昼夜体温波动在1℃以上可称为发热。

2. 临床分级　临床对体温的分级以口腔温度为例，发热程度可划分为：

低热：37.3~38.0℃（99.1~100.4℉）。

中等热：38.1~39.0℃（100.6~102.2℉）。

高热：39.1~41.0℃（102.4~105.8℉）。

超高热：41℃以上（105.8℉以上）。

3. 发热过程及表现　一般发热过程包括3个时期。

（1）体温上升期：此期特点是产热大于散热。主要表现为疲乏无力、皮肤苍白、干燥无汗、畏寒，甚至寒战。体温上升可有骤升和渐升两种方式。骤升是指体温突然升高，在数小时内升至高峰，常见于肺炎球菌肺炎、疟疾患者等。渐升是指体温逐渐上升，数日内达高峰，常见于伤寒患者。

（2）高热持续期：此期特点是产热和散热在较高水平趋于平衡。主要表现为面色潮红、皮肤灼热、口唇干燥、呼吸脉搏加快、头痛头晕、食欲下降、全身不适、软弱无力。

（3）退热期：此期特点是散热大于产热，体温恢复至正常水平。主要表现为大量出汗、皮肤潮湿。体温下降可有骤退和渐退两种方式，骤退常见于肺炎球菌肺炎、疟疾患者，渐退常见于伤寒患者等。体温骤退者由于大量出汗，体液大量丧失，易出现血压下降、脉搏细速、四肢厥冷等虚脱或休克现象，护理中应加强观察。

4. 常见热型　各种体温曲线的形态称为热型（fever type）。某些发热性疾病具有独特的热型，加强观察有助于对疾病的诊断。但须注意，由于目前抗生素的广泛使用（甚至滥用）或由于应用（包括不适当使用）解热药、肾上腺皮质激素等，使热型变得不典型。常见热型（图7-1）有以下4种。

（1）稽留热（constant fever）：体温持续在39~40℃左右，达数天或数周，24小时波动范围不超过1℃。常见于肺炎球菌肺炎、伤寒等患者。

（2）弛张热（remittent fever）：体温在39℃以上，24小时内温差达1℃以上，体温最低时仍高出正常水平。常见于败血症、风湿热、化脓性疾病等患者。

（3）间歇热（intermittent fever）：体温骤然升高至39℃以上，持续数小时或更长，然后下降至正常或正常水平以下，经过一个间歇，体温又升高，并反复发作，即高热期和无热期交替出现。常见于疟疾患者。

（4）不规则热（tregular fever）：发热无一定规律，且持续时间不定。常见于流行性感冒、癌性发热等患者。

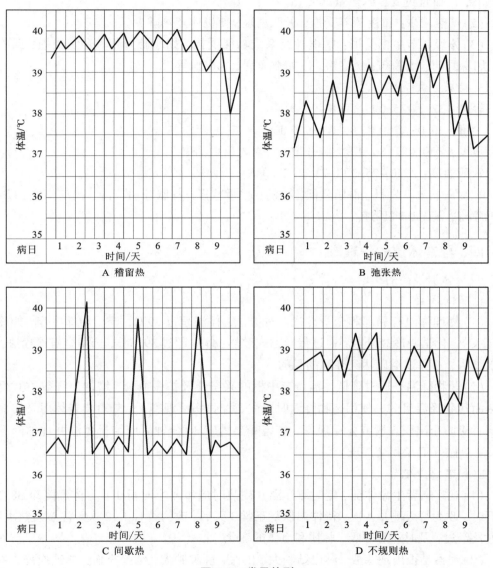

图 7-1　常见热型

(二)体温过低

1. 定义　　体温过低(hypothermia)指体温低于正常范围。

2. 原因

(1)散热过多：长时间暴露在低温环境中，使机体散热过多、过快；在寒冷环境中大量饮酒，使血管过度扩张热量散失。

(2)产热减少：重度营养受损、极度衰竭，使机体产热减少。

(3)体温调节中枢受损：中枢神经系统功能受损，如颅脑外伤、脊髓受损；药物中毒，如麻醉药、镇静药；重症疾病，如败血症、大出血等。

3. 临床分级

轻度：32.1～35.0℃(89.8～95.0°F)。

中度：30.0～32.0℃(86.0～89.6°F)。

重度：<30.0℃(86.0°F)瞳孔散大，对光反射消失。

致死温度：23.0～25.0℃(73.4～77.0°F)。

4. 临床表现　　发抖，血压降低，心跳、呼吸减慢，皮肤苍白冰冷，躁动不安，嗜睡，意识障碍，甚至出现昏迷。

四、异常体温的护理

(一)体温过高的护理

1. 降低体温

(1)物理降温有局部和全身冷疗两种方法：体温超过39℃，选用局部冷疗，如冷毛巾、冰袋、化学制冷袋外敷，通过传导方式散热；体温超过39.5℃，选用全身冷疗法，如温水试浴、乙醇试浴以达到降温的目的。

(2)药物降温是通过降低体温调节中枢的兴奋性及扩张血管、增加出汗等方式促进散热而达到降温目的。使用药物降温时应注意加强病情观察，尤其对年老体弱及心血管疾病者应防止出现虚脱或休克现象。实施降温措施30分钟后应测量体温并评估降温效果，注意做好记录和交接班。

2. 加强病情观察

(1)观察患者生命体征，定时测体温。高热时应每4小时量1次，体温降至38.5℃以下时，改为每天测量4次，待体温恢复正常3天后，改为每日1～2次。注意发热类型、程度及经过，及时注意呼吸、脉搏和血压的变化。

(2)观察是否出现寒战、淋巴结肿大、出血、肝脾肿大，结膜充血，单纯疱疹，关节肿痛及意识障碍等伴随症状。

(3)观察发热的原因及诱因是否消除，发热的诱因可有受寒、饮食不洁、过度疲劳；服用某些药物(如抗肿瘤药物、免疫抑制剂、抗生素等)；老人、婴幼儿、术后患者等。

(4)观察治疗效果，比较治疗前后全身症状及实验室检查结果。

（5）观察饮水量、饮食量、尿量及体重变化。

（6）观察四肢末梢循环情况，高热而四肢末梢厥冷、发绀等提示病情加重。

（7）观察是否出现抽搐，并给予对症处理。

3. 补充营养和水分　给予高热量、高蛋白、高维生素、易消化的流质或半流质食物。注意食物的色、香、味，宜少量多餐，以补充高热的消耗，提高机体的抵抗力。鼓励患者多饮水，以每日 3000 mL 为宜，以补充高热消耗的大量水分，并促进毒素和代谢产物的排出。

4. 促进患者舒适

（1）休息：可减少能量的消耗，有利于机体康复。高热者需卧床休息，低热者可酌情减少活动，适当休息。为患者提供室温适宜、环境安静、空气流通等合适的休息环境。

（2）口腔护理：发热时由于唾液分泌减少，口腔黏膜干燥，且抵抗力下降，有利于病原体生长、繁殖，易出现口腔感染。应在晨起、餐后、睡前协助患者漱口，保持口腔清洁。

（3）皮肤护理：退热期，患者往往会大量出汗，应及时擦干汗液，更换衣服和床单，防止受凉，保持皮肤的清洁、干燥。对长期持续高热者，应协助其改变体位，防止压力性损伤、肺炎等并发症出现。

5. 心理护理

（1）体温上升期，患者突然发冷、发抖、面色苍白，此时患者会产生紧张、不安、害怕等心理反应。护士应经常探视患者，耐心解答各种问题，尽量满足患者的需要，给予精神安慰。

（2）高热持续期，应注意尽量解除高热带给患者的身心不适，尽量满足患者的合理要求。

（3）退热期，满足患者舒适的需要，注意清洁卫生，及时补充营养。

（二）体温过低的护理

1. 适当调高环境温度　提供合适的环境温度，维持室温在 22~24℃左右。

2. 注意保暖　给予毛毯、棉被、电热毯、热水袋，添加衣服，防止体热散失。给予热饮，提高机体温度。

3. 加强病情监测　观察生命体征，持续监测体温的变化，至少每小时测量 1 次，直至体温恢复至正常水平且稳定。同时注意呼吸、脉搏、血压的变化。

4. 积极治疗　去除引起体温过低的原因，使体温恢复正常。

5. 进行指导　分析导致体温过低的因素，如营养不良、衣服穿着过少、供暖设施不足，某些疾病等。

五、体温的测量

临床使用体温计来测量体温，常用的体温计有水银体温计、电子体温计、可弃式体温计，这几种类型的体温计中水银体温计的测量值是最可靠的。

(一)体温计的种类及构造

1. 水银体温计　水银体温计(mercury thermometer)又称玻璃体温计(glass thermometer),分口表、肛表、腋表 3 种(图 7-2)。它是一根真空毛细管外带有刻度的玻璃管,口表和肛表的玻璃管似三棱镜状,腋表的玻璃管呈扁平状。玻璃管末端的球部装有水银。口表和腋表的球部较细长,有助于

知识拓展:水银体温计的由来

测温时扩大接触面;肛表的球部较粗短,可防止插入肛门时折断或损伤黏膜。体温表毛细管的下端和球部之间有一狭窄部分,使水银遇热膨胀后不能自动回缩,从而保证体温测试值的准确性。

体温计有摄氏体温计和华氏体温计两种。摄氏体温计(centigrade thermometer)的刻度是 35~42℃,每 1℃之间分成 10 小格,每小格为 0.1℃,在 0.5℃和 1℃的刻度处用较粗的线标记。华氏体温计(fahrenheit thermometer)刻度为 95~108℉,每 2℉之间分成 10 格,每小格为 0.2℉。

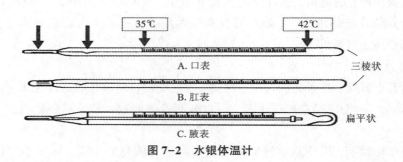

A.口表　　三棱状
B.肛表
C.腋表　　扁平状

图 7-2　水银体温计

2. 电子体温计　电子体温计(electronic thermometer)采用电子感温探头来测量体温。测得的温度直接由数字显示,读数直观,测温准确,灵敏度高。有医院用电子体温计和个人用电子体温计两种。医院用电子体温计只需要将探头放入外套内,外套使用后按一次性用物处理,以防止交叉感染。个人用电子体温计,其形状如钢笔,方便易携带。

3. 可弃式体温计　可弃式体温计(disposable thermometer)为单次使用的体温计,其构造为一含有对热敏感的化学指示点薄片,测温时点状薄片即随机体的温度而变色,显示所测温度,可测口温、腋温。

4. 其他体温计　有前额体温计、报警体温计、远红外线测温仪等。前额体温计可将体温计黑色面贴在前额,室温下 15 秒后告知体温,适用于小儿。报警体温计可将体温计探头与报警器相连,当患者的体温超过一定限度,它就会自动报警,适用于危重患者。远红外线测温仪是利用远红外线的感应功能,常用于人群聚集处。

(二)体温计的管理

1.体温计的消毒 体温计应一人一用,用后消毒,防止引起交叉感染。

方法:①水银体温计消毒法,将使用后的体温计放入消毒液中,清水冲洗擦干后放入清洁容器中备用(注意口表、肛表、腋表应分别消毒和存放);②电子体温计消毒法,仅消毒电子感温探头部分,消毒方法应根据制作材料的性质选用不同的消毒方法,如浸泡、熏蒸等。

2.体温计的检查 在使用新体温计前或定期消毒体温计后,应对体温计进行检查,保证其准确性。体温计检查方法:将全部体温计的水银柱甩至35℃以下;于同一时间放入已测好的40℃以下的水中3分钟后取出检查;若误差在0.2℃以上、玻璃管有裂痕、水银柱自行下降,则不能使用;合格体温计用纱布擦干,放入清洁容器内备用。

(三)体温测量的方法

【目的】

1.判断体温有无异常。

2.动态监测体温变化,分析热型及伴随症状。

3.协助诊断,为预防、治疗、康复和护理提供依据。

【操作程序】

1.评估

(1)核对患者的姓名、年龄和床号。

(2)评估患者的年龄、病情、意识、治疗情况、心理状态及合作程度。

2.准备

(1)护士准备:衣帽整洁,修剪指甲,洗手,戴口罩。

(2)患者准备

1)了解体温测量的目的、方法、注意事项及配合要点。

2)体位舒适,情绪稳定。

3)测温前20~30分钟若有运动、进食、冷热饮、冷热敷、洗澡、坐浴、灌肠等行为,应休息30分钟后再测量。

(3)用物准备

1)治疗车上备容器2个(一个清洁容器盛放已消毒的体温计,另一个盛放测温后的体温计)、含消毒液纱布、表(有秒针)、记录本、笔、手消液。

2)若测肛温,另备润滑油、棉签、卫生纸。

(4)环境准备:室温适宜、光线充足、环境安静。

3.实施 体温的测量操作详见表7-2。

表 7-2　体温的测量操作流程

操作流程	操作步骤	要点说明
核对解释	用物携至患者床旁，核对床号、姓名、腕带，向患者及其亲属解释有关事项，使其明确操作目的	* 操作前查对信息 * 建立信任关系，取得患者配合 * 清点、检查体温计（无破损、水银柱在 35℃ 以下）
2. 选择体温测量的方法	▲口温（图 7-3） (1) 部位：口表水银端斜放于舌下热窝 (2) 方法：闭口勿咬，用鼻呼吸 (3) 时间：3 分钟 ▲腋温 (1) 部位：体温计水银端放于腋窝正中 (2) 方法：擦干汗液，体温计紧贴皮肤，屈臂过胸，夹紧 (3) 时间：10 分钟 ▲肛温 (1) 体位：取侧卧、俯卧、屈膝仰卧位，暴露测温部位 (2) 方法：润滑肛表水银端，插入肛门 3~4 cm；婴幼儿可取仰卧位，护士一手握住病儿双踝，提起双腿；另一手将已润滑的肛表插入肛门（婴儿 1.25 cm，幼儿 2.5 cm）并握住肛表用手掌根部和手指将双臀轻轻捏拢，固定 (3) 时间：3 分钟	* 测量方法方便 * 舌下热窝在舌系带两侧，左右各一，由舌动脉供血，是口腔中温度最高的部位 * 避免体温计被咬碎，造成损伤 * 获得正确的测量结果 * 测量方法安全，用于婴儿或其他无法测量口温者 * 形成人工体腔，保证测量准确性；腋下有汗，可导致散热增加，影响所测体温的准确性 * 不能合作者应协助完成，需较长时间才能使腋下人工体腔内的温度接近机体内部的温度 * 测量方法准确但不方便，用于婴儿、幼儿、昏迷、精神异常患者 * 便于测量 * 避免擦伤或损伤肛门及直肠黏膜
3. 取表	取出体温计，用消毒纱布擦拭	
4. 读数	体温测量值保留至小数点后一位	
5. 协助	协助患者穿衣、裤，取舒适体位	
6. 消毒	体温计消毒	
7. 绘制或录入	洗手后绘制体温单或录入到移动护理信息系统的终端设备	

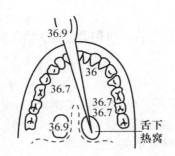

图7-3　口温测量法(舌下热窝)

4.评价

(1)患者理解体温测量的目的并主动配合。

(2)护士操作正确、熟练。

(3)护患沟通有效,患者对护士操作满意。

【注意事项】

1.测量体温前应清点体温计数量,并检查有无破损。定期检查体温计的准确性。

2.婴幼儿及精神异常、昏迷、口腔疾患、口鼻手术、张口呼吸者禁口温测量。腋下有创伤、手术、炎症,腋下出汗较多者,肩关节受伤或消瘦夹不紧体温计者禁腋温测量。直肠或肛门手术、腹泻者禁肛温测量;心肌梗死患者不宜测肛温,以免刺激肛门引起迷走神经反射,导致心动过缓。

3.婴幼儿、危重患者、躁动患者应设专人守护,防止意外。婴幼儿除了肛门、腋窝可以作为测量体温的部位外,还可在背部肩胛间、腹股沟测量体温。

4.测口温时,若患者不慎咬破体温计时,首先应及时清除玻璃碎屑,以免损伤唇、舌、口腔、食管、胃肠道黏膜,再口服蛋清或牛奶,以延缓汞的吸收。若病情允许,可食用粗纤维食物,加速汞的排出。

5.避免影响体温测量的各种因素,如运动、进食、冷热饮、冷热敷、洗澡、坐浴、灌肠等。

6.现体温与病情不符合时,要查找原因,予以复测。

7.玻璃体温计内的水银泄漏处理的应急程序,见"第三章 护理安全"。

【健康教育】

1.向患者及亲属解释体温监测的重要性,学会正确测量体温的方法,以保证测量结果的准确。

2.介绍体温的正常值及测量过程中的注意事项。

3.教会患者对体温的动态观察,提供体温过高、体温过低的护理指导,增强患者自我护理能力。

4.鼓励患者穿宽松、棉质、透气的衣物,以利于排汗。

5.切忌滥用退热药及消炎药。

第二节　呼吸的评估与护理

预习案例

> 李某，女，40岁，T 39.6℃，P 106 次/分，R 28 次/分，指夹式脉搏血氧饱和度（SaO₂）70%。患者神志清楚，面色口唇发绀，精神不振，食欲差。
>
> **思考**
>
> 1. 患者缺氧的程度。
> 2. 根据患者的缺氧程度，应如何为患者进行氧疗？

呼吸是维持机体新陈代谢和生命活动所必需的基本生理过程之一，一旦呼吸停止，生命也将终结。机体在新陈代谢过程中，需要不断地从外界环境中摄取氧气，并把自身产生的二氧化碳排出体外，机体与环境之间所进行的气体交换过程，称为呼吸（respiration）。

呼吸系统由呼吸道（鼻腔、咽、喉、气管、支气管）和肺两部分组成。

一、呼吸的过程及呼吸运动的调节

（一）呼吸过程

呼吸的全过程由 3 个互相关联的环节组成（图 7-4）。

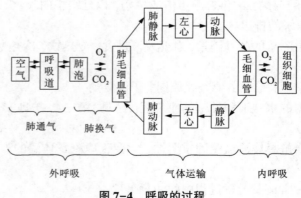

图 7-4　呼吸的过程

1. **外呼吸**　外呼吸（external respiration）即肺呼吸，是指外界环境与血液之间在肺部进行的气体交换，包括肺通气和肺换气两个过程。

肺通气指通过呼吸运动使肺与外界环境之间进行的气体交换。实现肺通气的相关结构包括呼吸道、肺泡和胸廓等。呼吸道是气体进出的通道，肺泡是气体交换的场所，胸廓的节律性运动则是实现肺通气的原动力。

肺换气指肺泡与毛细血管之间的气体交换。其交换方式通过分压差扩散进行，即气体从高分压处向低分压处扩散。如肺泡内氧分压高于静脉血氧分压，而二氧化碳分压则低于静脉血的二氧化碳分压。交换的结果使静脉血变成动脉血，肺循环毛细血管的血液不断地从肺泡中获得氧，释放出二氧化碳。

2.气体运输　气体运输(gas transport)通过血液循环将氧由肺运送到组织细胞，同时将二氧化碳由组织细胞运送至肺。

3.内呼吸　内呼吸(internal respiration)即组织换气。指血液与组织、细胞之间的气体交换。交换方式同肺换气，交换的结果使动脉血变成静脉血，体循环毛细血管的血液不断地从组织中获得二氧化碳，释放出氧气。

(二)呼吸运动的调节

1.呼吸中枢　呼吸中枢是指中枢神经系统内产生呼吸节律和调节呼吸运动的神经细胞群，它们分布于脊髓、延髓、脑桥、间脑、大脑皮质等部位。在呼吸运动调节过程中，各级中枢发挥各自不同的作用，并相互协调和制约。延髓和脑桥是产生基本呼吸节律性的部位，大脑皮质可随意控制呼吸运动。

2.呼吸的反射性调节

(1)肺牵张反射：由肺的扩张或缩小所引起的吸气抑制或兴奋的反射称为肺牵张反射(pulmonary stretch reflex)，又称黑-伯反射，即当肺扩张时可引起吸气动作的抑制而产生呼气；当肺缩小时可引起呼气动作的终止而产生吸气。它是一种负反馈调节机制。其生理意义是使吸气不至于过长、过深，促使吸气转为呼气，以维持正常的呼吸节律。

(2)呼吸肌本体感受性反射：呼吸肌属于骨骼肌，骨骼肌中存在着本体感受器肌梭，因此在受到牵张刺激时，可反射性引起受牵拉的同一肌肉收缩，此为本体感受性反射。呼吸肌本体感受性反射参与正常呼吸运动的调节，尤其在呼吸肌负荷增加时发挥更大的作用，即呼吸肌负荷增加，呼吸运动也相应地增强。如慢性阻塞性肺病患者，气道阻力增加，通过呼吸肌本体感受性反射，呼吸肌收缩力增强，克服增加的气道阻力，以维持肺通气。

(3)防御性呼吸反射：包括咳嗽反射(cough reflex)和喷嚏反射(sneeze reflex)。喉、气管和支气管黏膜上皮的感受器受到机械或化学刺激时，可引起咳嗽反射。鼻黏膜受到刺激时，可引起喷嚏反射。它们是对机体有保护作用的呼吸反射，其目的是排除呼吸道刺激物和异物。

(三)呼吸的化学性调节

动脉血氧分压(PaO_2)、二氧化碳分压($PaCO_2$)和氢离子浓度($[H^+]$)的改变对呼吸运动的影响，称化学性调节。$PaCO_2$是调节呼吸中最重要的生理性化学因素。$PaCO_2$下降，出现呼吸运动减弱或暂停；$PaCO_2$升高，使呼吸加深加快，肺通气增加；若$PaCO_2$超过一定水平，则抑制中枢神经系统活动，患者出现呼吸困难、头痛头晕，甚至昏迷，即二氧化碳麻醉。$PaCO_2$对呼吸的调节是通过中枢及外周化学感受器两条途径实现的。$[H^+]$对呼吸的调节同PaO_2。$[H^+]$升高，导致呼吸加深加快，肺通气增加；$[H^+]$降低，呼吸受到抑制。PaO_2降低时，引起呼吸加深加快，肺通气增加，它是通过外周化学感受器对呼吸运动进行调节。

二、呼吸的生理变化

1. 正常呼吸　正常成人安静状态下呼吸频率为 16~20 次/分，节律规则，呼吸运动均匀、无声且不费力（表 7-3）。呼吸与脉搏的比例为 1:4。男性及儿童以腹式呼吸为主，女性以胸式呼吸为主。

2. 生理变化

（1）年龄：年龄越小，呼吸频率越快。如新生儿呼吸约为 44 次/分。

（2）性别：同年龄的女性呼吸比男性稍快。

（3）活动：剧烈运动可使呼吸加深加快；休息和睡眠时呼吸减慢。

（4）情绪：强烈的情绪变化，如紧张、恐惧、愤怒、悲伤、害怕等可刺激呼吸中枢，引起呼吸加快或屏气。

（5）血压：血压大幅度变动时，可以反射性地影响呼吸，血压升高，呼吸减慢；血压降低，呼吸加快加强。

（6）其他：如环境温度升高，可使呼吸加深加快。

三、异常呼吸的评估及护理

护士在对呼吸异常的患者进行呼吸评估时，需要同时评估呼吸的频率、深度、节律、声音、形态 5 个方面。

（一）异常呼吸的评估

1. 频率异常

（1）呼吸过速（tachypnea）：也称气促（polypnea），指呼吸频率超过 24 次/分（表 7-3）。见于发热、疼痛、甲状腺功能亢进等。一般体温每升高 1℃，呼吸频率增加 2~3 次/分。

（2）呼吸过缓（bradypnea）：指呼吸频率低于 12 次/分（表 7-3）。见于颅内压增高、巴比妥类药物中毒等患者。

2. 深度异常

（1）深度呼吸：又称库斯莫呼吸（Kussmaul respiration）。指一种深而规则的大呼吸（表 7-3）。见于糖尿病酮症酸中毒和尿毒症酸中毒等患者，以使机体排出较多的二氧化碳，调节血中的酸碱平衡。

（2）浅快呼吸：是一种浅表而不规则的呼吸，有时呈叹息样。可见于呼吸肌麻痹、某些肺与胸膜疾病患者，也可见于濒死的患者。

3. 节律异常

（1）潮式呼吸：又称陈—施氏呼吸（Cheyne-Stokes respiration），是一种呼吸由浅慢逐渐变为深快，然后再由深快转为浅慢，再经一段呼吸暂停（5~20 秒）后，又开始重复以上过程的周期性变化，其形态犹如潮水起伏（表 7-3）。潮式呼吸的周期可长达 30 秒至 2 分钟，多见于中枢神经系统疾病，如脑炎、脑膜炎、颅内压增高及巴比妥类药物中毒。产生机制是由于呼吸中枢的兴奋性降低，只有当缺氧严重，二氧化碳积聚到一定程度，才能刺激呼吸中枢，使呼吸恢复或加强，当积聚的二氧化碳呼出后，呼吸中枢又失去有效的兴奋,呼吸又再次减弱继而暂停,从而形成周期性变化。

(2)间断呼吸(cogwheel breathing):又称毕奥呼吸(Biot respiration),表现为有规律的呼吸几次后,突然停止呼吸,短时间停顿后又开始呼吸,如此反复交替(表7-3)。即呼吸和呼吸暂停交替出现。其产生机制同潮式呼吸,但比潮式呼吸更为严重,预后更为不良,常在临终前发生。

表7-3 正常和异常呼吸

呼吸名称	呼吸形态	特点
正常呼吸		规则、平衡
呼吸过速		规则、快速
呼吸过缓		规则、缓慢
深度呼吸		深而大
潮式呼吸		潮水般起伏
间断呼吸		呼吸和呼吸暂停交替出现

4.声音异常

(1)蝉鸣样(strident)呼吸:表现为吸气时产生一种极高的似蝉鸣样音响。产生机制是由于声带附近阻塞,使空气吸入发生困难。常见于喉头水肿、喉头异物等。

(2)鼾声(stertorous)呼吸:表现为呼吸时发出一种粗大的鼾声,由于气管或支气管内有较多的分泌物积蓄所致,多见于昏迷患者。

5.形态异常

(1)胸式呼吸减弱,腹式呼吸增强:正常女性以胸式呼吸为主。由于肺、胸膜或胸壁的疾病,如肺炎、胸膜炎、肋骨骨折、肋骨神经痛等产生剧烈的疼痛,均可使胸式呼吸减弱,腹式呼吸增强。

(2)腹式呼吸减弱,胸式呼吸增强:正常男性及儿童以腹式呼吸为主。如由于腹膜炎、大量腹水、肝脾极度肿大、腹腔内巨大肿瘤等,使膈肌下降受限,造成腹式呼吸减弱,胸式呼吸增强。

6.呼吸困难　呼吸困难(dyspnea)是一个常见的症状及体征,患者主观上感到空气不足,客观上表现呼吸费力,可出现发绀、鼻翼扇动、端坐呼吸,辅助呼吸肌参与呼吸活动,造成呼吸频率、深度、节律的异常。临床上可分为:

(1)吸气性呼吸困难:其特点是吸气显著困难,吸气时间延长,有明显的"三凹征"(吸气时胸骨上窝、锁骨上窝、肋间隙出现凹陷)。由于上呼吸道部分梗阻,气流不能顺利进入肺,吸气时呼吸肌收缩,肺内负压极度增高所致。常见于气管阻塞、气管异物、喉头水肿等。

(2)呼气性呼吸困难:其特点是呼气费力,呼气时间延长。由于下呼吸道部分梗阻,气流呼出不畅所致。常见于支气管哮喘、阻塞性肺气肿。

(3)混合性呼吸困难:其特点是吸气、呼气均感费力,呼吸频率增加。由于广泛性肺部病变使呼吸面积减少,影响换气功能所致。常见于重症肺炎、广泛性肺纤维化、大面积肺不张、大量胸腔积液等。

四、异常呼吸的护理

呼吸异常会影响患者外呼吸、内呼吸的氧气摄入量,导致患者出现缺氧的症状。

1.提供舒适的环境　对出现呼吸异常的患者,应保持环境整洁、安静、舒适,室内空气流通、清新,温度、湿度适宜,有利于患者放松和休息。

2.加强病情观察　观察患者呼吸的频率、深度、节律、声音、形态有无异常;有无咳嗽、咳痰、咯血、发绀、呼吸困难及胸痛表现;观察药物的治疗效果和不良反应。

3.提供充足的营养和水分　选择营养丰富、易于咀嚼和吞咽的食物,注意水分的供给,避免过饱及产气食物,以免膈肌上升影响呼吸。

4.吸氧治疗　必要时给予氧气吸入以纠正缺氧状态。

5.加强心理护理　维持良好的护患关系,稳定患者情绪,保持良好心态。

6.健康教育　患者应戒烟限酒,减少对呼吸道黏膜的刺激;培养良好的生活方式;教会患者呼吸训练的方法,如缩唇呼吸、腹式呼吸等。

五、呼吸的测量

【目的】

1.判断呼吸有无异常。

2.动态监测呼吸变化,了解患者呼吸功能情况。

3.协助诊断,为预防、治疗、康复、护理提供依据。

【操作程序】

1.评估并解释

(1)解释:向患者及亲属解释呼吸测量的目的、方法、注意事项及配合要点。

(2)评估:患者的年龄、病情、意识、治疗情况、心理状态及合作程度。

2.准备

(1)患者准备:患者了解吸痰的目的、方法、注意事项及配合要点;体位舒适,情绪稳定。

（2）环境准备：室温适宜、光线充足、环境安静。

（3）护士准备：衣帽整洁，修剪指甲，洗手，戴口罩。

（4）用物准备：记录表、笔。

3.实施　呼吸测量法的操作详见表7-4。

表7-4　呼吸测量法

操作流程	操作步骤	要点说明
1.核对解释	用物携至患者床旁，核对床号、姓名、腕带，向患者及其亲属解释相关事项，使其明确操作目的	﹡操作前查对患者信息 ﹡与患者建立信任关系，取得患者配合
2.测量呼吸	（1）部位：观察胸部或腹部的起伏 （2）方法：胸部或腹部起伏一次为一次呼吸 （3）时间：测量30秒后乘以2为每分钟呼吸的次数	﹡正常男性及儿童以腹式呼吸为主 ﹡呼吸异常的患者呼吸测量的时间为1分钟
3.协助	协助患者取舒适体位	
4.绘制或录入	洗手后绘制体温单或录入到移动护理信息系统的终端设备	

【注意事项】

1.呼吸受意识控制，因此测量呼吸前不必解释，在测量过程中不使患者察觉，以免紧张，影响测量的准确性。

2.危重患者呼吸微弱时，可用少许棉花置于患者鼻孔前，观察棉花被吹动的次数，计时为1分钟。

【健康教育】

1.向患者及亲属解释呼吸监测的重要性，学会正确测量呼吸的方法。

2.指导患者放松精神，并使患者具有识别异常呼吸的判断能力。

3.教会患者异常呼吸自我护理的方法。

六、促进呼吸功能的护理技术

（一）清除呼吸道分泌物的护理技术

1.有效咳嗽　咳嗽是一种防御性呼吸反射，可排出呼吸道内的异物、分泌物，具有清洁、保护和维护呼吸道通畅的作用，适用于神志清醒尚能咳嗽的患者。护士应对患者进行指导，帮助患者学会有效咳嗽的方法。促进有效咳嗽的主要措施：①改变患者姿势，使分泌物流入大气道内便于咳出；②鼓励患者做缩唇呼吸，即鼻吸气，口缩唇呼气，以引发咳嗽反射；③在病情许可情况下，增加患者活动量，有利于痰液的松动；④双手稳定地按压胸壁下侧，提供一个坚实的力量，有助于咳嗽。有效咳嗽的步骤为：患者取坐位或半卧位，屈膝，上身前倾，双手抱膝或在胸部和膝盖上置枕头并用两肋夹紧，深吸气后屏气 3 秒(有伤口者，护士应将双手压在切口的两侧)，然后患者腹肌用力，两手抓紧支持物(脚和枕)，用力做爆破性咳嗽，将痰液咳出(图 7-5)。

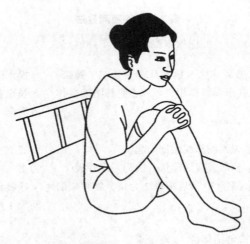

图 7-5　有效咳嗽

2. 叩击　叩击(percussion)是指用手叩打胸背部，借助振动，使分泌物松脱而排出体外，适用于长期卧床、久病体弱、排痰无力的患者。叩击的手法是：患者取坐位或侧卧位，操作者将手固定成背隆掌空状，即手背隆起，手掌中空，手指弯曲，拇指紧靠示指，有节奏地从肺底自下而上，由外向内轻轻叩打，边叩边鼓励患者咳嗽。注意不可在裸露的皮肤、肋骨以下、脊柱、乳房等部位叩击。

3. 体位引流　体位引流(postural drainage)是指置患者于特殊体位，将肺与支气管所存积的分泌物，借助重力作用使其流入大气管并咳出体外，称体位引流。适用于痰量较多、呼吸功能尚好的支气管扩张、肺脓肿等患者，可起到重要的治疗作用。对严重高血压、心力衰竭、高龄、极度衰弱、意识不清等患者应禁用。其实施要点如下：

(1)患者体位要求是患肺处于高位，其引流的支气管开口向下，便于分泌物顺体位引流而咳出。临床上应根据病变部位不同采取相应的体位进行引流。

(2)嘱患者间歇深呼吸并尽力咳痰，护士轻叩相应部位，提高引流效果。

(3)痰液黏稠不易引流时，可给予蒸汽吸入、超声雾化吸入、祛痰药，有利于排出痰液。

(4)宜选择空腹时体位引流，每日 2~4 次，每次 15~30 分钟。

(5)体位引流时应监测：①患者的反应，如出现头晕、面色苍白、出冷汗、血压下降等，应停止引流；②引流液的色、质、量，并予以记录。如引流液大量涌出，应注意防止窒息；如引流液每日小于 30 mL，可停止引流。叩击与体位引流后，随即进行深呼吸和咳嗽,有利于分泌物的排出。

4.吸痰法 吸痰法(aspiration of sputum)是指经口、鼻腔、人工气道将呼吸道的分泌物吸出,以保持呼吸道通畅,预防吸入性肺炎、肺不张、窒息等并发症的一种方法。临床上主要用于年老体弱、危重、昏迷、麻醉未清醒前等各种原因引起的不能有效咳嗽、排痰者。

吸痰装置有中心吸引器(中心负压装置见图7-6)、电动吸引器两种,它们利用负压吸引原理,连接导管吸出痰液。医院设有中心负压装置,吸引器管道连接到各病室床单位,使用时只需连接吸痰导管,开启开关,即可吸痰,十分便利。

电动吸引器由马达、偏心轮、气体过滤器、负压表、安全瓶、储液瓶组成(图7-7)。安全瓶和储液瓶可储液 1000 mL,瓶塞上有两个玻璃管,并通过橡胶管相互连接。接通电源后马达带动偏心轮,从吸气孔吸出瓶内空气,并由排气孔排出,不断循环转动,使瓶内产生负压,将痰液吸出。

在紧急状态下,可用注射器吸痰和口对口吸痰。前者用 50~100 mL 注射器连接导管进行抽吸;后者由操作者托起患者下颌,使其头后仰,并捏住患者鼻孔,口对口吸出呼吸道分泌物,解除呼吸道梗阻症状。

【目的】

1.清除呼吸道分泌物,保持呼吸道通畅。

2.促进呼吸功能,改善肺通气。

3.预防并发症发生。

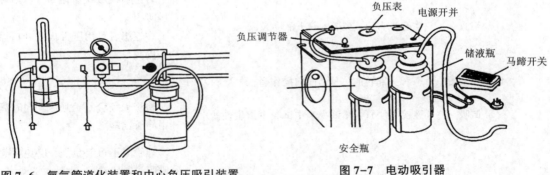

图7-6 氧气管道化装置和中心负压吸引装置　　　图7-7 电动吸引器

【操作程序】

1.评估并解释

(1)解释:向患者及亲属解释吸痰的目的、方法、注意事项及配合要点。

(2)评估:患者的年龄、病情、意识、治疗情况,有无将呼吸道分泌物排出的能力,心理状态及合作程度,目前患者的血氧饱和度。

2.准备

(1)患者准备:患者了解吸痰的目的、方法、注意事项及配合要点;体位舒适,情绪稳定。

(2)环境准备:室温适宜、光线充足、环境安静。

（3）护士准备：衣帽整洁，修剪指甲，洗手，戴口罩。

（4）用物准备

治疗盘内备：有盖罐 2 只（试吸罐和冲洗罐，内盛无菌生理盐水）、一次性无菌吸痰管数根、无菌纱布、无菌血管钳或镊子、无菌手套、弯盘。

治疗盘外备：电动吸引器或中心吸引器。必要时备压舌板、开口器、舌钳、电插板等。

3. 实施　吸痰术操作详见表 7-5。

表 7-5　吸痰术操作流程

操作流程	操作步骤	要点说明
1. 核对解释	用物携至患者床旁，核对床号、姓名、腕带，向患者及其亲属解释有关事项，使其明确操作目的	* 操作前查对患者信息； * 与患者建立信任关系，取得患者配合
2. 调节负压	接通电源，打开开关，检查吸引器性能，调节负压	* 吸引器吸痰，一般成人负压为 20.0~33.3 kPa，儿童 <13.3 kPa；中心负压吸痰，一般成人负压为 40.0~53.3 kPa，儿童 <40.0 kPa
3. 检查	检查患者口、鼻腔，取下活动义齿	* 若经口腔吸痰有困难，可由鼻腔吸引 * 昏迷患者可用压舌板或开口器帮助张口
4. 体位安置	患者头部转向一侧，面向操作者	
5. 试吸	连接吸痰管，在试吸罐中试吸少量生理盐水	* 检查吸痰管是否通畅，同时润滑导管前端
6. 吸痰	一手反折吸痰导管末端，另一手用无菌血管钳（镊子）或者戴手套持吸痰管前端，插入口咽部（10~15 cm），然后放松导管末端，先吸口咽部分泌物，更换吸痰管再吸气管内分泌物	* 插管时不可有负压，以免引起呼吸道黏膜损伤 * 若气管切开吸痰，注意无菌操作，先吸气管切开处，再吸口（鼻）部 * 采取旋转并向上提起导管的手法，以利于呼吸道分泌物的充分吸尽，每次吸痰时间 <15 秒
7. 冲管	吸痰管退出后在冲洗罐中用生理盐水抽吸	* 以免分泌物堵塞吸痰导管 * 一根吸痰导管只使用一次
8. 观察	观察气道是否通畅；患者的反应，如面色、呼吸、心率、血压等；吸出液的色、质、量	* 动态评估患者

续表7-5

操作流程	操作步骤	要点说明
9.安置患者	拭净患者脸部分泌物，助患者取舒适体位，整理床单位	*使患者舒适
10.整理用物	吸痰管按一次性用物处理，吸痰的玻璃接管插入盛有消毒液的试管中浸泡	*吸痰用物根据吸痰操作性质每班更换或每日更换1~2次
11.记录	洗手后记录	*记录痰液的量、颜色、黏稠度、气味、患者的反应等

4.评价

（1）患者理解吸痰的目的并主动配合。

（2）护士无菌观念强，操作正确、熟练。

（3）护患沟通有效，患者对护士操作满意。

【注意事项】

1.吸痰前，检查电动吸引器性能是否良好，连接是否正确。

2.严格执行无菌操作原则，每次吸痰应更换吸痰管。

3.每次吸痰时间<15秒，以免造成缺氧。

4.吸痰动作轻稳，防止呼吸道黏膜损伤。

5.痰液黏稠时，可配合叩击、蒸汽吸入、雾化吸入操作，提高吸痰效果。

6.电动吸引器连续使用时间不宜过久；储液瓶内液体达2/3满时，应及时倾倒，以免液体过多吸入马达内损坏仪器。储液瓶内应放少量消毒液，使吸出液不致黏附于瓶底，便于清洗消毒。

7.如果患者在吸痰时，临床上有明显的血氧饱和度下降的问题，建议吸痰前提高氧浓度；建议吸痰前的30~60秒，向儿童和成人提供100%的氧。

8.建议成人和儿童使用的吸痰管（直径）要小于他们使用的气管插管直径的50%，婴儿则要小于70%。

【健康教育】

1.教会清醒患者吸痰时正确配合的方法，向患者及患者亲属讲解呼吸道疾病的预防保健知识。

2.告知患者呼吸道有分泌物时应及时咳出，确保气道通畅，以改善呼吸，纠正缺氧。

（二）缺氧的分类及判断和供氧装置

氧是生命活动所必需的物质，如果组织得不到足够的氧或不能充分利用氧，组织的代谢、功能甚至形态结构都可能发生异常改变，这一过程称为缺氧。氧气疗法（oxygenic therapy）指通过给氧，提高动脉血氧分压（PaO_2）和动脉血氧饱和度（SaO_2），增加动脉血氧含量（CaO_2），纠正各种原因造成的缺氧状态，促进组织的新陈代谢，维持机体生命活动的一种治疗方法。

1. 缺氧分类和氧疗适应证

(1)低张性缺氧：主要特点为动脉血氧分压降低，使动脉血氧含量减少，组织供氧不足，由于吸入气体氧分压过低，外呼吸功能障碍，静脉血分流入动脉血所致。常见于高山病、慢性阻塞性肺部疾病、先天性心脏病等患者。

(2)血液性缺氧：由于血红蛋白数量减少或性质改变，造成血氧含量降低或血红蛋白结合的氧不易释放所致。常见于贫血、一氧化碳中毒、高血红蛋白血症等患者。

(3)循环性缺氧：由于组织血流量减少使组织供氧量减少所致。分为全身性循环性缺氧和局部性循环性缺氧。常见于休克、心力衰竭、动脉栓塞等患者。

(4)组织性缺氧：由于组织细胞利用氧异常所致。其原因为组织中毒、细胞损伤、呼吸酶合成障碍。常见于氯化物中毒、大量放射线照射等患者。

以上4类缺氧中，低张性缺氧(除静脉血分流入动脉外)由于患者PaO_2和SaO_2明显低于正常水平，吸氧能提高PaO_2、SaO_2、CaO_2，使组织供氧增加，因而疗效最好。氧疗对于心功能不全、心排血量严重下降、大量失血、严重贫血及一氧化碳中毒患者，也有一定的治疗作用。

2. 缺氧程度判断　根据临床表现及动脉血氧分压(PaO_2)和动脉血氧饱和度(SaO_2)来确定。

(1)轻度低氧血症：$PaO_2 > 6.67$ kPa(50 mmHg)，$SaO_2 > 80\%$，无发绀，一般不需氧疗。如有呼吸困难，可给予低流量低浓度(氧流量1~2升/分)氧气氧疗。

(2)中度低氧血症：$PaO_2 < 4 \sim 6.67$ kPa(30~50 mmHg)，SaO_2介于$60\% \sim 80\%$，有发绀、呼吸困难症状的患者，需氧疗。

(3)重度低氧血症：$PaO_2 < 4$ kPa(30 mmHg)，$SaO_2 < 60\%$，显著发绀，呼吸极度困难，出现"三凹征"，是氧疗的绝对适应证。

血气分析检查是监测用氧效果的客观指标，当患者PaO_2低于50 mmHg(6.6 kPa)时应给予吸氧。

3. 供氧装置　供氧装置有氧气筒及氧气压力表和管道氧气装置(中心供氧装置)两种。

(1)氧气筒及氧气压力表装置(图7-8)

1)氧气筒：氧气筒是一圆柱形无缝钢筒，筒内可耐高压达14.7 MPa(150 kg/cm²)，可容纳氧气6000 L。氧气筒的顶部有一总开关，控制氧气的进出。氧气筒颈部的侧面，有一气门与氧气表相连，是氧气自筒中输出的途径。

2)氧气表：由压力表、减压器、流量表、湿化瓶及安全阀组成。压力表可测知氧气筒内的压力，以MPa或kg/cm²表示，压力越大，表明氧气筒内氧气越多。减压器是一种弹簧自动减压装置，将来自氧气筒内的压力减少至0.2~0.3 MPa(2~3 kg/cm²)，使流量平稳，保证安全。流量表用来测量每分钟氧气的流出量，流量表内有浮标，可得知每分钟氧气的流出量。湿化瓶具有湿化氧气及观察氧气流量的作用，可选用一次性或内装1/3~1/2灭菌蒸馏水的湿化瓶，将通气管浸入水中，湿化瓶出气口和鼻导管相连接。安全阀的作用是当氧流量过大、压力过高时，安全阀内部活塞自行上推，过多的氧气由四周小孔流出，以确保安全。

3)装表法：氧气表装在氧气筒上，以备急用。方法是：将氧气筒置于氧气架上，打开总开关(逆时针转 1/4 周)，使少量气体从气门处流出，随即迅速关上(顺时针)，达到避免灰尘吹入氧气表、清洁气门的目的；然后将氧气表稍向后倾置于氧气筒气门上，用手初步旋紧，再用扳手拧紧，使氧气表直立于氧气筒旁；连接湿化瓶；确认流量开关呈关闭状态，打开总开关，再打开流量开关，检查氧气装置有无漏气、是否流出通畅，关紧流量开关，推至病室待用。故此装表法可简单归纳为一吹(尘)、二上(表)、三紧(拧紧)、四查(检查)。

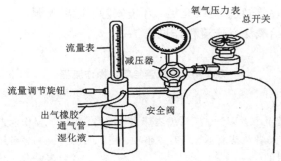

图 7-8　氧气筒及氧气压力表装置

氧气筒内的氧气供应时间可按下列公式计算：

$$可供应时间=\frac{\left[压力表压力-5\left(kg/cm^2\right)\right]\times氧气筒容积(L)}{1\ kg/cm^2\times氧流量(L/min)\times60\ min}$$

氧气浓度与流量的关系：吸氧浓度(%) = 21+4×氧流量(L/min)

(2)氧气管道装置(中心供氧装置)：医院氧气集中由供应站负责供给，设管道至病区、门诊、急诊。供应站有总开关控制，各用氧单位配氧气表，打开流量表即可使用，此法迅速、方便。

装表法：①将流量表安装在中心供氧管道氧气流出口处，接上湿化瓶；②打开流量开关，调节流量，检查指示浮标是否达到既定流量(刻度)，全套装置无漏气后备用。

(三)氧疗方法

鼻氧管给氧法

将鼻氧管的前端插入鼻孔内约 1 cm，将导管固定稳妥即可。此法比较简单，患者感觉比较舒适，容易接受，因而是目前临床上常用的给氧方法之一。

【目的】

1.纠正各种原因造成的缺氧状态，提高动脉血氧分压(PaO_2)、动脉血氧饱和度(SaO_2)和动脉血氧含量(CaO_2)。

2.促进组织的新陈代谢，维持机体生命活动。

【操作程序】

1.评估患者并解释

(1)解释：向患者及亲属解释吸氧法的目的、方法、注意事项及配合要点。

(2)评估：患者的年龄、病情、意识、治疗情况、心理状态及合作程度。

2. 准备

（1）护士准备：衣帽整洁，修剪指甲，洗手，戴口罩。

（2）患者准备：了解吸氧法的目的、方法、注意事项及配合要点，体位舒适，情绪稳定，愿意配合。

（3）用物准备

治疗盘内备：小药杯（内盛冷开水）、纱布、弯盘、鼻氧管、棉签、扳手。

治疗盘外备：管道氧气装置或氧气筒及氧气压力表装置、用氧记录单、笔、标识牌。

（4）环境准备：室温适宜、光线充足、环境安静、远离火源。

3. 实施　鼻氧管给氧法操作流程详见表7-6。

表 7-6　鼻氧管给氧法操作流程

操作流程	操作步骤	要点说明
1. 核对解释	用物携至患者床旁，核对患者床号、姓名、腕带，向患者及其亲属解释有关事项，使其明确操作目的	*操作前查对患者信息 *与患者建立信任关系，取得患者配合
2. 清洁及评估鼻腔	用湿棉签清洁双侧鼻腔，并检查其通畅情况	*检查鼻腔有无分泌物堵塞及异常
3. 连接	将鼻氧管与湿化瓶的出口相连接	
4. 调节氧流量	轻度缺氧给氧流量为 1~2 L/min 中度缺氧给氧流量为 2~4 L/min 重度缺氧给氧流量为 4~6 L/min	*根据病情遵医嘱调节氧流量
5. 检查及湿润鼻氧管前端	将鼻氧管末端放于盛水的小药杯中	*湿润鼻氧管前端，观察有气泡溢出，说明鼻氧管通畅
6. 插管	将鼻氧管插入患者鼻孔内 1 cm 处	*动作轻柔，以免引起黏膜损伤
7. 固定	将导管环绕患者耳部向下放置并调节松紧度	*松紧适宜，防止因导管太紧引起局部受压
8. 记录	记录给氧时间、氧流量、患者反应	*便于对照
9. 观察	观察患者缺氧症状、实验室指标；氧气装置有无漏气，是否通畅；有无氧疗不良反应	*有异常及时处理
10. 停止用氧	停止用氧时先取下鼻氧管	*防止操作不当，引起组织损伤
11. 安置患者	患者体位舒适 整理床单位	*给患者提供良好的休息环境
12. 卸表	▲氧气筒 关闭总开关，放出余气后，关闭流量开关，再卸表 ▲中心供氧 关流量开关，取下流量表	*以确保操作安全

续表7-6

操作流程	操作步骤	要点说明
13.用物处理	按垃圾归类进行处理	
14.记录	记录停止用氧的时间、氧流量、患者反应	

4.评价

(1)患者理解吸氧的目的并主动配合。

(2)护士给氧流量准确，操作正确、熟练。

(3)护患沟通有效，患者对护士操作满意。

【注意事项】

1.用氧前，检查氧气装置有无漏气，是否通畅。

2.严格遵守操作规程，注意用氧安全，切实做好"四防"，即防震、防火、防热、防油。氧气瓶搬运时要避免倾倒撞击。氧气筒应放阴凉处，周围严禁烟火及易燃品，距明火至少5 m，距暖气至少1 m，以防引起燃烧。氧气表及螺旋口勿沾油，也不用带油的手装卸。

3.使用氧气时，应先调节流量后应用。停用氧气时，应先拔出导管，再关闭氧气开关。中途改变流量，先分离鼻氧管与湿化瓶连接处，调节好流量再接上。以免一旦开关出错，大量氧气进入呼吸道而损伤肺组织。

4.常用湿化液为灭菌蒸馏水。急性肺水肿用20%～30%乙醇，具有降低肺泡内泡沫的表面张力，使肺泡泡沫破裂、消散，改善肺部气体交换，减轻缺氧症状的作用。

5.氧气筒内氧勿用尽，压力至少要保留0.5 mPa(5 kg/cm^2)，以免灰尘进入筒内，再充气时引起爆炸。

6.对未用完或已用尽的氧气筒，应分别悬挂"满"或"空"的标识牌，便于及时调换和急用时搬运，提高抢救速度。

7.用氧过程中，应加强监测。

【健康教育】

1.向患者及亲属解释氧疗的重要性。

2.介绍正确使用氧疗的方法及注意事项。

3.积极宣传呼吸道疾病的预防保健知识。

鼻塞给氧法

鼻塞是一种用塑料制成的球状物，操作时将鼻塞塞入一侧鼻孔鼻前庭内给氧(图7-9)。此法刺激性小，患者较为舒适，且两侧鼻孔可交替使用。适用于长期吸氧的患者。

面罩给氧法

将面罩置于患者的口鼻部供氧，氧气自下端输入，呼出的气体从面罩两侧孔排出(图7-10)，由于口、鼻部都能吸入氧气，效果较好。给氧时必须有足够的氧流量，一般为6～8 L/min。适用于张口呼吸且病情较重患者。

氧气头罩给氧法

将患者头部置于头罩里，罩面上有多个孔，可以保持罩内一定的氧浓度、温度和湿度(图7-11)。头罩与颈部之间要保持适当的空隙,防止二氧化碳潴留及重复吸入。此法主要用于小儿。

氧气枕给氧法

氧气枕是一长方形橡胶枕,枕的一角有一橡胶管,上有调节器可调节氧流量,氧气枕充入氧气,接上湿化瓶即可使用(图7-12)。此法可用于家庭氧疗、危重患者的抢救或转运途中,以枕代替氧气装置。

文丘里面罩给氧法

文丘里面罩的浓度如下:24%、28%、31%、35%、40%、60%。它们适合所有的患者可供已知浓度的氧气,但是24%、28%的文丘里面罩特别适合有二氧化碳潴留的患者(图7-13)。

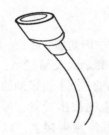

图7-9　给氧鼻塞

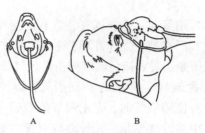

图7-10　面罩给氧

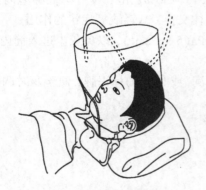

图7-11　氧气头罩给氧法

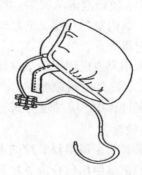

图7-12　氧气枕

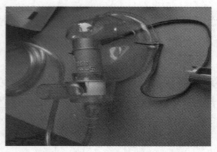

图7-13　文丘里面罩给氧法

随着便携式供氧装置的面世和家庭用氧源的发展，一些慢性呼吸系统疾病和持续低氧血症的患者可以在家中进行氧疗。家庭氧疗一股采用制氧器、小型氧气瓶及氧气枕等方法，对改善患者的健康状况，提高他们的生活质量和运动耐力有显著疗效。

知识拓展：家庭供氧

1. 便携式制氧器　它于 1990 年问世。原理为制氧剂 A 和催化剂 B 在反应仓中与水产生化学反应制造出氧气。优点如下。①纯度高：制氧纯度高，完全符合医用标准，纯度>99%；②供氧快：立用立得，方便快捷；③易操作：制氧器结构简单，易学易会；④易携带：制氧器小巧轻便（加水后仅 500 g），便于携带。缺点：维持时间短（每一次反应制出氧气仅维持 20 分钟），因此患者如需反复用氧，则要不断更换制剂。

2. 小型氧气瓶　小型瓶装医用氧同医院用氧一样，系天然纯氧，具有安全、小巧、经济、实用、方便等特点。有各种不同容量的氧气瓶，如 2 L、3 L、4 L、8 L、10 L、12 L、15 L 等。尤其适用于冠心病、肺心病、哮喘、支气管炎、肺气肿等慢性疾病患者的家庭氧疗。

（四）氧疗监护

1. 缺氧症状　经氧疗后患者由烦躁不安变为安静、心率变慢、血压上升、呼吸平稳、皮肤红润温暖、发绀消失，说明缺氧症状改善。

2. 实验室检查　实验室检查指标可作为氧疗监护的客观指标。主要观察氧疗后 PaO_2（正常值为 12.6～13.3 kPa 或 95～100 mmHg）、$PaCO_2$（正常值为 4.7～5.0 kPa 或 35～45 mmHg）、SaO_2（正常值 95%）等。

3. 氧气装置　对患者进行氧疗时，应随时注意及检查供氧装置有无漏气，管道是否通畅。

4. 氧疗不良反应　给患者氧疗时，当氧浓度高于 60%，持续时间超过 24 小时，可出现氧疗不良反应。

（1）氧中毒：其特点是肺实质的改变，表现为胸骨下不适、疼痛、灼热感，继而出现呼吸增快、恶心、呕吐、烦躁、断续的干咳。预防措施是避免长时间、高浓度氧疗，经常做血气分析，动态观察氧疗的治疗效果。

（2）肺不张：吸入高浓度氧气后，肺泡内氮气被大量置换，一旦支气管有阻塞时，其所属肺泡内的氧气被肺循环血液迅速吸收，引起吸入性肺不张。表现为烦躁、呼吸、心率增快，血压升高，继而出现呼吸困难、发绀、昏迷。预防措施是鼓励患者做深呼吸，多咳嗽和经常改变卧位姿势，防止分泌物阻塞。

（3）呼吸道分泌物干燥：氧气是一种干燥气体，吸入后可导致呼吸道黏膜干燥，分泌物黏稠，不易咳出，且有损纤毛运动。因此，氧气吸入前一定要先湿化再吸入，以减轻刺激作用，并定期雾化吸入。

（4）晶状体后纤维组织增生：仅见于新生儿，以早产儿多见。由于视网膜血管收缩，视网膜纤维化，最后出现不可逆转的失明，因此新生儿应控制给氧浓度和吸氧时间。

（5）呼吸抑制：见于 II 型呼吸衰竭者（PaO_2 降低、$PaCO_2$ 增高）。由于 $PaCO_2$ 长期处于高水平，呼吸中枢失去了对二氧化碳的敏感性，呼吸的调节主要依靠缺氧对外周化学感受器的刺激来维持,吸入高浓度氧,解除缺氧对呼吸的刺激作用,使呼吸中枢抑制加重,甚至呼吸停止。因此对Ⅱ型呼吸衰竭患者应给予低浓度,低流量(1~2 L/min)持续吸氧,维持 PaO_2 在 8 kPa 即可。

高压氧疗法是指在高气压(大于一个标准大气压)环境下呼吸纯氧或混合氧以达到治疗各种疾病的方法。一般而言,凡是机体全身性或局部性缺氧、急性或慢性缺氧引起的各种缺氧性疾病都属于高压氧治疗的对象。如急性 CO 中毒及其迟发性脑病、心脏呼吸骤停复苏后、各种意外事故造成的急性缺氧(溺水、窒息、自缢、触电等)、高原反应等。它具有治疗范围广、治疗病种多及疗效可靠等特点。目前高压氧疗法已向康复医学、潜水医学、航空医学、保健医学、高原医学、运动医学及军事医学等方面发展。

第三节　脉搏的评估和护理

预习案例

张某,男,68 岁,因风湿性心脏病入院治疗。责任护士小李在对其进行常规生命体征测量时发现其脉搏细弱且难以触及,患者体温 37.8℃,呼吸急促,面色苍白。听诊时,仅能听到第一心音,其后出现较长的停歇。护士立刻对患者进行心理安慰,并立刻通知医生。经检查,患者为室性期前收缩,经过药物治疗后患者症状消失,未出现其他并发症,病情得到控制。

思考

1. 通过该案例,我们能够得到什么启示呢?

2. 日常护理中,护士如何通过测量生命体征及早发现异常情况并正确进行护理干预呢?

在每个心动周期中,由于心脏的收缩和舒张,动脉内的压力和容积也发生周期性的变化,导致动脉管壁有节律的搏动,称为动脉脉搏(arterial pulse),简称脉搏(pulse)。脉搏可沿管壁传播,手术暴露动脉可直接看到动脉随着心跳搏动,用手指也可触到浅表动脉的搏动。临床中,常用测量脉搏来简单评估心脏的收缩功能状况。

一、正常脉搏及生理变化

(一)脉搏的产生

心脏窦房结的自律细胞发出兴奋冲动,传至心脏各部,致使心脏收缩。当心脏收缩时,左心室将血射入主动脉,由于弹性贮器血管及外周阻力的作用,动脉管壁随之扩张。当心脏舒张时,动脉管壁弹性回缩。这种动脉管壁随着心脏的舒缩而出现周期性的起伏搏动形成动脉脉搏。

(二)脉搏的生理变化

1.脉率　脉率(pulse rate)是指每分钟脉搏搏动的次数(频率)。正常成人在安静状态下脉率为 60~100 次/分。脉率受诸多因素影响而引起变化。

(1)年龄:脉率随年龄的增长而逐渐减低,到老年时轻度增加,见表 7-7。

(2)性别:女性脉率比男性稍快,通常相差 5 次/分。

(3)体型:身材细高者常比矮壮者的脉率慢。因体表面积越大,脉搏越慢。

(4)活动与情绪:运动、兴奋、恐惧、愤怒、焦虑使脉率增快;休息、睡眠则使脉率减慢。

(5)饮食与药物:进食、使用兴奋剂、浓茶或咖啡能使脉率增快;禁食,使用镇静药、洋地黄类药物能使脉率减慢。

正常情况下,脉率和心率是一致的,脉率是心率的指示,当脉率微弱得难以测定时,应测心率,对脉搏短绌患者,脉率不能反映心率,需要同时测量。

2.脉律　脉律(pulse rhythm)是指脉搏的节律性。脉律反映了左心室收缩的情况,正常脉律跳动均匀规则,间隔时间相等。但正常小儿、青年和一部分成年人可出现吸气时增快,呼气时减慢,称为窦性心律不齐,一般无临床意义。

3.脉搏的强弱　脉搏的强弱是指触诊时血液流经血管的一种感觉。正常情况下,每搏强弱相同。脉搏的强弱取决于动脉充盈度和周围血管的阻力,既与心搏量和脉压大小有关,又与动脉壁的弹性有关。

4.动脉壁的情况　当触诊时可感觉到的动脉壁性质,正常动脉管壁光滑、柔软、富有弹性。动脉粥样硬化患者的管壁斑点明显、变硬,弹性和舒张性降低。

表 7-7　脉搏的正常范围与平均脉率

年龄	正常范围(次/分)		平均脉率(次/分)	
出生至 1 个月	70~170		120	
1~12 个月	80~160		120	
1~3 岁	80~120		100	
3~6 岁	75~115		100	
6~12 岁	70~110		90	
	男	女	男	女
12~14 岁	60~105	70~110	85	90
14~16 岁	60~100	65~105	80	85
16~18 岁	55~95	60~100	75	80
18~65 岁	60~100		72	
65 岁以上	70~100		75	

二、异常脉搏的评估及护理

(一)异常脉搏的评估

1. 脉率异常

(1)心动过速(tachycardia):成人脉率超过 100 次/分,称为心动过速(速脉)。常见于发热、甲状腺功能亢进、心力衰竭、血容量不足等患者,它是机体的一种代偿机制,以增加心排量、满足机体新陈代谢的需要。一般体温每升高 1℃,成人脉率约增加 10 次/分,儿童则增加 15 次/分。

(2)心动过缓(bradycardia):成人脉率少于 60 次/分,称为心动过缓(缓脉)。常因迷走神经兴奋引起,常见于颅内压增高、房室传导阻滞、甲状腺功能减退、阻塞性黄疸等患者。脉率小于 40 次/分时,尚需注意有无完全性传导阻滞。

2. 节律异常

(1)间歇脉(intermittent pulse):在一系列正常规则的脉搏中,出现一次提前而较弱的脉搏,其后有一较正常延长的间歇(代偿间歇),称间歇脉。每隔一个或两个正常搏动后出现一次期前收缩,则前者称二联律(bigeminy),后者称三联律(trigeminy)。常见于各种器质性心脏病,正常人在过度疲劳、精神兴奋、体位改变时偶尔也会出现间歇脉。发生机制是心脏异位起搏点过早地发生冲动而引起的心脏搏动提早出现。

(2)脉搏短绌(pulse deficit):在同一单位时间内脉率少于心率,称为脉搏短绌,简称绌脉。其特点是心律完全不规则,心率快慢不一,心音强弱不等。发生机制是由于心肌收缩力强弱不等,有些心排血量少的搏动可发生心音,但不能引起周围血管的搏动,造成脉率低于心率。常见于心房纤颤的患者。绌脉越多,心律失常越严重,病情好转,绌脉可以消失。

3. 强弱异常

(1)洪脉(bounding pulse):当心输出量增加,周围动脉阻力较小,动脉充盈度和脉压较大时,则脉搏强而大,称为洪脉。常见于高热、甲状腺功能亢进、主动脉瓣关闭不全等患者。

(2)细脉(small pulse):或称丝脉(thready pulse),当心输出量减少,周围动脉阻力较大,动脉充盈度降低时,则脉搏弱而小,扪之如细丝,称细脉。常见于心功能不全、大出血、休克、主动脉瓣狭窄等患者。

(3)交替脉(alternating pulses):指节律正常,而强弱交替出现的脉搏,主要由于心室收缩强弱交替出现而引起,为心肌损伤的一种表现。常见于高血压心脏病、冠状动脉粥样硬化性心脏病等。

(4)水冲脉(water hammer pulse):脉搏骤起骤降,急促而有力,主要由于收缩压偏高,舒张压偏低使脉压增大所致。常见于主动脉瓣关闭不全、甲状腺功能亢进等患者。触诊时,如将患者手臂抬高过头并紧握其手掌面,就可感到急促有力的冲击。

(5)重搏脉(dicrotic pulse):正常脉搏波在其下降支中有一重复上升的脉搏波(降中波),但比脉搏的上升支低,不能触及,在某些病理情况下,此波增高可触及,称重搏脉。发生机制可能与血管紧张度降低有关,当心室舒张早期,主动脉瓣关闭,主动脉内的一部分血液向后冲击已关闭的主动脉瓣，由此产生的冲动使重复上升的脉波增高而触及。常见于伤寒、一些长期热性病和肥厚性梗阻性心肌病。

（6）奇脉（paradoxical pulse）：指吸气时脉波明显减弱或消失。常见于心包积液和缩窄性心包炎，是心肌压塞的重要体征之一。奇脉的产生主要与左心室搏出量减少有关。正常人吸气时肺循环血容量增加，使循环血液向右心的灌注量亦相应地增加，因此肺循环向左心回流的血液量无明显改变。在病理情况下，由于心脏受约束，体循环向右心回流的血量不能随肺循环血量的增加而相应地增加，结果使肺静脉血液流入左心室的量较正常时减少，左心室搏出量减少，所以脉搏变弱甚至不能触及。

4. 动脉壁异常　早期动脉硬化，表现为动脉壁变硬，失去弹性，呈条索状；严重时则动脉迂曲甚至有结节。其原因为动脉壁的弹力纤维减少，胶原纤维增多，使动脉管壁变硬，呈条索、迂曲状。

（二）异常脉搏的护理

1. 休息与活动　对脉搏异常的患者应指导患者增加卧床休息的时间，适当活动，以减少心肌耗氧量。必要时给予氧疗。

2. 加强观察　对异常脉搏患者须观察其脉搏的脉率、节律、强弱等；观察药物的治疗效果和不良反应；有起搏器者应做好相应的护理。

3. 准备急救物品和急救仪器　对异常脉搏患者须准备抗心律失常药物，除颤器处于完好状态。

4. 心理护理　对异常脉搏患者须稳定其情绪，消除紧张、恐惧心理。

5. 健康教育　对异常脉搏患者须指导患者合理饮食，宜食清淡易消化的食物；注意劳逸结合，生活有规律，保持情绪稳定，戒烟限酒；善于控制情绪；勿用力排便；学会自我检测脉搏及观察药物的不良反应。指导患者服用抗心律失常药物，嘱患者不可自行随意调整药物剂量。

三、脉搏的测量

（一）脉搏测量的部位

浅表、靠近骨骼的大动脉均可作为测量脉搏的部位。常用诊脉部位见图7-14，临床上最常选择的诊脉部位是桡动脉，见图7-15。

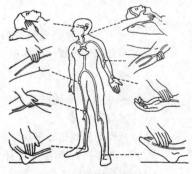

图7-14　常用诊脉部位

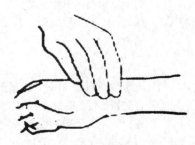

图7-15　桡动脉

(二)脉搏的测量方法(以桡动脉为例)

【目的】

1. 判断脉搏有无异常。

2. 动态监测脉搏变化,间接了解患者心脏状态。

3. 协助诊断,为预防、治疗、康复、护理提供依据。

【操作程序】

1. 评估

(1) 核对患者医嘱、执行单、姓名和住院号。

(2)患者目前的年龄、病情和治疗情况,心理状态及合作程度。

(3)向患者及亲属解释脉搏测量的目的、方法、注意事项及配合要点。

2. 准备

(1)护士自身准备:着装整齐,洗手,戴口罩。

(2)患者准备

1)了解脉搏测量的目的、方法、注意事项及配合要点。

2)体位舒适,情绪稳定。

3)测量前若有剧烈运动,紧张、恐惧情绪和哭闹等,应休息 20~30 分钟后再测量。

(3)用物准备

1)治疗车上层:计时器(精确到秒)、听诊器、记录本、笔及手消毒液。

2)治疗车下层:生活垃圾桶、医用垃圾桶。

(4)环境准备:室温适宜、光线充足、安静整洁。

3. 实施　脉搏测量法的操作流程详见表 7-8。

表 7-8　脉搏测量法操作流程

操作流程	操作步骤	要点说明
1. 核对解释	携用物至患者床旁,核对患者床号、姓名、腕带,向患者及其亲属解释,使其明确操作目的	* 操作前查对患者信息
2. 体位	患者取卧位或坐位;手腕伸展,手臂放舒适位置	* 患者舒适,护士便于测量
3. 测量	护士以示指、中指、无名指的指端按压在桡动脉处,按压力量适中,以能清楚感觉到脉搏搏动为宜	* 压力太大阻碍脉搏搏动,太小会感觉不到脉搏搏动
4. 计数	正常脉搏测量 30 秒,测量值乘以 2。若发现患者脉搏短绌,应由 2 名护士同时测量,一人听心率,另一人测脉率,由听心率者发出"起"或"停"口令,计时 1 分钟(图 7-16)	* 测量时必须注意脉律、脉搏强弱等情况 * 得到正确的心率及脉率 * 心脏听诊部位可选择左锁骨中线内侧第 5 肋间隙处

续表7-8

操作流程	操作步骤	要点说明
5. 整理记录	(1)协助患者取舒适体位,交代注意事项,清理用物 (2)洗手,记录	*将脉率数记录在记录本上 *脉搏短绌者以分数式记录,记录方式为心率/脉率。如心率200 次/分,脉率为 60 次/分,则应写成 200/60 次/分
6. 绘制或录入	洗手后绘制体温单或输入移动护理信息系统的终端设备	

4. 评价

(1)患者理解操作目的并主动配合。

(2)护士操作正确、熟练。

(3)护患沟通有效,患者对护士操作满意。

【注意事项】

1. 勿用拇指诊脉,因拇指小动脉的搏动较强,易与患者的脉搏相混淆。

2. 异常脉搏应测量 1 分钟;脉搏细弱难以触诊时,应测心尖冲动 1 分钟。

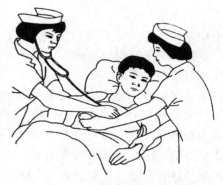

图7-16　测脉搏短绌患者脉搏

第四节　血压的评估与护理

预习案例

患者,男性,59 岁。因近期头痛、头晕、全身无力入院。查体:T 37.6℃,P 112 次/分,R 28 次/分,Bp 180/110 mmHg。患者神志清楚,急性病容,呼吸急促,听诊可闻及主动脉瓣区第二心音亢进、主动脉瓣区收缩期杂音。

思考

1. 本次血压达到了几级高血压?

2. 测量血压时的主要注意事项有哪些?

3. 该患者常见的护理诊断有哪些?

血压(blood pressure,Bp)是血管内流动着的血液对单位面积血管壁的侧压力(压强)。在不同血管内,血压被分别称为动脉血压、毛细血管和静脉血压,而一般所说的血压是指动脉血压。依照国际标准计量单位规定，压强的单位为帕（Pa），即牛顿／米²（N／m²），血压数值常用千帕（kPa）表示。由于人们长期以来使用水银血压计测量血压，因此习惯上仍采用毫米汞柱（mmHg）为单位（1 mmHg＝0.133 kPa 或 1 kPa＝7.5 mmHg）。大静脉的压力较低，常以厘米水柱（cmH_2O）为单位。

在一个心动周期内，动脉血压随着心室的收缩和舒张而发生规律性的波动。在心室收缩时，动脉血压上升达到的最高值称为收缩压（systolic pressure）。在心室舒张末期，动脉血压下降达到的最低值称为舒张压（diastolic pressure）。收缩压与舒张压的差值称为脉搏压，简称脉压（pulse pressure）。在一个心动周期中，动脉血压的平均值称为平均动脉压（mean arterial pressure），约等于舒张压加 1／3 脉压。

一、正常血压及生理变化

（一）血压的形成

心血管系统是一个封闭的管道系统，在这个系统中足够量的血液充盈是形成血压的前提，心脏射血与外周阻力是形成血压的基本因素，同时大动脉的弹性贮器作用对血压的形成也有重要的影响。

产生动脉血压的前提条件是心血管内有足够量的血液充盈，血液的充盈度可用循环系统平均充盈压（mean circulatory filling pressure）表示，成人约为 0.93 kPa（7 mmHg）。心脏射血是形成动脉血压的能量来源。心室肌收缩所释放的能量可分为两部分：一部分是动能，用于推动血液在血管中流动；另一部分是势能，形成对血管壁的侧压，并使血管壁扩张，暂贮血液。心室舒张时，被扩张的大血管弹性回缩，将部分势能又转化为推动血流的动能，使血液向前流动。如果只有心室肌收缩而无外周阻力，心室收缩释放的能量将全部表现为动能，迅速向外周流动，动脉血压不能形成，只有在存在外周阻力的情况下，左心室射出的血量（60~80 mL／次）仅 1／3 流向外周，其余 2／3 暂时贮存于主动脉和大动脉内，形成较高的收缩压。心室舒张，主动脉和大动脉管壁弹性回缩，将贮存的势能转化为动能，推动血液继续流动，维持一定的舒张压高度。大动脉的弹性对动脉血压的变化有缓冲作用，同时使心室的间断射血变为持续血流。因此，动脉血压的形成是多种因素相互作用的结果。

（二）影响血压的因素

凡与动脉血压形成有关的因素发生改变，都可影响动脉血压。以下就单一影响因素进行分析。

1. 每搏输出量　每搏输出量增大，心缩期摄入主动脉的血量增多，收缩压明显升高。由于动脉血压升高，血流速度加快，如果外周阻力和心率变化不大，则大动脉内增多的血量仍可在心舒期内流向外周，到舒张末期滞留在动脉内的血量增加并不多，舒张压虽有所升高，但程度不大，因而脉压增大。因此，收缩压的高低主要反映每搏输出量的多少。

2. 心率　心率增快，每搏输出量和外周阻力相对不变时，由于心舒期缩短，心舒期内流向外周的血量减少，则心舒末期主动脉内存留的血量增多，舒张压明显升高。由于动脉血压升高可使血流速度加快，心缩期内仍有较多的血液从主动脉流向外周，但收缩压升高不如舒张压明显,脉压减小。因此,心率主要影响舒张压。

3. 外周阻力 在心输出量不变而外周阻力增大时,心舒期中血液向外周流动的速度减慢,心舒末期存留在主动脉中血量增多,舒张压明显升高。在心缩期,由于动脉血压升高使血流速度加快,收缩压的升高不如舒张压明显,脉压减小。因此,舒张压的高低主要反映外周阻力的大小。

外周阻力的大小受阻力血管(小动脉和微动脉)口径和血液黏稠度的影响,阻力血管口径变小,血液黏稠度增高,外周阻力则增大。

4. 主动脉和大动脉管壁的弹性 大动脉管壁的弹性对血压起缓冲作用。随着年龄的增大,血管中的胶原纤维增生,逐渐取代平滑肌与弹性纤维,以致血管的顺应性降低,收缩压升高,舒张压降低,脉压增大。

5. 循环血量与血管容量 循环血量和血管容量相适应,才能使血管系统足够的充盈,产生循环系统平均充盈压。正常情况下,循环血量与血管容量是相适应的,如果循环血量减少或血管容量扩大,血压便会下降。

动脉血压保持相对稳定具有重要的生理意义。动脉血压是推动血液流动的驱动力,它必须达到一定的高度,并且保持相对稳定,才能保证全身各器官有足够的血液供应,各器官的代谢和功能活动才能正常进行。若动脉血压过低,则不能满足机体组织代谢的需要,导致组织缺血、缺氧,造成严重后果,若动脉血压过高,则心室射血所遇阻力过大,心肌后负荷加重,长期持续的高血压可致组织器官一系列病理生理改变,是脑卒中、冠心病的主要危险因素之一,是人类健康与生命的无形"杀手"。

(三)血压的生理变化

1. 正常血压 测量血压一般以肱动脉为标准。正常成年人安静状态下的血压范围比较稳定,其正常范围为收缩压90~139 mmHg,舒张压60~89 mmHg,脉压30~40 mmHg。

2. 中心静脉压 临床中还经常测量中心静脉压来了解有效循环血容量和心功能,正常值为0.5~1.2 kPa或0.49~1.18 kPa(50~120 mmH₂O)。中心静脉压(central venous pressure,CVP)是上、下腔静脉进入右心房处的压力,通过上、下腔静脉或右心房内置管测得,它反映右心房压,是临床观察血流动力学的主要指标之一,它受心功能、循环血容量及血管张力3个因素影响。通常将右心房和胸腔内大静脉的血压称为中心静脉压。

3. 生理变化

(1)年龄:随年龄的增长,收缩压和舒张压均有逐渐增高的趋势,但收缩压的升高比舒张压的升高更为显著(表7-9)。

表7-9 各年龄组的血压平均值

年龄	血压/mmHg	年龄	血压/mmHg
1个月	84/54	14-17岁	120/70
1岁	95/65	成年人	120/80
6岁	105/65	老年人	140~160/80~90
10~13岁	110/65		

（2）性别：女性在更年期前，血压低于男性；更年期后，血压升高，差别较小。

（3）昼夜和睡眠：血压呈明显的昼夜波动。表现为夜间血压最低，清晨起床活动后血压迅速升高。大多数人的血压凌晨2：00～3：00最低，在上午6：00～10：00及下午16：00～20：00各有一个高峰，晚上20：00后血压呈缓慢下降趋势，表现为"双峰双谷"，这一现象称动脉血压的日节律。老年人动脉血压的日高夜低现象更为显著，有明显的低谷与高峰。睡眠不佳血压也可略有升高。

（4）环境：寒冷环境，由于末梢血管收缩，血压可略有升高；高温环境，由于皮肤血管扩张，血压可略下降。

（5）体型：高大、肥胖者血压较高。

（6）体位：立位血压高于坐位血压，坐位血压高于卧位血压，这与重力引起的代偿机制有关。对于长期卧床或使用某些降压药物的患者，若由卧位改为立位时，可出现头晕、心慌、站立不稳甚至晕厥等体位性低血压的表现。

（7）身体不同部位：一般右上肢高于左上肢，其原因是右侧肱动脉来自主动脉弓的第一大分支无名动脉，而左侧肱动脉来自主动脉的第三大分支左锁骨下动脉，由于能量消耗，右侧血压比左侧高10～20 mmHg，下肢血压高于上肢20～40 mmHg，其原因与股动脉的管径较肱动脉粗，血流量大有关。

（8）运动：运动时血压的变化与肌肉运动的方式有关，以等长收缩为主的运动，如持续握拳时，血压升高；以等张收缩为主的运动，如步行、骑自行车，在运动开始时血压有所升高，继而由于血流量重新分配和有效循环血量的改变，血压可逐渐恢复正常。

此外，激动、紧张、恐惧、兴奋等情绪，排泄、吸烟等活动都可能使血压升高。饮酒、摄盐过多、药物对血压也有影响。

二、异常血压的评估及护理

（一）异常血压的评估

1.高血压　高血压（hypertension）是指在未使用降压药物的情况下，18岁以上成年人收缩压≥140 mmHg和（或）舒张压≥90 mmHg。根据引起高血压的原因不同，将高血压分为原发性高血压与继发性高血压两大类。95%高血压患者原因不明，为原发性高血压；5%高血压患者是某些其他疾病引起的，如肾小球肾炎、颅内高压等疾病引起，称为继发性高血压。由于高血压患病率高，且常引起心、脑、肾等重要脏器的损害，是医学界重点防治的疾病之一。中国高血压分类标准（2010版）见表7-10。若收缩压、舒张压分属不同等级，则以较高的分级为准。

表7-10　高血压分类标准

分级	收缩压/mmHg		舒张压/mmHg
正常血压	<120	和	<80
正常高值	120～139	和（或）	80～89
高血压	≥140	和（或）	≥90

续表7-10

分级	收缩压/mmHg		舒张压/mmHg
1级高血压(轻度)	140~159	和(或)	90~99
2级高血压(中度)	160~179	和(或)	100~109
3级高血压(重度)	≥180	和(或)	≥110
单纯收缩期高血压	≥140	和	<90

2.低血压　低血压(hypotension)是指血压低于90/60 mmHg,常见于大量失血、休克及心力衰竭等患者。

3.脉压异常

(1)脉压增大:常见于主动脉硬化、主动脉瓣关闭不全、动静脉瘘、甲状腺功能亢进患者。

(2)脉压减小:常见于心包积液、缩窄性心包炎、末梢循环衰竭患者。

(二)异常血压的护理

1.良好环境　提供适宜温度、湿度、通风良好、照明合理的整洁、安静、舒适的环境。

2.合理饮食　选择易消化、低脂、低胆固醇、低盐、富含维生素和纤维素的食物。高血压患者应减少钠盐摄入,逐步降至WHO推荐的每人每日食盐6 g的要求。

3.规律生活　良好的生活习惯是保持健康、维持正常血压的重要条件。如保证足够的睡眠,养成定时排便的习惯,注意保暖,避免冷热刺激等。

4.控制情绪　精神紧张、情绪激动、烦躁、焦虑、忧愁等都是诱发高血压的精神因素,高血压患者应加强自我修养,随时调整情绪,保持心情舒畅。

5.坚持运动　积极参加力所能及的体力劳动和适当的体育运动,以改善血液循环,增强心血管功能。鼓励高血压患者每周进行3~5次、每次持续30分钟左右中等强度的运动,如步行、快走、慢跑、游泳、气功及太极拳等,应注意量力而行,循序渐进。

6.加强监测　对需密切观察血压者应做到"四定",即定时间、定部位、定体位、定血压计;合理用药并注意药物治疗效果和不良反应的监测;观察有无并发症的发生。

7.健康教育　教会患者测量和判断异常血压的方法;提倡生活有度、作息有时、修身养性、合理营养、戒烟限酒。

三、血压的测量

血压的测量可分为直接测量和间接测量两种方法。直接测量法是将溶有抗凝剂的长导管经皮插入动脉内,导管与压力传感器连接,实时显示血压数据,可连续监测动脉血压的动态变化。直接测量法得到的血压值精确、可靠,但有一定的创伤性,临床仅局限于急危重患者、特大手术及严重休克患者的血压监测。间接测量法是血压计间接测量血压,它是根据血液通过狭窄的血管形成涡流时发出声响而设计,是目前临床上广泛应用的方法。

2011年《中国血压测量指南》指出,血压测量主要有3种途径:诊室血压测量、家庭血压监测及动态血压监测。诊室血压测量是指医务人员在诊室按照统一标准进行测量，它是评估血压水平和临床诊断的标准方法和主要依据。测量时选择定期校准的汞柱式血压计或经过标准验证的电子血压计。动态血压监测通常采用经过验证合格的动态血压监测仪，按设定的间隔时间，24 小时连续地记录血压。由于测量次数较多，可准确评估血压变化程度、短时变异和昼夜节律。此外，该种方法还可以避免血压测量的白大衣效应。家庭血压监测是指被测者自行完成或由家庭成员协助完成，可监测数日、数周，甚至数月、数年血压的长期变异或降压治疗效果，也可了解患者生活状态下的血压状况，有助于鉴别白大衣高血压，识别、发现隐匿性高血压。

(一) 血压计的工作原理

1. 收缩压的判断　　血压计的工作原理是向缠缚在测量部位的袖带加压，使动脉完全闭塞，然后缓慢放气，当袖带内的压力与心脏收缩压相等时，血液将通过袖带，便能听到血液流经的声音，此时对应的血压值称为收缩压。

2. 舒张压的判断　　测量得出收缩压后，继续放气，当袖带内压力低于心收缩压，但高于心舒张压这段时间，心脏每收缩一次，均可听到一次声音；当袖带压力降低到等于或稍低于舒张压时，血流恢复通畅，伴随心跳发出的声音突然变弱或消失，此时血压计所指的刻度即为舒张压。

(二) 血压计的种类与构造

1. 血压计的种类

(1) 水银血压计 (mercury manometer)：又称汞柱血压计，由玻璃管、标尺及水银槽 3 部分组成。在血压计盒盖内固定一根玻璃管，管面上标有双刻度 (标尺) $0 \sim 300$ mmHg ($0 \sim 40$ kPa)，最小分度值分别为 2 mmHg (0.5 kPa)，玻璃管上端盖以金属帽与大气相通，玻璃管下端和水银槽 (贮有水银 60 g) 相连。水银血压计的优点是测得的数值准确可靠，但较笨重且玻璃管部分易破裂，见图 7-17。

(2) 无液血压计 (aneroid manometer)：又称弹簧式血压计、压力表式血压计。外形呈圆盘状，正面盘上标有刻度，盘中央有一指针提示血压数值。优点是携带方便，但可信度较差，见图 7-18。

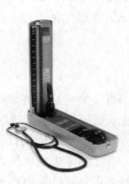

图 7-17　水银血压计

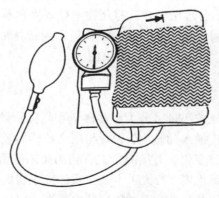

图 7-18　无液血压计

（3）电子血压计（electronic manometer）：电子血压计包括手动式数字电子血压计和全自动电子数字血压计。手动式数字电子血压计是指要自己往气袋中打气，测量过程则是自动的。全自动电子数字血压计只需要按动开关键，一切就都可以自动完成。在电子血压计的袖带内有一换能器，有自动采样电脑控制数字运算及自动放气程序。数秒内可得到收缩压、舒张压及脉搏数值，见图7-19。

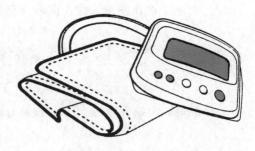

图7-19　电子血压计

2.血压计的构造　血压计主要由3部分组成，即加压气球和压力活门、袖带。

（1）加压气球和压力阀门：加压气球可向袖带气囊充气；压力阀门可调节压力大小。全自动电子血压计没有加压气球和压力阀门，由一个按钮来启动加压过程。

（2）袖带：由内层长方形扁平的橡胶气囊和外层布套组成。应选用大小合适的气囊袖带，气囊至少应该包裹上臂的80%。大多数成年人的臂围为25~35 cm，可使用气囊长22~26 cm、宽12 cm的标准规格袖带（目前国内商品水银柱血压计气囊的规格：长22 cm，宽12 cm）。肥胖者或臂围大者应使用大规格气囊袖带；儿童应使用小规格气囊袖带。袖带太窄，须加大力量才能阻断动脉血流，测得数值会偏高；袖带太宽，大段血管受阻，测得数值偏低。袖带上有两根橡胶管，一根与加压气球相连，另一根与压力表相通。

（三）血压计测量血压的方法

【目的】

1.判断血压有无异常。

2.动态监测血压变化，间接了解循环系统的功能状态。

3.为预防、诊断、治疗、康复及护理提供依据。

【操作程序】

1.评估

（1）核对患者医嘱、执行单、姓名及住院号。

（2）患者目前的年龄、病情、治疗情况及服药情况。

（3）患者的心理状态、既往血压状况及合作程度。

2.准备

（1）护士自身准备：着装整齐，洗手，戴口罩。

（2）患者准备

1）体位舒适，情绪稳定。

2）测量前有吸烟、运动及情绪变化等行为，应休息15~30分钟后再测量。

3）明确操作目的、方法、注意事项及配合要点。

（3）用物准备

1）治疗车上层：治疗盘内备血压计、听诊器（stethoscope）、记录本、笔。

2）治疗车下层：生活垃圾桶及医用垃圾桶。

（4）环境准备：病室清洁、宽敞、安静，有足够的照明。

3. **实施**　血压测量法操作流程详见表7-11。

表7-11　血压测量操作流程

操作流程	操作步骤	要点说明
1. 检查用物	洗手,检查血压计,选择合适的袖带,备齐用物	*检查血压计:汞柱有无裂隙或是否保持在"0"点处;橡胶管和输气球有无漏气;玻璃管上端是否与大气相通
2. 核对解释	携用物至患者床旁,核对患者姓名及住院号,询问患者活动情况,必要时休息片刻后再测。解释测量血压目的、过程、注意事项及配合要点	*测血压前,患者应至少坐位安静休息5分钟,30分钟内禁止吸烟或饮咖啡
3. 测量血压	◆肱动脉 (1)体位:肱动脉与心脏处于同一水平。坐位:平第四肋间隙;仰卧位:平腋中线 (2)手臂:卷袖,露臂,手掌向上,肘部伸直 (3)血压计:打开,垂直放置,开启水银槽开关 (4)缠袖带:驱尽袖带内空气,平整置于上臂中部,下缘距肘窝2~3 cm,松紧以能插入一指为宜 (5)充气:触摸肱动脉搏动,将听诊器胸件置肱动脉搏动最明显处,一手固定,另一手握加压气球,关闭气门,充气至肱动脉消失再升高20~30 mmHg (6)放气:缓慢放气,以水银柱下降4 mmHg/s为宜,注意水银柱刻度和肱动脉声音的变化 (7)判断:听诊器出现第一声搏动音,此时水银柱所指的刻度即为收缩压;当搏动音突然变弱或消失,水银柱所指的刻度即为舒张压	*肱动脉高于心脏水平,测得血压值偏低;肱动脉低于心脏水平,测得血压值偏高 *必要时脱衣袖 *避免倾倒 *袖带缠得太松,充气后呈气球状,有效面积变窄,使血压测量值偏高;袖带缠得太紧,未注气已受压,使血压测量值偏低 *避免听诊器胸件塞在袖带下,以免局部受压较大和听诊时出现干扰声 *肱动脉搏动消失表示袖带内压力大于心脏收缩压,血流被阻断 *充气不可过猛、过快 *放气太慢,使静脉充血,舒张压值偏高;放气太快,未注意到听诊间隔,难以确定血压值 *眼睛视线保持与水银柱弯月面同一水平。视线低于水银面读数偏高,反之则偏低 *第一声搏动音出现表示袖带内压力降低至与心脏收缩压相等,血流能通过受阻的肱动脉 *WHO规定成人应以动脉搏动音的消失作为判断舒张压的标准

续表 7-11

操作流程	操作步骤	要点说明
	◆腘动脉 (1)体位:取仰卧位、俯卧位或侧卧位 (2)患者:卷裤,取舒适卧位 (3)缠袖带:袖带缠于大腿下部,其下缘距腘窝3~5 cm,听诊器置腘窝动脉搏动最明显处 (4)测血压:其余操作同肱动脉测量	*一般采取屈膝仰卧位 *必要时脱一侧裤子,暴露大腿,以免过紧影响血流,影响血压测量值的准确性 *袖带松紧适宜
4.整理血压计	排尽袖带内余气,关闭阀门,整理后放入盒内;血压计盒盖右倾45°,使水银全部流回槽内,关闭水银槽开关,盖上盒盖,平稳放置	*避免玻璃管破裂,水银溢出
5.恢复体位		*必要时协助患者穿衣、穿裤等
6.整理记录	记录血压计测量值,如:120/84 mmHg	*当变音与消失音之间有差异时,两读数都应记录,方式为收缩压/变音/消失音 mmHg,如:120/84/60 mmHg

4.评价

(1)患者理解操作目的并主动配合。

(2)护士操作正确、熟练。

(3)护患沟通有效,患者对护士操作满意。

【注意事项】

1.定期检测、校对血压计。测量前,检查血压计玻璃管有无破裂,刻度是否清晰,加压气球和橡胶管有无老化、漏气,袖带宽窄是否合适,水银是否充足、有无断裂;检查听诊器橡胶管有无老化、衔接是否紧密,听诊器传导是否正常。

2.对需持续观察血压者,应做到"四定",即定时间、定部位、定体位、定血压计,有助于测定结果的准确性和可比性。

3.发现血压听不清或异常,应重测。重测时,待水银柱降至"0"点,稍等片刻后再测量。

4.注意测量装置(血压计、听诊器)、测量者、受检者、测量环境等引起血压测量误差的因素,以保证血压测量的准确性。

5.对血压测量的要求(中国高血压分类标准,2010 版):应相隔 1~2 分钟重复测量,取 2 次读数的平均值记录。如果收缩压或舒张压的 2 次读数相差 5 mmHg 以上,应再次测量,取 3 次读数的平均值记录。首诊时要测量两上臂的血压,以后通常测量较高读数一侧的上臂血压。

课程思政

　　每年全球出生的 2000 万早产儿中, 因为无保温设备, 有将近 400 万孩子活不过第一个月, 特别是在那些贫困地区。为了保住这些出生的早产儿, 还在斯坦福上学的美籍华裔简·玛丽·陈(Jane Marie Chen)将一个课堂作业变成了一个改变世界的发明,她与她的团队制造出低成本婴儿保温袋,他们给它取名叫"拥抱"。据估计, 目前"拥抱"已拯救和帮助了超过 15 万名婴儿。

　　作为护理人员, 我们也要与时俱进, 自我革新, 帮助患者解决问题, 开拓思维, 勇于创新, 注重科技与文化的融合, 以人为本, 努力为患者提供优质服务。

本章小结

　　1. 生命体征是体温、脉搏、呼吸及血压的总称, 受大脑皮质控制, 是机体内在活动的一种客观反映, 是衡量机体身心状况的可靠指标。

　　2. 正常人生命体征稳定且在一定范围内变化, 但是在病理情况下其变化极其敏感, 准确评估患者的生命体征变化, 可以为患者的治疗和护理提供依据。

　　3. 本章以生命体征的产生、生理变化、影响因素、异常生命体征的评估及护理为主线进行课程内容的设置。

　　4. 通过本章课程内容的学习, 护生可以掌握生命体征的基础理论知识和生命体征测量的基本技能, 为疾病的预防、治疗及护理提供参考依据。

　　5. 生命体征受多种因素的影响, 护士需要根据患者的具体情况进行综合判断, 对测量的结果进行有效的解释, 并对患者提供具有针对性的护理操作。

思考题

1. 张某，男性，64 岁，因心肌梗死入院。入院时心率 180 次/分，脉搏 100 次/分，且心律完全不规则，心率快慢不一、心音强弱不等。

请问：

(1) 该患者属于哪种类型的脉搏异常？

(2) 应如何测量此患者的脉搏？

(3) 列举患者脉搏异常的相关护理措施？

2. 王某，男性，68 岁，高血压 10 年，因突然晕倒入院，入院测量血压为 180/110 mmHg，遵医嘱给予静脉输液。

请问：

(1) 该患者属于哪一级别的高血压？

(2) 测量血压时应如何确保测量的准确性？

3. 李某，女性，45 岁，自感胸闷不适，口唇青紫，呼吸困难。检测 PaO_2 为 40 mmHg，SaO_2 为 65%。

请问：

(1) 该患者的缺氧的程度属于哪一种？

(2) 患者使用氧疗时应如何进行监护？

(3) 如何确保用氧安全？

4. 李某，女性，50 岁，其口温在 39.5～40.5℃之间波动，持续 1 周，日差不超过 1℃。脉搏 106 次/分，呼吸 28 次/分。患者神志清楚，面色潮红，口唇干裂，精神不振，食欲差。

请问：

(1) 该患者属于何种热型？

(2) 该患者的发热程度属于哪一种？

(3) 针对该患者体温过高的问题，可采取哪些护理措施？

生命体征的评估与护理习题检测

第八章

冷热疗法

冷热疗法课件

学习目标

识记
1. 能准确陈述冷、热疗法的禁忌。
2. 能正确说出冷、热疗法的操作要点。
3. 能正确说出冷、热疗法的注意事项。
理解
1. 能比较冷、热疗法的作用异同。
2. 能举例说明机体对冷、热疗法的反应。
3. 能举例说明影响冷、热疗法效果的因素。
应用
能熟练完成各种冷、热疗法。

冷热疗法（cold and heat therapy）是临床上较常采用的物理治疗方法，主要是利用低于或高于人体温度的物质作用于体表皮肤，通过神经传导引起皮肤和内脏器官血管收缩或扩张，从而改变局部或全身的血液循环及细胞的新陈代谢，达到止血、止痛、消炎、消肿、退热、增进舒适等目的。

在操作中，护理人员应了解冷热疗法的生理反应、继发反应及影响因素，掌握正确的使用方法，防止发生不良反应，达到治疗目的。

第一节 概述

预习案例

> 洪某，男，23 岁，高热 1 天。查体：颜面潮红，皮肤灼热，体温 39.5℃，脉搏 105 次/分，呼吸 25 次/分，意识清醒。
>
> 思考
>
> 1. 作为一名护理人员可以采取哪些护理措施为患者降低体温？
>
> 2. 实施护理措施时应注意什么？

一、机体对冷热疗法的效应

（一）生理效应

一般情况下，皮肤血管因受交感神经的支配而处于轻微的收缩状态，当局部或全身受到冷刺激时，可增加交感神经对血管收缩的冲动，使受冷部位或全身小动脉收缩；当局部受到热刺激时，则可抑制交感神经对血管收缩的冲动，使受热部位及周围皮肤小动脉扩张。由于血管收缩或扩张状态的改变，可引起机体产生一系列生理性反应，见表 8-1。

表 8-1　冷热疗法的生理反应

受影响组织	生理反应	
	冷刺激	热刺激
神经（传导速度）	减慢	增快
局部血管	收缩	扩张
毛细血管（通透性）	减弱	增强
血液（流量）	减少	增加
血液（黏滞度）	增加	降低
细胞（耗氧量）	减少	增加
细胞（代谢）	减弱	增强
肌肉、肌腱、韧带	紧张	松弛
体温	降低	升高

（二）继发效应

应用冷热疗法的适宜时间为 10~30 分钟，超过一定时间，机体将会产生与生理反应相反的作用，称之为继发效应。如持续用冷超过 1 小时，已收缩的小动脉会扩张；持续用热超过 1 小时，已扩张的小动脉会收缩。这种机体对较长时间的冷热刺激所产生的短暂的、与生理反应相反的作用称为继发反应（secondary effect），是机体的一种防御反应，可保护组织免受损伤。在工作中，如果患者需要长时间使用某种冷疗或热疗时，30 分钟后应暂停用冷或用热，应间隔 1 小时，使组织复原后再继续使用，以防止因继发反应而减弱应有的生理反应或造成组织损伤。

二、影响冷热疗法效果的因素

（一）方式

冷热疗法分为干（干冷、干热）、湿（湿冷、湿热）两种方式。干冷、干热疗法其温度通过空气或媒介物（如冰袋、热水袋等）传导，湿冷、湿热疗法其温度通过水传导。由于水的传导性能比空气好，渗透力强，速度快，因此，湿冷、湿热疗法的效果优于干冷、干热疗法。在临床应用中，护理人员应根据病情和治疗需要选择合适的冷热疗方式。

（二）温度

冷热疗时所选择的温度与体表的温度相差越大，机体反应越强；反之则越弱。环境温度也会影响冷热疗的效果。如环境温度高于或等于身体温度时，热疗效果增强而冷疗效果减弱；在干燥、寒冷的环境中，冷疗效果增强而热疗效果减弱。此外，冷热疗法的方式不同，所需温度亦不相同，如热疗时，干热所需温度较高为 50~70℃，而湿热所需温度较低，一般为 40~60℃。

（三）时间

在一定的治疗时间内机体的反应随时间的增加而增强，但若时间过长，机体所产生的继发反应将会减弱治疗作用，甚至有可能导致不良反应，如发生寒战、面色苍白、冻伤或烫伤等。治疗时间一般以 10~30 分钟为宜。

（四）面积

冷热疗法的效果与应用面积成正比，应用面积越大，疗效越强；反之则越弱。但需注意，冷热疗的面积越大，患者的耐受性也越差。因此，在为患者使用大面积的冷热疗时，应密切观察患者局部及全身反应，以保证治疗安全、有效。

（五）部位

冷热疗的部位不同，所产生的反应也不相同。皮肤较薄或不经常暴露的部位对冷热刺激的反应较明显，效果较好；局部治疗反应较弱，全身治疗反应较强；血管较粗大、血流较丰富的体表部位，冷热疗的效果较好。例如，为高热患者行物理降温时，将冰袋、冰囊放置在颈部、腋下、腹股沟等体表大血管处或采用全身冷疗法可增强降温效果。

（六）个体差异

由于个体的耐受性、年龄、病情不同，对冷热刺激的反应也不相同。老年人因体温调节能力较差，对冷热刺激的敏感性降低；婴儿体温调节中枢尚未完全发育成熟，对冷热刺激的反应较为强烈；昏迷、瘫痪、血液循环不良、血管硬化、感觉迟钝等患者，对冷热刺激的敏感性降低。因此，在为这些患者进行冷热疗时应特别注意温度的选择，防止发生冻伤或烫伤。

第二节　冷热疗法的应用

预习案例

> 患者，男性，60岁，某日傍晚广场舞时扭伤右足部，右足部疼痛，轻微肿胀。急诊医生经查体与拍片检查，已经排除骨折。
>
> 思考
> 缓解患者局部疼痛与肿胀可以采取哪些措施？

一、热疗法

（一）热疗的作用

1. 促进炎症消散或局限　热可扩张局部血管，促进血液循环，增强细胞的代谢和白细胞的吞噬功能。在炎症早期用热，可促进炎性渗出物的吸收而使炎症消散；在炎症后期用热，可促使白细胞释放蛋白溶解酶，溶解坏死组织，有利于组织细胞的修复而使炎症局限。

2. 减轻深部组织充血　热可扩张局部血管，增加局部血流量，由于全身循环血量重新分布，导致用热处的深部组织血管收缩，血流量减少从而使深部组织的充血状态得以减轻。

3. 减轻疼痛　一方面，热可降低感觉神经的兴奋性，提高疼痛阈值；另一方面，热可改善血液循环，加速致痛物质及炎性渗出物的排出，以减轻致痛物质对周围神经的刺激及炎性渗出物对周围神经的压迫，达到减轻疼痛的目的。此外，热可使肌肉、肌腱和韧带等组织松弛，从而减轻这些组织因痉挛而引起的疼痛。

4. 保暖与舒适　热可促进全身血液循环，使患者感到温暖、舒适。常用于早产儿及危重、年老体弱、末梢循环不良等患者的保暖。

（二）热疗的禁忌

1. 急腹症未明确诊断前　对原因不明的急性腹痛使用热疗时，可因疼痛被缓解而掩盖病情真相，贻误诊断和治疗。

2. 面部"危险三角区"的感染　因面部"危险三角区"血管丰富并与颅内海绵窦相通，且静脉无静脉瓣，该处感染时使用热疗，细菌及其毒素易扩散至颅内，造成严重的颅内感染和败血症。

3. 脏器出血　热疗可增加脏器的血流量和血管的通透性，从而加重脏器出血。

4. 软组织扭伤或挫伤早期　在软组织扭伤或挫伤早期（48小时内）使用热疗，可因局部血管扩张，血液循环加快而加重软组织出血、肿胀及疼痛。

5.恶性病变部位　热疗可使血管扩张，血流量增加，有助于细胞的生长及新陈代谢。在恶性肿瘤部位使用热疗可加速肿瘤细胞的生长、转移和扩散，使病情加重。

6.金属移植部位　金属是热的良导体，在身体的金属移植部位使用热疗，易致其周围部位的组织烫伤。

7.急性炎症反应　在急性炎症反应期使用热疗，可因局部温度升高、循环血量增加，促使细菌生长、繁殖而使病情加重。如牙龈炎、中耳炎、结膜炎、面部肿胀等均不可使用热疗。

8.感觉功能障碍和意识不清　因热疗容易造成不同程度扭伤，应慎用。

（三）热疗的方法

热疗法是指用高于人体的温度作用于患者局部或全身，以达到促进血液循环、解痉、镇痛、消炎、保暖等目的的治疗方法。热疗法分干热疗法和湿热疗法两种。常用的干热疗法有热水袋、烤灯等。常用的湿热疗法有热湿敷、热水坐浴、局部温水浸泡等。

热水袋（hot water bags）使用法

【目的】

保暖、解痉、镇痛。

【操作程序】

1.评估

（1）患者的年龄、病情、治疗情况、意识状态、活动能力、合作程度等。

（2）患者局部皮肤状况、循环状况，对热的耐受情况，有无感觉障碍等。

（3）有无影响热疗的因素存在。

2.准备

（1）护理人员准备：着装整洁，洗手，戴口罩。

（2）用物准备：热水袋及布套、水温计、毛巾、量杯内盛热水。

（3）环境准备：病室整洁，温度适宜，无对流风直吹患者或酌情关门窗。

3.实施　热水袋热疗的具体使用方法见表8-2。

表8-2　热水袋使用法

操作流程	操作步骤	要点说明
1.备物	（1）备齐所需用物,检查热水袋有无破损、漏气 （2）用水温计测量水温,并将量杯内的水温调节为 60～70℃。婴幼儿、老年人、末梢循环不良、感觉迟钝、麻醉未清醒、昏迷等患者水温调节在 50℃以内	*操作前查对患者信息 *防止烫伤患者

续表 8-2

操作流程	操作步骤	要点说明
2. 灌热水袋	(1) 打开塞子,放平热水袋,一手持热水袋口边缘,另一手持量杯向袋内灌入热水 1/2 ~ 2/3 满(图 8-1)。将热水袋口逐渐放平,驱出袋内空气(图 8-2),旋紧塞子 (2) 用毛巾擦干热水袋,倒提抖动,检查无漏水后装入布套内	*边灌水边提高热水袋口边缘,使水不致溢出 *过满热水袋呈弧形,有效接触面积减小,影响治疗效果 *防止热水袋漏水烫伤患者
3. 核对解释	将热水袋携至床旁,认真核对患者信息,并做好解释工作	*确认患者信息,取得患者配合
4. 置热水袋	根据需要在热水袋套外用毛巾包裹后置于所需部位(或将水袋置于两层盖被之间)	*防止烫伤患者
5. 观察	注意观察局部皮肤及患者反应,倾听患者主诉	
6. 撤热水袋	30 分钟后撤去热水袋,协助患者取舒适卧位,整理病床单位	*防止发生继发反应。若用于保暖可持续使用,但应及时更换热水并做好交接班
7. 整理	整理用物,倒空热水袋,倒挂晾干,吹入少量空气后旋紧塞子,置阴凉处备用;布套清洁后晾干备用。洗手	*防止热水袋内面相互粘连
8. 记录	记录用热部位、时间、效果及患者反应,必要时应做好床边交班	

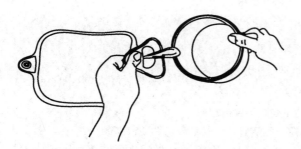

图 8-1　灌热水袋方法示意图

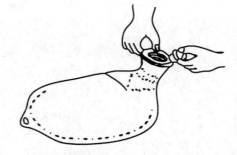

图 8-2　驱出热水袋内气体的方法示意图

　　附：化学加热袋(chemo warm up bags)使用方法。化学加热袋为一次性使用的物品，是将铁粉、活性炭、食盐等物质密封于聚乙烯塑料袋内。使用时用手揉搓、拍打或挤压袋子，使袋内的物质充分混合，发生化学反应而产热。其温度最高达76℃，可维持2小时左右。使用时用布套或毛巾包裹，置于治疗部位。由于化学加热袋初期温度较低，以后逐渐增高至76℃，因此，要特别注意防止烫伤，必要时加双层布套或毛巾包裹。老年人、小儿、昏迷及感觉障碍的患者不宜使用化学加热袋。

　　4.评价

　　(1)患者感觉温暖、舒适，局部皮肤情况良好，无烫伤等不良反应，达到预期效果。

　　(2)护理人员能与患者或亲属有效沟通，得到理解与配合。

　　(3)患者或亲属能正确使用热水袋。

【注意事项】

　　1.炎症部位热敷时热水袋灌水不宜过满(约1/3满)，以免压迫局部引起疼痛。

　　2.婴幼儿、老年人，末梢循环不良、感觉迟钝、麻醉未清醒、昏迷等患者需加毛巾包裹以防烫伤。

　　3.治疗中注意观察患者有无过热、不适症状，如有应给予调整。若局部皮肤出现潮红、疼痛，应立即停止使用热水袋，并在发红部位涂凡士林保护皮肤。

烤灯(hot lamp)使用法

【目的】

消炎、消肿、解痉、镇痛，促使创面干燥、结痂，促使肉芽组织生长，促进伤口愈合。

【操作程序】

1.评估　　同热水袋使用法，另需注意伤口状况。

2.准备

　　(1)护理人员准备：着装整洁，洗手，戴口罩。

　　(2)用物准备：红外线灯或鹅颈灯，必要时备有色眼镜(或湿纱布)。

　　(3)环境准备：病室整洁，温度适宜，无对流风直吹患者或酌情关门窗，需要时用床帘或屏风遮挡患者。

3.实施　　烤灯热疗的使用方法见表8-3。

表8-3　烤灯使用法

操作流程	操作步骤	要点说明
1.备物	检查红外线灯或鹅颈灯性能	*确认烤灯能正常使用
2.核对解释	将红外线灯或鹅颈灯携至床旁，认真核对患者信息，并做好解释工作	*确认患者信息，取得合作
3.安置体位	(1)协助患者取舒适卧位，暴露治疗部位，必要时用床帘或屏风遮挡 (2)照射面部、颈部、前胸部时，给患者戴有色眼镜或用湿纱布遮盖双眼	*保护患者隐私 *防止眼睛受红外线伤害

续表 8-3

操作流程	操作步骤	要点说明
4. 置烤灯	将灯头移至治疗部位斜上方或侧方,有保护罩的灯头可垂直照射,灯距照射部位 30~50 cm,以患者感觉温热为宜,照射时间 20~30 分钟	*防止灯头脱落给患者造成伤害
5. 观察	注意观察局部皮肤反应及患者反应,倾听患者主诉	*以皮肤出现桃红色的均匀红斑为合适剂量
6. 撒烤灯	照射完毕,关闭开关、移开烤灯,协助患者取舒适卧位,整理病床单位	
7. 整理	用物放回原处。洗手	
8. 记录	记录照射部位、时间、效果,局部反应及患者反应	

4. 评价

(1)患者感觉温暖、舒适,局部皮肤情况良好,无烫伤等不良反应,达到预期效果。

(2)护理人员操作正确,能与患者或亲属有效沟通,得到理解与配合。

【注意事项】

1.治疗中注意观察患者有无过热、心悸、头晕等不适及局部皮肤有无异常,若有不适或照射部位皮肤出现紫红色应立即停止照射,并在发红处涂凡士林保护皮肤。

2.治疗完毕,嘱患者在室内休息 15 分钟后方可外出,防止感冒。

热湿敷法(hot moist compress)

【目的】

消炎、消肿、解痉、镇痛。

【操作程序】

1. 评估 同烤灯使用法。

2. 准备

(1)护理人员准备:着装整洁,洗手,戴口罩。

(2)用物准备:治疗盘内置小盆、热水瓶或电炉、水温计、敷布(大于患处面积)2块、敷钳2把、凡士林、棉签、纱布、弯盘、塑料薄膜、棉垫或毛巾、橡胶单及治疗巾,必要时备热水袋、大毛巾,有伤口者备换药用物。

(3)环境准备:病室整洁、光线充足,温度适宜,无对流风直吹患者或酌情关门窗,需要时有床帘或屏风遮挡患者。

3. 实施 热湿敷法见表 8-4。

基础护理学

表 8-4　热湿敷法

操作流程	操作步骤	要点说明
1. 备物	根据患者局部情况备齐所需用物	*伤口处湿敷应备无菌用物及换药用物
2. 核对解释	将用物携至病床旁，认真核对患者信息并做好解释工作	*确认患者信息，取得配合
3. 安置体位	协助患者取舒适卧位，暴露治疗部位，必要时用床帘或屏风遮挡	*保护患者隐私
4. 湿敷患处	(1)在治疗部位下垫橡胶单及治疗巾，将凡士林涂于患处(范围略大于患处)并在其上盖一单层纱布 (2)将热水倒入小盆，水温调至 50~60℃ (3)将敷布浸入热水中，用敷钳将敷布拧至不滴水(图 8-3) (4)抖开敷布，护理人员用手腕掌侧皮肤试温，无烫感，折叠敷布敷于患处，上盖塑料薄膜及棉垫或毛巾。若治疗部位不忌压，可在棉垫或毛巾上放置热水袋加加盖大毛巾 (5)若患者感觉过热，可掀起敷布一角散热 (6)每 3~5 分钟更换一次敷布，及时更换盆内热水或用电炉维持水温，治疗时间以 15~20 分钟为宜	*凡士林可减缓热传导，既可防止烫伤又可保持热效 *盖纱布可防凡士林粘在敷布上 *塑料薄膜可防止棉垫或毛巾潮湿 *棉垫、热水袋等可维持温度
5. 观察	注意观察局部皮肤及患者反应，倾听患者主诉	*防止发生继发效应
6. 整理	(1)治疗毕，撤去用物，用纱布擦去凡士林，协助患者取舒适卧位，整理病床单位 (2)整理用物，按规定消毒处理后放回原处。洗手	*防止热水袋内面相互粘连
7. 记录	记录热湿敷的部位、时间、效果、局部反应及患者反应	

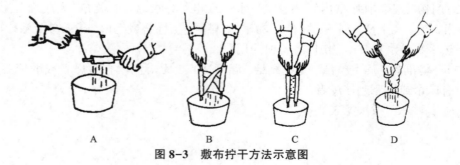

　　　A　　　　　　　　B　　　　　　　　C　　　　　　　　D

图 8-3　敷布拧干方法示意图

4.评价 同烤灯法。

【注意事项】

1.伤口部位热湿敷应执行无菌操作规程，治疗结束后按外科换药法处理伤口。

2.治疗中随时与患者交流并根据患者感觉进行调整，防止发生烫伤。

3.面部热湿敷应嘱患者在室内休息15分钟后方可外出，防止感冒。

热水坐浴(hot site bath)

【目的】

1.减轻直肠、盆腔内器官淤血。

2.减轻或消除肛门、会阴部位的充血、炎症、水肿及疼痛。

【操作程序】

1.评估 同烤灯使用法。

2.准备

(1)护理人员准备：着装整洁，洗手，戴口罩。

(2)用物准备：坐浴椅(图8-4)、消毒坐浴盆、热水瓶、治疗盘内置药物(遵医嘱)、水温计、无菌纱布、弯盘、浴巾，必要时备换药用物。

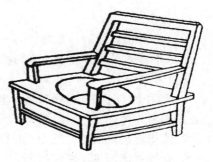

图8-4 坐浴椅

(3)环境准备：病室整洁，温度适宜，无对流风直吹患者，有床帘或屏风遮挡患者。

3.实施 热水坐浴疗法见表8-5。

表8-5 热水坐浴法

操作流程	操作步骤	要点说明
1.备物	根据患者局部情况备齐所需用物	*坐浴部位有伤口者备无菌坐浴盆、坐浴溶液及换药用物
2.核对解释	将坐浴用物携至床旁，认真核对患者信息并做好解释以取得合作，用床帘或屏风遮挡患者	*确认患者信息，取得配合
3.配制坐浴液	将热水倒入盆内1/2满，水温调至40~45℃，以患者可耐受的温度为准，配制药液	*保护患者隐私 *常用1:5 000高锰酸钾溶液
4.协助坐浴	(1)协助患者脱裤至膝部，指导患者先用纱布蘸坐浴液擦拭臀部皮肤试温，待臀部皮肤适应水温后再坐入盆中，臀部应完全泡入水中，腿部用浴巾遮盖 (2)注意保暖，及时添加热水及药物，添加热水时应嘱患者臀部离开坐浴盆，坐浴时间以15~20分钟为宜	*防止烫伤患者 *保证治疗效果

续表 8-5

操作流程	操作步骤	要点说明
5.观察	注意观察患者面色、脉搏、呼吸有无异常,倾听患者主诉,必要时在旁守护	*防止患者跌倒
6.整理	(1)坐浴毕,用纱布擦干臀部,协助患者穿好裤子并卧床休息,整理病床单位 (2)整理用物,按规定消毒处理后放回原处。洗手	
7.记录	记录治疗时间、药物、效果、局部反应及患者反应	

4. 评价

(1)患者感觉舒适,无烫伤等不良反应,局部炎症和疼痛减轻,达到预期效果。

(2)护理人员操作正确,能与患者有效沟通,得到理解与配合。

【注意事项】

1. 会阴、肛门部位有伤口者,坐浴时应执行无菌操作规程,坐浴结束后按外科换药法处理伤口。

2. 若患者出现头晕、乏力、心悸等症状应立即停止坐浴,扶其上床休息。

3. 女性患者经期、妊娠后期、产后2周内、阴道出血、盆腔急性炎症等不宜坐浴,以免引起感染。

局部温水浸泡(local warm soak)法

【目的】

消炎、消肿、镇痛、清洁、消毒伤口。

【操作程序】

1. 评估　同烤灯使用法。

2. 准备

(1)护理人员准备:应着装整洁,洗手,戴口罩。

(2)用物准备:浸泡盆、热水瓶,治疗盘内置药物(遵医嘱)、水温计、毛巾,必要时备无菌治疗碗(内置无菌长镊及纱布2块)、弯盘、换药用物。

(3)环境准备:同烤灯使用法。

3. 实施　局部温水浸泡法见表8-6。

表 8-6　局部温水浸泡法

操作流程	操作步骤	要点说明
1.备物	根据患者局部情况备齐所需用物	*浸泡部位有伤口者备无菌用物及换药用物
2.核对解释	将浸泡用物携至床旁,认真核对患者信息并做好解释以取得合作,必要时用床帘或屏风遮挡患者	*确认患者信息,取得合作 *保护患者隐私

续表 8-6

操作流程	操作步骤	要点说明
3.配制浸泡液	将热水倒入浸泡盆内 1/2 满，水温至 40~45℃，以患者可耐受的温度为准，加入所需药物配制成浸泡溶液	
4.协助浸泡	(1)暴露治疗部位，指导患者将患肢慢慢浸入盆中，有伤口者可用无菌长镊夹持无菌纱布轻轻擦拭创面 (2)及时添加热水及药物，添加热水时应将患者肢体移出浸泡盆，治疗时间为 30 分钟	*防止不适或烫伤 *清洁伤口 *保证治疗效果；防止烫伤患者
5.观察	注意观察局部皮肤及患者反应，倾听患者主诉	
6.整理	(1)浸泡毕，用毛巾擦干肢体 (2)协助患者穿好衣裤，取舒适卧位，整理病床单位	
7.记录	(1)整理用物，按规定消毒处理后放回原处 (2)洗手，记录浸泡部位、时间、药物、效果、局部反应及患者反应	

4.评价

(1)患者感觉舒适，无烫伤等不良反应，浸泡后，局部炎症和疼痛减轻，达到预期效果。

(2)护理人员操作正确，能与患者有效沟通，得到理解与配合。

【注意事项】

1.有伤口者应执行无菌操作规定并按外科换药法处理伤口。

2.擦洗时镊子尖端勿触及创面。

3.浸泡中若局部出现发红、疼痛等应立即停止浸泡并给予相应处理。

二、冷疗法

(一)冷疗的作用

1.控制炎症扩散　冷可使局部血管收缩，血流量减少，血流速度减慢，细菌的活力和细胞代谢率降低。因此，在炎症早期用冷，可抑制化脓，控制炎症扩散。常用于鼻部软组织发炎早期。

2.减轻局部充血或出血　冷可使局部毛细血管收缩，通透性降低，血液黏稠度增加，从而可减轻局部组织充血、水肿或出血。常用于软组织扭挫伤早期(48 小时内)、鼻出血、扁桃体摘除术后。

3.减轻疼痛　一方面，冷可抑制细胞的活动，降低神经末梢的敏感性而使疼痛减轻；另一方面，冷可使局部血管收缩，通透性降低，渗出减少，从而可减轻局部组织因充血、肿胀而引起的疼痛。常用于牙痛及软组织扭挫伤早期(48 小时内)。

4. **降低体温**　局部或全身用冷,通过传导与蒸发作用而使体温降低,常用于高热或中暑患者。

(二)冷疗的禁忌

1. **组织损伤部位**　冷可使局部血管收缩,使血液循环不良而加重组织损伤,影响伤口愈合。特别是大面积的组织损伤应禁止用冷。

2. **循环障碍**　冷可使局部血管进一步收缩,血流速度减慢而使循环障碍加重,甚至可导致局部组织缺血、缺氧而变性、坏死。因此,局部组织血液循环不良、休克、微循环障碍、皮肤颜色发绀者及水肿患者等均不宜冷疗。

3. **慢性炎症或深部化脓病灶部位**　冷可使局部血管收缩,血流量减少而妨碍炎症吸收。

4. **冷过敏者**　对冷过敏者应用冷疗时可引起红斑、寒冷性荨麻疹、关节疼痛、肌肉痉挛等过敏症状。

5. 冷疗的禁忌部位

(1)枕后、耳郭、阴囊等处禁用冷,以防冻伤。

(2)心前区禁用冷,以防引起反射性心率减慢或心律失常、房室传导阻滞。

(3)腹部禁用冷,以防腹痛、腹泻。

(4)足底禁用冷,以防末梢血管收缩影响散热或引起一过性冠状动脉收缩。

(三)冷疗的方法

冷疗法是指用低于人体的温度作用于局部或全身,以达到减轻充血或出血、消炎、镇痛、降温、降低细胞代谢等目的的治疗方法。冷疗法分为局部冷疗和全身冷疗两种。常用的局部冷疗有冰袋、冰囊、冰帽、冰槽、冷湿敷等。常用的全身冷疗有乙醇拭浴、温水拭浴等。

冰袋、冰囊(ice bags)使用法

【目的】

降温、消炎、止血、镇痛。

【操作程序】

1. 评估

(1)患者的年龄、病情、治疗情况、意识状态、活动能力、合作程度等。

(2)患者局部皮肤状况、循环状况,对冷的耐受情况,有无感觉障碍等。

(3)有无影响冷疗的因素存在。

2. 准备

(1)护理人员准备:着装整洁,洗手,戴口罩。

(2)用物准备:冰袋(图 8-5)或冰囊及布套(图 8-6)、帆布袋、木槌、冰块、盆及冷水、勺、毛巾。

(3)环境准备:病室整洁,温度适宜,无对流风直吹患者或酌情关门窗,需要时用床帘或屏风遮挡患者。

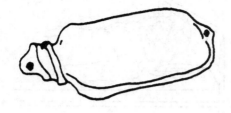

图8-5　冰袋

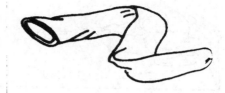

图8-6　冰囊及布套

3. 实施　以冰袋使用方法为例，其操作流程见表8-7。

表8-7　冰袋使用法

操作流程	操作步骤	要点说明
1. 备物	备齐所需用物，检查冰袋有无破损、漏气	*确保冰袋可正常使用
2. 装冰袋	(1)将冰块装入帆布袋，用木槌砸成核桃大小的冰块，放入盆内用冷水冲去棱角。用勺将小冰块装入冰袋1/2~2/3满，驱出袋内空气，夹紧袋口 (2)用毛巾擦干冰袋，倒提抖动检查无漏水后套上布套	*防止冰块棱角损坏冰袋 *过满冰袋呈弧形，有效接触面积减小，影响治疗效果 *防止冰袋漏水冻伤患者或引起不适感
3. 核对解释	将冰袋携至病床旁，认真核对患者信息并做好解释工作	*确认患者，取得合作
4. 置冰袋	将冰袋置于冷敷部位(或将冰袋悬挂吊起，仅底部与治疗部位皮肤接触)：高热患者降温时冰袋置于患者前额(图8-7)或头顶(冰囊可置于体表大血管分布处)；鼻出血者将冰囊置于鼻部；扁桃体摘除术者将冰囊置于颈前颌下(图8-8)，注意观察皮肤及患者反应，冰袋有无异常，倾听患者主诉	*避免压迫局部组织，阻碍血液循环 *冰块已融化应及时更换，以保证疗效
5. 撤冰袋	30分钟后撤除冰袋，协助患者取舒适卧位，整理病床单位	*防止发生循环障碍或冻伤
6. 整理	整理用物，倒空冰袋，倒挂晾干，吹入少量空气后夹紧袋口，置阴凉处备用；布套清洁后晾干备用。洗手	*防止冰袋内面相互粘连
7. 记录	记录用冷部位、时间、效果、局部反应及患者反应	

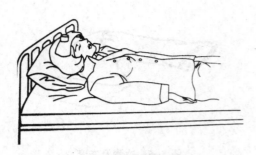

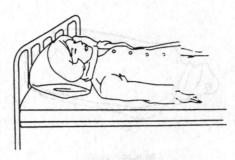

图 8-7　冰袋置头部示意图　　　　　图 8-8　颈部冷敷

化学制冷袋(chemo refrigeration bag)：化学制冷袋为一次性使用的物品，是在密封的聚乙烯塑料袋内分别装入十水碳酸钠和硝酸铵，中间以夹子隔开。使用时取下夹子，使两种化学物质充分混合，30 分钟后袋内温度可降至 0℃，用两层布套或毛巾包裹，置于冷敷部位，并每隔 10~15 分钟更换一次冷敷部位以防冻伤。每个化学制冷袋可维持 2 小时，使用过程中应注意观察制冷袋有无破损、漏液现象，若嗅到氨味应立即更换，以防药液漏出而损伤皮肤。若皮肤受到药液刺激，可酌情用食醋外敷或按外科换药法进行处理。

化学冰袋(chemo ice bags)：化学冰袋是将无毒、无味的凝胶或其他化学冰冻介质密封于聚乙烯塑料袋内，使用前将化学冰袋放入冰箱中吸冷 4 小时，其内容物由凝胶状变为固体状。使用时从冰箱中取出，用布套或毛巾包裹后置于冷敷部位，可维持 2 小时。由于冰袋吸收了大量的热，其内容物又由固体状变为凝胶状，因此，可以反复使用。每次使用后，用消毒液擦拭、消毒外壁，置入冰箱内，4 小时后可再次使用。

4. 评价

(1)患者无冻伤、不适感，无不良反应，达到预期效果。

(2)护理人员能与患者或亲属有效沟通，得到理解与配合。

(3)患者或亲属能正确使用冰袋或冰囊。

【注意事项】

1. 注意观察局部皮肤颜色，如患者出现面色苍白、青紫等情况应立即停止用冷并给予相应处理。

2. 高热患者降温时，用冷 30 分钟后应测量体温并记录，当体温降至 39℃ 以下可停止用冷。

3. 需长时间用冷者应休息 1 小时后再重复使用，以防发生不良反应。

冰帽(ice caps)、冰槽(ice storage tan)使用法

【目的】

降低头部温度，预防脑水肿，降低脑细胞代谢，提高脑细胞对缺氧的耐受性，减轻脑细胞损害。

【操作程序】

1. 评估　同冰袋使用法，尤应注意头部皮肤状况。

2. 准备

(1)护理人员准备：着装整洁，洗手，戴口罩。

(2)用物准备：冰帽或冰槽、帆布袋、木槌、冰块、盆及冷水、勺、海绵3块、不脱脂棉球、凡士林纱布、水桶、肛表。

(3)环境准备：病室整洁，温度适宜，无对流风直吹患者或酌情关门窗。

3. 实施　以冰帽使用方法为例，见图8-9及表8-8。

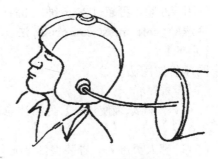

图8-9　冰帽使用示意图

表8-8　冰帽使用法

操作流程	操作步骤	要点说明
1. 备物	备齐所需用物，检查冰帽有无破损、漏水	＊确保冰帽可正常使用
2. 装冰帽	将冰块砸成小块、冲去棱角（方法同冰袋）。用勺将小冰块装入冰帽约2/3满，驱出帽内空气，旋紧冰帽口，用毛巾擦干冰帽，检查无漏水	＊防止冰块棱角损坏冰帽 ＊防止冰帽漏水冻伤患者或引起不适感
3. 核对解释	将冰帽携至床旁，认真核对患者信息并做好解释	＊确认患者信息，取得合作
4. 置冰帽	(1)在患者后颈部、双耳外侧与冰帽接触的部位垫海绵（使用冰槽者需在耳内塞不脱脂棉球，双眼盖凡士林纱布） (2)将患者头部置于冰帽中，冰帽的引水管置水桶中，注意水流情况（图8-9） (3)每30分钟测一次生命体征并记录，肛温维持在33℃左右	＊防止冻伤 ＊防冰水流入耳内；保护角膜 ＊肛温不宜低于30℃，以防发生心房、心室纤维颤动或房室传导阻滞
5. 观察	注意观察皮肤颜色、心率、冰帽有无异常等	
6. 撤冰帽	30分钟后撤除冰帽，协助患者卧于舒适卧位，整理病床单位	
7. 整理	整理用物，冰帽处理同冰袋，冰槽将冰水倒空，消毒备用。洗手	
8. 记录	记录治疗部位、时间、效果及患者反应	

4. 评价

(1)患者无冻伤、不适感，无不良反应，达到预期效果。

(2)护理人员操作正确，能与患者或亲属有效沟通，得到理解与配合。

【注意事项】

1. 密切观察患者心率变化，严防发生心房、心室纤维颤动或房室传导阻滞。

2.用冷时间不可超过 30 分钟,如需再次使用,应休息 1 小时,让局部组织复原后再用。

冷湿敷(cold moist compress)法

【目的】

同冰袋使用法。

【操作程序】

1.评估 同冰袋使用法,另需注意伤口状况。

2.准备

(1)护理人员准备:着装整洁,洗手,戴口罩。

(2)用物准备:治疗盘内置小盆(内置冰水)、敷布 2 块、钳子 2 把、凡士林、纱布、棉签、弯盘、塑料薄膜、棉垫或毛巾、橡胶单、治疗巾,必要时备换药用物。

(3)环境准备:病室整洁,光线充足,温度适宜,无对流风直吹患者或酌情关门窗,需要时有床帘或屏风遮挡患者。

3.实施 冷湿敷方法见表8-9。

表 8-9　冷湿敷法

操作流程	操作步骤	要点说明
1.备物	根据患者局部情况备齐所需用物	*伤口处冷敷应备无菌用物及换药用物
2.核对解释	将用物携至病床旁,认真核对患者信息并做好解释	*确认患者信息,取得合作
3.安置体位	协助患者取舒适卧位,暴露治疗部位,必要时用床帘或屏风遮挡	*保护患者隐私
4.湿敷患处	(1)在治疗部位下垫橡胶单及治疗巾,将凡士林涂于患处(范围略大于患处)并在其上盖一单层纱布 (2)将敷布浸入冰水中,用敷钳将敷布拧至不滴水(方法同热湿敷法) (3)抖开敷布,折叠敷布敷于患处,上盖塑料薄膜及棉垫或毛巾,为高热患者降温时敷于前额 (4)每 3~5 分钟更换一次敷布,及时更换盆内冰水,治疗时间以 15~20 分钟为宜	*凡士林可减缓冷传导,既可防止冻伤又可保持冷效 *盖纱布可防凡士林粘在敷布上 *塑料薄膜可防止棉垫或毛巾潮湿;棉垫或毛巾等可维持冷疗温度 *确保冷敷效果,防止继发反应
5.观察	注意观察局部皮肤及患者反应,倾听患者主诉	
6.整理	治疗毕,撤去用物,用纱布擦去凡士林,协助患者卧于舒适卧位,整理病床单位,整理用物,按规定消毒处理后放回原处。洗手	
7.记录	记录冷湿敷的部位、时间、效果、局部反应及患者反应	

4.评价　同冰袋使用法。

【注意事项】

1.为高热患者降温时，冷敷后 30 分钟测量一次体温并记录在体温单上。

2.在伤口部位冷敷需执行无菌技术操作规定，冷敷后按外科换药法处理伤口。

乙醇拭浴（alcohol sponge bath）或温水拭浴（tepid water sponge bath）法

【目的】

高热患者降温。

【操作程序】

1.评估

(1)患者的年龄、病情、治疗情况、意识状态、活动能力、合作程度等。

(2)拭浴前体温及皮肤状况。

(3)有无影响冷疗的因素及乙醇过敏史。

2.准备

(1)护理人员准备：应着装整洁，洗手、戴口罩。

(2)用物准备：治疗盘内置小盆（内盛 25%～35% 乙醇 200～300 mL 或温水 2/3 满，水温 32～34℃）、浴巾、小毛巾 2 块、热水袋及套、冰袋及套，酌情备衣裤、大单、被套、便盆及便盆巾等。

(3)环境准备：病室整洁，温度适宜，无对流风直吹患者或酌情关门窗，用床帘或屏风遮挡患者。

3.实施　乙醇或温水拭浴方法见表 8-10、图 8-10。

表 8-10　乙醇或温水拭浴法

操作流程	操作步骤	要点说明
1.备物	备齐所需用物，按热水袋、冰袋使用法备好热水袋及冰袋	
2.核对解释	将用物携至床旁，认真核对患者信息并做好解释	*确认患者信息，取得合作
3.置冰袋及热水袋	用床帘或屏风遮挡，松开床尾盖被，按需授便器，协助患者脱去上衣，松解裤带。置冰袋于头部，置热水袋于足底	*注意保暖、保护患者隐私，尽量减少暴露 *冰袋置头部有助降温并可防止头部充血；热水袋置足底可促进足底血管扩张，减轻头部充血并使患者感觉舒适

续表 8-10

操作流程	操作步骤	要点说明
4. 拍拭上肢	(1)将浴巾铺于拭浴部位下，小毛巾浸入水盆、拧至半干，缠于手上成手套状(图 8-10)，以离心方向拍拭 (2)拍拭顺序：侧颈→肩→上臂外侧→前臂外侧→手背侧胸→腋窝→上臂内侧→肘窝→前臂内侧→手心 (3)用浴巾擦干皮肤 (4)同法拍拭对侧上肢	*每拍拭一个部位更换一次小毛巾，以维持拭浴温度 *每侧肢体或背部拍拭 3 分钟，拭浴全过程以不超过 20 分钟为宜，防止发生继发反应。
5. 拍拭背部	(1)铺浴巾、取小毛巾(方法同上) (2)协助患者侧卧，分上、中、下三部分纵向拍拭背部； (3)用浴巾擦干皮肤，协助患者穿衣、仰卧、脱裤	
6. 拍拭下肢	(1)铺浴巾、取小毛巾(方法同上)，拍拭顺序： 髋部→下肢外侧→足背 腹股沟→下肢内侧→内踝 股下→下肢后侧→腘窝→足跟 (2)用浴巾擦干皮肤 (3)同法拍拭对侧下肢	
7. 观察	协助患者穿好裤子，卧于舒适卧位	
8. 撤热水袋	注意观察局部皮肤及患者反应，倾听患者主诉	
9. 整理	拭浴毕，取下热水袋，整理病床单位	
10. 撤冰袋	整理用物，按规定消毒处理后放回原处。洗手 30 分钟后测体温，若体温降至 39℃ 以下，取下头部冰袋	
11. 记录	记录拭浴时间、效果、局部反应及患者反应	

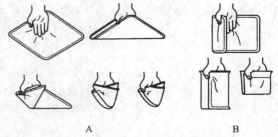

图 8-10　包毛巾法

4. 评价

(1)患者无畏冷、寒战、不适等不良反应。半小时后体温有所下降，达到预期效果。

(2)护理人员操作正确，护理人员能与患者或亲属有效沟通，得到理解与配合。

【注意事项】

1. 拭浴时在大血管处，如腋窝、肘窝、腹股沟、腘窝处可稍用力拍拭并适当延长拍拭时间，以促进散热。

2.拭浴过程不可超过 20 分钟，以防患者着凉。

3.忌拍拭胸前区、腹部、后项、足心等部位，以免引起不良反应。

4.拭浴过程中应随时观察患者情况，如患者出现寒战、面色苍白、脉搏及呼吸异常等症状应立即停止操作，报告医生给予处理。

课程思政

高热会引起抽筋，反复或持续的抽筋会引起脑缺氧，甚至会引起脑水肿，从而导致死亡或者留下后遗症；而温度过低，轻者引起冻伤，重者导致心搏骤停。因此当体温过高或过低时都要及时给予患者降温或复温处理。护理人员在降温或复温的过程中，要严格遵守操作规程，认真负责，有效沟通，关爱患者，避免其烫伤和冻伤。

本章小结

1.冷热疗法是临床上较常采用的物理治疗方法，主要是利用低于或高于人体温度的物质作用于体表皮肤，通过神经传导引起皮肤和内脏器官血管收缩或扩张，从而改变局部或全身的血液循环及细胞的新陈代谢，达到止血、止痛、消炎、消肿、退热、增进舒适等目的。

2.热疗法是指用高于人体的温度作用于患者局部或全身，以达到促进血液循环、解痉、镇痛、消炎、保暖等目的的治疗方法。热疗法分干热疗法和湿热疗法两种。常用的干热疗法有热水袋、烤灯等。常用的湿热疗法有热湿敷、热水坐浴、局部温水浸泡等。

3.热疗禁忌证：急腹症未明确诊断前；面部"危险三角区"的感染；脏器出血；软组织扭伤或挫伤早期；恶性病变部位；金属移植部位；急性炎症反应；感觉功能障碍、意识不清患者应慎用。

4.冷疗法是指用低于人体的温度作用于患者局部或全身，以达到减轻充血或出血、消炎、镇痛、降温、降低细胞代谢等目的的治疗方法。冷疗法分为局部冷疗和全身冷疗两种。常用的局部冷疗有冰袋、冰囊、冰帽、冰槽、冷湿敷等。常用的全身冷疗有乙醇拭浴、温水拭浴等。

5.冷疗禁忌证：组织损伤部位；循环障碍；慢性炎症或深部化脓病灶部位；冷过敏者。冷疗的禁忌部位：①枕后、耳郭、阴囊；②心前区；③腹部；④足底。

思考题

1. 患者部某，女，50 岁，车祸中头部受伤入院，神志不清，高热不退，护士遵医嘱为患者使用冰帽。请问：①为该患者使用冰帽的主要目的是什么？②应用冰帽时，应监测患者肛温，其肛温应维持摄氏度多少？为什么？

2. 患者成某，男，26 岁，中暑高热入院。T 41℃，P 118 次/分，R 25 次/分，护理人员进行乙醇拭浴降温，擦浴时注意事项有哪些？乙醇浓度与温度分别是多少？

3. 患者李某，女，60 岁。脑卒中入院治疗，昏迷不醒，四肢冰冷，行热水袋保暖，请问：护理人员给该患者使用热水袋时应注意哪些问题，为什么？

冷热疗法习题检测

第九章
饮食与营养

饮食与营养课件

"饮食者，人之命脉也"。从外界摄取食物是人的基本需要之一，是人类赖以生存和发展的基础。合理的饮食和营养能维持机体的各种生理活动，促进生长发育、组织更新，提高机体免疫功能。当机体患病时，通过适当的途径给予患者均衡的饮食及充足的营养也是促进患者康复的有效手段。因此，护士应具备一定的饮食与营养学知识，正确评估患者的饮食和营养状况，制订并实施科学合理的饮食治疗计划，正确处理遇到的各种营养问题，促进患者康复。

第一节　医院饮食

预习案例

> 张某，男，66 岁，因头晕、头痛，视物模糊 1 个月余入院就诊，门诊以"原发性高血压"收治入院。查体：T 36.5℃，P 92 次/分，R 22 次/分，Bp 170/100 mmHg，患者神志清楚，既往体健。
>
> 思考
> 1. 为配合治疗，应为该患者选择何种饮食？
> 2. 选择该种类饮食的依据是什么？

　　为了维持生命与健康，预防疾病及促进疾病康复，人体必须每天摄取一定量的食物，从中获得各种营养素以保证新陈代谢、生长发育和活动所需。护士必须掌握人体对营养的需求、饮食营养与健康的关系及与疾病痊愈的关系，才能够采取有效的措施，满足患者在疾病康复过程中的营养需求，从而达到恢复健康和促进健康的目的。

一、饮食、营养与健康

（一）热能

　　热能（energy）是一切生物维持生命和生长发育及从事各种活动所必需的能量，由食物内的化学潜能转化而来。人体为维持血液循环、心脏搏动、呼吸等各种重要生命活动及从事体力活动均需消耗一定的能量，而能量的主要来源为食物中的三大产热营养素（糖类物、脂肪、蛋白质），其进入机体后通过生物氧化释放热能以满足机体需要。人体对热能的需要量因年龄、性别、身高、劳动强度、环境等因素的不同而有差异。如处在快速生长发育阶段的儿童、青少年，需额外增加生长发育所需的能量；孕妇和乳母每日所需热能比同龄女性多；老年人因代谢减慢、活动量减少，所需热能也相应减少。

　　国际上热能以焦耳（J）为单位，常以千焦（kJ）或兆焦（MJ）表示；营养学上和日常生活中常以卡（cal）或千卡（kcal）表示。1 cal＝4.184 J。三大产热营养素在体内氧化后提供的热能约为：碳水化合物 16.7 kJ/g（4k cal/g），蛋白质 16.7 kJ/g（4 kcal/g），脂肪 37.7 kJ/g（9 kcal/g）。

（二）营养素

　　营养素（nutrient）是能够在生物体内被利用，具有供给能量、构成机体及调节和维持生理功能的物质。人体所需的营养素有 7 大类：糖类物、脂肪、蛋白质、维生素、矿物质、水和膳食纤维。

1. 糖类物　糖类物（carbohydrate）是由碳、氢、氧三种元素组成的一类化合物，可分为糖、低聚糖和多糖三类。其主要生理功能：提供能量、构成机体组织成分、调节脂肪代谢、节约蛋白质、改善食品感官品质、增加饱腹感、保肝解毒、增强肠道功能等。糖类物是世界上大部分国家居民获得热能最主要、最经济的来源，根据中国居民膳食糖类物的实际摄入量和世界粮农组织（Food and Agriculture Organization，FAO）/WHO 的建议，除 2 岁以下的婴幼儿外，一般居民膳食中糖类物供能以占总能量的 55%～65% 为宜。糖类物主要来源于谷类、根茎类和豆类，蔬菜、水果、含淀粉量较多的坚果类和食糖也是糖类物的重要来源，但纯能量食物如食糖的摄入量不应超过膳食总能量的 10%。

2. 脂类　脂类（lipids）是脂肪（fat）和类脂（lipoids）的总称。脂肪是指甘油和脂肪酸组成的甘油三酯；类脂包括磷脂、糖脂、固醇类、脂蛋白等。脂类主要的生理功能是提供和贮存能量；构成机体组织的重要物质；供给必需脂肪酸；促进脂溶性维生素的吸收和利用；改善食物的感官性状，促进食欲及增加饱腹感；帮助机体更有效地利用碳水化合物和节约蛋白质；维持正常体温；对内部器官起支撑、衬垫作用，保护内部脏器免受外力伤害；分泌瘦素等众多因子，参与机体代谢、免疫、生长发育等生理过程等。脂肪摄入量不宜过高，以其所提供能量占总热能的 20%～25% 为宜。脂肪主要来源于食用油、动物脂肪、肥肉、动物内脏、蛋类、芝麻、花生和坚果类食物等。

3. 蛋白质　蛋白质（protein）是由氨基酸组成的高分子含氮化合物，其平均含氮量约为 16%。蛋白质是维持生命的重要物质基础，正常成人机体蛋白质约占体重的 16%～20%。其主要生理功能是构成机体组织的重要生理活性物质，提供机体氮源和必需氨基酸，提供能量，维持胶体渗透压。近年来，研究发现直接从肠道吸收进入血液的活性肽和部分氨基酸还具有特殊的生理功能，如参与机体免疫调节、促进中枢神经系统发育、促进矿物质吸收、降血压、保护小肠、清除氧自由基等。组成人体蛋白质的氨基酸有 20 多种，其中有 9 种必须从食物中获取，称为必需氨基酸（essential amino acid），它们是缬氨酸、苏氨酸、色氨酸、亮氨酸、异亮氨酸、赖氨酸、苯丙氨酸、蛋氨酸、组氨酸。我国居民蛋白质的推荐摄入量一般占膳食总能量的 10%～14%，其主要来源为肉类、乳类、蛋类和豆类等。

4. 维生素　维生素（vitamins）是维持机体正常生理功能及细胞内特异代谢反应所必需的一类低分子化合物。大部分维生素在体内不能合成或合成量不足，必须从食物中摄取。根据其溶解性，维生素可分为脂溶性维生素（如维生素 A、D、E、K）和水溶性维生素（如维生素 C、B 族维生素、叶酸）。虽然机体对维生素的需要量很小，但维生素对于维持机体的基本功能，如生长、代谢和维持细胞完整性等必不可少。缺乏其中一种或几种均会影响整个机体代谢，严重时可导致维生素缺乏症，见表 9-1～表 9-2。

基础护理学

表9-1　脂溶性维生素的生理功能、缺乏症、来源和成人推荐摄入量/天

名称	生理功能	缺乏症	来源	摄入量/天
维生素A	参与正常视觉活动和上皮生长与分化，促进骨骼发育，维持生殖功能，增强免疫和抗癌作用；过量摄入可中毒	夜盲症、皮肤干燥、毛囊角化、生长发育受阻	动物性食物如动物肝脏、鱼肝油、蛋、乳制品；植物性食物如绿叶蔬菜、黄色蔬菜和水果，如西兰花、菠菜、胡萝卜、韭菜	男性：800 μgRE 女性：700 μgRE（视黄醇当量）
维生素D	调节钙、磷代谢，促进钙、磷吸收；过量摄入可中毒	佝偻病、骨软化症、骨质疏松症	鱼肝油、海鱼、动物肝脏、蛋黄等；日光照射体内转化	5 μg
维生素E	具有抗氧化作用，保持红细胞完整性，改善微循环，防止动脉硬化等心血管疾病；参与DNA、血红蛋白的合成；参与精子生成，与繁殖能力有关	生育受损等，缺乏症较少见	植物油、坚果类、豆类、海产品等	14 mgα-TE（α-生育酚当量）
维生素K	参与凝血因子的合成，促进凝血	出血、凝血障碍性疾病	菠菜、白菜等；肠道菌群可合成	20~100 μg

表9-2　水溶性维生素的生理功能、缺乏症、来源和成人推荐摄入量/天

名称	生理功能	缺乏症	来源	摄入量/天
维生素B1	构成辅酶TPP，参与体内物质能量代谢，调节神经生理活动，维持心脏、神经及肌肉的正常功能	脚气病	动物内脏、肉类、豆类及未精加工的谷类等	男性：1.4 mg 女性：1.3 mg
维生素B2	参与体内生物氧化和能量生成；具有较强的抗氧化活性；参与铁的利用和烟酸的形成	口角炎、唇炎、舌炎、脂溢性皮炎、缺铁性贫血	动物内脏、乳类、蛋类、豆类、蔬菜等	男性：1.4 mg 女性：1.2 mg
维生素B6	参与糖原、氨基酸、脂肪酸、一碳单位的代谢；参与神经递质合成和细胞免疫功能活动	脂溢性皮炎、口腔炎症等	白色肉（鸡肉、鱼肉等）、肝、蛋黄、豆类和坚果，水果、蔬菜中含量也较高	1.2 mg

续表 9-2

名称	生理功能	缺乏症	来源	摄入量/天
维生素 B12 叶酸	参与细胞核酸、核蛋白合成代谢，促进红细胞的发育和成熟，促进 DNA、RNA、蛋白质合成	巨幼红细胞性贫血、舌炎、腹泻、胎儿神经管畸形	富含维生素 B12 的食物有动物内脏、肉类、海产类等；富含叶酸的食物有豆类、坚果、绿叶蔬菜、水果、胚芽等	维生素 B12：2.4 μg 叶酸：400 μgDFE（DFE：膳食叶酸当量）
烟酸	参与糖、脂类和氨基酸代谢	癞皮病	广泛存在于动植物性食物中，含量较丰富的有畜禽、内脏、鱼类、豆类、花生、全谷类、乳类和绿叶蔬菜	男性：14 mgNE 女性：13 mgNE（NE：烟酸当量）
维生素 C	促进胶原、神经递质和抗体合成；参与胆固醇、肾上腺皮质激素代谢；促进铁的吸收和伤口愈合；阻止体内的氧化损伤过程	维生素 C 缺乏病	新鲜蔬菜和水果，如绿色和红、黄色的菠菜、辣椒、西红柿、西瓜、红枣、山楂、草莓、柑橘、柚子、猕猴桃等	100 mg

5. 矿物质　矿物质（minerals）又称无机盐，是指人体内除碳、氢、氧、氮（这 4 种元素主要以有机化合物形式存在）外的其他各种元素。其中含量较多的常量元素主要有钠、钾、钙、镁、磷、硫、氯等；含量较少的微量元素主要有铁、碘、铜、锌、锰、钴、钼、硒、铬、镍、锡、硅、氟、矾等。矿物质是人体的重要组成部分，其主要生理功能有维持水、电解质及酸碱平衡；构成人体组织的重要成分；调节细胞膜的通透性和细胞内外液的渗透压；维持神经肌肉的正常兴奋性；构成酶的辅基、激素、维生素、蛋白质和核酸的成分，或参与酶系的激活等（表 9-3）。矿物质广泛存在于食物中，一般都能满足机体需要。我国居民饮食中比较容易缺乏的矿物质有钙、铁、锌、碘、硒等。

表 9-3　主要矿物质的生理功能、缺乏症、来源和成人推荐摄入量/天

名称	生理功能	缺乏症	来源	摄入量/天
钙	是构成骨骼和牙齿的成分；维持神经与肌肉活动；参与多种酶活性的调节；维持细胞膜的完整性和通透性；参与凝血、激素分泌活动，降低毛细血管和细胞膜通透性	维生素 D 缺乏病（佝偻病）、骨软化症、骨质疏松症等	乳类、豆类、虾皮、海产品、骨粉、蛋壳粉	普通人群 800 mg；孕妇、乳母 1000~1200 mg

续表 9-3

名称	生理功能	缺乏症	来源	摄入量/天
磷	是构成骨骼、牙齿、软组织、细胞膜、核酸的重要成分；参与物质代谢产能反应；参与多种酶、辅酶的合成；调节酸碱平衡	缺乏症较少见	广泛存在于动植性食物中	700 mg
铁	是构成血红蛋白、肌红蛋白、含铁酶和细胞色素酶的重要成分；与红细胞的形成和成熟有关；参与生物氧化过程和免疫功能活动	缺铁性贫血	肉类、动物肝、动物血、蛋黄、豆类、绿色蔬菜等	男性：15 mg 女性：20 mg
碘	参与甲状腺素合成	地方性甲状腺肿、克汀病(呆小病)	海产品如海带、紫菜、淡菜、海参等	150 μg
锌	酶的组成成分或酶的激活剂；促进生长发育和组织再生；促进食欲；促进 VitA 代谢；参与免疫功能活动	生长发育迟缓、性成熟延迟、食欲减退、异食癖、易感染	红色肉类、牡蛎等贝壳类、蛋类、豆类等	男性：15 mg 女性：11.5 mg

6. 水　水(water)是人体构成的重要成分，是维持生命活动必需的物质。水约占体重的 50%~70%，其主要生理功能：构成人体组织；直接参与体内一切代谢活动，维持消化、吸收功能，调节体温，作为机体的润滑剂等。成人每日需水量约为 2500 mL，因季节、气候、劳动强度和饮食习惯而有差异。机体水的来源主要有饮用水及饮料、固体食物中的水和蛋白质、脂肪、碳水化合物分解代谢产生的代谢水，其中饮用水和各种饮料是机体内水的最主要来源。

7. 膳食纤维　膳食纤维(dietary fiber)是一种多糖，它既不能被胃肠道消化吸收，也不能产生能量。但近年来，随着营养学和相关科学的深入发展，越来越多的研究证明膳食纤维在预防人体的某些疾病方面起着重要的作用，被营养学界补充认定为第七类营养素。食物中含量较多的膳食纤维有纤维素、半纤维素、果胶、树胶、木质素、抗性淀粉等，根据其水溶性分为可溶性膳食纤维和不可溶性膳食纤维。膳食纤维有增加饱腹感，降低对其他营养素或食物成分的吸收，改变肠道菌群，促进排便等作用。因此，对于肥胖、糖尿病、胃肠道疾病、癌症、心血管疾病和胆石症等有一定的防治作用。我国成人膳食纤维的推荐摄入量为 25~35 g/d，主要来源于粗粮、豆类、玉米、蔬菜、水果、食用菌等。

（三）营养、饮食与健康的关系

食物是人类赖以生存的物质基础，合理的饮食及平衡的营养是维持健康的基本条件之一，不合理的饮食则不利于健康。

1.日常合理膳食　人们可通过平衡膳食、合理摄入营养物质来减少与膳食有关的疾病。在日常生活中提倡：食物多样化，以谷类为主，粗细搭配；多吃蔬菜水果和薯类，每天保证奶类、大豆或其制品的摄入；常吃适量的鱼、禽、蛋和瘦肉；油脂要适量、食盐要限量，减少烹调油用量，宜食清淡少盐膳食；甜食要少吃；饮酒要节制；饮食不过量，活动与饮食平衡；三餐要合理，一般情况下以早餐供能占全日膳食总能量的25%~30%、午餐占30%~40%、晚餐占30%~40%为宜。为了帮助人们合理搭配日常膳食，美国于1992年设计了一个"食物指导金字塔"，我国也根据中国居民膳食的特点提出中国居民的"平衡膳食宝塔"（图9-1）。

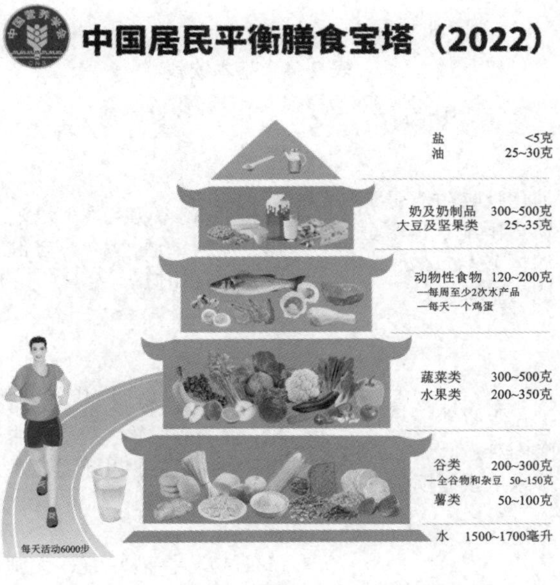

图9-1　中国居民平衡膳食宝塔（2022）

2.合理饮食与健康

（1）促进生长发育：营养素是维持生命活动的重要物质基础，对人体的发育起着决定性作用。某些营养素的缺乏可影响人体的生长发育。

（2）构成机体组织：蛋白质是构成机体的重要成分；糖类参与构成神经组织；脂类参与构成细胞膜；维生素参与合成酶和辅酶；钙、磷是构成骨骼的主要成分。

（3）提供能量：糖类物、蛋白质、脂肪在体内氧化可提供能量，供给机体进行各种生命活动。

（4）调节机体功能：神经系统、内分泌系统及各种酶类共同调节人体的活动，这些调节系统也是由各种营养素构成的。适量的蛋白质及矿物质中的各种离子对维持机体内环境的稳定也具有重要的调节作用。

3.不合理饮食与健康

（1）营养不足：食物单调或短缺可造成营养缺乏性疾病，如缺铁性贫血、维生素 D 缺乏病等。

（2）营养过剩：营养过剩可造成某些营养失调性疾病，如肥胖、心血管疾病等。

（3）饮食不当：摄入不卫生饮食可造成胃肠炎等疾病，食入有毒食物可引起食物中毒，某些人对特定食物还可发生过敏反应。

二、医院饮食

为适应不同患者病情需要，医院饮食（hospital diets）一般分为基本饮食、治疗饮食和试验饮食。

（一）基本饮食

基本饮食（basic diets）又称常规饮食，包括普通饮食、软质饮食、半流质饮食和流质饮食 4 种（表9-4）。

表9-4　基本饮食

饮食种类	适用范围	饮食原则	用法
普通饮食	消化吸收功能正常、无饮食限制、体温正常、病情较轻或处于恢复期的患者	营养平衡、美观可口；易消化、无刺激性食物。与健康人饮食相似	每日 3 餐，总热能 2200～2600 kcal，蛋白质 70～90 g，脂肪 60～70 g，碳水化合物 450 g 左右。一般食物均可采用
软质饮食	消化吸收功能不良、咀嚼困难、低热、消化道手术后恢复期的患者	营养平衡；易咀嚼、易消化；食物碎、软、烂；少油炸、少油腻、少粗纤维及强烈刺激性调料	每日 3～4 餐，总热能 2200～2400 kcal，蛋白质 60～80 g。可选食物有软饭、面条，切碎煮熟的菜、肉等
半流质饮食	消化道及口腔疾病、中等发热、体弱、手术后患者	(1)食物呈半流质状态，无刺激性；易于吞咽和消化；纤维少，营养丰富；宜少食多餐 (2)胃肠功能紊乱者禁用含纤维素或易引起胀气的食物；痢疾患者禁用牛奶、豆浆及过甜食物。	每日 5～6 餐，总热能 1500～2000 kcal，蛋白质 50～70 g。可选泥、末状食物，粥、羹、面条等
流质饮食	口腔疾病、各种大手术后、急性消化道疾病、高热、吞咽困难、病情危重、全身衰竭患者	(1)食物呈液体状，易吞咽、易消化，无刺激性 (2)所含热量与营养素不足，只能短期使用；通常辅以肠外营养以补充热能和营养	每日 6～7 餐，每 2～3 小时 1 次，每次 200～300 mL，总热能 836～1195 kcal，蛋白质 40～50 g。可选食物有乳类、豆浆、米汤、蔬菜汁、果汁、稀藕粉等

(二) 治疗饮食

治疗饮食(therapeutic diets)又称成分调整饮食,是指根据疾病治疗需要,在基本饮食的基础上,适当调整热能或营养素摄入,以达到治疗或辅助治疗的目的,促进患者的健康(表9-5)。

表9-5　治疗饮食

饮食种类	适用范围	饮食原则及用法
高热量饮食	用于分解代谢增强或合成代谢不足的患者,如甲状腺功能亢进症、结核、大面积烧伤、产妇、体质消瘦、营养不良等患者	基本饮食的基础上加餐2~3次,可适当增加鸡蛋、牛奶、豆浆、蛋糕、巧克力及甜食等的摄入。总热量约3000 kcal/d
高蛋白饮食	用于高代谢性或慢性消耗性疾病患者,如结核、恶性肿瘤、烧伤、贫血、甲状腺功能亢进、大手术后患者、低蛋白血症患者、孕妇、乳母等	基本饮食基础上添加富含蛋白质的食物,如肉、鱼、乳、蛋、豆类等优质蛋白。蛋白质供给量为$1.5~2.0$ g/(kg·d),总量不超过120 g/d;总热能为$2500~3000$ kcal/d
低蛋白质饮食	用于限制蛋白质摄入患者,如急性肾炎、尿毒症、肝性脑病等患者	成人蛋白质摄入应<40 g/d,视病情可减少至$20~30$ g/d;肾功能不全者应摄入优质动物蛋白,忌用豆制品;肝性脑病者应以植物蛋白为主;肾功能严重衰竭者,甚至需摄入无蛋白饮食;应多补充蔬菜和含糖高的食物,以维持正常热量
低脂肪饮食	用于肝胆胰疾病,高脂血症、动脉粥样硬化、高血压、冠心病、肥胖症及腹泻等患者	饮食宜清淡、少油,禁用肥肉、奶油、蛋黄、动物脑、煎炸食物等;高脂血症及动脉硬化患者不必限制植物油(椰子油除外);脂肪摄入<50 g/d,肝胆胰疾患者<40 g/d
低胆固醇饮食	用于高胆固醇血症、高脂血症、动脉粥样硬化、高血压、冠心病等患者	胆固醇摄入量<300 mg/d;禁用或少用含胆固醇高的食物,如动物内脏、脑和肥肉、动物油、鱼子、蛋黄等
低盐饮食	用于心功能不全、急/慢性肾炎、肝硬化腹水、重度高血压但水肿较轻等患者	食盐限制在< 2 g/d(或酱油10 mL/d),不包括食物内自然存在的氯化钠;禁用腌制食品,如咸菜、咸蛋、咸肉、火腿、香肠等

续表 9-5

饮食种类	适用范围	饮食原则及用法
无盐低钠饮食	同低盐饮食适用范围，以及水肿较重患者	(1)无盐饮食除食物中自然含钠量外，不放食盐或酱油烹调；饮食中含钠量<0.7 g/d (2)低钠饮食需控制食物中自然含钠量，一般含钠量<0.5 g/d (3)二者均禁食腌制食品、含钠食物和药物，如油条、挂面、汽水、碳酸氢钠药物等。烹调时可加糖、醋等调味
高纤维素饮食	用于便秘、肥胖症、高脂血症、糖尿病等患者	饮食中应多含食物纤维，如韭菜、芹菜、玉米、粗粮、豆类、笋等
少渣饮食	用于伤寒、痢疾、肠炎、腹泻、食管胃底静脉曲张、咽喉部及消化道手术的患者	饮食中应少含食物纤维，不用强刺激性调味品及坚硬带碎骨、鱼刺的食物；肠道疾病少用油脂
低嘌呤饮食	用于痛风患者及高尿酸血症者	嘌呤摄入量< 150 mg/d；禁食含嘌呤高的食物，如动物内脏、精肉、浓肉汤、沙丁鱼、凤尾鱼等；禁用酒、茶、咖啡及一切辛辣刺激性食物；限制豆类及其制品、芦笋、香菇、紫菜等

(三)试验饮食

试验饮食(test diets)又称诊断饮食，是指在特定时间内，通过对饮食内容的调整来协助诊断疾病和确保实验检查结果正确性的一种饮食(表 9-6)。

表 9-6 试验饮食

饮食种类	适用范围	饮食原则及用法
隐血试验饮食	用于检验肉眼不可见的消化道少量出血	试验前 3 日内禁食肉类，动物血、肝、绿色蔬菜及含铁剂药物，以免产生假阳性反应；宜食用牛奶、豆制品、土豆、白菜、面条、馒头等；第 4 天留取粪便检查
胆囊 B 超检查饮食	用于 B 超检查有无胆囊、胆管、肝胆管疾病	检查前 1 晚应进食无脂肪、低蛋白质、高碳水化合物的清淡饮食。检查当日早晨禁食，若胆囊显影良好，在第一次 B 超后进食高脂肪餐(脂肪量 25～50 g)，30 分钟后第二次 B 超检查，若效果不明显，可再等待 30 分钟后再次检查

续表 9-6

饮食种类	适用范围	饮食原则及用法
肌酐试验饮食	用于协助检查、测定肾小球滤过功能	试验期为3天,试验期禁食肉、鱼、禽类,忌饮茶和咖啡;主食<300 g/d,进食低蛋白饮食,摄入量<40 g/d,以排除外源性肌酐的影响;蔬菜、水果、植物油不限;热量不足可补充用藕粉、甜点心等。第3天测内生肌酐清除率及血肌酐含量
甲状腺^{131}I试验饮食	用于协助测定甲状腺功能	检查期为2周,试验期间禁食海带、海蜇、紫菜、海鱼、虾、加碘食盐等;禁用碘消毒皮肤;2周后做^{131}I功能测定
尿浓缩功能试验饮食(干饮食)	用于检查肾小管浓缩功能	试验期1日,控制全天饮食中水分,总量在500~600 mL,可进食含水少的食物,如米饭、馒头、炒鸡蛋、土豆等,烹调时尽量不放水;禁食过甜、过咸或含水量高的食物;蛋白质供给量为1 g/(kg·d)
葡萄糖耐量试验饮食	用于糖尿病的诊断	试验前食用碳水化合物量≥300 g/d,共3日,停用一切升降血糖的药物。试验前晚餐禁食(10~12小时),直到翌晨空腹采血后将葡萄糖75 g溶于300 mL水中顿服,于服后0.5小时、1小时、2小时和3小时分别采血测定血糖

第二节 一般饮食护理

预习案例

> 李某,男,69岁,因低热、右上腹间断疼痛3个月入院就诊。门诊检查后以"原发性肝癌"收治入院。查体:神志清楚,精神差,体质消瘦,诉右上腹疼痛。
>
> 思考
> 1.应该为该患者提供何种饮食?
> 2.患者进食时应如何提供护理?

护士应正确评估患者的饮食、营养状况,结合疾病特点,确定患者现存或潜在的营养问题,为患者制订有针对性的营养计划,并根据计划对患者进行相应的饮食护理,帮助患者摄入足量、合理的营养素,促进患者康复。

一、饮食、营养评估

(一)饮食状况评估

评估患者的饮食习惯，平常摄入的食物种类和数量，用餐次数和分配比例，有无偏食挑食及特殊食物嗜好；评估患者有无进食困难，如咀嚼或吞咽功能减弱或其他影响因素；注意患者有无饮食变化或食欲不振、恶心、呕吐、腹泻等胃肠道症状；评估患者有无食物过敏；评估患者是否服用药物、补品等，有无影响其饮食状况的因素。

(二)营养状况评估

营养状况评估主要包括人体测量、身体征象和临床生化检测。

1. 人体测量　人体测量是通过对人体有关部位的长度、宽度、厚度及围度的测量，达到根据人体的生长发育情况了解其营养状况的目的。

(1)身高、体重、腰围：是人体测量资料中最基础的数据，可较确切地反映人体营养状况。由于身高、体重除受营养因素影响外，还受遗传、种族等多方面因素影响。因此，在评估营养状况时需要测量身高、体重并与人体正常值进行比较。测量出患者的身高、体重后按公式计算出标准体重，并计算实测体重占标准体重的百分比。百分数在±10%之内为正常范围，增加 10%~20% 为超重，超过 20% 为肥胖，减少 10%~20% 为消瘦，低于 20% 为明显消瘦。

1)标准体重的计算公式：国内多采用 Broca 改良公式和平田公式。

Broca 改良公式，男性：标准体重(kg)= 身高(cm)−105

女性：标准体重(kg)= 身高(cm)−105−2.5

平田公式：标准体重(kg)= [身高(cm)−100]×0.9

2)实测体重占标准体重的百分数计算公式：

$$\frac{实测体重-标准体重}{标准体重}×100\%$$

3)体重指数(BMI)：

$$BMI=体重(kg)/[身高(m)]^2$$

BMI 可用于判断人的肥胖、正常及消瘦。按照中国营养学会的标准，BMI≥28 为肥胖；28≥BMI≥24 为超重；BMI<18.5 为消瘦。

4)腰围：是衡量腹部肥胖的重要指标。测量方法为：受试者直立，两脚分开 30~40 cm，用一根没有弹性、最小刻度为 1 mm 的软尺，放在右腋中线髂骨上缘与第 12 肋下缘连线的中点(通常是腰部的天然最窄部位)，沿水平方向环绕腹部一周，紧贴而不压迫皮肤，在正常呼吸末测量腰围长度，读数准确至 1 mm。我国男性腰围 80~85 cm、女性腰围 75~80 cm 为超重，男性腰围≥85 cm、女性腰围≥80 cm 为腹部肥胖。

(2)皮褶厚度：即皮下脂肪厚度，反映身体脂肪含量，作为评价能量摄入是否合适的指标。WHO 推荐的测量部位有肱三头肌、肩胛下部和腹部。最常测量部位为肱三头肌，其正常参考值为：男性 12.5 mm，女性 16.5 mm。所测数据可与同年龄的正常值相比较，较正常值少 35%~40% 为重度消耗，25%~34% 为中度消耗，24% 以下是轻度消耗。

（3）上臂围：是测量上臂重点位置的周长。可反映肌蛋白贮存和消耗程度，是快速而简便的评价指标，也可反映热能代谢的情况。我国男性上臂围平均为 27.5 cm。测量值>标准值 90% 为营养正常，90%~80% 为轻度营养不良，80%~60% 为中度营养不良，<60% 为严重营养不良。

2.身体征象　身体征象指机体毛发、皮肤、指甲、舌、面、齿、唇等情况。如毛发浓密、有光泽，皮肤富有弹性、有光泽，指甲粉色、坚实则表示营养良好。若毛发干燥、稀疏、无光泽，皮肤干燥、弹性差，指甲粗糙、无光泽、易断裂则表示营养不良。

3.临床生化检测　临床生化检测是营养评价的客观指标，可以早期发现亚临床营养不足。生化检测常用方法有测量血、尿中某些营养素或排泄物中代谢产物的含量，如血、尿、粪常规检验，血清蛋白、血清转铁蛋白、总蛋白、血脂、钙、铁等检测，电解质、pH 等测定，或进行营养素耐量试验、负荷试验推测营养素水平。

（三）饮食、营养的影响因素评估

1.生理因素　（1）年龄：不同年龄段的患者喜好的食物、食物量及对特定营养素的需求均有差异。如婴幼儿、青少年处于生长发育期，需摄入足够的热能、蛋白质、各种维生素和微量元素；老年人新陈代谢减慢，机体所需热能也相应减少，但对钙的需求有所增加。年龄也可影响人们对食物质地的选择，如婴幼儿和老年人均应给予质地柔软易于消化吸收的食物。

（2）活动量：不同体力活动和运动方式消耗的能量也不同，活动量大的个体其每日所需的热能也相应增加。

（3）身高和体重：一般情况下，体格健壮、高大的个体对热能、营养素的需求量相对较高。

（4）特殊生理状况：女性在妊娠期、哺乳期对营养的需求显著增加，并可能伴有饮食习惯的改变，如喜食酸、辣等食物。

2.心理因素　一般情况下，轻松、愉悦的心理状态会促进食欲；不良情绪如焦虑、忧郁、恐惧、悲哀等会使食欲下降；进餐环境、餐具和食物的洁净度及食物的色香味等皆可影响人的心理，从而影响个体对食物的选择和摄入。

3.病理因素

（1）疾病及药物影响：疾病可影响患者的食欲，影响患者对食物和营养素的摄取、消化、吸收及代谢。如口腔、胃肠道疾病可直接影响食物的摄取、消化和吸收；当患有高代谢性疾病如发热、烧伤、甲状腺功能亢进等或慢性消耗性疾病时，机体对热量的需求量增加；伤口愈合与感染期间，患者对蛋白质的需求较大。

患病后的用药也会影响患者的饮食及营养。有的药物可增进食欲，如盐酸赛庚啶、胰岛素、类固醇类药物等；有的药物可降低食欲，如非肠溶性红霉素、安妥明等；有的药物可影响营养素的吸收，如长期服用苯妥英钠可干扰叶酸和维生素 C 的吸收，利尿剂及抗酸剂容易造成矿物质缺乏；有的药物可影响营养素的排泄，如异烟肼使维生素 B6 排泄增加。

（2）食物过敏：某些人对特定食物过敏，如进食牛奶、海产品后可引起腹泻、哮喘、荨麻疹等；进食乳制品可因空肠乳糖酶缺乏导致机体对乳类食品不能耐受，引起腹泻等症状。

4. 社会文化因素　不同的经济水平、文化背景、宗教信仰、地理位置、生活方式等均会影响个人的饮食习惯、营养状况。如湖南、四川地区喜食辣味，沿海地区进食海鲜较多，少数地区水、土壤中碘、硒等微量元素缺乏或不足等都会对机体有一定影响。护士在尊重患者个人饮食习惯和文化差异的同时，可对患者进行营养方面的健康教育，促进其改变不良的饮食习惯和方式。

二、一般饮食护理

护士对患者的饮食及营养状况进行评估后，应与医生、营养师共同协商，根据患者的疾病特点、身体耐受力和经济承受能力等因素制订营养计划。

（一）患者的饮食管理

患者入院后，主管医生根据其病情确定饮食种类，并开出饮食医嘱。护士根据医嘱填写饮食通知单，送交营养室，必要时电话通知订餐人员，同时在患者床尾（头）卡上做相应标记，作为分发食物的依据。

因病情需要更改饮食种类，如手术前需禁食，或检查、试验前需行特殊饮食等，应由医生开具医嘱，护士根据医嘱填写饮食更改通知单并送营养室，并告知患者及亲属。

（二）患者进食前的护理

1. 做好患者饮食指导　护士应根据患者所需的饮食种类，对患者进行解释和指导，说明此类饮食的意义，明确可选用的食物和不宜选用的食物，每天进餐的量、次数及时间，使患者理解并主动遵循饮食计划。

2. 安排进餐环境　舒适的环境可使患者心情愉快，促进食欲。进餐的环境应尽可能清洁、整齐、美观、空气清新，进餐气氛轻松愉快。进餐前医护人员暂停非紧急的治疗护理工作；整理病室和床单位，去除不良气味及不良视觉印象，如餐前半小时开窗通风、移去便器等；不能如厕的患者，饭前半小时给予便器协助排尿或排便，使用后及时撤除，开窗通风，防止病室内残留不良气味影响食欲；鼓励同室患者共同进餐，以促进食欲。

3. 患者准备

（1）减轻或去除不舒适因素：进餐前协助患者洗手及清洁口腔，对病情严重的患者给予口腔护理，以促进食欲；疼痛患者给予适当镇痛措施；高热者予以降温；包扎固定过紧、过松者给予适当调节。

（2）减少患者的不良心理状态：对于焦虑、忧郁者进行心理疏导；条件许可时，可允许家人陪伴进餐。

（3）协助患者取舒适体位：如病情许可，可协助患者下床进餐，不便下床者可取坐位或半坐位，床上放跨床小桌；卧床患者可安排侧卧位或仰卧位，头偏向一侧。

（4）征得患者同意后将治疗巾或餐巾围在胸前，以保持衣服、被单的清洁。

（三）患者进食中的护理

1. 及时分发食物　护士衣帽整洁，洗净双手，根据饮食单协助配餐员及时将饭菜分发给患者，对禁食或特殊饮食者应告知原因和时间，并在床尾(头)卡上做相应标记。

2. 巡视进餐情况　患者进餐期间，护士应加强病房巡视，观察患者进食情况；及时、有针对性地解答患者在饮食方面的问题，纠正其不良饮食习惯；对实施治疗饮食、试验饮食的患者应督促并检查落实情况；对患者亲属带来的食物需经护士检查，符合饮食护理原则方可食用，必要时提供微波炉加热；征求患者对医院饮食的意见和要求，及时向营养室反馈。

3. 协助患者进食　协助患者取合适体位，并将食物、餐具等放在患者易取的位置，鼓励其自行进食；对不能自行进食的患者，护士应根据患者的进食习惯给予耐心喂食，注意喂食速度和食物的温度及每次的量。

对双目失明或双眼被遮盖的患者，在喂食前应告知食物名称，以增加其进食兴趣和食欲，对要求自行进食者，可妥善放置食物和餐具，并告知食物的名称和方位，如图9-2所示，按时钟平面图摆放食物(6点钟处放饭，12点钟处放汤，3点钟、9点钟处放菜)。另外，护士可指导患者使用吸管进流质食物；对不能经口进食的患者，

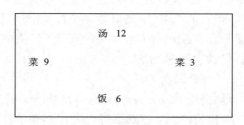

图9-2　食物放置平面图

需予以管饲饮食或胃肠外营养补充机体能量和所需营养素。

(四)患者进食后的护理

1. 患者用餐后的一般护理　及时撤去餐具，清理餐桌，整理床单位；协助患者洗手、漱口，必要时为患者做口腔护理，助其取舒适卧位。

2. 特殊患者用餐后的护理　特殊患者需记录进食的时间、食物种类、数量及进食后的反应等，以评价患者的饮食是否达到营养需要；对需禁食、延迟进食、特殊饮食的患者做好交接班工作。

第三节　特殊饮食护理

预习案例

梁某，男，32 岁，因右侧下颌骨体纤维瘤，在全麻下进行下右侧颌骨截除及自体右侧髂骨植骨术。术后患者神志清楚，生命体征平稳，诉下颌部及髂骨创面疼痛，咽喉疼痛，创口渗血较多。

思考

1. 患者伤口未愈合前,如何保证患者的营养供给?

2. 如何为其提供饮食护理?

对于病情危重、消化道功能障碍、不能经口或不愿经口进食的患者，为保证营养素的摄取、消化、吸收，维持机体正常生理功能及组织修复，促进康复，临床上常根据患者的不同情况采用不同的特殊饮食护理，包括胃肠内营养和胃肠外营养。

一、胃肠内营养

胃肠内营养（enteral nutrition，EN）是采用口服或管饲等方式经胃肠道提供能量及营养素的方法。管饲饮食（tube feeding）是将导管插入胃肠道，通过管道将流质食物、营养液、药物及水直接注入胃肠道以提供给患者营养素的方法，是临床提供或补充营养的重要方法之一。根据导管插入的途径可分为：①鼻胃管，导管经鼻腔插入胃内；②口胃管，导管经口腔插入胃内；③鼻肠管，导管由鼻腔插入小肠；④胃造口管，导管经胃造瘘口处插入胃内；⑤空肠造口管，导管经空肠造口插至空肠内。管饲饮食相对不良反应小、更接近正常生理状态，是一种安全、经济的营养支持方法。本节重点介绍临床常用的经鼻胃管饮食即鼻饲法。

（一）鼻饲法

鼻饲法（nasogastric gavage）是指将胃管经鼻腔插入胃内，经胃管灌入流质食物、营养液、水和药物，以达到维持患者营养和治疗目的的方法。

【目的】

经胃管注入食物、药物以维持患者所需的营养和治疗。

【适应证】

1. 昏迷患者。

2. 口腔疾病或口腔手术后患者；吞咽困难的患者。

3. 不能张口的患者，如破伤风患者。

4. 早产儿、病情危重者、拒绝进食者等其他患者。

【禁忌证】

1. 食管、胃底静脉曲张患者。

2. 食管癌、食管梗阻患者。

【操作程序】

1. 评估

（1）核对医嘱：操作前认真核对医嘱，明确患者床号、姓名、饮食种类和量。

（2）评估患者

1）全身状况：患者目前的病情，有无咀嚼、吞咽困难，食欲和进食方式，意识状态，活动能力，营养状态，鼻饲的原因。

2）局部状况：鼻腔黏膜有无肿胀、炎症、出血，有无鼻中隔偏曲、鼻息肉，有无活动义齿，食管疾病等。

3）心理状态：有无焦虑、悲伤或忧郁反应，对鼻饲的认知及合作程度。

4）健康知识：患者对自身疾病、营养知识的认知情况；对插胃管的目的及注意事项是否了解。

（3）解释：向患者及亲属解释操作目的、过程及操作中的配合方法。

2. 准备

(1)护士准备：应着装整洁，洗手，戴口罩。熟悉鼻饲法及相关知识。

(2)用物准备

1)插管用物：普通橡胶胃管(图9-3)或一次性硅胶胃管(图9-4)、治疗碗或弯盘2个(内置镊子或血管钳1把、纱布2~3块)、压舌板、治疗巾(或毛巾)、一次性10 mL注射器、一次性手套、听诊器、胶布、夹子或橡皮圈、液状石蜡棉球、棉签、别针、温开水、吸管。

2)灌注用物：一次性50 mL注射器、流质饮食(38~40℃)、温开水、餐巾纸。

3)拔管用物：无菌弯盘1个(内置镊子或止血钳1把、纱布2块)、治疗巾(或毛巾)、棉签、松节油、一次性手套。

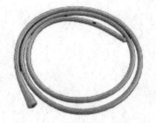
图9-3 橡胶胃管

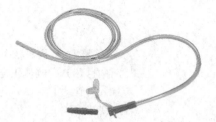
图9-4 硅胶胃管

(3)环境准备：环境清洁、病室无异味。

(4)患者准备：了解鼻饲操作的目的、操作过程及注意事项，愿意配合。

3. 实施 鼻饲法的操作流程见表9-7。

表9-7 鼻饲法操作流程

操作流程	操作步骤	要点说明
1.插管		
(1)核对解释	携用物至床旁，核对患者床号、姓名，向患者或亲属解释操作的目的及配合方法	*操作前严格查对患者信息，耐心解释，取得患者配合
(2)安置体位	协助患者取坐位或半坐卧位，不能坐起者取平卧或右侧卧位；有活动义齿者应取下妥善放置	*体位合适
(3)铺巾置盘	铺治疗巾于颌下，放置弯盘	
(4)清洁鼻腔	检查鼻腔，选择通畅一侧，用棉签清洁鼻腔	*鼻腔通畅，便于插管

续表 9-7

操作流程	操作步骤	要点说明
(5)测量润滑	戴手套,测量胃管插入长度,并做标记: 成人:①前额发际至胸骨剑突;②鼻尖经耳垂至胸骨剑突(图9-5),插入长度一般为45~55 cm,为防止反流、误吸,插管长度可在55 cm以上;若需经胃管注入刺激性药物,可将胃管再插入10 cm 小儿:眉间至胸骨剑突与脐中点,插入长度为14~18 cm 润滑胃管前段	*测量动作规范,测量准确 *应根据患者的身高等确定个体化长度
(6)插入胃管	(1)一手持纱布托住胃管中后端,一手持镊子夹住胃管前端,沿选定侧鼻孔轻轻插入 (2)插入胃管约10~15 cm(咽喉部)时,根据患者具体情况插管 (3)清醒患者:嘱患者做吞咽动作,顺势将胃管送入至预定长度 (4)昏迷患者:插管前去枕,头向后仰(图9-6),插入咽喉部时,左手将患者头部托起,使下颌尽量靠近胸骨柄以增大咽喉部通道的弧度,便于胃管沿咽后壁滑行插入至预定长度	*插管时动作轻柔,避免造成黏膜损伤 *及时指导患者配合,减轻不适
(7)观察处理	插管过程中可能遇到的情况及处理:①若出现恶心、呕吐,可暂停插管,嘱患者做深呼吸或吞咽动作,缓解紧张后迅速将管插入,以减轻不适;②若患者出现呛咳、呼吸困难、发绀等,应立即拔管,休息缓解后重新插管;③若插入不畅,应检查胃管是否盘在口咽部,可将胃管抽回一小段,再缓缓插入	*密切观察患者反应,及时处理
(8)确定胃管	确认胃管插入胃内的方法有:①抽,用注射器抽出胃内容物;②听,置听诊器于患者胃部,同时用注射器快速向胃内注入10 mL空气,听到气过水声;③看,将胃管末端置于水中无气泡逸出,如有大量气体逸出,表示误入气管	*仔细检查判断,确认胃管在胃内

续表 9-7

操作流程	操作步骤	要点说明
(9)固定胃管	确认胃管在胃内后,将胃管用胶布固定在鼻翼及面颊部	* 妥善固定,防止胃管移动或滑出
2. 喂食		
(1)灌注食物	(1)连接注射器于胃管末端,注入少量温开水润滑管腔,防止鼻饲液黏附于管壁 (2)缓慢注入鼻饲液或药液:①每次鼻饲量不超过200 mL,间隔时间大于2小时;②每次注入前用水温计测试鼻饲液温度,以38~40℃为宜;③每次取下注射器时应反折胃管末端,避免灌入空气至胃内,引起患者腹胀 (3)鼻饲完毕后,再次注入少量温开水冲净胃管,防止鼻饲液积存于管腔中变质造成胃肠炎或堵塞管腔	* 缓慢注入,注意观察,询问患者感受 * 严格掌握鼻饲液温度、量及间隔时间 * 固体药片需研碎,用温开水溶解后注入
(2)末端处理	用胃管塞塞住胃管末端;将胃管末端用别针固定于患者衣领或衣肩处	* 妥善固定,防止食物反流,防止胃管脱落
(3)整理用物	脱手套,协助患者清洁鼻腔、口腔;嘱患者尽量维持原卧位20~30分钟,以防止呕吐;整理床单位,清理用物	* 进行健康指导,防止呕吐
(4)洗手记录	洗手,记录鼻饲的时间,鼻饲液的种类、量及患者的反应	* 记录及时、准确、规范
3. 拔管		
(1)核对解释	携用物至床旁,核对床号、姓名,告知拔管原因	*严格查对,耐心解释
(2)铺巾置盘	铺治疗巾,戴手套,置弯盘于颌下,最后一次喂食毕,夹紧胃管末端,揭去固定的胶布	* 夹紧胃管末端,避免拔管时管内液体反流造成误吸
(3)拔出胃管	用纱布包裹近鼻孔处的胃管,嘱患者深呼吸,在其呼气时拔管,边拔边用纱布擦胃管,至咽喉处快速拔出,以免液体滴入气管	*拔管动作轻稳,避免液体滴入气管造成误吸或呛咳
(4)清洁整理	置胃管于弯盘中,移出患者视线;清洁患者口、鼻、面部,擦去胶布痕迹,协助患者漱口,协助患者取舒适卧位;整理床单位,清理用物	* 及时处理污物,避免污染床单位,减少患者视觉刺激
(5)洗手记录	洗手,记录拔管的时间和患者的反应	及时记录,做好拔管后健康指导

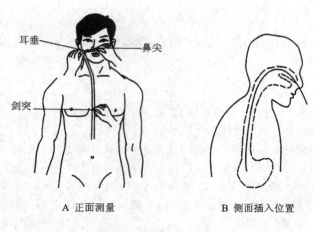

A 正面测量　　　　　B 侧面插入位置

图 9-5　胃管插入的长度

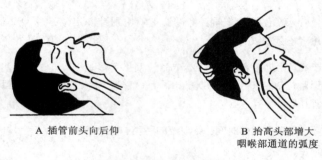

A 插管前头向后仰　　　　B 抬高头部增大
　　　　　　　　　　　咽喉部通道的弧度

图 9-6　昏迷患者插管

4. 评价

(1)患者理解操作目的并能主动配合。

(2)护士操作方法正确，动作轻、稳，无黏膜损伤出血及其他并发症。

(3)管饲饮食清洁，灌注的量、速度和温度适宜，能保证患者的营养和治疗需要。

(4)护患沟通有效，患者对护士操作满意。

【注意事项】

1. 操作前充分评估患者的病情、意识状态、活动能力及鼻腔情况，如有鼻腔疾病，应选择健侧。插管前与患者沟通，取得患者及其亲属的理解配合。

2. 插管时动作轻柔，注意食管的解剖位置，避免损伤鼻腔和食管黏膜。

3. 每次鼻饲前应确定胃管在胃内方可喂食，了解胃管是否通畅及有无胃潴留；每次鼻饲液量不超过 200 mL，间隔时间不少于 2 小时；鼻饲液的温度应保持在 38~40℃；药物应先研碎溶解后再注入；避免注入速度过快，避免鼻饲液过冷或过热，避免注入过多空气；新鲜果汁应与乳液分别注入，防止产生凝块。

4. 置管期间，应加强局部护理，如给予口腔护理 2 次/日，鼻饲用物每日更换消毒等。

5. 长期鼻饲者，应定期更换胃管，橡胶胃管每周更换一次，硅胶胃管每月更换一次，聚氨酯胃管放置时间可长达两个月。

6. 更换胃管时应于当晚最后一次喂食后拔管，次晨再从另一侧鼻腔插入。预计需置管 4 周以上者，宜选择胃造口或空肠造口。

7. 已配制好的流质食物应放置在 4℃ 以下的冰箱内保存，24 小时内有效。

（二）要素饮食

要素饮食（elemental diet）又称元素饮食，是一种化学组成明确的精制食品，含有人体所必需的氨基酸、单糖、脂肪酸、维生素和矿物质等易于消化吸收的营养成分，与水混合后可以形成溶液或较为稳定的悬浮液。其主要特点是无需经过消化过程即可直接被肠道吸收利用，为人体提供热能及营养。主要用于临床营养治疗，可通过口服、鼻饲、胃或空肠造口等方式摄入。

【目的】

要素饮食在临床营养治疗中可提高危重症患者的能量及各种营养素摄入，促进伤口愈合，改善患者营养状况，以达到治疗和促进康复的目的。

【适应证】

主要适用于危重、超高代谢状态、严重营养不良和消化吸收不良的患者，如严重烧伤、严重创伤、严重感染、低蛋白血症、大手术后胃肠功能紊乱、消化道瘘、急性胰腺炎、短肠综合征、癌症、免疫功能低下等患者。

【禁忌证】

3 个月内的婴儿、消化道出血、顽固性呕吐、肠梗阻、腹膜炎等患者禁用；糖尿病和胃切除术后患者慎用。

【操作程序】

护士应根据患者病情需要，提供适宜浓度和剂量的要素饮食。常见的要素饮食应用方法分为口服、分次注入、间歇滴注、连续滴注 4 种。

1. 口服法　口服剂量为每次 50 mL，渐增至每次 100 mL，依病情每日 6~8 次。因要素饮食口味欠佳，患者不易耐受，临床应用时可适当添加果汁、菜汁、肉汤等调味以改善口感。

2. 分次注入　将配制好的要素饮食用注射器通过鼻胃管注入，每日 4~6 次，每次 250~400 mL。主要用于非危重、经鼻胃管或造口管行胃内喂养的患者。此方法操作方便，费用低廉，但易引起恶心、呕吐、腹胀、腹泻等消化道症状。

3. 间歇滴注　将配制好的要素饮食放入输液瓶内，经输液管缓慢注入鼻胃管或造口管，每日 4~6 次，每次 400~500 mL，每次输注持续时间为 30~60 分钟。此方法多数患者能耐受。

4. 连续滴注　装置与间歇滴注相同，在 12~24 小时内持续滴入或用输液泵恒定滴速，速度可由 40~60 mL/h 逐渐递增稳定至 120~150 mL/h。多用于经空肠造口管喂养的危重患者。

【并发症】

1. 机械性并发症　与营养管的硬度、插入位置等有关，主要有鼻咽部和食管黏膜损伤、管道阻塞。

2. 感染性并发症　若营养液误吸可导致吸入性肺炎，若肠道造口患者的营养管滑入腹腔可导致急性腹膜炎。

3. 代谢性并发症　有的患者可出现高血糖或水、电解质代谢紊乱。

4. 其他并发症　患者还可发生恶心、呕吐、腹胀、腹痛、便秘、腹泻等其他并发症。

【注意事项】

1. 每一种要素饮食的具体成分、浓度、用量、滴入速度，应根据患者的具体情况由主管医师、责任护士和营养师共同商议而定。

2. 配制要素饮食时应严格执行无菌操作流程，配制用具均需消毒灭菌。配制好的溶液应放在 4℃ 的冰箱中保存，并在 24 小时内用完，以防止放置时间过长而被细菌污染变质。

3. 要素饮食不能用高温蒸煮，可适当加温，口服温度为 38℃ 左右，鼻饲及经造口注入的温度宜为 41~42℃，温度过低可引起腹泻、腹痛、腹胀。

4. 滴注原则一般是由低浓度、小剂量、慢速度开始，逐渐增加，待患者耐受后，再稳定配餐标准、用量和速度。停用要素饮食时，应逐渐减量，防止低血糖反应。

5. 经常检查导管有无折叠或漏液，每次滴注前后用温开水或 0.9% 氯化钠注射液冲净管腔，防止食物堵塞管腔并滞留腔内腐败变质。

6. 滴注过程中应注意观察患者，如出现胃肠道反应，如恶心、呕吐、腹痛、腹泻等；或发生代谢性并发症，如高渗性脱水、高渗性非酮症昏迷、渗透性利尿等，应及时查明原因，按需要调整，反应严重者可暂停滴入。

7. 应用要素饮食期间需定期检查体重、血糖、电解质、血尿素氮、肝功能等指标，观察并记录尿量，做好营养评估。

二、胃肠外营养

胃肠外营养(parenteral nutrition，PN)是指根据患者的需要，通过静脉途径输注各种营养素，包括氨基酸、脂肪、维生素、电解质和微量元素的一种营养治疗方法。根据补充营养的量可分为部分胃肠外营养(PPN)和全胃肠外营养(TPN)。根据输入的途径不同分为周围静脉营养和中心静脉营养。长期、全量补充营养时宜采取中心静脉营养；短期、部分营养支持或中心静脉置管困难时，可采用周围静脉营养。胃肠外营养不受患者食欲和消化功能的影响，在患者不能进食、没有消化酶参与的情况下，仍能获得所需的全部营养，并使消化道处于休息状态。完全胃肠外营养现广泛应用于临床，成为危重患者营养支持、疾病治疗的重要手段。

【目的】

用于各种原因引起的不能从胃肠道摄入营养，胃肠道需要充分休息，消化吸收障碍及存在超高代谢等患者，保证热量及营养素的摄入，从而维持机体新陈代谢，促进患者康复。

【适应证】

1. 消化系统疾病　不能或不宜经消化道进食的患者、消化道需要休息或消化吸收功能不良的患者。如消化道瘘、炎性肠道疾病、短肠综合征、急性重症胰腺炎、胃肠道梗阻（贲门癌、幽门梗阻、高位肠梗阻、新生儿胃肠道闭锁等）、长期顽固性的恶心、呕吐、严重腹泻、食管贲门失弛缓症等。

2. 非消化系统疾病　处于应激状态、代谢旺盛、需补充营养治疗或危重症的患者。如大面积烧伤、严重复合伤、破伤风、严重感染、围手术期、急性肾衰竭、妊娠剧吐、神经性厌食、神志不清、腹膜炎，肿瘤化疗或放疗引起的胃肠道反应等均可采用胃肠外营养支持。

【禁忌证】

胃肠道功能正常，能获得足够的营养；估计应用时间不超过 5 天；患者有严重水、电解质代谢和酸碱平衡失常，出凝血功能紊乱或休克时应暂缓使用，待内环境稳定后再考虑胃肠外营养；已进入临终期、不可逆昏迷等患者不宜使用胃肠外营养。

【用法】

胃肠外营养的输注方法主要有全营养混合液输注及单瓶输注两种。

1. 全营养混合液　全营养混合液可将每天所需的营养物质在无菌条件下按次序混合输入。全营养混合液的容器是由聚合材料制成的输液袋或玻璃容器。这种输注方法热氮比例平衡、多种营养素同时进入体内而增加节氮效果。同时简化输液过程，节约时间，还可减少污染并降低代谢性并发症的发生。

2. 单瓶输注　无条件进行全营养混合液输注时可选择单瓶输注。此方法由于各营养素非同时进入机体而造成营养素的浪费，且易发生代谢性并发症。

营养液配制后应储存于 4℃冰箱内备用，若存放时间超过 24 小时，则不宜使用。

【并发症及护理】

1. 机械性并发症　在中心静脉置管时，可因患者体位不当、穿刺方向不正确等引起气胸、皮下气肿、血肿甚至神经损伤。若穿破静脉及胸膜，可发生血胸或液胸。输注过程中，若大量空气进入管道可发生空气栓塞，甚至死亡。护理不当也可发生导管脱出、折断等事件。护士应熟练掌握操作技术、输注过程中加强巡视以减少并发症的发生。

2. 感染性并发症　若在导管置入、局部伤口护理、营养液配制及输入过程中无菌操作不严格均容易引起感染。导管性败血症是胃肠外营养常见的严重并发症。如患者突然寒战高热，排除其他病因后应立即更换输液器和营养液，同时分别抽血和取营养液做细菌培养，若仍无缓解，应拔除导管并剪一小段作细菌培养和真菌培养，同时更换穿刺部位。其预防措施：①操作过程严格无菌操作；②在超净工作台配制营养液；③采用全封闭式输液系统；④定期消毒穿刺点皮肤并更换敷料等。

3. 代谢性并发症　　代谢性并发症常见的有液体超负荷、代谢紊乱（如低血糖、高血糖、高渗性非酮症昏迷等）、肝损害、酸碱平衡失常、电解质紊乱、代谢性骨病等。加强病情动态监测、及时调整治疗方案可以减少这类并发症的发生。如病情允许，可少量多次给患者进食，刺激胃肠道功能尽早恢复，逐步由胃肠外营养转向胃肠内营养。

【注意事项】

1. 导管护理　　严格无菌操作，密切观察皮肤情况，导管进入静脉处的敷料每 24 小时更换 1 次，保持敷料干燥、清洁，若有潮湿及时更换，每周做细菌培养 1 次。输液管及输液袋每 12～24 小时更换一次。静脉导管与输液器接头应连接牢固，并用无菌敷料包裹，以防导管脱落、污染。加强巡视，观察患者液体滴入情况，防止管道扭曲、导管堵塞；防止输液瓶内气体进入输液管，输液瓶进气管的前端应装有无菌过滤装置，使进入输液瓶内的空气经过过滤；禁止经中心静脉营养导管输血、抽血、监测中心静脉压等；留置导管期间，为防止导管内残余血液凝固、堵塞管腔，每次输液结束时应在静脉导管内推注肝素液封管；拔管时应严格无菌操作，并剪下导管尖端做细菌培养。

2. 定期评估营养状况　　使用前及使用过程中定期对患者进行实验室监测，包括血常规、肝功能、电解质、血糖、尿糖、酮体及尿生化等情况；观察患者肝肾功能、血气分析、氮平衡和血浆白蛋白等营养评价指标；记录其 24 小时液体出入量，观察其体重变化。根据患者体内代谢的动态变化及时调整营养液配方。

3. 控制营养液的输注速度和浓度　　输注速度开始时应缓慢，逐渐增加滴速，保持输注速度均匀。一般成人首日输注速度为 60 mL/h，次日为 80 mL/h，第三日为 100 mL/h。输注浓度应由较低开始，逐渐增加。速度和浓度可根据患者年龄及耐受性加以调整。停用胃肠外营养时也应在 2～3 天内逐渐减量。

4. 加强病情监测　　监测患者生命体征，特别是体温，观察有无感染征象等。

课程思政

人们通过获得所需各种营养素和能量来维持自身的健康，合理的饮食、充足的营养能提高人们的健康水平。由于疾病原因导致有些病人无法通过口腔摄入足够的营养，只能通过从鼻插入胃内的胃管灌入流质食物、营养液、水和药物或通过胃肠外营养，达到维持病人营养和治疗的目的。在插入胃管时，护士要做到有效沟通、动作轻柔、手法正确、关心和体贴病人，尽量减轻病人痛苦，体现白衣天使的爱伤观念和职业精神。

本章小结

1. 人体需要均衡的热量及营养素以维持机体的活动及生命健康。合理的饮食及营养对于维持及促进机体健康有非常重要的作用；不合理的饮食可能损害健康，并引起某些疾病的发生与发展。

2. 医院饮食可分为3大类：基本饮食、治疗饮食和试验饮食。基本饮食包括普通饮食、软质饮食、半流质饮食和流质饮食4种，分别适应不同人群和病情的需要。

3. 治疗饮食是指在基本饮食的基础上，适当调节热能和营养素，以达到治疗或辅助治疗的目的，从而促进患者的康复。常见的医院治疗饮食有：高热量、高蛋白、低蛋白、低脂肪、低胆固醇、低盐、无盐低钠、高纤维素、少渣、低嘌呤饮食等。

4. 试验饮食是指在特定时间内，通过对饮食内容的调整来协助诊断疾病和确保实验检查结果正确性的一种饮食。

5. 特殊饮食护理包括胃肠内营养和胃肠外营养。胃肠内营养包括鼻饲法和要素饮食。

6. 鼻饲法是将导管经鼻腔插入胃内，从管内灌注流质食物、营养液、水和药物，以达到维持患者营养和治疗的目的。

思考题

1. 医院常用的治疗饮食有哪些？分别适用于哪些疾病？

2. 医院常用的试验饮食有哪些？请分别说明其适用范围及用法。

3. 简述患者进食环境的准备。

4. 鼻饲法的适应证有哪些？禁忌证是什么？

5. 护士在给患者插胃管时可能会遇到哪些问题？应如何处理？

6. 护士在给昏迷患者插胃管时，如何提高插管的成功率？

7. 简述鼻饲法的注意事项。

8. 简述要素饮食的注意事项。

9. 简述胃肠外营养的并发症。

10. 请论述临床护理中如何护理进食患者？

饮食与营养习题检测

第十章

排尿

排尿课件

学习目标

识记

1. 能描述与排尿有关的解剖和生理学知识。

2. 能陈述尿液观察的主要内容。

理解

1. 能描述并解释下列概念：多尿、少尿、无尿、膀胱刺激征、尿潴留、尿失禁、导尿术。

2. 能说明影响排尿的因素。

3. 能解释导致排尿异常的原因。

4. 能理解留置导尿术患者的护理要点。

应用

1. 能熟练地完成导尿术、留置导尿术的操作，并做到态度认真、方法正确、关爱患者并能运用所学知识对排尿异常患者进行健康教育。

2. 能选择恰当的护理措施对排尿异常患者进行护理。

　　排泄是机体将新陈代谢所产生的终产物排出体外的生理过程，是人体的基本生理需要之一，故是维持生命的必要条件之一。人体排泄的途径有皮肤、呼吸道、消化道及泌尿道，其中消化道和泌尿道是主要的排泄途径。许多因素可直接或间接地影响人体的排泄活动和形态，而每个个体的排泄形态及影响因素也不尽相同。因此，护士应掌握与排泄有关的护理知识和技术，帮助或指导患者维持正常的排泄功能，满足其排泄的需要，使之获得最佳的健康和舒适状态。

第一节　泌尿系统的结构与功能

预习案例

王某,女,66岁,主诉:反复右上腹痛2年。诊断:慢性胆囊炎伴胆囊结石。在全麻下行"腹腔镜胆囊切除术",术毕返回病房,术后第二天,患者诉排尿困难,即诊:耻骨上方呈圆形浊音区。

思考

1.患者出现了什么情况?

2.如何帮助患者解决目前的主要问题?

一、泌尿系统的解剖与生理

泌尿系统是由肾脏、输尿管、膀胱及尿道组成,其功能是排出机体新陈代谢中产生的废物及多余的水,保持机体内环境的平衡和稳定。

1.肾脏　肾脏是成对的实质性器官,位于腹膜后脊柱两侧,左右各一个。左肾上极平第11胸椎,下级与第2腰椎下缘齐平。右肾上方与肝脏相邻,位置比左肾低半个到一个椎体,右肾上级平第12胸椎,下极平第3腰椎。肾脏由肾单位、肾小球旁器、肾间质、血管和神经组成。肾单位是肾脏的结构和功能单位,每个肾脏由约100万(80万~110万)个肾单位组成,每个肾单位包括肾小体和肾小管两部分。血液通过肾小球的滤过作用生成原尿,再通过肾小管和集合管的重吸收和分泌作用产生终尿,经肾盂排向输尿管。

肾脏的主要生理功能是产生尿液、排泄人体新陈代谢的终末产物(如尿素、肌酐、尿酸等含氮物质)、过剩盐类、有毒物质和药物。同时调节水、电解质及酸碱平衡,从而维持人体内环境的相对稳定。此外,肾脏还是一个内分泌器官,可合成和分泌促红细胞生成素、前列腺素和激肽类物质等。

2.输尿管　输尿管为连接肾脏和膀胱的细长肌性管道,左右各一,成人输尿管全长20~30 cm,有3个狭窄,分别位于起始部、跨骨盆入口缘和穿膀胱壁处。结石常嵌顿在输尿管的狭窄处。

输尿管的生理功能是通过输尿管平滑肌每分钟1~5次的蠕动刺激和尿液的重力作用,将尿液由肾脏输送至膀胱,此时尿液是无菌的。

3.膀胱　膀胱为储存尿液的有伸展性的囊状肌性器官,位于小骨盆内、耻骨联合的后方。其形状、大小、位置均随尿液充盈的程度而变化。膀胱空虚时,其顶部不超过耻骨联合上缘;充盈时其顶部上升,腹膜随之上移,膀胱前壁与腹前壁相贴,因而可在耻骨上进行膀胱的腹膜外手术或行耻骨上膀胱穿刺。膀胱的肌层由三层纵横交错的平滑肌组成，称为膀胱逼尿肌，排尿活动需靠此肌肉收缩来协助完成。一般膀胱内储存的尿液达到 300~500 mL 时，才会产生尿意。膀胱的主要生理功能是贮存和排泄尿液。

4. 尿道 尿道是尿液排出体外的通道，起自膀胱内称为尿道内口，末端直接开口于体表称为尿道外口。尿道内口周围有平滑肌环绕，形成膀胱括约肌（内括约肌）；尿道穿过尿生殖膈处有横纹肌环绕，形成尿道括约肌（外括约肌），可随意志控制尿道的开闭。临床上将穿过尿生殖膈的尿道部分称为前尿道，未穿过的部分称为后尿道。男、女性尿道有很大差别。男性尿道长 18~20 cm，有 3 个狭窄，即尿道内口、膜部和尿道外口；两个弯曲，即耻骨下弯和耻骨前弯。耻骨下弯固定无变化，而耻骨前弯则随阴茎位置的不同而变化，如将阴茎向上提起，耻骨前弯即可消失。女性尿道长 4~5 cm，较男性尿道短、直、粗，富于扩张性，尿道外口位于阴蒂下方与阴道口、肛门相邻，比男性容易发生尿道感染。

尿道的主要生理功能是将尿液从膀胱排出体外。男性尿道还与生殖系统有密切的关系。

二、排尿的过程

肾脏生成尿液是一个连续不断的过程，而膀胱的排尿则是间歇进行的。只有当尿液在膀胱内储存并达到一定量时（成人 400~500 mL、儿童 50~200 mL），才能引起反射性的排尿动作，使尿液经尿道排出体外。

排尿活动是一种受大脑皮质控制的反射活动。当膀胱内压力增加到一定量时，膀胱壁的牵张感受器受压力的刺激而兴奋，冲动沿盆神经传入脊髓的排尿反射初级中枢（S2~S4）；同时，冲动也通过脊髓上传到达脑干和大脑皮质的排尿反射高级中枢，产生排尿欲。如果时机适当，排尿反射进行，副交感神经兴奋，冲动沿盆神经传出，引起逼尿肌收缩，内括约肌松弛，尿液进入后尿道。此时尿液刺激尿道感受器，使冲动再次沿盆神经传至脊髓排尿中枢，以加强排尿并反射性抑制阴部神经，使膀胱外括约肌松弛，于是尿液被强大的膀胱内压驱出。在排尿时，腹肌、膈肌、尿道海绵体肌的收缩均有助于尿液的排出。如果环境不适宜，外括约肌仍收缩，排尿反射将受到抑制。

▍第二节　排尿活动的评估与护理

一、排尿的评估

（一）排尿的评估内容

1. 排尿次数 正常情况下，成人白天一般排尿 3~5 次，夜间 0~1 次。

2. 尿量 尿量是反映肾脏功能的重要指标之一。正常情况下每次尿量 200~400 mL，24 小时的尿量 1000~2000 mL，平均在 1500 mL 左右。尿量和排尿次数受诸多因素影响。

3. 尿液的性状

（1）颜色：正常新鲜尿液呈淡黄色或深黄色，是由于尿胆原和尿色素所致。当尿液浓缩时，可见量少色深。尿的颜色还受某些食物、药物的影响，如进食大量胡萝卜或服用维生素 B2，尿的颜色呈深黄色。在病理情况下，尿的颜色可有以下变化。①血尿：一般认为新鲜尿离心后，尿沉渣每高倍镜视野红细胞≥3 个，表示尿液中红细胞异常增多，称为血尿。血尿颜色的深浅与尿液中所含红细胞数量的多少有关，血尿轻者尿色正常，仅显微镜下红细胞增多，称为镜下血尿；出血量多者尿色常呈洗肉水色、浓茶色或红色，称为肉眼血尿。血尿常见于急性肾小球肾炎、输尿管结石、泌尿系统肿瘤、结核及感染等。②血红蛋白尿：尿液中含有血红蛋白。主要是由于各种原因导致大量红细胞在血管内被破坏，血红蛋白经肾脏排出形成血红蛋白尿，一般尿液呈浓茶色、酱油样色。常见于血型不合所致的溶血、恶性疟疾和阵发性睡眠性血红蛋白尿。③胆红素尿：尿液中含有胆红素。一般尿液呈深黄色或黄褐色，振荡尿液后泡沫也呈黄色。见于阻塞性黄疸和肝细胞性黄疸。④乳糜尿：尿液中含有淋巴液，排出的尿液呈乳白色。见于丝虫病。

（2）透明度：正常新鲜尿液清澈透明，放置后可出现微量絮状沉淀物，系黏蛋白、核蛋白、盐类及上皮细胞凝结而成。新鲜尿液发生混浊主要是尿液含有大量尿盐时，尿液冷却后可出现混浊，但加热、加酸或加碱后，尿盐溶解，尿液即可澄清。当泌尿系统感染时，尿液中含有大量的脓细胞、红细胞、上皮细胞、细菌或炎性渗出物，排出的新鲜尿液即呈白色絮状混浊，此种尿液在加热、加酸或加碱后，其浑浊度不变。蛋白尿不影响尿液的透明度，但振荡时可产生较多且不易消失的泡沫。

（3）酸碱反应：正常人尿液呈弱酸性，pH 为 4.5~7.5，平均为 6。饮食的种类可影响尿液的酸碱性，如进食大量蔬菜时，尿液可呈碱性；进食大量肉类时，尿液可呈酸性。酸中毒患者的尿液可呈强酸性，严重呕吐患者的尿液可呈强碱性。

（4）比重：尿比重的高低主要取决于肾脏的浓缩功能。成人在正常情况下，尿比重波动于 1.015~1.025 之间，一般尿比重与尿量成反比。若尿比重经常固定于 1.010 左右，提示肾功能严重障碍。

（5）气味：正常尿液气味来自尿内的挥发性酸。尿液久置后，因尿素分解产生氨，故有氨臭味。当泌尿道有感染时新鲜尿液也有氨臭味。糖尿病酮症酸中毒时，因尿液中含有丙酮，故有烂苹果气味。

（二）影响排尿因素的评估

正常情况下，个体排尿活动受意识控制，无痛苦，无障碍。但诸多因素可影响排尿的进行。

1.疾病因素　神经系统的损伤和病变会使排尿反射的神经传导和排尿的意识控制发生障碍，出现尿失禁；肾脏的病变会使尿液的生成发生障碍，出现少尿或无尿；泌尿系统的肿瘤、结石或狭窄也可导致排尿障碍，出现尿潴留。老年男性因前列腺肥大压迫尿道，可出现排尿困难。

2.治疗及检查　外科手术和外伤可导致失血、失液，若补液不足，机体处于脱水状态，尿量减少。手术中使用麻醉剂可干扰排尿反射，改变患者的排尿形态，导致尿潴留。因外科手术或外伤使输尿管、膀胱、尿道肌肉损伤而失去正常功能，不能控制排尿，发生尿潴留或尿失禁。某些诊断性检查前要求患者禁食禁水，使体液减少而影响尿量。有些检查(如膀胱镜检查)可能造成尿道损伤、水肿与不适，导致排尿形态的改变。某些药物直接影响排尿,如利尿药可使尿量增加,止痛药、镇静药影响神经传导而干扰排尿。

3. 液体和饮食摄入 如果其他影响体液的因素不变,液体的摄入量将直接影响尿量和排尿的频率。排尿量和排尿次数与液体的摄入量成正比,液体摄入多,排尿量和排尿次数均增加,反之亦然。摄入液体的种类也影响排尿,如咖啡、茶、酒类饮料,有利尿作用;有些食物的摄入也会影响排尿,如含水量多的水果、蔬菜等可增加液体摄入量,使尿量增多。摄入含盐较高的饮料或食物则会造成水钠潴留,使尿量减少。

4. 心理因素 心理因素对正常排尿有很大的影响,压力会影响会阴部肌肉和膀胱括约肌的放松或收缩,如当个体处于过度的焦虑和紧张的情形下,有时会出现尿频、尿急,有时也会抑制排尿出现尿潴留。排尿还受暗示的影响,任何听觉、视觉或其他身体感觉的刺激均可诱发排尿,如有的人听见流水声便产生尿意。

5. 环境因素 排尿应该在隐蔽的场所进行。当个体在缺乏隐蔽的环境时,就会产生许多压力,而影响正常的排尿。

6. 个人习惯 大多数人在潜意识里会形成一些排尿时间的习惯,如早晨起床第一件事是排尿,晚上就寝前也要排空膀胱。而儿童期的排尿训练对成年后的排尿形态也有影响。排尿的姿势、时间是否充裕及环境是否合适也会影响排尿的完成。

7. 气候变化 夏季炎热,身体大量出汗,体内水分减少,血浆晶体渗透压升高,可引起抗利尿激素分泌增多,促进肾脏的重吸收,导致尿液浓缩和尿量减少;冬季塞冷,身体外周血管收缩,循环血量增加,体内水分相对增加,反射性地抑制抗利尿激素的分泌,而使尿量增加。

8. 其他因素 妇女在妊娠时,可因子宫增大压迫膀胱致使排尿的次数增多。在月经周期中排尿形态也有改变,行经前,大多数妇女有液体潴留、尿量减少的现象,行经开始,尿量增加。老年人因膀胱肌肉张力减弱,出现尿频。婴儿因大脑发育不完善,其排尿由反射作用产生,不受意识控制,2~3 岁后才能自我控制。

(三)排尿异常的评估

1. 多尿 多尿(polyuria)指 24 小时尿量超过 2500 mL。原因:正常情况下见于饮用大量液体、妊娠;病理情况下多由于内分泌代谢障碍或肾小管浓缩功能不全引起,见于糖尿病、尿崩症、急性肾功能不全(多尿期)等患者。

2. 少尿 少尿(oliguria)指 24 小时尿量少于 400 mL 或每小时尿量少于 17 mL。原因:发热、液体摄入过少、休克等患者体内血液循环不足,心脏、肾脏、肝脏衰竭患者。

3. 无尿或尿闭 无尿(anura)或尿闭(urodialysis)指 24 小时尿量少于 100 mL 或 12 小时内无尿液产生者。多见于严重休克、急性肾功能衰竭及药物中毒等患者。

4. 膀胱刺激征 膀胱刺激征主要表现为尿频、尿急、尿痛,三者同时出现,称为膀胱刺激征。常见原因为膀胱及尿道感染和机械性刺激。

(1)尿频(frequent micturition):单位时间内排尿次数增多,由膀胱炎症或机械性刺激引起,严重时几分钟排尿 1 次,每次尿量仅几毫升。

(2)尿急(urgent micturition):患者突然有强烈尿意,不能控制需立即排尿,由于膀胱三角或后尿道的刺激,造成排尿反射活动异常强烈而引起。每次尿量很少,常与尿频同时存在。

（3）尿痛（dysuria）：排尿时感到尿道疼痛，可以发生在排尿初、中、末或排尿后。疼痛呈烧灼感，与膀胱、尿道或前列腺感染有关。男性多发生于尿道远端，女性发生于整个尿道。

5. 尿潴留　尿潴留（retention of urine）指尿液大量存留在膀胱内而不能自主排出。当发生尿潴留时，膀胱容积可增至3000~4000 mL，膀胱高度膨胀，可至脐部。患者主诉下腹胀痛，排尿困难。体检可见耻骨上膨隆，扪及囊样包块，叩诊呈实音，有压痛。产生尿潴留的常见原因如下。

（1）机械性梗阻：指参与排尿的神经及肌肉功能正常，但在膀胱颈部至尿道外口的某一部位存在梗阻性病变。①膀胱颈梗阻：如前列腺增生、肿瘤、膀胱内结石、血块，子宫肌瘤等膀胱颈邻近器官病变；②尿道梗阻：如炎症或损伤后的尿道狭窄、尿道结石、结核、肿瘤等。

（2）动力性梗阻：患者尿路不存在机械性梗阻，排尿困难是由于各种原因造成控制排尿的中枢或周围神经受损害，导致膀胱逼尿肌无力或尿道括约肌痉挛。常见的原因有：①神经系统病变，如颅脑或脊髓肿瘤、脑炎等可引起控制排尿的周围神经损害；②手术因素，如麻醉、中枢神经手术或骨盆手术导致控制排尿的骨盆神经损伤或功能障碍；③药物作用，如抗胆碱药、抗抑郁药、抗组胺药和阿片制剂等；④精神因素等，如精神紧张、不习惯的排尿环境或排尿方式等。

6. 尿失禁　尿失禁（incontinence of urine）指排尿失去意识控制或不受意识控制，尿液不自主地流出。根据临床表现，尿失禁一般分为4种类型。

（1）持续性尿失禁：即尿液持续地从膀胱或尿道瘘中流出，膀胱处于空虚状态。常见的原因为外伤、手术或先天性疾病引起的膀胱颈和尿道括约肌的损伤。多见于妇科手术、产伤所造成的膀胱阴道瘘。

（2）充溢性尿失禁：由于各种原因使膀胱排尿出口梗阻或膀胱逼尿肌失去正常张力，引起尿液潴留，膀胱过度充盈，造成尿液从尿道不断溢出。常见原因有：①神经系统病变，如脊髓损伤早期的脊髓休克阶段，脊髓肿瘤等导致的膀胱瘫痪等；②下尿路梗阻，如前列腺增生、膀胱颈梗阻及尿道狭窄等。查体常有膀胱充盈，神经系统有脊髓病变或周围神经炎的体征，排尿后膀胱残余尿量常增加。

（3）急迫性尿失禁：由于膀胱局部炎症、出口梗阻的刺激，使患者反复的低容量不自主排尿，常伴有尿频和尿急；或由于大脑皮质对脊髓排尿中枢的抑制减弱，引起膀胱逼尿肌不自主收缩或反射亢进，使膀胱收缩不受限制。主要原因包括：①膀胱局部炎症或激惹致膀胱功能失调，如下尿路感染、前列腺增生症及子宫脱垂等；②中枢神经系统疾病，如脑血管意外、脑瘤及帕金森病等。

（4）压力性尿失禁：膀胱逼尿肌功能正常，但由于尿道括约肌张力减低或骨盆底部尿道周围肌肉和韧带松弛，导致尿道阻力下降，患者平时尚能控制排尿，但当腹内压突然增高（如咳嗽、喷嚏、大笑、举重等）时，使膀胱内压超过尿道阻力，少量尿液不自主地由尿道口溢出。常见于多次分娩或绝经后的妇女，因为阴道前壁和盆底支持组织张力减弱或缺失所致。也常见于根治性前列腺切除术的患者，因该手术可能会损伤尿道外括约肌。

二、排尿异常的护理

(一)尿潴留患者的护理

1.提供隐蔽的排尿环境　关闭门窗,屏风遮挡,请无关人员回避。适当调整治疗和护理时间,让患者安心排尿。

2.调整体位和姿势　酌情协助卧床患者取适当体位,如扶卧床患者略抬高上身或坐起,尽可能使患者以习惯姿势排尿。对需绝对卧床休息或某些手术患者,应事先有计划地训练床上排尿,以免因不适应排尿姿势的改变而导致尿潴留。

3.诱导排尿　利用条件反射如听流水声或用温水冲洗会阴诱导排尿;亦可采用针刺中极、曲骨、三阴交穴或艾灸关元、中极穴等方法,刺激排尿。

4.热敷和按摩　热敷、按摩可放松肌肉,促进排尿。如果患者病情允许,可用手按压膀胱协助排尿。切记不可强压,以防膀胱破裂。

5.心理护理　与患者加强沟通,建立良好护患关系,及时发现患者心理变化,安慰患者,消除其焦虑和紧张情绪。

6.健康教育　讲解尿潴留有关知识,指导患者养成定时排尿的习惯。

7.其他　必要时根据医嘱实施导尿术。

(二)尿失禁患者的护理

1.皮肤护理　注意保持皮肤清洁干燥。床上铺橡胶单和中单,也可使用尿垫或一次性纸尿裤。经常用温水清洗会阴部皮肤,勤换衣裤、床单、尿垫。根据皮肤情况,定时按摩受压部位,防止压疮的发生。

2.外部引流　必要时应用接尿装置引流尿液。女性患者可用女式尿壶紧贴外阴部接取尿液;男性患者可用尿壶接尿,也可用阴茎套连接集尿袋,接取尿液,但此方法不宜长时间使用,每天要定时取下阴茎套和尿壶,清洗会阴部和阴茎,并将局部暴露于空气中。

3.重建正常的排尿功能

(1)饮水:如病情允许,指导患者每日白天摄入液体2000~3000 mL。因多饮水可以促进排尿反射,还可预防泌尿系统的感染。入睡前限制饮水,减少夜间尿量,以免影响患者休息。

(2)定时排尿:观察排尿反应,定时使用便器,建立规律的排尿习惯,刚开始时每1~2小时使用便器一次,以后间隔时间可以逐渐延长,以促进排尿功能的恢复。使用便器时,用手按压膀胱,协助排尿,注意用力要适度。

(3)排尿训练:指导患者进行骨盆底部肌肉的锻炼,以增强控制排尿的能力。具体方法是患者取立、坐或卧位,试做排尿(排便)动作,先慢慢收紧盆底肌肉,再缓缓放松,每次10秒左右,连续10次,每日进行数次,以不觉疲乏为宜。

(4)留置导尿术:对长期尿失禁的患者,可行留置导尿术。

(5)心理护理:无论什么原因引起的尿失禁,都会给患者造成很大的心理压力,如精神苦闷、忧郁、丧失自尊等。他们期望得到他人的理解和帮助,同时尿失禁也给患者的生活带来许多不便。医务人员应尊重和理解患者,给予安慰、开导和鼓励,使其树立恢复健康的信心,积极配合治疗和护理。

三、与排尿有关的护理技术

(一)导尿术

导尿术(catheterization)是指在严格无菌操作下,用导尿管经尿道插入膀胱引流尿液的方法。

导尿技术易引起医源性感染,如在导尿过程中因操作不当造成膀胱、尿道黏膜的损伤;使用的导尿物品被污染;操作过程中违反无菌原则等均可导致泌尿系统的感染。因此为病人导尿时必须严格遵守无菌技术操作原则及操作规程。

【目的】

1.为尿潴留患者引流出尿液,以减轻痛苦。

2.协助临床诊断,如留取未受污染的尿标本作细菌培养;测量膀胱容量、压力及检查残余尿液;进行尿道或膀胱造影等。

3.为膀胱肿瘤患者进行膀胱化疗。

【操作程序】

1.评估

(1)患者评估:患者的年龄、病情、临床诊断、导尿的目的、意识状态、生命体征、合作程度、心理状况、生活自理能力、膀胱充盈度、会阴部皮肤黏膜情况及清洁度。

(2)解释:向患者及亲属解释有关导尿术的目的、方法、注意事项和配合要点。根据患者的自理能力,嘱其清洁外阴。

(3)心理关照:评估患者的心理状态、对导尿的认知及合作程度。

(4)保护隐私:酌情关闭门窗,用围帘或屏风遮挡患者,保护患者隐私,保持合适的室温。室内光线充足或有足够的照明。

2.准备

(1)护士自身准备:应着装整齐,洗手,戴口罩。

(2)患者准备:明确操作目的,了解操作过程,能主动配合操作。

(3)用物准备

1)治疗车上层:一次性导尿包(包括初步消毒、再次消毒和导尿用物。初步消毒用物有:弯盘、内盛数个消毒液棉球袋、镊子、纱布、手套。再次消毒及导尿用物有:手套、孔巾、弯盘、气囊导尿管、内盛4个消毒液棉球袋、镊子2把、自带无菌液体的10mL注射器、润滑油棉球袋、标本瓶、纱布、集尿袋、方盘、外包治疗巾)、手消毒液、弯盘、一次性垫巾或小橡胶单和治疗巾1套、浴巾。

导尿管的种类:一般分为单腔导尿管(用于一次性导尿)、双腔导尿管(用于留置导尿)、三腔导尿管(用于膀胱冲洗或向膀胱内滴药)3种。其中双腔导尿管和三腔导尿管均有一个气囊,以达到将尿管头端固定在膀胱内防止脱落的目的。根据患者情况选择合适大小的导尿管。

2)治疗车下层:生活垃圾桶、医疗垃圾桶。

3)其他:根据环境情况酌情准备屏风。

3.实施　导尿术的操作流程详见表10-1。

基础护理学

表 10-1 导尿术操作流程

操作流程	操作步骤	要点说明
1. 核对、解释	（1）核对医嘱、查看床尾卡，核对患者的床号、姓名，核对患者的手腕带 （2）解释操作的目的和配合方法	*确认患者信息，向患者解释好，取得患者的配合
2. 摆体位	（1）关闭好门窗，用窗帘或者屏风遮挡 （2）将患者的双手放在胸前，帮助患者脱去对侧裤腿，盖在近侧腿部，并盖上浴巾，对侧腿用盖被遮盖 （3）协助患者取屈膝仰卧位，两腿略外展，暴露外阴 （4）将橡胶单和治疗巾垫于患者臀下	* 保护患者隐私 *尽量减少暴露，冬季注意保暖 *在操作中防止污染床单
▲女性患者		
1. 首次消毒	初步消毒：操作者一手持镊子夹取消毒棉球初步消毒：阴阜—两侧大阴唇的外侧—两侧大阴唇的内侧—两侧小阴唇—尿道口—尿道口至肛门；污棉球置弯盘内；消毒完毕脱下手套置弯盘内，将弯盘移至床尾处	* 每个棉球限用一次，消毒顺序是由外向内、自上而下
2. 再次消毒	（1）打开导尿包：用洗手消毒液消毒双手后，将导尿包放在患者两腿之间，按无菌技术操作原则打开治疗巾 （2）戴无菌手套 （3）铺孔巾：铺在患者的外阴处并暴露会阴部 （4）整理用物，按操作顺序整理好用物，取出导尿管并润滑尿管前段，根据需要将导尿管和集尿袋的引流管连接，取消毒棉球放于弯盘内 （5）再次消毒：弯盘置于外阴处，一手分开并固定小阴唇，一手持镊子夹取消毒棉球，分别消毒尿道口、两侧小阴唇、尿道口，污棉球、弯盘、镊子放床尾弯盘内	*消毒顺序是由内向外再向内、自上而下；消毒尿道口时稍停留片刻
3. 导尿	插管：将弯盘置于孔巾口旁，嘱患者张口呼吸，用另一镊子夹持导尿管对准尿道口轻轻插入尿道4~6 cm（图 10-1），见尿液流出再插入 1~2 cm，松开固定小阴唇的手下移固定导尿管，将尿液引入集尿袋内	*插导尿管时小镊子不能接触患者的皮肤和黏膜，以免损伤患者的尿道黏膜；如果导尿管误入患者的阴道，应更换一根导尿管再重新插入 *取尿标本时注意不要污染标本，导尿管不能高于患者的耻骨联合 *一次放尿不能超过 1000 mL

续表10-1

操作流程	操作步骤	要点说明
	▲男性患者	
1. 首次消毒	初步消毒：操作者一手持镊子夹取消毒棉球进行初步消毒，依次为阴阜、阴茎、阴囊，另一手取无菌纱布裹住阴茎将包皮向后推露尿道口，自尿道口向外向后旋转消毒尿道口、龟头及冠状沟。污棉球、纱布置弯盘内；消毒完毕将弯盘移至床尾，脱下手套	* 每个棉球限用一次 * 自阴茎根部向尿道口消毒 * 包皮和冠状沟易藏污垢，应注意仔细擦拭，预防感染
2. 打开导尿包操作	(1)打开导尿包：用洗手消毒液消毒双手后，将导尿包放在患者两腿之间，按无菌技术操作原则打开治疗巾 (2)戴无菌手套，铺孔巾：取出无菌手套，按无菌技术操作原则戴好无菌手套，取出孔巾，铺在患者的外阴处并露阴茎 (3)整理用物，润滑尿管：按操作顺序整理好用物，取出导尿管，用润滑液棉球润滑导尿管前段，根据需要将导尿管和集尿袋的引流管连接，放于弯盘内，取消毒棉球于弯盘内 (4)再次消毒：弯盘移至近外阴处，一手用纱布包住阴茎将包皮向后推，暴露尿道口。另一只手持镊子夹消毒棉球再次消毒尿道口、龟头及冠状沟。污棉球、镊子、弯盘移至床尾	*嘱患者勿动肢体，保持安置的体位，避免无菌区域污染 *孔巾和治疗巾内层形成一连续无菌区，避免污染 *便于操作 *避免尿液污染床单位 *由内向外，每个棉球限用一次，避免已消毒的部位再污染
3. 导尿	(1)导尿：一手继续持无菌纱布固定阴茎并提起，使之与腹壁成60°角(图10-2)，将弯盘置于孔巾口旁，嘱患者张口呼吸，用另一镊子夹持导尿管对准尿道口轻轻插入尿道20~22 cm，见尿液流出再插入1~2 cm，将尿液引入集尿袋内 (2)夹管、倒尿：将尿液引流入集尿袋内至合适量 (3)留取标本：若需做尿培养，用无菌标本瓶接取中段尿液5 mL，盖好瓶盖，放置合适的地方	*使耻骨前弯消失，利于插管 *插管时，动作要轻柔，男性尿道有三个狭窄，切忌用力过快过猛而损伤尿道黏膜 *注意观察患者的反应并询问其感觉 *避免碰洒或污染
	操作后处理	
1. 导尿完毕	(1)撤孔巾 (2)脱手套，将手套放于医用垃圾桶内 (3)整理导尿包，将导尿包按规定进行处置，盖上便盆布	

续表10-1

操作流程	操作步骤	要点说明
2.恢复体位	(1)撤橡胶单及治疗巾,盖好被子,撤浴巾,帮助患者穿好裤子 (2)协助患者摆一个舒适的卧位 (3)整理好床单位	*注意保暖
3.整理用物	(1)撤掉屏风或窗帘,开门窗通风 (2)将尿标本贴好标签,及时送检	*留取的标本在1小时内送检,否则容易污染
4.洗手、记录	(1)洗手 (2)记录导尿的时间、量、尿液的颜色及性质、患者的反应	

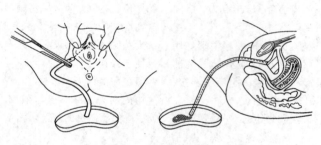

图10-1　女患者导尿

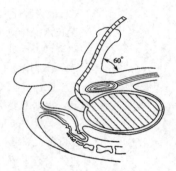

图10-2　男患者导尿

4.评价

(1)患者生命体征平稳,暴露少,在操作过程中未感到不舒适,能顺利地完成导尿术。

(2)用物齐全,操作方法和操作步骤准确、熟练。

(3)操作过程中有很强的无菌观念。

(4)操作中注意观察患者的情况,询问患者的反应。

【注意事项】

1.严格执行查对制度和无菌操作技术原则。

2.在操作过程中注意保护患者的隐私,并采取适当的措施防止患者着凉。

3.对膀胱高度膨胀且极度虚弱的患者,第一次放尿不得超过1000 mL。大量放尿可使腹腔内压急剧下降,血液大量滞留在腹腔内,导致血压下降而虚脱;另外膀胱内压突然降低,还可导致膀胱黏膜急剧充血,发生血尿。

4.老年女性尿道口回缩,插管时应仔细观察、辨认,避免误入阴道。

5.为女患者插尿管时,如导尿管误入阴道,应另换无菌导尿管,消毒后重新插管。

6.为避免损伤和导致泌尿系统的感染,必须掌握尿道的解剖特点。

（二）留置导尿术

【目的】

1. 抢救危重、休克患者时正确记录每小时尿量，测量尿比重，以密切观察患者的病情变化。

2. 为盆腔手术患者排空膀胱，使膀胱持续保持空虚状态，避免术中误伤。

3. 某些泌尿系统疾病手术后留置导尿管，便于引流和冲洗，并减轻手术切口的张力，促进切口的愈合。

4. 为尿失禁或会阴部有伤口的患者引流尿液，保持会阴部的清洁干燥。

5. 为尿失禁患者行膀胱功能训练。

【操作程序】

1. 评估

（1）患者的临床诊断、病情及治疗情况、留置导尿管的目的。

（2）评估患者意识状态、生命体征。

（3）评估患者生活自理能力、心理状况、对留置导尿的认识及配合程度。

（4）评估患者膀胱充盈度及会阴部皮肤黏膜情况。

2. 准备

（1）护士自身准备：着装整齐，洗手，戴口罩。

（2）患者准备：明确操作目的，了解操作过程，能主动配合操作。

（3）用物准备

1）治疗车上层：一次性导尿包 1 个、孔巾 1 块、弯盘 2 个、止血钳 2 把、双腔二囊管 1 根、引流袋 1 个、注射器 1 个、消毒棉球 2 包（内分别有 4 个棉球和 10 个棉球）、标本瓶 1 个、润滑油棉球瓶 1 个、无菌手套 3 副、无菌生理盐水 10~20 mL、备皮所需用物 1 套、浴巾 1 块、橡胶单及中单 1 块。

2）治疗车下层：医用垃圾桶和生活垃圾桶。

3. 实施　留置导尿术操作流程详见表 10-2。

表 10-2　留置导尿术操作流程

操作流程	操作步骤	要点说明
1. 核对、解释	（1）核对医嘱，查看床尾卡，核对患者的床号、姓名，核对患者的手腕带 （2）再一次解释操作的目的和配合方法	* 操作前核对确认患者信息，向患者解释有关事项，取得患者的配合
2. 摆体位	（1）关闭好门窗，用窗帘或者屏风遮挡 （2）将患者的双手放在胸前，帮助患者脱去对侧裤腿，盖在近侧腿部，并盖上浴巾，对侧腿用盖被遮盖 （3）协助患者取屈膝仰卧位，两腿略外展，暴露外阴 （4）将橡胶单和治疗巾垫于患者臀下	* 保护患者隐私 * 尽量减少暴露，冬季注意保暖 * 在操作中防止污染床单

续表 10-2

操作流程	操作步骤	要点说明
3. 打开导尿包进行第一次消毒	同(男女患者)导尿术初步消毒、再次消毒会阴部及尿道口	
4. 打开导尿包插管	▲女性患者 (1)戴无菌手套 (2)铺孔巾,将孔巾整理好,与无菌包布形成一个大的无菌区 (3)取一弯盘放于患者外阴处,打开消毒棉球包,将消毒棉球放在外盘的后面 (4)取注射器抽 5 mL 空气注入双腔二囊管内,检查气囊是否完好,将夹子放置在导尿管上 (5)取石蜡油棉球润滑导尿管前端,将准备好的导尿管放于另一弯盘内备用 (6)用左手分开并固定小阴唇,取止血钳夹棉球消毒:尿道口—对侧小阴唇—近侧小阴唇—尿道口 (7)消毒后,左手继续固定,右手将用过的弯盘移至床尾,将盛有导尿管的弯盘移到患者的外阴处,取止血钳夹导尿管对准患者的尿道口轻轻地插入 4~6 cm,见尿后再插入 7~10 cm (8)左手固定尿管,引出尿液,若需做尿培养,用无菌试管接取尿液 5 mL,盖好瓶盖 (9)用夹子夹住导尿管的末端,取注射器抽取 5 mL 生理盐水或空气注入双腔二囊管内固定导尿管,轻轻拉动导尿管,确定导尿管已固定好后,将引流袋接好,导尿管与引流袋穿过孔巾,松开夹子,将引流袋从患者的大腿下侧穿过固定在床旁,撤孔巾,脱手套,按规定整理用物	* 消毒由内向外,每个棉球只用一次

续表 10-2

操作流程	操作步骤	要点说明
4. 打开 导尿包插管	▲男性患者 (1)戴无菌手套 (2)铺孔巾，将孔巾整理好，与无菌包布形成一个大的无菌区 (3)取一弯盘放于患者外阴处，打开消毒棉球包，将消毒棉球放在外盘的后面 (4)取注射器抽 5 mL 空气注入双腔二囊管内，检查气囊是否完好，将夹子放置在导尿管上 (5)取石蜡油棉球润滑导尿管前端，将准备好的导尿管放于另一弯盘内备用 (6)弯盘移至近外阴处，一手用纱布包住阴茎将包皮向后推，暴露尿道口。另一只手持镊子夹消毒棉球再次消毒尿道口、龟头及冠状沟。污棉球、镊子放床尾弯盘内，瓶盖，放置合适处 (7)导尿：一手继续持无菌纱布固定阴茎并提起，使之与腹壁成 60°角(图 10-2)，将方盘置于孔巾口旁，嘱患者张口呼吸，用另一镊子夹持导尿管对准尿道口轻轻插入尿道 20~22 cm，见尿后再插入 7~10 cm (8)左手固定尿管，引出尿液，若需做尿培养，用无菌试管接取尿液 5 mL，盖好瓶盖 (9)用夹子夹住导尿管的末端，取注射器抽取 5 mL 生理盐水或空气注入双腔二囊管内固定导尿管，轻轻拉动导尿管，确定导尿管已固定好后，将引流袋接好，导尿管与引流袋穿过孔巾，松开夹子，将引流袋从患者的大腿下侧穿过固定在床旁，撤孔巾，脱手套，按规定整理用物	＊消毒由内向外，每个棉球只用一次
操作后处理		
5. 恢复体位	(1)撤橡胶单及治疗巾，盖好被子，撤浴巾，帮助患者穿好裤子 (2)协助患者取舒适的卧位 (3)整理好床单位	＊注意保暖
6. 整理用物	(1)撤掉屏风或窗帘，开门窗通风 (2)将尿标本贴好标签及时送检	＊留取的标本在 1 小时内送检，否则容易污染
7. 洗手、记录	(1)洗手 (2)记录导尿的时间、量、尿液的颜色及性质、患者的反应	

4. 评价

(1)患者生命体征平稳，暴露少，在操作过程中未感到不舒适，能顺利地完成导尿术。

(2)用物齐全，操作方法和操作步骤准确、熟练。

(3)操作中有很强的无菌观念。

(4)注意观察患者的情况，询问患者的反应。

【注意事项】

1. 严格执行查对制度和无菌操作技术原则。

2. 导尿管固定时要注意膨胀的气囊不能卡在尿道内口，以免气囊压迫膀胱壁，造成黏膜的损伤。

3. 为女性患者插尿管时，如误入阴道内，应重新更换尿管消毒后再插入。

4. 指导长期留置导尿管的患者多饮水并进行膀胱功能训练。

【留置导尿管患者的护理】

1. 防止泌尿系统逆行感染的措施

(1)保持尿道口清洁：女患者用消毒棉球擦拭尿道口及外阴，男患者擦拭尿道口、龟头及包皮，每天 1~2 次。排便后及时清洗肛门及会阴部皮肤。

(2)集尿袋的更换：注意观察并及时排空集尿袋内尿液，并记录尿量。通常每周更换集尿袋 1~2 次，若有尿液性状、颜色改变，需及时更换。

(3)尿管的更换：定期更换导尿管，尿管的更换频率通常根据导尿管的材质决定，一般为 1~4 周更换 1 次。

2. 鼓励饮水   留置尿管期间，若病情允许应鼓励患者每日摄入 2000 mL 以上水分（包括口服和静脉输液等），达到冲洗尿道的目的。

3. 定时排尿训练   训练膀胱反射功能，可采用间歇性夹管方式。夹闭导尿管，每 3~4 小时开放 1 次，使膀胱定时充盈和排空，促进膀胱功能的恢复。

4. 观察患者尿液   注意患者的主诉并观察尿液情况，发现尿液混浊、沉淀、有结晶时，应及时处理，每周检查尿常规 1 次。

(三)膀胱冲洗

膀胱冲洗(bladder irrigation)是利用三通的导尿管，将无菌溶液灌入到膀胱内，再根据虹吸原理将灌入的液体引流出来的方法。

【目的】

1. 对留置导尿的患者，保持尿液引流通畅。

2. 清洁膀胱，如清除膀胱内的血凝块、黏液及细菌等，预防感染。

3. 治疗某些膀胱疾病，如膀胱炎，膀胱肿瘤。

【操作程序】

1. 评估

(1)患者评估：患者的年龄、病情、临床诊断、膀胱冲洗的目的、意识状态、生命体征、生活自理能力、膀胱充盈度、会阴部皮肤黏膜情况及清洁度。

(2)解释：向患者及亲属解释有关膀胱冲洗的目的、方法、注意事项和配合要点。

(3)患者的心理状态、对膀胱冲洗的认知及合作程度。

(4)酌情关闭门窗或用屏风遮挡患者，保持合适的室温，光线充足。

2. 准备

(1)护士自身准备：应着装整齐，洗手，戴口罩。

(2)患者准备：明确操作目的，了解操作过程，能主动配合操作。

(3)用物准备(用于密闭式膀胱冲洗术)：

1)治疗车上层：按导尿术准备的导尿用物，遵医嘱准备的冲洗液，无菌膀胱冲洗器1套、消毒液、无菌棉签、医嘱执行本、手消毒液。

2)治疗车下层：便盆及便盆巾、生活垃圾桶、医用垃圾桶。

3)其他：根据医嘱准备的药液，常用冲洗溶液有生理盐水、0.02%呋喃西林溶液等。灌入溶液的温度为 38~40℃。

3. 实施　膀胱冲洗操作方法见表 10-3。

表 10-3　膀胱冲洗

操作流程	操作步骤	要点说明
1. 核对解释	用物携至患者床旁，核对床号、姓名，向患者及其亲属解释有关事项，使其明确操作目的	＊确认患者信息
2. 导尿、固定	按留置导尿术安置并固定导尿管	
3. 排空膀胱		＊便于冲洗液顺利滴入膀胱。有利于药液与膀胱壁充分接触，并保持有效浓度，达到冲洗的目的
4. 准备冲洗	(1)连接冲洗液体与膀胱冲洗器，将冲洗液倒挂于输液架上，排气后关闭导管 (2)分开导尿管与集尿袋引流管接头连接处，消毒导尿管尾端开口和引流管接头，将导尿管和引流管分别与"Y"形管的两个分管相连接，"Y"形管的主管连接冲洗导管	＊膀胱冲洗装置类似静脉输液导管，其末端与"Y"形管的主管连接，"Y"形管的一个分管连接引流管，另一个分管连接导尿管。应用三腔管导尿时，可免用"Y"形管

续表 10-3

操作流程	操作步骤	要点说明
5. 冲洗膀胱	(1)关闭引流管,开放冲洗管,使溶液滴入膀胱,调节滴速,待患者有尿意或滴入溶液 200~300 mL 后,关闭冲洗管,放开引流管,将冲洗液全部引流出来后,再关闭引流管(图 10-3) (2)按需要如此反复冲洗	＊瓶内液面距床面约 60 cm,以便产生一定的压力,使液体能够顺利滴入膀胱;滴速一般为 60~80 滴/分,滴速不宜过快,以免引起患者强烈尿意,迫使冲洗液从导尿管侧溢出尿道外 ＊若患者出现不适或有出血情况,立即停止冲洗,并与医生联系 ＊在冲洗过程中,询问患者感受,观察患者的反应及引流液性状
6. 冲洗后处理	(1)冲洗完毕,取下冲洗管,消毒导尿管口和引流接头并连接 (2)清洁外阴部,固定好导尿管 (3)协助患者取舒适卧位,整理床单位,清理物品 (4)洗手,记录	＊减少外阴部细菌的数量 ＊记录冲洗液名称、冲洗量、引流量、引流液性质、冲洗过程中患者反应等

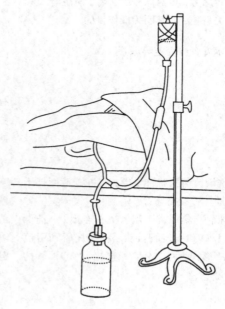

图 10-3　膀胱冲洗

4.评价

(1)患者理解操作目的并主动配合。

(2)护士无菌观念强，操作正确、熟练。

(3)护患沟通有效，患者对护士操作满意。

【注意事项】

1.严格执行无菌技术操作。

2.避免用力回抽造成黏膜损伤。若引流的液体少于灌入的液体量，应考虑是否有血块或脓液阻塞，可增加冲洗次数或更换导尿管。

3.冲洗时嘱患者深呼吸，尽量放松，以减少疼痛。若患者出现腹痛、腹胀、膀胱剧烈收缩等情形，应暂停冲洗。

4.冲洗后如出血较多或血压下降，应立即报告医生给予处理，并注意准确记录冲洗液量及性状。

课程思政

当患者出现尿潴留或尿失禁或需要精准测量尿量或排空膀胱时，这时就需要医务人员，尤其是护理人员给予患者导尿。导尿前，护理人员应该向患者解释导尿的目的和注意事项，取得病人的配合，消除患者的紧张和害羞心理；关好门窗，拉好床帘或屏风，保护患者的隐私。只有这样，我们才算得上急患者所急，想患者所想。

本章小结

1.介绍了与排尿有关的解剖结构与排尿过程。

2.阐述了排尿评估的内容，包括排尿次数、尿量、尿液的性状；评估影响排尿的因素，包括疾病、治疗及检查、液体和饮食的摄入、心理因素、环境因素、个人习惯、气候变化、其他因素等。

3.加强对排尿活动的观察，进行异常排尿评估(多尿、少尿、无尿、膀胱刺激征、尿失禁、尿潴留)，并针对原因提供恰当的护理措施。

4.掌握导尿术、留置导尿术的操作技术，并能运用所学知识对排尿异常患者进行健康教育。

思考题

1. 为患者留置导尿管的目的是什么？
2. 插导尿管过程中应注意什么？
3. 如何预防泌尿系统的逆行感染？

排尿习题检测

第十一章

排便

排便课件

学习目标

识记

1. 能正确描述与胃肠道及排便有关的解剖和生理知识。

2. 能正确陈述粪便观察的主要内容。

理解

1. 能正确描述并解释下列概念:便秘、腹泻、排便失禁、灌肠法、肛管排气。

2. 能举例说明影响排便的因素。

3. 能正确解释导致排便异常的原因。

应用

1. 能按要求规范完成大量不保留灌肠和保留灌肠的操作技术,操作中注重对患者的尊重与关爱。

2. 能选择恰当的护理措施对排便异常患者进行护理。

3. 能运用所学知识对灌肠患者进行健康教育。

4. 能运用所学知识对排便异常患者进行健康教育。

预习案例

> 萧某，男，60 岁，4 小时前因无明显诱因突然出现心前区胸痛，呈压榨样痛，伴全身大汗、心悸、肩背部及手指放射痛，无恶心、呕吐，无胸闷、气短、乏力，无咳嗽、咳痰、咯血症状，自服"速效救心丸"后症状无缓解，急诊来院，门诊行心电图检查示"急性下壁心肌梗死"入院。住院期间，患者诉大便难解，亲属给予甘油栓通便，在用力排便中突发心脏骤停，经医院全力抢救无效死亡。
>
> 思考
>
> 1. 我们应该从这个案例中吸取什么教训呢？
> 2. 如何为便秘患者实施健康教育？

当食物由口进入胃和小肠消化吸收后，残渣储存于大肠内，其中除一部分水分被大肠吸收外，其余均经细菌发酵和腐败作用后形成粪便。通常情况下，粪便的性质与形状可以反映整个消化系统的功能状况。因此护士通过对患者排便活动及粪便的观察，可以及早发现和鉴别消化道疾病，有助于诊断和选择适宜的治疗、护理措施。

一、与排便有关的解剖与生理

（一）大肠的解剖

人体参与排便运动的主要器官是大肠。大肠全长 1.5 m，起自回肠末端止于肛门，分盲肠、结肠、直肠和肛管 4 个部分。

1. 盲肠（cecum）　大肠与小肠的衔接部分，内有回盲瓣，起括约肌的作用，既可控制回肠内容物进入盲肠的速度，又可防止大肠内容物逆流。

2. 结肠（colon）　分升结肠、横结肠、降结肠和乙状结肠，围绕在小肠周围。

3. 直肠（rectum）　全长约 16 cm，上续乙状结肠，下移行于肛管。

4. 肛管（anal canal）　上续直肠下止肛门，长约 4 cm，由肛门内外括约肌所包绕。肛门内括约肌为平滑肌，有协助排便作用；肛门外括约肌为骨骼肌，是控制排便的重要肌束。

（二）大肠的生理功能

大肠的首要生理功能是吸收水分、电解质和维生素，形成和排出粪便；其次是大肠黏膜腺体能分泌微碱性的浓稠黏液，有保护肠黏膜和润滑粪便的作用，最后是利用肠道环境制造机体所需的维生素。

（三）大肠的运动

大肠的运动少而慢，对刺激的反应也较迟缓，这些特点符合大肠的生理功能。大肠的运动形式有以下几种。

1. 袋状往返运动　大肠的袋状往返运动是空腹时最常见的一种运动形式，主要由环行肌无规律的收缩引起，使结肠袋中内容物向前后两个方向作短距离移动，并不断向前推进。

2. 分节或多袋推进运动　大肠的分节或多袋推进运动是进食后较多见的一种运动形式，由一个结肠袋或一段结肠收缩推进肠内容物至下一结肠段。

3. 蠕动　大肠的蠕动是一种进行较快推进作用较大的运动。由结肠收缩波完成，波前面的肌肉舒张，波后面的肌肉则保持收缩状态，使肠管闭合排空，对肠道排泄起重要的作用。

4. 集团蠕动　大肠的集团蠕动是一种进行速度很快且前进很远的蠕动，起源于横结肠，强烈的蠕动波可将肠内容物推至乙状结肠和直肠。此蠕动每天发生 3~4 次，常见于早餐后 60 分钟内。它因两种反射刺激引起，即胃—结肠反射和十二指肠—结肠反射。该反射对肠道排泄有重要的意义，可利用此反射来训练排便习惯。

（四）排便过程

粪便从大肠内排出的过程称为排便。正常人的直肠腔内通常无粪便。当肠蠕动将粪便推入直肠腔时，刺激直肠壁内的感受器，形成冲动，冲动首先会经盆神经和腹下神经传至脊髓腰骶段的初级排便中枢，冲动还会上传到大脑皮质，引起便意和排便反射。当环境允许时，大脑皮质会发出下行冲动到脊髓初级排便中枢，冲动会通过盆神经传出，使降结肠、乙状结肠和直肠收缩，肛门内括约肌不自主地舒张，在此时，阴部神经冲动减少，提肛肌收缩，肛门外括约肌舒张，使粪便排出体外。此外，通过支配腹肌和膈肌的神经兴奋，使腹肌、膈肌收缩，腹内压增加，可促进粪便排出。

排便活动受大脑皮质的控制，意识可以加强或抑制排便。正常人的直肠对粪便的压力刺激有一定的阈值，达到此阈值时即可产生便意。因此，个体通过一定时间的排便训练后，便可自主地控制排便。若经常有意识遏制便意，会使直肠逐渐失去对粪便压力刺激的敏感性，加之粪便在大肠内停留过久，水分被过度吸收，导致粪便干结，造成排便困难，这是产生便秘最常见的原因之一。

二、排便的评估

（一）影响排便因素的评估

1. 生理因素

（1）年龄：2~3 岁以下的婴幼儿，大脑皮质发育不完善，神经肌肉系统发育不全，不能有效控制排便。老年人随年龄增加，腹壁肌肉张力下降，胃肠蠕动减慢，肛门括约肌松弛等因素导致肠道控制能力下降而出现排便功能的异常。

（2）排泄习惯：在日常生活中，许多人都有自己固定的排便时间；使用某种固定的便具；排便时从事某些活动如阅读等。当这些生活习惯由于环境的改变无法维持时，会影响正常排便。

（3）饮食习惯：食物的种类、液体量的摄入对排便影响较大。纤维素较丰富的食物可增加肠蠕动，利于粪便排出；充足的水分可使粪便柔软易于排出。

（4）活动形态：个体保持一定的活动量可维持肌肉的张力，刺激肠蠕动，有助于维持正常的排便功能。各种原因所致长期卧床、缺乏活动的人，可因肌肉张力减退、肠蠕动迟滞而导致排便困难。

2. 心理因素　心理因素是影响排便的重要因素。精神抑郁者，身体活动减少，肠蠕动减慢而易发生便秘。而情绪紧张、焦虑者可导致迷走神经兴奋，肠蠕动增加而致腹泻。

3. 病理因素

(1) 疾病：肠道本身的疾病或身体其他系统的病变均可影响正常排便，如大肠癌、结肠炎可使排便次数增加；脊髓损伤、脑卒中等可致排便失禁。

(2) 药物治疗：有些药物会造成腹泻或便秘。如缓泻剂可刺激肠蠕动，促使排便，而一些麻醉剂或止痛药，可使肠蠕动减弱而导致便秘。某些治疗和检查会影响个体的排便活动，如腹部、肛门部位手术，会因肠壁肌肉的暂时麻痹或伤口疼痛而造成排便困难；胃肠 X 线检查常需灌肠或服用钡剂，也可影响排便。

4. 环境因素　排便须在一定的隐蔽环境中进行，如果环境不适宜，也会影响排便过程。

(二) 粪便的评估

通常情况下，粪便的性质与性状可以反映消化系统的功能状况。护士通过对患者排便活动及粪便的评估，可及早发现和鉴别消化道疾患，有助于诊断和选择治疗、护理措施。

1. 正常粪便的评估　正常成人每日排便 1~3 次，每日量在 100~300 g，为成形软便，呈黄褐色，含少量黏液，有时伴有未消化的食物残渣，其气味由蛋白质经细菌发酵而产生。粪便的量和颜色随摄入食物的量及种类而变化，如进食少纤维、高蛋白质等精细食物者粪便量少而细腻；进食大量蔬菜、水果等粗粮者粪便量较多；进食大量绿叶蔬菜者粪便可呈暗绿色；进食动物血或铁制剂者粪便可呈无光样黑色。

2. 异常粪便的评估

(1) 次数与量：成人每天排便超过 3 次或每周少于 3 次，婴幼儿每天排便超过 5 次，均应视为排便异常。急性腹泻患者大便量多而稀薄；慢性痢疾患者大便量少而稀薄。

(2) 性状：粪便坚硬、呈栗子样，见于便秘患者；稀便或水样粪便常见于消化不良或急性肠炎患者；粪便常呈扁条形或带状，多见于肠道部分梗阻或直肠狭窄患者。

(3) 颜色：柏油样便提示上消化道出血；陶土样便提示胆道梗阻；"米泔水"样便见于霍乱、副霍乱；暗红色血便提示下消化道出血；果酱样便见于肠套叠、阿米巴痢疾。

(4) 气味：恶臭味大都因未消化的蛋白质与腐败菌作用，见于严重腹泻患者；腐败臭常见于下消化道溃疡、恶性肿瘤患者；腥臭味常见于上消化道出血的患者；酸臭味常见于消化不良、乳儿糖类未充分消化患儿。

(5) 内容物：若粪便中混入或粪便表面附有血液、脓液或肉眼可见的黏液，提示消化道有感染或出血发生。肠道寄生虫感染患者的粪便中可查见蛔虫、蛲虫、绦虫节片等。

三、常见的异常排便与护理

(一)便秘

便秘(constipation)是指正常的排便形态改变,排便次数减少,排出过干过硬的粪便,且排便不畅、困难。

1. *便秘原因*　排便习惯不良、某些药物不合理的使用、食物中少纤维素或饮水量不足、长期卧床或活动减少、某些器质性病变、精神紧张等均可导致便秘的发生。

2. *临床表现*　便秘可以引起腹痛、腹胀、消化不良、乏力、食欲缺乏等全身症状,检查触诊腹部较硬实且紧张,有时可触及包块,肛诊可触及粪块。

3. *护理*

(1)重建正常的排便习惯:评估患者的排便形态,教育患者养成定时排便的习惯,共同分析确定一个适合自身的排便时间(早餐后最佳),每天固定在此时排便。不随意使用缓泻剂及灌肠等方法。

(2)饮食护理:合理安排膳食结构,多摄取蔬菜、水果、粗粮等高纤维食物;多饮水,病情许可时每日液体摄入量不少于 2000 mL;适当食用油脂类的食物。

(3)适当运动:按个人需要拟订规律的活动计划并协助患者进行运动,卧床患者可进行床上活动,以增强腹肌和盆底部肌肉的力量,增加肠蠕动,促进排便。

(4)采取适当的排便姿势:卧床患者床上排便时,病情允许可采取坐姿或摇高床头,利用重力作用增加腹内压促进排便。对手术患者、术后需绝对卧床患者,在手术前应有计划地训练床上排便。

(5)提供适当的排便环境:提供患者隐蔽的环境及充分的排便时间。如拉上床帘或用屏风遮挡,避开查房、治疗护理和进餐时间,以消除患者紧张情绪,利于排便。

(6)缓解症状:对便秘者,可根据具体情况采取腹部按摩、口服缓泻剂、简易通便等方法缓解症状。

(7)以上方法均无效时,遵医嘱给予灌肠。

4. *健康教育*　教育患者及其亲属正确认识维持正常排便习惯的意义。指导患者正确使用缓泻剂,以及缓泻剂虽然可暂时缓解便秘,但长期使用或滥用又可使个体形成对缓泻剂的依赖,导致慢性便秘的发生。

(二)粪便嵌塞

粪便嵌塞(fecal impaction)指粪便持久滞留堆积在直肠内,水分被过度吸收,大便坚硬不能排出。常见于慢性便秘的患者。

1. *粪便嵌塞原因*　便秘未及时解除,粪便长时间滞留在直肠内,水分被持续吸收而乙状结肠排下的粪便又不断加入,最终使粪块变得又大又硬不能排出,发生粪便嵌塞。

2. *临床表现*　粪便嵌塞可引起强烈便意,腹部胀痛,直肠肛门疼痛,肛门处有少量液体渗出,但不能排出粪便。

3. *护理*

(1)常用护理:早期可使用栓剂、口服缓泻药来润肠通便。必要时先行油类保留灌肠,2~3 小时后再做清洁灌肠。

（2）晚期人工取便：在清洁灌肠无效后遵医嘱执行。护士戴手套，将涂润滑剂的示指慢慢插入患者直肠内，触到粪块，小心地破碎，取出。操作时动作应轻柔，避免损伤直肠黏膜，刺激迷走神经，操作中患者若有心悸、头昏时应立即停止。

4. 健康教育　向患者及其亲属讲解排便的过程，及合理膳食、良好排便习惯对机体排泄的重要性。

（三）腹泻

腹泻（diarrhea）指正常排便形态改变，排便次数增加，排出松散稀薄的粪便或水样便。

1. 腹泻原因　腹泻最常见的原因是进食不洁食物、胃肠道自身疾患、情绪紧张焦虑、使用泻药不当、某些内分泌疾病如甲亢等均可导致肠蠕动增加，发生腹泻。

2. 临床表现　腹泻时常有腹痛、肠鸣、恶心、呕吐、乏力症状，有急于排便的需要和难以控制的感觉。短时的腹泻可以帮助机体排出刺激物质和有害物质，是一种保护性反应。但是持续严重的腹泻，可使机体内的大量水分和胃肠液丢失，导致水、电解质和酸碱平衡紊乱，又因机体无法吸收营养物质，长期腹泻将导致机体的营养不良。

3. 护理

（1）卧床休息：可减少肠蠕动，对不能自理的患者应及时给予便盆，消除其焦虑不安的情绪，使之达到身心充分休息的目的。

（2）去除病因：去除导致腹泻的原因，若为肠道感染，遵医嘱给予抗生素治疗。

（3）饮食护理：酌情给予清淡的流质或半流质食物，避免油腻、辛辣、高纤维食物，严重腹泻时可暂禁食。

（4）维持水和电解质平衡：鼓励患者饮水，遵医嘱给予口服补盐液或静脉输液，必要时给予止泻剂，防止水和电解质的紊乱。

（5）皮肤护理：维持肛周皮肤完整性，特别是婴幼儿、老人、身体衰弱者，每次便后用软纸轻擦肛门，温水清洗，并在肛门周围涂油膏保护皮肤。

（6）密切观察病情：评估排便形态，做好相应记录，必要时留取标本送检。同时应注意观察患者有无水和电解质的紊乱。病情危重者，还需注意生命体征的变化。

（7）心理护理：主动关心患者，提供舒适护理，及时协助患者更换衣裤、床单、被套和清洗沐浴，便盆清洗干净后，置于易取处，方便患者取用。

（8）隔离护理：如疑为传染病，则按传染病隔离原则护理。

4. 健康教育　向患者讲解有关腹泻的知识，指导患者注意饮食卫生，养成良好的卫生习惯。

（四）排便失禁

排便失禁（fecal incontinence）指肛门括约肌不受意识的控制而不自主地排便。

1. 排便失禁原因　排便失禁有生理和心理两方面的因素，前者多见于神经肌肉系统的病变或损伤，如瘫痪、胃肠道疾患等；后者多见于精神障碍、情绪失调等。

2. 临床表现　排便失禁患者常不自主地排出粪便。

3. 护理

（1）心理护理：排便失禁的患者常感到自卑和忧郁，期望得到理解和帮助。护理人员应尊重理解患者，维护其尊严，给予心理安慰与支持，帮助其树立信心，配合治疗和护理。

（2）皮肤护理：及时更换污染的衣裤被单，保持床褥、衣服清洁；每次便后用温水清洗肛门周围及臀部皮肤，必要时，肛门周围涂搽软膏以保护皮肤，避免破损感染，床上铺橡胶单和中单或一次性尿布，保持局部皮肤清洁干燥。注意观察骶尾部皮肤变化，定时按摩受压部位，预防压疮的发生。

（3）重建控制排便的能力：评估患者排便时间，掌握规律，定时给予便器，促使患者按时自己排便；也可与医生协调定时应用导泻栓剂或灌肠，以刺激其定时排便，训练排便反射。

（4）提供舒适的环境：包括医院物理环境和人文社会环境。前者主要是定时开窗通风，除去不良气味，保持室内空气清新；后者主要是从语言、行为等方面注重对患者的尊重和关爱。

4.健康教育　协助患者进行肛门括约肌及盆底部肌肉收缩锻炼：即患者取立、坐或平卧位，试作排便动作，先慢慢收缩肌肉，然后再慢慢放松，每次 10 秒左右，连续 10 次，每次锻炼 20~30 分钟，每日数次，以患者感觉不疲乏为宜。

（五）肠胀气

肠胀气（flatulence）指胃肠道内有过量气体积聚，不能排出。

1.肠胀气原因　食入产气性食物过多，吞入大量空气，肠蠕动减少，肠道梗阻及肠道手术后。

2.临床表现　腹部膨隆、腹胀、痉挛性疼痛、呃逆、肛门排气过多等。当肠胀气压迫膈肌和胸腔时，可出现气急和呼吸困难。

3.护理

（1）鼓励患者适当活动，促进肠蠕动，减轻肠胀气。

（2）轻微胀气时，可行腹部热敷或腹部按摩、针刺疗法。严重胀气时，遵医嘱给予药物治疗或行肛管排气。

4.健康教育　教育患者养成良好的饮食习惯（细嚼慢咽，避免吞入大量空气）；避免摄取产气多的食物及饮料。

四、与排便有关的护理技术

（一）口服溶液清洁肠道法

1.电解质等渗溶液清洁肠道法　电解质等渗清肠口服液口服后几乎不吸收，不分解，有效增加肠道体液成分，从而软化粪便，刺激肠蠕动，加速排便，达到清洗肠道的目的。适用于直肠、结肠检查和手术前肠道准备。常用溶液有复方聚乙二醇电解质散等。复方聚乙二醇电解质散主要成分为聚乙二醇 4000 散、氯化钠、氯化钾、无水硫酸钠、碳酸氢钠。

（1）配制方法（每 1000 mL）：取药品 1 盒（内含 A、B、C 各 1 小包），将盒内各包药粉一并倒入带有刻度的杯（瓶）中，加温开水至 1000 mL，搅拌使其完全溶解。

（2）服用方法：①大肠手术前，患者手术前日午餐后禁食（可以饮水），午餐3小时后开始给药；②大肠内镜检查前，检查当日给药，当日早餐禁食（可以饮水），预定检查时间4小时给药；检查前日给药，前日晚餐后禁食（可以饮水），晚餐后1小时给药，患者前日的早餐、午餐应食残渣少的食物，晚餐进流质饮食。

（3）用量：3000~4000 mL，首次服用600~1000 mL，每隔10~15分钟服用1次，每次250 mL，直至服完或直至排出水样清便，总给药量不能超过4 L。

（4）观察：口服清洁肠道溶液后护士应观察患者的一般情况。①排便次数，粪便性质：先为软便，后为水样便，待排出液为清水样时即说明已达到清洁肠道的目的；②服药后症状：服药后约1小时，肠道蠕动加快，部分患者会出现恶心、腹胀症状，若症状严重，可加大间隔时间或暂停给药，直至症状消失后再恢复用药，如出现腹痛、休克、过敏样症状等不良反应，应停止服药，立即接受治疗；③排便后感觉：无腹痛，无直肠下坠感。如口服溶液清洁肠道效果差，应在术前晚、术日晨清洁灌肠。及时记录。

2.高渗溶液清洁肠道法　高渗溶液进入肠道后在肠道内形成高渗环境，使肠道内水分大量增加，从而软化粪便，刺激肠蠕动，加速排便，达到清洁肠道的目的。适用于直肠、结肠检查和手术前肠道准备。常用溶液有甘露醇、硫酸镁。

（1）甘露醇法：患者术前3天进半流质饮食，术前1天进流质饮食，术前1天下午2：00~4：00口服甘露醇溶液1500 mL（20%甘露醇500 mL+5%葡萄糖1000 mL混匀）。一般服用后15~20分钟即反复自行排便。

（2）硫酸镁法：患者术前3天进半流质饮食，每晚口服50%硫酸镁10~30 mL。术前1天进流质饮食。术前1天下午2：00~4：00，口服25%硫酸镁200 mL（50%硫酸镁100 mL+5%葡萄糖盐水100 mL）后再口服温开水1000 mL。一般服后15~30分钟即可反复自行排便，2~3小时内可排便2~5次。

（二）灌肠法

灌肠法（enema）是将一定量的液体由肛门经直肠灌入结肠，以帮助患者清洁肠道、排便、排气或由肠道供给药物，达到诊断和治疗目的的方法。

根据灌肠的目的可分为保留灌肠和不保留灌肠。不保留灌肠又根据灌入的液体量分为大量不保留灌肠和小量不保留灌肠。

大量不保留灌肠

【目的】

1.解除便秘、肠胀气。

2.清洁肠道，为肠道手术、检查或分娩作准备。

3.清除肠道内的有害物质，减轻中毒。

4.灌入低温液体，为高热患者降温。

【操作程序】

1.评估

（1）核对患者医嘱、治疗卡、灌肠药物、姓名、年龄和床号。

（2）评估患者目前的病情、治疗情况、意识状态、心理反应和自理能力。

（3）患者的肛门皮肤情况。

2.准备

(1)护士自身准备：着装整齐，洗手，戴口罩。

(2)患者准备：通过解释使患者了解灌肠的目的、方法、注意事项和配合的要点，能主动配合操作。

(3)用物准备

1)治疗车上层：治疗盘内备灌肠筒1套或一次性灌肠袋(包内有灌肠筒、引流管、肛管1套、孔巾、垫巾、肥皂冻1包、手套)、肛管、血管钳、润滑剂、棉签、卫生纸、弯盘、纱布、医嘱执行本、水温计、手消毒液。根据医嘱备灌肠液。

2)治疗车下层：便盆、便盆巾、生活垃圾桶、医用垃圾桶、输液架。

3)灌肠溶液：常用0.1%~0.2%的肥皂液、生理盐水。成人每次用量为500~1000 mL，小儿200~500 mL。溶液温度为39~41℃，降温时为28~32℃，中暑者用4℃溶液。

(4)环境准备：关闭门窗，用屏风遮挡；保持合适的室温；室内光线充足或有足够的照明。

3.实施 大量不保留灌肠法操作流程详见表11-1。

表11-1 大量不保留灌肠法

操作流程	操作步骤	要点说明
1.核对解释	携物至床旁，核对患者床号、姓名、腕带及灌肠溶液，向患者及其亲属解释有关事项，使其明白操作目的	*确认患者信息 *正确选择灌肠溶液；掌握溶液的温度、浓度和量 *肝性脑病患者禁用肥皂液灌肠，充血性心衰和水钠潴留患者禁用生理盐水灌肠，急腹症、消化道出血、妊娠、严重心血管疾病等患者忌灌肠
2.体位摆放	取左侧卧位，双膝屈曲，脱裤至膝部，臀部移至床沿；不能自我控制排便者可取仰卧位，臀下垫便盆	*左侧卧位可使乙状结肠、降结肠处于下方，利用重力作用使灌肠液顺利流入乙状结肠和降结肠
3.暴露臀部	及时盖被，消毒双手	*注意保暖，保护患者隐私，使其放松
4.开包垫巾	检查灌肠包并打开。取出垫巾铺在患者臀下，孔巾铺在患者臀部，暴露肛门，备弯盘置于患者臀旁，纸巾放在治疗巾上	
5.倒液挂筒	取出灌肠筒，关闭引流管上的开关，将灌肠液倒入筒内。测量温度，将灌肠筒挂于输液架上，筒内液面距肛门约40~60 cm	*灌肠筒过高，压力过大，液体流入速度过快，不易保留，而且易造成肠道损伤 *伤寒患者灌肠时，灌肠筒内液面不得高于肛门30 cm，液体量不得超过500 mL

续表11-1

操作流程	操作步骤	要点说明
6. 戴手套		
7. 润管排气	润滑肛管的前端，连接肛管，排尽管内气体，关闭开关	*润滑肛管可以减少插入阻力，易于插管，减轻损伤。 *排气可以防止气体进入直肠
8. 插入肛管	一手垫卫生纸分开臀裂显露肛门，嘱患者深呼吸，另一手将肛管轻轻插入直肠 7~10 cm，小儿插入约 4~7 cm，固定肛管	*深呼吸使患者放松，易于插管 *动作轻柔，防止损伤肠黏膜。如插入受阻，可退出少许，旋转后缓缓插入
9. 灌液	打开开关，扶持肛管，使液体缓缓流入直肠，见图 11-1	
10. 观察	(1)筒内液面下降情况：如下降过慢或停止，可移动肛管或挤捏肛管 (2)患者反应：如出现腹胀或有便意，可嘱其张口呼吸，并降低灌肠筒的高度	*挤捏后可使堵塞管孔的粪块脱落 *转移注意力，可放松腹肌，减轻腹压；降低灌肠筒高度，可减少流入溶液的压力 *如出现面色苍白、脉搏加快、心慌气促、出冷汗、剧烈腹痛等，说明可能发生肠道剧烈痉挛或出血，应立即停止灌肠，通知医生及时处理
11. 拔管	待灌肠液即将流尽时夹紧橡皮管，用卫生纸包裹肛管轻轻拔出，分离肛管，放入弯盘内。擦净肛门，脱下手套，消毒双手	*避免空气进入肠道及灌肠液、粪便随管流出
12. 保留灌肠液	协助患者取舒适卧位，嘱患者保留 5~15 分钟后排便	*以利于粪便充分软化易于排出 *降温灌肠者，需保留 30 分钟，排便后 30 分钟测量体温并记录
13. 协助排便	不能下床患者，给予便盆，将卫生纸放于易取处；对危重患者应协助其排便，排便后取出便盆	
14. 整理用物	整理床单位，开窗通风，清理用物	*保持病房的整洁，除去异味 *必要时留取标本送检
15. 观察	观察大便性质、颜色、量	

续表11-1

操作流程	操作步骤	要点说明
16. 洗手记录		*在体温单大便栏目内记录灌肠结果,如灌肠解便1次为1/E;灌肠后无大便记为0/E *记录灌肠时间,灌肠液的种类、量,患者的反应

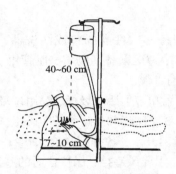

40~60 cm

7~10 cm

图 11-1　大量不保留灌肠

4.评价

(1)严格按照操作程序灌肠,操作规范,方法正确。

(2)灌肠过程顺利,达到大量不保留灌肠的目的。

(3)操作中注意保护患者隐私,护患沟通良好。

【注意事项】

1.孕妇、急腹症、严重心血管疾病等患者忌灌肠。

2.伤寒患者灌肠时溶液量不得超过 500 mL,压力要低,液面距肛门不得超过 30 cm。

3.肝性脑病患者禁用肥皂水灌肠,以减少氨的产生和吸收;充血性心力衰竭和水钠潴留患者禁用生理盐水灌肠。

4.准确掌握溶液的浓度、温度、速度、压力和溶液量。

5.灌肠时患者如有腹胀或便意时,嘱其做深呼吸。

6.灌肠过程中密切观察患者反应,发现脉速、面色苍白、出冷汗或患者主诉剧烈腹痛、心慌时,应立即停止灌肠,报告医生给予及时处理。

小量不保留灌肠

小量不保留灌肠适用于腹部或盆腔手术后的患者、危重患者、年老体弱患者、小儿患者及孕妇等。

【目的】

1.软化粪便,解除便秘。

2.排出肠道内的气体,减轻腹胀。

【操作程序】

1. 评估

(1)核对患者医嘱、治疗卡、灌肠药物、姓名、年龄和床号。

(2)评估患者目前的病情、治疗情况、意识状态、心理反应和自理能力。

(3)评估患者的肛门皮肤情况。

2. 准备

(1)护士自身准备：应着装整齐，洗手，戴口罩。

(2)患者准备：通过解释使患者了解灌肠的目的、方法、注意事项和配合的要点，能主动配合操作。

(3)用物准备

1)治疗车上层：治疗盘内备一次性灌肠包或注洗器、量杯或小容量灌肠筒、肛管(12~16号)、温开水5~10 mL，遵医嘱备灌肠液、血管钳、润滑剂、棉签、手套、弯盘、卫生纸、橡胶单、治疗巾、手消毒液。

2)治疗车下层：便盆和便盆巾、生活垃圾桶、医用垃圾桶。

3)常用灌肠溶液："1、2、3"溶液(50%硫酸镁30 mL、甘油60 mL、温开水90 mL)；甘油或液体石蜡50 mL加等量温开水；各种植物油120~180 mL，溶液温度为38℃。

(4)环境准备：关闭门窗，用屏风遮挡；保持合适的室温；室内光线充足或有足够的照明。

3. 实施　小量不保留灌肠法操作流程详见表11-2。

表11-2　小量不保留灌肠法操作流程

操作流程	操作步骤	要点说明
1. 核对解释	携用物至患者床旁，核对患者床号、姓名、腕带及灌肠溶液	*确认患者信息
2. 体位摆放	取左侧卧位，双膝屈曲，脱裤至膝部，臀部移至床沿，臀下垫橡胶单和治疗巾	*利用重力作用使灌肠液容易顺利流入乙状结肠
3. 连接润滑	测量灌肠液温度，将弯盘移至臀边。戴手套，用注洗器抽吸灌肠液，连接肛管，润滑肛管前端，排气，夹管	*减少插管时的阻力和对黏膜的刺激
4. 插入肛管	一手垫卫生纸分开臀裂显露肛门，嘱患者深呼吸，另一手将肛管轻轻插入直肠7~10 cm	*使患者放松，有利于插入肛管
5. 注液	固定肛管，松开血管钳，缓缓注入溶液，注毕夹管，取下注洗器再吸取溶液，松夹后再行灌注，如此反复直至溶液注完，见图11-2	*注入速度不得过快，以免刺激肠黏膜，引起排便反射 *注意观察患者反应 *如使用小容量灌肠筒，液面距肛门低于30 cm

续表11-2

操作流程	操作步骤	要点说明
6. 灌注结束	注入温开水 5~10 mL,抬高肛管尾端,使管内溶液全部流入	
7. 拔管	反折肛管,用卫生纸包裹肛管轻轻拔出,分离肛管,放入弯盘内,擦净肛门,脱手套	
8. 安置患者	协助患者取舒适卧位,嘱患者尽可能保留溶液 10~20 分钟后再排便	*充分软化粪便,利于排便
9. 协助排便	对不能下床患者,给予便盆,将卫生纸、呼叫器放于易于取处,辅助能下床的患者上厕所排便	
10. 洗手记录	(1)整理床单位,清理用物 (2)洗手,做记录	*在体温单大便栏目处记录灌肠结果,如灌肠后解便 1 次为 1/E,灌肠后无大便记为 0/E *记录灌肠时间,灌肠液的种类、量,患者的反应

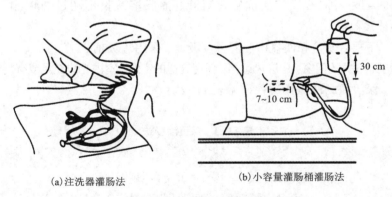

(a)注洗器灌肠法　　　　(b)小容量灌肠桶灌肠法

图 11-2　小量不保留灌肠

4. 评价

(1)严格按照操作程序灌肠,操作规范,方法正确。

(2)灌肠过程顺利,达到小量不保留灌肠的目的。

(3)操作中注意保护患者隐私,护患沟通良好。

【注意事项】

1. 灌肠时插管深度为 7~10 cm,压力宜低,灌肠液注入的速度不得过快。

2. 每次抽吸灌肠液时应反折肛管尾端,防止空气进入肠道,引起腹胀。

保留灌肠

保留灌肠是将药液灌入到直肠或结肠内，通过肠黏膜吸收达到治疗疾病的目的。

【目的】

1. 镇静、催眠。

2. 治疗肠道感染。

【操作程序】

1. 评估

(1)核对患者医嘱、治疗卡、灌肠药物、姓名、年龄和床号。

(2)评估患者目前的病情、治疗情况、意识状态、心理反应和自理能力。

(3)患者的肛门皮肤情况。

2. 准备

(1)护士自身准备：着装整齐，洗手，戴口罩。

(2)患者准备：通过解释使患者了解灌肠的目的、方法、注意事项和配合的要点，能主动配合操作。

(3)用物准备

1)治疗车上层：治疗盘内备小容量灌肠筒或注洗器、量杯、肛管(8~10号)、温开水5~10 mL、血管钳、润滑剂、手套、棉签、弯盘、卫生纸、橡胶单、治疗巾、手消毒液、遵医嘱备灌肠液。

2)常用溶液：药物及剂量遵医嘱准备，镇静催眠用10%水合氯醛；肠道炎症用2%小檗碱，0.5%~1%新霉素或其他抗生素溶液。灌肠溶液量不超过200 mL。溶液温度39~41℃(摄氏度)。

3)治疗车下层：便盆和便盆巾、生活垃圾桶、医用垃圾桶。

(4)环境准备：关闭门窗，用屏风遮挡；保持合适的室温；室内光线充足或有足够的照明。

3. 实施　保留灌肠法操作流程详见表11-3。

表11-3　保留灌肠法

操作流程	操作步骤	要点说明
1. 核对解释	携用物至患者床旁，核对患者床号、姓名、腕带及灌肠溶液，向患者及其亲属解释有关事项，使其明白操作目的	*确认患者信息
2. 体位摆放	根据患者病变部位取左侧卧或右侧卧位，双膝屈曲，脱裤至膝部，臀部移至床沿	*慢性细菌性痢疾，病变部位多在直肠或乙状结肠，取左侧卧位。阿米巴痢疾病变多在回盲部，取右侧卧位，以提高疗效
3. 抬高臀部	抬高臀部10 cm，将小橡胶单和治疗巾垫于患者臀下。置弯盘于臀旁，盖好被子，只露臀部	*抬高臀部防止药液溢出

续表11-3

操作流程	操作步骤	要点说明
4.插入肛管	戴手套,润滑肛管前段,排气后轻轻插入肛门10~15 cm,注入药液	*为保留药液,肛管选择要细,插入要深,注入药液速度慢、量少 *液面距肛门不超过30 cm *注意观察患者反应
5.拔管	注药完毕,再注入少量温开水,抬高肛管尾端,使管内溶液全部注完,拔出肛管,擦净肛门,脱手套,消毒双手	
6.保留药液	用卫生纸在肛门处轻轻按揉,嘱患者尽量保留溶液在1小时以上	*使药液充分被吸收,以达到治疗目的 *肠道感染以晚上睡眠前灌肠为宜,此时活动少,药液易于保留吸收,达到治疗目的
7.操作后处理	(1)整理床单位,清理用物 (2)洗手,记录	*记录灌肠时间,灌肠液的种类、量,患者的反应

4.评价

(1)严格按照操作程序灌肠,操作规范,方法正确。

(2)灌肠过程顺利,达到保留灌肠的目的。

(3)操作中注意保护患者隐私,护患沟通良好。

【注意事项】

1.保留灌肠前嘱患者排便,肠道排空有利于药液吸收。了解灌肠目的和病变部位,以确定患者的卧位和插入肛管的深度。

2.保留灌肠时,应选择稍细的肛管并且插入要深,溶液量不宜过多,压力要低,灌入速度宜慢,以减少刺激,使灌入的药液能保留较长时间,有利于肠黏膜吸收。

3.灌肠途中如有腹胀或便意时,嘱患者做深呼吸。灌肠完毕,要让灌肠药液尽可能地保留1小时以上。

4.肛门、直肠、结肠等手术后患者及排便失禁者不宜做保留灌肠。

简易通便法

简易通便法是指通过简便经济而有效的措施,帮助患者解除便秘。适用于体弱、老年人和久病卧床便秘者。常用方法如下。

1.开塞露法　由甘油或山梨醇制成,装在塑料容器内。使用时将封口端剪去,先挤出少许液体润滑开口处,患者取

拓展知识:简易通便法

左侧卧位，放松肛门外括约肌，将开塞露的前端轻轻插入肛门后再将药液全部挤入直肠内(图11-3)，保留5~10分钟后排便。

2. 甘油栓法　　由甘油和硬脂酸制成的栓剂。使用时手垫纱布或戴手套，捏住甘油栓底部轻轻插入肛门至直肠内，抵住肛门处轻轻按摩，保留5~10分钟排便。

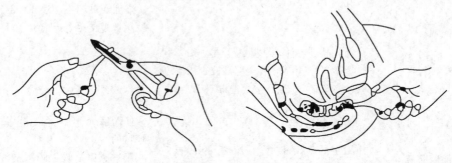

图11-3　　开塞露法

肛管排气法

肛管排气法是指将肛管从肛门插入直肠，以排出肠腔内积气的方法。

【目的】

排出肠腔积气、减轻腹胀。

【操作程序】

1. 评估

(1)核对患者医嘱、治疗卡、灌肠药物、姓名、年龄和床号。

(2)评估患者目前的病情、治疗情况、意识状态、心理反应和自理能力。

(3)评估患者的肛门皮肤情况和肠胀气程度。

2. 准备

(1)护士自身准备：应着装整齐，洗手，戴口罩。

(2)患者准备：通过解释使患者了解肛管排气的目的、方法、注意事项和配合的要点，能主动配合操作。

(3)用物准备

1)治疗车上层：治疗盘内备肛管、玻璃接头、橡胶管、玻璃瓶(内盛水3/4满、瓶口系带，见图11-4)、润滑油、棉签、胶布(1 cm×15 cm)、别针、清洁手套、卫生纸、弯盘、手消毒液。

2)治疗车下层：生活垃圾桶、医用垃圾桶。

(4)环境准备：关闭门窗，屏风遮挡；保持合适的室温；室内光线充足或有足够的照明。

3. 实施　　肛管排气法操作流程详见表11-4。

表 11-4 肛管排气法

操作流程	操作步骤	要点说明
1. 核对解释	携用物至患者床旁,核对患者床号、姓名、腕带,再次解释有关事项	* 确认患者信息
2. 体位摆放	取左侧或仰卧位,双膝屈曲,脱裤至膝部,臀部移至床沿,注意遮盖患者,只暴露肛门	* 维持自尊,保暖
3. 系瓶固定	将玻璃瓶系在床边,橡胶管一端插入玻璃瓶液面下,另一端与肛管相连	* 防止空气进入肠道,加重腹胀 * 观察气体排出量情况
4. 插入肛管	戴手套,润滑肛管前端,嘱患者张口呼吸,将肛管轻轻插入直肠 15~18 cm	* 减少肛管对直肠的刺激
5. 固定肛管	用胶布将肛管固定,橡胶管留出足够长度用别针和橡皮圈固定在床单上	* 便于患者翻身
6. 观察	观察排气情况,如排气不畅,帮助患者更换体位或按摩腹部	* 若有气体排出,可见瓶内液面下有气泡溢出 * 变换体位或按摩腹部可以促进排气
7. 拔管	保留肛管时间不超过 20 分钟,拔出肛管,清洁肛门,取下手套	* 长时间留置肛管,会降低肛门括约肌的反应,甚至导致肛门括约肌永久性松弛 * 需要时,2~3 小时后再行肛管排气
8. 操作后处理	(1)协助患者取舒适卧位,并询问患者腹胀有无减轻 (2)整理床单位,清理用物 (3)洗手,做记录	* 肛管浸泡于消毒液中,然后再清洁、消毒 * 记录排气时间及效果、患者的反应

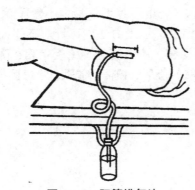

图 11-4 肛管排气法

4. 评价

（1）严格按照操作程序排气，动作规范，方法正确。

（2）排气过程顺利，达到缓解腹胀目的。

（3）操作中注意保护患者隐私，护患沟通良好。

【注意事项】

1. 排气过程中，应注意观察瓶液面下气泡逸出情况，如排气不畅，应更换体位或按摩腹部。

2. 长时间留置肛管，会降低肛门括约肌的反应，甚至导致肛门括约肌永久性松弛。因此保留肛管时间不超过 20 分钟。需要时，2~3 小时后再行肛管排气。

课程思政

在进行与排便有关的一些护理操作技术时，要注意保护患者的隐私，与患者及家属做好沟通，消除或减轻患者的尴尬情绪。操作时体贴爱护患者，时刻关心患者的感受，体现护士的职业素养，彰显护士的人文关怀能力。

本章小结

1. 大肠是吸收水分、电解质和维生素，形成粪便并排出体外，利用肠内细菌制造维生素的场所。

2. 护士可对排便次数、排便量、粪便的性状进行评估，收集患者病情发展的信息。

3. 异常排便有：便秘、粪便嵌塞、腹泻、排便失禁、肠胀气五型。

4. 对排便异常的患者应从生活形态、运动量、排便习惯、排便环境的干预、健康教育以及护理专业技能如：通便剂使用、人工取便术、灌肠术、肛管排气等方面提供护理。

5. 与排便有关的护理技术包括口服溶液清洁肠道方法、灌肠法（大量不保留灌肠、小量不保留灌肠、保留灌肠）、肛管排气法。以上方法均可针对不同人群对象，达到软化粪便、解除便秘、清洁肠道、减轻中毒、降低体温、排除肠道内气体，减轻腹胀、镇静、催眠、治疗肠道感染的目的。

思考题

1. 摄入动物血或铁剂的黑便与柏油样便如何区别?
2. 便秘对个体有哪些危害?
3. 如何对便秘患者实施健康教育?
4. 护士人工取便操作应注意哪些事项?
5. 如何将皂粉配制成 0.5% 肥皂液灌肠?
6. 大量不保留灌肠筒内液面距离肛门是多少?
7. 灌肠卧位在常规基础上有没有改进卧位?
8. 灌肠液为什么要求有一定温度?
9. 比较不同灌肠方法的异同?

排便习题检测

第十二章

药物疗法与过敏试验法

药物疗法与过敏试验法课件

学习目标

识记

1. 能准确写出常用药物的种类和常用给药医嘱的外文缩写词。

2. 能准确陈述给药途径、给药原则和影响药物作用的因素。

3. 能正确复述注射原则，各种注射术的定义、目的、常用部位及其定位方法以及注射角度。

4. 能正确说出常用过敏皮试液的配置浓度、注入剂量和皮试结果判断。

5. 能正确说出青霉素过敏反应的原因和预防措施。

6. 能正确陈述破伤风抗毒素脱敏注射的原理和方法。

理解

1. 能举例说明药物保管的要求以及不同理化性质药物的保存要求。

2. 能举例说明服用不同性能药物的注意事项。

3. 能举例说明减轻肌内注射疼痛的方法。

4. 能举例说明提高静脉穿刺成功的方法。

5. 能比较超声雾化吸入和氧气雾化吸入在工作原理、作用特点、使用范围和方法上的区别。

6. 能正确识别青霉素过敏反应休克的临床表现并举例说明急救措施。

应用

能根据治疗单完成摆药和发药操作，做到态度认真、查对严格、方法正确、步骤有序、解释合理、过程完整且无差错。

2. 能以正确的手法熟练完成各种注射术,做到态度认真、关爱患者、遵循注射原则。

3. 能正确实施吸入术,做到态度认真、方法正确、过程完整和关爱患者。

4. 能准确配制青霉素、头孢菌素类药物皮内试验液并能正确判断试验结果。

药物(drug)是指能够影响机体的生理功能和生化过程的物质。药物疗法(administering medication)是临床最常用的一种治疗方法,其目的包括治疗疾病、减轻症状、预防疾病、协助诊断以及维持正常的生理功能。护士是药物治疗的直接执行者,也是药物疗效的观察者。为了保证患者的用药合理、安全和有效,护士必须了解所用药物的相关知识、掌握正确的给药方法和技术,了解患者的病情、药物疗效和药物不良反应,并且能够采取相应的预防措施防止和减少不良反应。

第一节　给药的基本知识

预习案例

王某,男,38 岁,因感冒不适,凌晨 3 点多从自家床头柜里拿出 3 颗"感冒胶囊"服用,半小时后患者出现恶心、呕吐、腹痛症状,之后症状逐渐加重,出现皮肤黄染,早上 6 点被其亲属送到急诊科就诊,医院以"急性肝坏死"收治入院。经输液、护肝等治疗后,病情无缓解,且进一步加重,出现肝肾综合征,经积极抢救无效,患者于住院 12 天后死亡。死亡原因分析为患者把变质的利福平当成了感冒药服下而导致了急性重型肝炎,继而出现多器官功能衰竭死亡。

思考

1. 我们应该从这个案例中吸取什么教训呢?

2. 给药应遵守哪些原则?

在药物治疗过程中,护士既要熟悉药物的药理学知识,又要掌握药物的领取、保管方法,给药时间和给药途径等,严格按照给药原则,对患者实施安全、准确的给药护理,以达到最佳的治疗效果。

一、药物的命名、种类、领取和保管

(一)药物的命名

临床工作中我们经常会碰到同一种药物会有不同的名字,这是因为命名的方式不一样。一般来说一种药物可能有4种名字,即属名、正式名、化学名和商品名。比如镇静安眠药是属名,地西泮是正式名,1-甲基-5-苯基-7-氯-1,3-二氢-2H-1,4-苯并二氮杂草-2-酮是化学名,安定是商品名。因为生产厂家不一样,所以同一种药物可以有不同的商品名。因此,护士给药时必须清楚这种药物的正式名和属名,才能保证用药的安全。如降压灵属于降血压类药物,因此它常用于治疗高血压患者。

(二)药物的种类

1. 内服药 分为固体剂型、液体剂型和油剂剂型,其中固体剂型包括片剂(素片、糖衣片、薄膜衣片、分散片、肠溶片、泡腾片、缓释片、控释片等)、丸剂、胶囊剂、散剂、颗粒剂、滋膏剂等。

2. 外用药 有水剂、乳剂、栓剂、贴剂、涂剂、膏剂、凝胶剂、喷雾剂、洗剂等。

3. 注射液 有水剂、粉剂、油剂、结晶、混悬液等。

4. 新型制剂 有粘贴敷片、植入慢溶药片、胰岛素泵等。

(三)药物的领取

药物的领取各医院规定不一样,大致有以下3种。

1. 病区 病区内设有药柜,备有一定数量的常用药物,有专人负责,按时进行领取和补充,以确保药物的正常使用。患者使用的贵重药、特殊用药,凭医生的处方领取。剧毒药、麻醉药病区内备有固定数量,使用后凭医生的处方和空安瓿领取补充。护士负责按患者所需剂量摆药和发药。

2. 中心药房 医院内设有中心药房,中心药房专人负责病区的住院患者每天所用药物的配备和核对,或中心药房的药剂师根据各病房的医嘱用分装机自动分装药物,分装袋上标注科室、床号、姓名、性别、年龄、住院号、药名、剂型、剂量、浓度、使用方法和时间等信息,病区护士负责核对领回药物后再次进行核对和分发。

3. 个性给药法 在指定的时间内将指定的药物分别发给每个患者,患者自己按医嘱服药。

(四)药物的保管

1. 药柜放置 应放在清洁、通风、干燥处,有足够的照明,并避免阳光直接照射;专人负责保管。

2. 药物应分类放置 内服、注射、外用、剧毒、吸入等药物分类放置。先领先用,以防失效。麻醉药、剧毒药、一类精神药品应有醒目标记,数量固定,实行专用处方、专用账册、专门登记、专柜加锁、专人管理的"五专"管理制度,双锁保管,双人开启,钥匙随身保管,实行严格交接班制度,班班交接,班班记录,做到账物相符。临床科室所领的麻醉药和剧毒药只供住院患者使用,其他人员不得私自取用和借用,患者使用后应详细登记并保留空安瓿。

3. 标签明显和清晰 标签要注明药物的名称、剂量或浓度。内服药白底蓝边;外用药白底红边；剧毒药白底黑边。要求所有药物要用原装瓶。

4.定期检查 要定期检查药物，如有沉淀、混浊、异味、潮解、霉变、过期等现象，或标签脱落、模糊等情况，应立即停止使用并报药房处理。

5.药物保管方法 根据药物的不同性质，采取相应的保管方法，以避免药物变质，影响疗效甚至增加毒性作用。

(1)易挥发、潮解或风化的药物，如乙醇、过氧乙酸、碘酊、糖衣片等，应置于密封瓶内保存。

(2)遇光易变质的药物，如维生素C、氨茶碱等片剂应装入有色瓶内，针剂如肾上腺素、硝普钠等应放在避光纸盒内保存(黑色纸或布)。

(3)易受热变坏的生物制品和药品，如蛋白制剂、疫苗、益生菌、干扰素等，应置在2~10℃温度下冷藏保存。

(4)易燃易爆药物，如乙醚、无水乙醇、环氧乙烷等，应单独存放，密闭瓶盖置于阴凉处并注意远离火源。

(5)个人专用药物或贵重药物或特殊药物应单独放置，并注明床号、姓名。

(6)各类中药应放在阴凉干燥处，芳香性药物应置于密盖的器皿中保存。

(7)各种药物应按有效期先后顺序保管并有计划地使用。对于接近有效期3个月而又不常用的药品，应及时联系药房予以更换，确保药品质量，以免因药物过期造成浪费或中毒。

二、给药原则

(一)根据医嘱准确给药
给药是一种非独立性的护理操作，在我国必须以医嘱作为依据。因此，给药中护士必须严格遵照医嘱执行，不得擅自更改，如对医嘱有疑问，应向医生了解清楚后方可给药，避免盲目执行医嘱。一般情况下护士只执行书面医嘱，且由医生签名后方可执行。紧急情况下，护士可执行口头医嘱，但要在指定时间内补写医嘱，并由医师签名。护士应了解患者的病情，同时具备一定的药理知识，熟悉临床常用药物的作用机理、毒性作用及不良反应、用法、配伍禁忌、注意事项、中毒表现及处理方法等，才能根据医嘱准确给药。

(二)严格执行查对制度
1.“三查” 操作前、操作中和操作后查。通过“三查”可以避免视觉错误。

2.“七对” 对床号、姓名、药名、浓度、剂量、方法和时间。

3.严格检查药物质量 确保药物不变质，并在有效期内。

(三)安全正确给药
1.合理掌握给药次数和时间 以维持有效血药浓度，发挥最大药效。同时考虑人体的生理节奏(如安眠药要睡前服)及药物的特性(如利福平类药物要早晨5点空腹服药效果最佳)。

2.掌握正确的给药方法与技术 护士应运用正确的给药方法与技术，使药物准确地进入机体内及时产生疗效，避免或减轻不良反应的发生。如将肌内注射的维生素D注入到静脉，则会导致血管栓塞。

3.现备现用　备好的药物应及时分发或使用，避免久置而引起药物污染或药效降低。

4.易发生过敏反应的药物　使用前应了解用药史、过敏史和家族过敏史并做过敏试验，结果阴性方可使用。

5.注意配伍禁忌　两种或两种以上药物配伍使用时，要注意配伍禁忌，避免发生药源性疾病。

（四）指导患者合理用药

合理用药可使药物治疗符合安全性、有效性、经济性、适当性的用药标准。安全性是指在获得最大治疗效果的同时，让患者承担最小的治疗风险；有效性是指药物的效果必须明确；经济性是指消耗最小的成本，获得最大的效果，但并不是用药越便宜、越少越好；适当性是指在用药时必须做到药物选择正确、剂量适当、给药途径适宜、合并用药合理，以充分发挥药物的作用，减少药物的毒性及不良反应，有效地控制疾病的发展。因此，护士应在指导患者用药前，明确患者的病情，向患者说明所用药物的作用、用法及药物可能引起的不良反应，告知患者不可随意加大剂量或过早停药。同时，注意患者有无药物依赖、滥用或不遵医嘱等行为，并根据患者具体的心理、行为反应，采取相应的心理护理措施和行为指导。

（五）密切观察用药反应

护士在用药过程中，应观察药物的治疗作用和不良反应，监测患者的病情变化，评价药物治疗效果，及时发现不良反应。对易引起过敏反应或毒性反应较大的药物更应密切观察，做好记录。如果发现给药错误，应立即报告护士长和医生，同时密切观察患者病情变化，协助医生处理，以减少或消除由于差错造成的不良后果，并向患者及亲属解释。填写意外事件报告，并分析造成差错的原因，吸取教训。

课程思政

视觉是大脑的一个功能，由于视神经传导受到干扰、用眼疲劳和大脑感官分析错误等原因容易导致视觉错误，所以护士在用药治疗过程中，必须坚持"三查七对"规定。如果护士工作不负责任，违反查对、复核制度，致使药物错误造成就诊人员死亡或者严重损害其身体健康，则涉嫌医疗事故罪，可处以刑罚；未造成严重后果者，可依据相关规定给予行政处分；给就诊人造成人身伤害者，应给予赔偿。

三、给药途径

给药途径依据药物的性质、剂型、机体对药物的吸收情况和用药目的不同而定。使用时应选择最适宜的给药途径与方法，以获得最佳的效果。

常用的给药途径有消化道给药（口服、舌下含服、直肠给药）、注射给药（皮内注射、皮下注射、肌内注射、静脉注射和动脉注射）、呼吸道吸入给药和皮肤黏膜用药。除动、静脉注射药物直接进入血液循环外，其他给药途径药物均有一个吸收过程，吸收速度由快至慢的顺序为：吸入给药→舌下含服→直肠黏膜→肌内注射→皮下注射→口服给药→皮肤给药。

四、给药次数和时间间隔

给药次数和时间间隔取决于药物的半衰期，以维持药物在血液中的有效浓度，发挥最大药效而又不至于引起毒性反应为最佳选择，同时兼顾药物的特性和人体的生理节奏。如短效胰岛素半衰期为 8~9 小时，所以每天给药 3 次；而长效胰岛素半衰期为 24 小时以上，所以每天给药 1 次。

临床常用外文缩写表示用药次数和时间间隔。常用外文缩写及中文译意见表 12-1，医院常用给药时间（外文缩写）与安排见表 12-2。

表 12-1 常用给药时间外文缩写及中文译意

外文缩写	中文译意	外文缩写	中文译意
qh	每 1 小时 1 次	st	立即
q 2 小时	每 2 小时 1 次	DC	停止
q 4 小时	每 4 小时 1 次	PO	口服
q 6 小时	每 6 小时一次	ID	皮内注射
qd	每日 1 次	H	皮下注射
bid	每日 2 次	IM 或 im	肌内注射
tid	每日 3 次	IV 或 iv	静脉注射
qid	每日 4 次	ivgtt	静脉滴注
qod	隔日 1 次	OD	右眼
biw	每周 2 次	OS	左眼
qn	每晚 1 次	OU	双眼
qm	每晨 1 次	AD	右耳
am	上午	AS	左耳
pm	下午	AU	双耳
12 n	中午 12 点	aa	各
12 mn	午夜 12 点	gtt	滴
ac	饭前	prn	需要时（长期）
pc	饭后	sos	必要时（限用 1 次，12 小时内有效）
hs	睡前		

表 12-2 医院常用给药频率和时间安排

给药频率缩写	给药时间安排
qm	6：00
qd	8：00
bid	8：00，16：00
tid	8：00，12：00，16：00
qid	8：00，12：00，16：00，20：00
q 2 小时	6：00，8：00，10：00，12：00……
q 4 小时	8：00，12：00，16：00，20：00……
q 6 小时	8：00，14：00，20：00，2：00……
qn	20：00

五、影响药物疗效的因素

药物的治疗效果不仅与药物本身的性质、剂量有关，还与机体、饮食、环境等因素的影响有关。护士应了解和熟悉这些影响因素，有助于采取相应的护理措施，防止和减少不良反应的发生，使药物更好地发挥疗效，达到最佳的治疗效果。

（一）药物因素

药物进入人体产生药效，必须经过吸收、分布、代谢、排泄过程，药物在血浆中达到一定浓度，才能到达作用部位产生作用。药效产生的快慢，与药物吸收有关，而药物的分布、代谢与排泄，可决定药物在体内作用时间的长短。

1. 药物剂量 药物剂量指用药量。药物剂量一般分为最小有效量、治疗量、极量、中毒量和致死量 5 种。临床上大部分患者用治疗量，少数患者用最小有效量。

2. 药物的吸收 药物的吸收是指药物自给药部位进入血循环的过程。药物的分子大小、化学性质和解离度、药物剂型、给药途径和给药部位，都会影响药物的吸收速度和吸收量，进而影响药物的疗效。如水溶性制剂比油剂、混悬液以及固体剂型吸收快；小分子药物及脂溶性高、极性低的药物容易通过细胞膜而被吸收；静脉给药直接进入血循环比肌内注射药物作用快。

3. 药物的分布 药物的分布是指药物随血液循环向组织、脏器转运的过程。药物在体内的分布受血浆蛋白、器官的血流量、吸收部位的血循环、pH、药物对组织脏器的亲和力等因素的影响。

4. 药物的代谢 药物的代谢是指药物进入作用部位与组织细胞相互作用，失去活性，易于排出的过程。大部分药物在肝脏代谢，少部分在肾脏、肠系膜、血浆代谢。肝肾功能不良者影响药物的代谢过程。

5. 药物的排泄 药物的排泄指药物及其代谢产物自体内排出体外的过程，也是药物自体内消除的重要方式。药物主要经肾脏，其次是消化道、呼吸道、胆道、汗腺、乳腺、唾液腺排出。排泄器官功能障碍会影响药物的排泄，造成蓄积性中毒。

（二）给药方法

给药途径、给药时间以及联合用药等，均对药物的作用有着重要的影响。

1.给药途径　不同的给药途径可影响药效的强弱和起效的快慢，如静脉给药时药物直接进入血循环，作用最快。在某些情况下，不同的给药途径还会产生不同的药效，如口服硫酸镁有导泻和利胆作用，肌内注射硫酸镁则有镇静和降血压作用，局部热敷有消炎去肿作用。

2.给药时间　为了提高药物疗效和降低药物的毒性作用及不良反应，不同药物有不同的给药时间。如口服药物若于餐前空腹服用，吸收较容易，药效较迅速；对胃黏膜有刺激性的药物，则必须于餐后服用；某些药物为了维持其在血液中的有效浓度，必须做到定时给药；若肝、肾功能不良者，应适当调整给药的间隔时间。

3.联合用药　联合用药指两种或两种以上药物同时或先后应用，其目的是增强疗效，减少不良反应。若联合用药后使原有的效应增强，称为协同作用；若联合用药后使原有的效应减弱，成为拮抗作用。如异烟肼和乙胺丁醇合用可增强抗结核作用；不合理的联合用药会降低疗效，加大毒性，如庆大霉素与利尿酸钠或呋塞米配伍，可致永久性耳聋。

（三）机体因素

1.生理因素

（1）年龄和体重：《中华人民共和国药典》规定 14 岁以下为儿童用药剂量，14~59 岁为成人剂量，60 岁及以上为老年人剂量。儿童和老年人的用药剂量应以成人剂量为参考酌情减量。因为不同年龄的个体体重、体液和脂肪所占比例不同，肝脏代谢药物和肾排泄药物的能力也不一样，因而会影响药物的疗效。

儿童时期各个器官和组织正处于生长发育时期，年龄越小，器官和组织的发育越不完全。药物使用不当可引起器官和组织发育障碍，甚至发生严重不良反应，造成后遗症。例如儿童血脑屏障和脑组织发育不完善，对中枢神经抑制药和兴奋药比较敏感，故慎用杜冷丁、吗啡、氨茶碱、麻黄碱等。儿童肝肾功能发育不全，药物代谢和排泄功能较低，易出现毒性反应，如氨基甙类的耳毒反应；儿童体液占比较大，对水盐调节能力差，使用利尿药后易出现水、电解质紊乱。

老年人的组织器官及其功能随年龄的增长而出现生理性衰退，表现在药效学和药动学方面的改变，如肝、肾功能的减退使药物代谢和排泄速率相应减慢，对药物的毒性作用及不良反应耐受性降低，同时老年人常伴有老年性疾病而对某些药物的敏感性增高。

（2）性别：女性在用药时应注意"三期"，即月经期、妊娠期和哺乳期药物的影响。在月经期，子宫对泻药（硫酸镁）、抗凝血药（双香豆素、阿司匹林）等药物敏感，容易造成月经过多。在妊娠期有些药物，如镇静安眠类药物氯丙嗪、抗肿瘤类药物甲氨蝶呤和环磷酰胺、激素类药物乙烯雌酚和地塞米松、抗生素类药物四环素和卡拉霉素、抗变态反应类药物敏克静、抗癫痫类药物苯妥英钠、抗凝血类药物双香豆素、抗疟疾药物氯喹和乙胺嘧啶等可通过胎盘进入胎儿体内，对胎儿生长发育和活动造成影响，严重时可导致胎儿畸形和流产。根据美国食品及药物管理局

（Food and Drug Administration，FDA）的标准，按药物的安全性由高到低依次分为 A、B、C、D、X 五类。A 类药，如 B 族维生素、维生素 C 等；B 类药，如氨苄西林、头孢拉定等；C 类药，如异烟肼、氢化可的松等；D 类药，如四环素、链霉素等；X 类药，为妊娠期禁用的药物，如已烯雌酚、安定等。在哺乳期某些药物，如抗生素类药物红霉素、抑制神经系统类药物吗啡、解热镇痛类药物阿司匹林等可经乳腺排泄进入婴儿体内，引起中毒反应。

（3）营养状况：患者的营养状况也能影响药物的作用，如营养不良患者对药物作用较敏感，对药物毒性反应的耐受性也较差。

2. 病理因素　疾病可影响机体对药物的敏感性，也可改变药物在体内的代谢和排泄过程，从而影响药物的效应。

解热镇痛药对正常人的体温没有影响，而对发热者具有明显降温效果；强心苷类药物治疗量不会增加正常心脏的排血量，而对心力衰竭患者的心排血量有明显的增加。

肝功能不良可导致首过消除降低，使药物疗效和不良反应同时增加，甚至蓄积中毒，引起药源性疾病。因此，肝功能不良时，应禁止使用对肝脏有损害的药物。如抗精神病药物氯丙嗪，抗癫痫药物苯妥英纳，解热镇痛药阿司匹林，抗生素类药物四环素、红霉素、氯霉素等，抗结核类药物异烟肼、利福平等，激素类药物甲睾酮等。

肾功能减退时，主要对通过肾脏排泄的药物消除减慢，药物半衰期延长，使药物疗效和不良反应同时增加，甚至蓄积导致中毒反应。因此，应禁止使用对肾脏有损害的药物，如磺胺类药物、四环素类药物、氨基甙类药物、解热镇痛药等。

3. 心理因素　心理因素在一定程度上可影响药物的效应，其中以患者的精神状态、对药物的信赖度和医护人员的语言和暗示作用最为重要。

（1）精神状态：患者的精神状态可影响药物效应。乐观、愉快的情绪能促进患者消化道的分泌和胃肠道的蠕动和吸收，因此能更好地发挥药物的疗效；而悲观、忧郁、悲哀、恐惧、焦虑、愤怒等不良情绪可导致患者产生应激反应，影响药物疗效，甚至还会诱发或加重疾病。

（2）对药物的信赖度：患者对药物的信赖程度可影响药物的疗效。患者如果认为某种药物对自己疾病不起作用，那么药物疗效就会减少 30%；反之，患者认为某种药物对自己疾病非常有效，则可提高药物的疗效。

（3）医护人员的语言：在患者接受药物治疗时，医护人员的语言可影响患者的情绪和对药物的信赖度。如临床中经常使用"安慰剂"来治疗神经症患者，就是利用医务人员的语言和患者对药物的信赖度而起到镇静和镇痛的作用。因此，护士应充分调动患者的主观能动性和抗病因素，以便更好地发挥药物的疗效。

4. 长期用药引起的机体反应性变化　长期反复用药会导致机体产生耐受性、耐药性和依赖性，长期用药在突然停药后会发生停药综合征。如长期大剂量用糖皮质激素控制症状后，减量过快或突然停药，会出现反跳现象，原有的症状会迅速出现，甚至更加严重。

5. 个体差异　在年龄、体重、性别等基本因素相同的情况下，个体对同一药物的反应仍有差异。如特异体质的患者对某类药物敏感度高，虽服用量极少，但仍能引起中毒，必须避免使用；反之，患者对某类药物不敏感，虽服用治疗量仍然无效。

(四)饮食因素

1. 促进药物吸收而增加疗效　某些药可因饮食而增加药物的疗效，如酸性食物可增加铁剂的溶解度，促进铁的吸收；粗纤维食物可促进肠蠕动，增进驱虫剂的疗效；高脂饮食可促进脂溶性维生素 A、D、E 的吸收，所以脂溶性维生素 A、D、E 宜餐后服用，以增加疗效。

2. 干扰药物吸收而降低疗效　某些药可因饮食原因降低药物的疗效，如补钙时不宜同食菠菜，因菠菜中含有大量草酸，草酸与钙结合形成草酸钙从而影响钙的吸收；服用铁剂时不宜与茶水、高脂饮食同时服用，因为茶叶中的鞣酸与铁会形成铁盐，妨碍铁的吸收，脂肪抑制胃酸分泌，也会影响铁的吸收从而降低疗效。

3. 可使药物失活或增加药物毒性作用及不良反应　某些饮食可使药物失去活性，增加药物的毒性作用及不良反应，如服用维生素 C 时忌食猪肝，因猪肝含有丰富的铜、铁离子，使维生素 C 易于氧化而失去活性；用强心苷时应注意补钾和禁高钙食物，因低钾、高钙可增加强心苷的毒性及不良反应。

4. 改变尿液 pH 从而影响疗效　鱼、肉、蛋等荤菜在体内代谢产生酸性物质，牛奶、豆制品、蔬菜等素食在体内代谢产生碱性物质，它们排出时影响尿液 pH，从而影响药物疗效。如氨苄青霉素在酸性尿液中杀菌力强，用它治疗泌尿系统感染时则宜多食荤菜，使尿液偏酸，增强抗菌作用；而应用氨基糖苷类、头孢菌素、磺胺类药物时，则宜多食素食，以碱化尿液，增强抗菌疗效。

第二节　口服给药

预习案例

患儿亮亮，男，2 岁。因着凉后咳嗽、咳痰 2 天入院。查体：T 38.6℃，P 92 次/分，R 40 次/分，Bp 92/65 mmHg，患儿精神较差，咽部充血，呼吸急促，听诊肺部有中等量细湿啰音，心率快，律齐，无腹胀。X 线示双肺纹理增粗，有斑片状阴影。初步诊断为支气管肺炎。医嘱：青霉素 40 万 U im bid，维生素 C 25 mg po tid，止咳糖浆 5 mL po tid.

思考

1. 护士为该患儿实施口服给药时，如何落实三查七对制度？

2. 该患儿服药时应注意哪些问题？

3. 分析影响该患儿药物作用的因素有哪些？

基础护理学

口服给药法(administering oral medication)是指药物口服后经胃肠道黏膜吸收进入血液循环,从而发挥局部或全身的治疗作用,以达到防治和诊断疾病目的的一种给药方法。它是一种最常用、最方便而且较安全的给药法,但口服给药吸收慢,药物产生疗效的时间较长,而且受是否空腹、胃肠蠕动功能、药物颗粒大小、剂型等多种因素影响,故不宜用于急救、意识不清、呕吐频繁、禁食等患者。

【目的】

协助患者遵医嘱安全、正确地服药,以达到减轻症状,协助诊断,预防和治疗疾病,维持正常生理功能的目的。

【操作程序】

1. 评估

(1)患者年龄、性别、体重、病情、用药史和过敏史,治疗情况,肝肾功能情况。

(2)患者意识状态、合作程度、对治疗的态度、有无药物依赖、对所用药物的认知程度等。

(3)患者有无吞咽困难、呕吐症状,有无口腔、食道疾患以及有无禁食等。

2. 准备

(1)护士准备:应着装整洁,修剪指甲,洗手,戴口罩。

(2)患者准备:通过解释使患者了解服药的目的、方法、注意事项、配合的要点以及所用药物的性状、作用及不良反应,能配合口服用药。

(3)用物准备

1)发药车上层:药盘、药杯、量杯、药匙、滴管、包药纸、研钵、纱布、治疗巾、服药本、小药卡、饮水管、小水壶(内盛温开水)。

2)发药车下层:生活垃圾桶、医用垃圾桶、消毒浸泡桶。

(4)环境准备:病室整洁、安静、舒适、光线充足。

3. 实施 口服给药法操作流程详见表 12-3。

表 12-3 口服给药法操作流程

操作流程	操作步骤	要点说明
备药		
1.备物核对	核对医嘱、服药本和小药卡,按床号顺序将小药卡插入药盘内,放好药杯,备好用物	*严格执行三查七对制度

续表12-3

操作流程	操作步骤	要点说明
2. 规范配药	(1)核对服药本、小药卡,无误后配药 (2)根据药物剂型的不同,采用不同取药方法 (3)配固体药: 药片、胶囊等固体药用药匙取出所需药量,放入药杯。同一患者同一时间内服用的多种药片放入同一药杯内 (4)配液体药: (1)摇匀药液,打开瓶盖 (2)取量杯,一手拇指置于所需刻度,使其与护士视线平齐,另一手持药瓶,瓶签向上,倒药液至所需刻度处(图12-1) (3)将药液倒入药杯,用湿纱布擦净瓶口,盖好 (4)倒取不同药液需清洗量杯 (5)油剂或不足1 mL的药液,先在药杯内加入少量温开水,用滴管吸取所需药液量,滴管尖端与药液水平面成45°,将药液滴入药杯内,使药量准确 (6)不宜稀释的药物,可用滴管直接滴入患者口中	*配好一位患者的药后,再配另一位患者的药物 *先备固体药,再备水剂和油剂 *粉剂、含服及特殊要求的药物需用纸包好放在药杯内 *避免药液内溶质沉淀而影响给药浓度 *瓶签向上,以免药液玷污瓶签 *同时服用几种药液时应倒入不同药杯内 *防止药液发生化学反应 *防止药液黏附杯内,影响剂量 *1 mL按15滴计算
3. 再次核对	配药完毕,将药物和服药卡重新核对,盖上治疗巾备用	*确保药物正确无误
4. 整理用物	将用物和药物归回原位	
发药		*按规定时间发药
1. 请人核对	发药前需经另一人核对药物	*确保用药安全
2. 发药准备	洗手后,将备有服药本、发药盘、备好的温开水等的药车推至患者床旁	
3. 再次核对	再次核对患者床号、姓名、药名、浓度、剂量、用法、时间	*为确保发药无误,核对后询问患者名字,得到准确应答后才发药
4. 按序发药	(1)按病床号顺序将药发送给患者 (2)解释用药的目的和注意事项	*同一患者该次服用所有药物应一次取出,以免发生错漏 *增、减药物应告知患者
5. 协助服药	(1)协助患者取舒适卧位及服药,危重患者应喂服 (2)视患者服药后方能离开	*鼻饲患者需将药物研碎,加水溶解后,用注射器从胃管注入 *特别是催眠药、麻醉药、抗肿瘤药,须视患者服药后离开

续表12-3

操作流程	操作步骤	要点说明
6.整理记录	(1)服药后，收回药杯再次核对，协助患者取舒适卧位休息 (2)药杯浸泡消毒后清洁，再消毒备用，一次性药杯集中消毒处理后销毁，清洁药盘和药车 (3)洗手，记录	*防止交叉感染

4.评价

(1)患者了解安全用药的知识，服药后达到预期疗效。

(2)护士安全正确给药，无差错及不良反应发生。

(3)护患信息沟通有效，患者能主动配合，对护士发药满意。

【注意事项】

1.发药前收集患者资料　凡因特殊检查或手术需禁食者暂不发药，并做好交班；发药时如患者不在，应将药物带回保管，并进行交班；如患者出现呕吐，应查明原因再进行相应处理，并暂停口服给药；小儿、鼻饲、上消化道出血者或口服固体药困难者，应将药物研碎用水溶解后再服用。

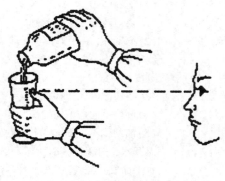

图 12-1　倒药液法

2.发药时要倾听患者的意见　发药时如患者提出疑问，应虚心听取，重新核对，确认无误后发药。

3.用药后观察药效和反应　用药后随时观察患者的治疗效果和不良反应，若发现异常反应及时与医生联系，酌情处理。

4.严格执行查对制度　备药、发药时严格执行查对制度，防止差错事故发生，确保患者用药安全。

【健康教育】

1.需吞服的药物用 40~60℃的温开水送服，禁用茶水或牛奶服药。

2.缓释片、肠溶片、胶囊吞服时不可嚼碎。

3.舌下含片应放在舌下或两颊黏膜与牙齿之间待其溶化。

4.健胃及刺激食欲的药物宜饭前服用，因其刺激味觉感受器，使胃液大量分泌，可以增进食欲。助消化药及对胃黏膜有刺激性的药物宜饭后服用，以便使药物和食物均匀混合，有助于消化或减少对胃黏膜的刺激。

5.对牙齿有腐蚀作用或使牙齿染色的药物，如酸剂、铁剂，服用时可采用吸管，避免药物与牙齿接触，服药后立即漱口。

6.止咳糖浆对呼吸道黏膜有安抚作用，服后不宜立即饮水，以免冲淡药液，降低疗效。同时服用多种药物时，止咳糖浆应最后服用。

7.磺胺类药和退热药服用后宜多饮水,前者由肾脏排出,尿少时易析出结晶,阻塞肾小管;后者起发汗降温作用,多饮水有利于增加疗效。

8.强心苷类药物服用前应先测脉率(心率)及脉律(心律),如脉率低于60次/分或心律异常,应停止服用并报告医生。

第三节　雾化吸入法

预习案例

患者,男,5岁,因咳嗽3天入院,入院时查体:T 37℃,P 120次/分,R 23次/分,Bp 102/69 mmHg,入院后按医嘱给予布地奈德混悬液(普米克令舒)0.5 mg+异布丙托溴铵(爱全乐)125 mg 雾化吸入 bid。

思考

对该患者如何进行健康指导?

雾化吸入法(inhalation)是借助特殊的雾化装置将药液分散成细微的气雾喷出,经口或鼻吸入呼吸道内,从而达到湿化呼吸道、改善通气功能、控制呼吸道感染等目的。吸入的药物不仅可以直接作用于呼吸道局部,还可以通过肺组织吸收而产生全身疗效。常用的雾化吸入法有超声雾化吸入法、氧气雾化吸入法、手压式雾化吸入法。常用的雾化吸入药有α-糜蛋白酶等稀释痰液药物、庆大霉素等抗生素类药物、氨茶碱等解除支气管痉挛药物以及糖皮质激素,如布地奈德等。

一、超声波雾化吸入法

超声波雾化吸入法(ultrasonic inhalation)是利用超声雾化吸入器的高频电子震荡将药液变成细微的气雾,由呼吸道吸入体内,达到改善呼吸道通气功能和防治呼吸道疾病的目的。

【目的】

1.湿化气道:常用于痰液黏稠、呼吸道湿化不足等。

2.控制呼吸道感染:消除炎症,减轻呼吸道黏膜水肿,常用于咽喉炎、支气管扩张等。

3.改善通气功能:解除支气管痉挛,保持呼吸道通畅,常用于支气管哮喘。

4.祛痰止咳:减轻呼吸道黏膜水肿,稀释痰液,帮助祛痰。

【操作程序】

1.评估

(1)患者的病情、治疗和用药情况。

(2)患者的意识状态、自理能力和合作程度。

（3）患者的呼吸道情况，呼吸道是否感染、通畅，有无支气管痉挛、黏膜水肿、痰液等。

（4）患者面部及口腔黏膜状况，如有无感染、溃疡等。

2. 准备

（1）患者准备：了解操作目的、方法、注意事项及配合要点，能配合采取合适体位。

（2）护士准备：着装整洁，修剪指甲，洗手，戴口罩。

（3）用物准备：治疗车上放超声波雾化吸入器 1 套（图 12-2），治疗盘内放置药液、冷蒸馏水、水温计、50 mL 注射器、弯盘、纸巾等。

（4）环境准备：环境整洁、安静，室内温湿度适宜。

3. 实施　超声波雾化吸入法操作流程详见表 12-4。

表 12-4　超声波雾化吸入法操作流程

操作流程	操作步骤	要点说明
1. 检查设备	检查超声波雾化吸入器	*确保设备功能正常
2. 连接装置	将雾化器主机与各附件连接，选择口含管	*检查雾化器各部件完好，无松动脱落现象
3. 水槽加水	水槽内加入冷蒸馏水 250 mL，水量应浸没雾化罐底部的透声膜	*水槽内不可加温水或热水，水槽无水时不可开机，以免损坏机器
4. 罐内加药	将药液稀释至 30～50 mL 加入雾化罐内，将雾化罐放入水槽，盖紧水槽盖	*检查无漏液现象
5. 核对解释	携用物至床旁，核对患者信息，解释目的，协助患者取舒适卧位、漱口	*严格执行查对制度，防止差错
6. 开机调节	接通电源，打开电源开关，预热 3～5 分钟，再打开雾化开关，调节雾量、设定治疗时间	*根据需要调节雾量： 大挡雾量 3 mL/min 中挡雾量 2 mL/min 小挡雾量 1 mL/min *一般雾化时间为 15～20 分钟
7. 雾化吸入	当气雾喷出时，将口含管（面罩）放入患者口中，紧闭口唇深呼吸，进行雾化吸入	*嘱患者做深而慢的呼吸，使气雾进入呼吸道深部
8. 巡视观察	观察患者治疗及装置状况	*发现水槽内水温超过 50℃ 或水量不足应关机，更换或加入冷蒸馏水

续表12-4

操作流程	操作步骤	要点说明
9.结束雾化	治疗毕，取下口含管，关雾化开关，再关电源开关	*连续使用需间隔30分钟
10.整理记录	(1)协助患者清洁口腔，擦干患者面部，安置舒适卧位 (2)放掉水槽内的水并擦干，雾化罐、螺纹管、口含管浸泡于消毒液内 (3)洗手，记录	*防止交叉感染 *浸泡1小时，洗净，晾干，备用 *记录执行时间和患者反应

4. 评价

(1)患者呼吸道炎症消除或减轻；痰液能顺利咳出；呼吸困难缓解或消除。

(2)护士操作正确，机器性能良好。

(3)护患沟通有效，患者需要得到满足。

【注意事项】

1. 治疗前应检查机器各部件，确保性能良好，机器各部件型号一致，连接正确。使用雾化器后及时消毒雾化管道，防止交叉感染。

2. 在使用过程中，水槽内要始终维持有足够量的蒸馏水，水温不宜超过50℃，否则应关机更换冷蒸馏水。需连续使用时，中间需间隔30分钟。水槽内无水时不可开机，以免损坏机器。

3. 水槽底部的晶体换能器和雾化罐底部的透声膜易损坏，在操作及清洗过中应注意保护。

4. 治疗过程中如发现雾化罐内的药液过少需添加药液时，可直接从小孔中加入，不必关机。

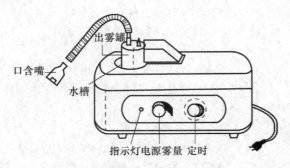

图 12-2　超声波雾化吸入器

二、氧气雾化吸入法

氧气雾化吸入法(oxygen nebulization)是利用一定压力的氧气产生的高速气流,使药液形成雾状,随吸气进入患者呼吸道,以控制呼吸道感染和改善通气功能。临床上常用于咽喉炎、支气管炎、支气管扩张、支气管哮喘、肺炎、肺脓肿、肺结核等患者。

氧气雾化吸入器也称射流式雾化器,是借助高速氧气气流通过毛细管并在管中产生负压,将药液由邻近的小管吸出,所吸出的药液又被毛细管口的高速气流撞击成细微的雾滴喷出,随患者吸气而进入呼吸道。

【目的】

1. 解除支气管痉挛,使呼吸道通畅,改善通气功能。

2. 消除呼吸道炎症反应,稀释痰液,减轻黏膜水肿。

【操作程序】

1. 评估　同超声波雾化吸入法。

2. 准备

(1)患者准备:明确操作目的,了解操作过程,能配合采取坐位、半坐卧位或侧卧位。

(2)护士准备:着装整洁,洗手,戴口罩。

(3)用物准备:氧气雾化吸入器1个(图12-3)、供氧装置(湿化瓶内勿盛水),根据医嘱备药液、弯盘、10 mL注射器、纸巾等。

(4)环境准备:病室整洁、安静、舒适、室内温度适宜,氧气放置安全,远离火源。

3. 实施　氧化雾化吸入法操作流程详见表12-5。

表 12-5　氧气雾化吸入法操作流程

操作流程	操作步骤	要点说明
1. 准备用物	根据医嘱将药液稀释至5 mL注入雾化器内	*使用前要检查雾化吸入器、氧气装置是否完好
2. 核对解释	携用物至床旁,核对解释,嘱患者取坐位或半坐位,漱口	*严格执行查对制度 *教会患者正确使用氧气雾化吸入器
3. 连接氧气	将雾化器的进气口与氧气装置的输出口连接,调节氧流量6~8 L/min	*各部件连接紧密,无漏气
4. 雾化吸入	嘱患者手持雾化器,将吸嘴放入口中,紧闭嘴唇深吸气,用鼻呼气,如此反复至药液吸完	*雾化过程中,如患者感觉疲劳,可关闭氧气,休息片刻后再继续吸入
5. 巡视观察	观察患者治疗及装置情况	*操作中严禁烟火和易燃品

续表12-5

操作流程	操作步骤	要点说明
6.结束雾化	治疗毕,取下雾化器,再关氧气开关	
7.整理记录	(1)协助患者清洁口腔,擦干患者面部,安置舒适卧位 (2)整理床单位,清理用物,温水冲洗雾化器,并浸泡消毒 (3)洗手,记录	*防止交叉感染 *记录执行时间和患者反应

4.评价

(1)患者能正确配合,达到预期疗效,无不良反应。

(2)护士操作正确,用氧安全。

(3)护患沟通有效,患者需要得到满足。

【注意事项】

1.正确使用供氧装置,操作时严禁接触烟火和易燃品,注意用氧安全。雾化时氧流量不可过大,以免损坏雾化器。

2.氧气湿化瓶内勿盛水,以免湿化瓶内液体进入雾化器,而使药液稀释,影响疗效。

3.雾化过程中如患者感到疲劳,可关闭氧气,停止雾化,适时再行吸入。

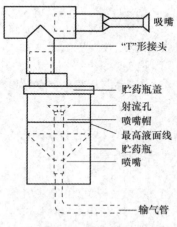

图 12-3　氧气雾化吸入器

三、压缩雾化吸入法

压缩雾化吸入法(compression atomizing inhalation)是利用压缩空气,将药液变成细微的气雾,随着患者呼吸,药液进入呼吸道的一种治疗方法。

压缩雾化吸入器主要利用空气压缩机通电后，将空气压缩，压缩后的空气作用于雾化器内的药液，破坏药液表面的张力而形成细微的气雾，通过口含嘴，随着患者的呼吸进入呼吸道。

【目的】

1.湿化呼吸道　常用于呼吸道湿化不足所致的呼吸道痰液黏稠。

2.治疗呼吸道感染　消除炎症，减轻呼吸道黏膜水肿。常用于咽喉炎、支气管扩张。

3.改善通气功能　解除支气管痉挛，保持呼吸道通畅。常用于支气管哮喘等患者。

【操作程序】

1.评估　同超声波雾化吸法。

2.准备

（1）患者准备：明确操作目的，了解操作过程，能配合采取坐位、半坐卧位或侧卧位。

（2）护士准备：着装整洁，洗手，戴口罩。

（3）用物准备：压缩雾化吸入器1套，治疗盘内放置药液、10 mL注射器、弯盘、纸巾等。

（4）环境准备：病室整洁、安静、舒适、安全，室内温湿度适宜。

3.实施　压缩雾化吸入法操作流程详见表12-6。

表12-6　压缩雾化吸入法操作流程

操作流程	操作步骤	要点说明
1.连接装置	（1）连接压缩机空气导管 （2）取下喷雾器的上半部分和进气活瓣，注入药液（2~8 mL）后，再安装好 （3）喷雾器与压缩机上空气导管相连接	* 使用前认真检查机器性能，正确连接
2.核对解释	携用物至床旁，核对解释，协助患者取舒适卧位	* 严格执行查对制度，防止差错 * 教会患者使用压缩雾化器
3.雾化吸入	打开压缩机开关，指导患者手持雾化器，紧闭双唇含住口含管，进行呼吸	* 嘱患者进行深而慢的呼吸 * 喷雾器冒出的雾气变得不规则时，立即停止治疗
4.巡视观察	观察患者治疗及装置情况	
5.结束雾化	当听到指示信号响，表明药液雾化完毕，取下口含管，关闭电源开关，拔下空气导管	

续表12-6

操作流程	操作步骤	要点说明
6.整理记录	(1)协助清洁口腔,擦干患者面部,协助其取舒适体位 (2)拆开压缩雾化器的所有部件,口含管放入消毒液内浸泡 (3)洗手,记录	* 协助患者翻身叩背,促进痰液排出 * 防止交叉感染 * 浸泡1小时后,再洗净,晒干,备用 * 记录执行时间和患者反应

4.评价 同超声波雾化吸入法。

【注意事项】

1.压缩雾化吸入器在使用时要放在平坦、光滑且稳定的平面上,切勿放置在地毯或粗糙的表面上,以免堵塞通风口;操作时压缩机表面不能有覆盖物。

2.压缩雾化吸入器在使用时一定要连接牢固,导管一端连接压缩机,一端连接雾化器。

3.每次治疗结束后,雾化器所有的配件要进行清洁,彻底清除残留的药液和污垢。雾化器必须进行消毒灭菌后,才能继续使用。

4.在吸入过程中因温度变化,导管内会因冷凝作用而出现水汽,因此治疗结束后应把导管从雾化器上拔下,打开压缩机开关,让压缩气流通过导管,直至吹干导管内壁。

5.吸气时按住间断控制按钮,慢慢吸入药雾;呼气时,松开间断控制按钮,直接通过口含嘴将空气呼出。间断控制按钮的作用是控制药雾的输出,减少药雾浪费。

四、手压式雾化吸入法

手压式雾化吸入法是将药液预置于雾化器内的送雾器中,将雾化器倒置,利用其内腔形成的高压,用拇指按压雾化器顶部,药液便可从喷嘴射出,形成细微的气雾,作用于口腔及咽部、气管、支气管黏膜,进而被局部吸收的治疗方法。

【目的】

主要适用支气管哮喘和喘息性支气管炎的对症治疗。常用药物有肾上腺素类药、氨茶碱或沙丁胺醇等。

【操作程序】

1.评估 同超声波雾化吸入法。

2.准备

(1)患者准备:明确操作目的,了解操作过程。

(2)护士准备:着装整洁,洗手,戴口罩。

(3)用物准备:手压式雾化器1个(图12-4)、弯盘,根据医嘱备药。

(4)环境准备:整洁、安静、舒适、安全,室内温湿度适宜。

3. 实施　手压式雾化吸入法操作流程详见表12-7。

表 12-7　手压式雾化吸入法操作流程

操作流程	操作步骤	要点说明
1. 准备用物	按医嘱准备手压式雾化，吸入器药物	* 使用前要检查雾化吸入器是否完好
2. 核对解释	携用物至床旁，确认患者，解释，协助患者取舒适体位	* 严格执行查对制度 * 教会患者使用手压式雾化吸入器
3. 雾化吸入	(1) 将雾化器倒置，接口端放入双唇间，平静呼气 (2) 吸气开始时按压气雾瓶顶部，使之喷药，深吸气、屏气、呼气，反复1~2次	* 紧闭嘴唇 * 尽可能延长屏气时间(最好能维持10秒左右)，然后呼气
4. 结束雾化	治疗毕，取下雾化器	
5. 记录	(1) 协助清洁口腔，擦干患者面部，安置舒适卧位 (2) 洗手，记录	* 雾化器使用后放在阴凉处，(30℃以下)保存，其塑料外壳应定期清洁 * 记录执行时间和患者反应

4. 评价　同超声波雾化吸入法。

【注意事项】

1. 使用雾化器前应检查雾化器各部件是否完好，有无松动、脱落等异常情况。

2. 深吸气时药液经口腔吸入，尽量延长屏气时间，然后再呼气，提高治疗效果。

3. 每次进行1~2喷，两次之间的间隔时间不少于3~4小时。

4. 雾化器使用后应放置在阴凉处保存，塑料外壳要定期清洁。

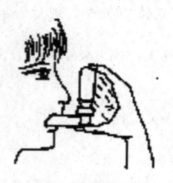

图 12-4　手压式雾化器

第四节　注射给药法

预习案例

　　患者,男性,20 岁。3 天前因淋雨受凉后,出现畏寒、发热症状,自测体温达 39~40℃,并有右侧胸痛,放射到上腹部痛,咳嗽或深呼吸时加剧,同时伴咳嗽,咯铁锈色痰,为明确诊断急诊入院。查体:T 39.5℃,P 110 次/min,R 24 次/min,Bp 110/75 mmHg。患者神志清楚,急性病容,呼吸略促,口唇轻度发绀。右侧胸部叩诊浊音,语颤增强和支气管呼吸音,心音纯,心律规整,心率 110 次/min,腹部无异常。医嘱予青霉素 80 万 U 肌内注射 Bid。

思考

1. 青霉素肌内注射前需要做什么?
2. 怎样减轻肌内注射患者的疼痛?
3. 注射给药时应遵循哪些注射原则?

课程思政

　　由于有些口服药很难吞咽,注射给药是种伤害,而且是药就有三分毒,所以患者在接受药物治疗时会产生恐惧心理。因此,护理人员在给药治疗过程中,必须理解患者,并设法减轻患者的恐惧情绪,为此需要做到:(1)严格执行查对制度。(2)关心和安慰患者。(3)给药前告知患者给药的目的、药物的作用和不良反应、注意事项等。(4)熟练掌握各种给药技术。(5)给药过程中注意观察患者的病情,询问患者的不良反应。

　　注射法(injection)是将一定量的无菌药液或生物制剂用无菌注射器注入人体,使其达到预防、诊断、治疗目的的技术。

　　常用的注射法包括皮内注射、皮下注射、肌内注射及静脉注射。注射给药吸收快、血药浓度迅速升高,吸收量也较准确,因而适应于需要药物迅速发挥作用或因各种原因不能经口服给药、某些药物容易受消化液影响而失效,或不能经胃肠黏膜吸收等情况。注射既可能会造成组织一定程度的损伤,引起疼痛,产生感染等并发症,又由于药物吸收快,某些药物的不良反应的发生迅速而且严重,因此注射给药要慎重。

一、注射原则

(一)严格执行查对制度

1.严格执行"三查七对"　注射用药"三查七对"是确保药物准确无误给予患者的医嘱执行制度。

2.认真检查药物质量　发现药物有变质、变色、混浊、沉淀、过期,或安瓿有裂痕,或密封瓶盖松动等现象,均不可使用。

3.注意药物配伍禁忌　需要同时注射几种药物时,应确认无禁忌方可备药。

(二)严格遵守无菌操作原则

1.环境　清洁、干净,无尘埃飞扬,符合无菌技术操作要求。

2.护士　注射前护士必须保持着装整洁,洗手、戴口罩,必要时戴手套。

3.注射器　注射器空筒的内壁、活塞、乳头和针头的针梗、针尖必须保持无菌。

4.注射部位　皮肤按要求进行消毒,并保持无菌。

5.皮肤常规消毒方法　采用无菌棉签蘸取安尔碘原液或 0.5%聚维酮碘(碘伏),以注射点为中心,由内向外螺旋式旋转涂擦 2 遍,直径在 5 cm 以上,待干后即可注射。或用 2%碘酊同法涂擦一遍,待干(约 20 秒)后,用 70%~75%乙醇以同法脱碘,待乙醇挥发后方可注射。

(三)严格执行消毒隔离制度

1.消毒双手　注射前后护士必须消毒双手。

2.一人一套物品　注射时,做到一人一副注射器、一人一根止血带、一人一个垫枕,避免交叉感染。

3.按规定处理用物　所有接触患者的物品必须按消毒隔离制度和一次性用物处理原则进行处理,不可随意丢弃。

(四)选择合适的注射器及针头

根据药液量、黏稠度和刺激性的强弱以及给药途径选择注射器和针头。注射器应完整无损、不漏气;针头型号合适,应锐利、无钩、无弯曲;注射器和针头衔接必须紧密;一次性注射器的包装必须密封,在有效期内。

(五)选择合适的注射部位

注射部位应避开神经和血管(动、静脉注射除外)处,不能在局部皮肤有炎症、瘢痕、硬结及患皮肤病处进针。对需长期注射的患者,应经常更换注射部位。

(六)掌握合适的进针角度和深度

各种注射法分别有不同的进针角度和深度要求,进针时不可把针梗全部刺入注射部位,以防针头折断时无法拔出,增加处理的难度。见图 12-5。

(七)注射药物现用现配

注射药液应在规定时间内临时抽取,即时注射,以防药物放置过久而导致药物效价降低或药液污染。

(八)排尽空气

注射前,应排尽注射器内空气,以免空气进入血管内形成空气栓塞。排气时,防止

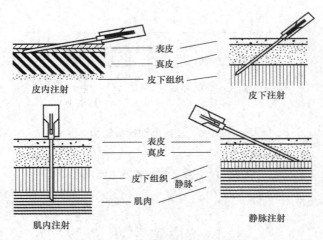

皮内注射　　皮下注射

肌内注射　　静脉注射

图 12-5　各种注射进针角度

药液浪费和针头污染。

（九）检查回血

在注射药液前，应抽动注射器活塞检查有无回血。动、静脉注射必须见回血后方可注入药液；而皮下注射和肌内注射如见回血，则必须拔针、更换注射部位，重新消毒注射。

（十）掌握无痛注射技术

做好解释工作，消除患者的思想顾虑，通过交谈、听音乐、深呼吸等方法分散患者的注意力。指导并协助患者采取合适的体位，使肌肉放松，便于进针。对成年患者注射，做到"两快一慢"，即进针快、拔针快、推药慢，推药速度要均匀；对小孩做到"三快"，即进针快、拔针快、推药快。注射刺激性较强的药物时，应选择较长的针头，做到深部注射，以减轻疼痛。同时注射几种药物时，应注意药物的配伍禁忌；刺激性弱的药物应最先注射，而刺激性较强的药物应最后注射。

二、注射用物

（一）注射盘

注射盘内应常规放置下列物品：

1. 皮肤消毒液　常用消毒液有安尔碘、0.5%聚维酮碘、2%碘酊和75%乙醇。

2. 无菌持物钳或镊子　放于灭菌后的持物筒中。

3. 其他物品　无菌纱布、砂轮、无菌棉签、启瓶器、弯盘，静脉注射时加止血带、海绵小垫。

（二）注射器及针头（图 12-6）

1. 注射器　注射器分为玻璃和塑料两种制品，其中塑料注射器为一次性使用。注射器由空筒和活塞两部分组成，活塞由活塞体、活塞轴和活塞柄三部分构成，空筒前端为乳头，空筒表面标有容量刻度。注射器空筒的内壁、活塞、乳头必须保持无菌。注射器的规格及主要用途见表 12-8。

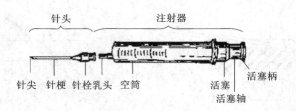

图 12-6　注射器和针头结构

表 12-8　注射器的规格及主要用途

规格	用途
1 mL	皮内试验、注射小剂量药液
2 mL、5 mL	皮下注射、肌内注射、静脉采血
10 mL、20 mL、30 mL、50 mL、100 mL	静脉注射、各种穿刺

2. 针头　针头由针尖、针梗、针栓三部分构成。除针栓外壁外，针头的其他部分，如针梗、针尖必须保持无菌。针头规格及主要用途见表 12-9。

表 12-9　各种针头型号及主要用途

针头型号	主要用途
4 号~4 1/2 号	皮内注射
5 号	皮内注射、皮下注射
6 号、7 号	肌内注射、静脉注射
8 号、9 号	静脉注射
12 号、16 号	输血、采血及各种穿刺

（三）注射药物

按医嘱准备所需药物。

（四）注射本或注射卡（单）

根据医嘱准备注射本或注射卡，便于"三查七对"，避免发生给药错误。

（五）治疗车备物

治疗车上层备手消毒剂、弯盘，治疗车下层备生活垃圾桶、医疗垃圾桶、锐器回收盒。

三、药液抽吸法

药液抽吸应按照无菌操作原则和查对制度进行。药液抽吸包括自安瓿内抽吸药液和自密封瓶内抽吸药液 2 种方法。

【目的】

遵医嘱准确进行药液抽吸,为各种注射做准备。

【操作程序】

1. 评估 严格评估患者给药目的、药物性能及给药方法。

2. 准备

(1)护士准备:着装整洁,洗手,戴口罩。

(2)用物准备:注射盘、注射卡、根据注射方法选择合适的注射器和针头,按医嘱备药。

(3)环境准备:室内清洁,光线充足,符合无菌操作的基本要求。

3. 实施 药液抽吸法操作流程详见表 12-10 所示。

表 12-10 药液抽吸法操作流程

操作流程	操作步骤	要点说明
1. 核查药物	与注射卡核对药物的名称,检查药物的质量和有效期	
2. 抽吸药液	▲自小安瓿内吸药(图 12-7) (1)轻弹安瓿顶端,将药液弹至体部,用 0.5%聚维酮碘消毒安瓿颈及其上端,用消毒砂轮在安瓿颈部锯痕,再用 75%乙醇消毒安瓿颈及拭去玻璃细屑,断断安瓿 (2)检查并取出注射器和针头,调整针头斜面向下,抽动活塞 (3)用示指和中指夹紧小安瓿,将针头放入安瓶内的液面下抽吸药液 ▲自大安瓿内吸药(图 12-8) (1)同小安瓿内吸药法操作步骤(1)、(2) (2)用拇指和示指夹紧大安瓿,将针头放入安瓶内的液面下抽吸药液 ▲自密封瓶内吸药(图 12-9) (1)用启瓶器去除密封盖中心部分,消毒液消毒瓶塞及周围,待干 (2)检查注射器后向瓶内注入与所需药液等量空气 (3)倒转药瓶使针头斜面在液面下,吸取所需药液量,以示指固定针栓,拔出针头	*严格执行查对制度及无菌操作原则 *安瓿颈部如有蓝点标记,无需用砂轮划痕,消毒后直接折断安瓿 *注射器和针头衔接要紧密 *吸药时手不能握住活塞,只能持活塞轴和活塞柄,不可触及活塞体部,防止污染药液 *使密封瓶内压力增加,利于吸药 *吸取结晶和粉剂药物,先用生理盐水或专用溶媒,充分溶解药物后再吸取 *混悬液摇匀后立即吸取 *油剂可稍加温或两手对搓(药物易被热破坏者除外)后,用粗针头吸取

续表12-10

操作流程	操作步骤	要点说明
3. 排尽空气	（1）将针头垂直向上，先回抽活塞使针头内的药液流入注射器内 （2）轻拍注射器管壁，使药液中的气体冒出 （3）轻推活塞使药液到乳头时再旋转活塞至针尖斜面挂一水珠为止	＊排气时示指固定针栓，不可触及针梗或针尖 ＊震动注射器，使在注射器底部的气体向上漂移至乳头根部，便于排出 ＊避免药物被排出，减少浪费
4. 保持无菌	将安瓿或密封瓶套在针梗上，再次核对后放于无菌巾或无菌棉垫内备用	＊保持无菌状态避免污染
5. 处理药物	处理用物，洗手	

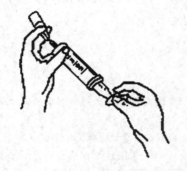

图 12-7　小安瓿内吸药

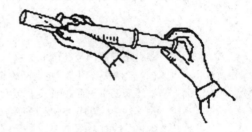

图 12-8　大安瓿内吸药

4. 评价

（1）严格按照操作程序抽吸药液，操作规范，手法正确，药量准确。

（2）抽吸药液过程中无污染和差错发生。

（3）严格执行查对制度，遵守无菌操作原则。

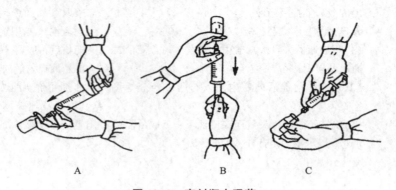

A　　　　　　　　B　　　　　　　　C

图 12-9　密封瓶内吸药

【注意事项】

1.严格执行查对制度,遵守无菌操作原则。

2.使用一次性注射器与针头时,应认真检查包装及有效期,凡包装漏气或超过有效期,均不可使用。

3.折断安瓿时,应避免用力过大而捏碎安瓿颈上端。自安瓿内吸药时,安瓿的倾斜度不可过大,以免药液流出。

4.抽吸药液时,手只能触及注射器的活塞轴和活塞柄,不能触及活塞体;手只能触及针头的针栓,不能触及针梗和针尖,不可将针栓插入安瓿内,以防污染药液。

5.针头在进入和退出安瓿时,不可触及安瓿口外缘。

6.自密封瓶内抽吸药液时,注射器刻度朝向操作者,针尖斜面在液面以下,以免吸入空气,影响药物剂量的准确性。

7.结晶或粉剂注射剂,按要求先用生理盐水或专用溶媒将其充分溶解后吸取,混悬剂要摇匀后吸取;油剂可稍加温(易被热破坏者除外)或双手对搓药液后再抽吸;吸取混悬剂及油剂时应选用较粗的针头。

8.排气时,示指固定针栓,不可触及针梗和针尖;排气前要回抽活塞,使乳头药液进入针管,轻拍注射器管壁使药液中的气体冒出,然后轻推活塞使药液到乳头时再旋转活塞至针尖斜面挂一水珠为止,以避免浪费药液。

9.抽尽药液的空安瓿或药瓶不要立刻丢掉,暂时放于一边,以便查对。

四、常用注射法

(一)皮内注射法

皮内注射法(intradermic injection,ID)是将少量药液或生物制品注入表皮和真皮之间的方法。

【目的】

1.做各种药物过敏试验,以观察有无过敏反应。

2.预防接种。

3.局部麻醉的起始步骤。

【操作程序】

1.评估

(1)核对医嘱、注射卡、药物、姓名、年龄和床号。

(2)患者目前的病情、治疗情况、意识状态、用药史、过敏史和家族过敏史等;注射部位皮肤有无红肿、炎症、硬结和瘢痕等。

(3)患者的心理状态、对用药的认知及合作程度。

(4)环境是否清洁、安静、宽敞,光线是否适宜。

2.准备

(1)护士自身准备:应着装整齐,洗手,戴口罩。

(2)患者准备

1)通过解释使患者了解皮内注射的目的、方法、注意事项和配合的要点,能主动配合操作。

2）常用注射部位准备：药物过敏试验选择前臂掌侧中下 1/3 段内侧；卡介苗接种部位常用上臂三角肌下缘。

（3）用物准备

1）治疗车上层：注射卡、手消毒液、皮肤消毒液、无菌棉签、弯盘，铺好无菌巾的治疗盘内放已配制或抽吸好药液的注射器和针头、急救盒内备（盐酸肾上腺素 2 支、地塞米松 1 支、砂轮、无菌纱布 1 块、2~5 mL 一次性注射器 2 支）。

2）治疗车下层：生活垃圾桶、医用垃圾桶、锐器回收盒。

（4）环境准备：病室清洁、宽敞、安静，有足够的照明。

3. 实施　皮内注射法（以药物过敏试验为例）操作流程详见表 12-11。

表 12-11　皮内注射法操作流程

操作流程	操作步骤	要点说明
1. 核对解释	用物携至患者床旁，核对患者床号、姓名、腕带，向患者及其亲属解释有关事项，使其明确操作目的	* 操作前查对患者信息 * 与患者建立信任关系，取得患者合作
2. 询问三史	再次询问患者或其亲属用药史、过敏史和家族过敏史	* 确保无药物过敏史后，方可进行药物过敏试验
3. 定位消毒	选择适合注射的部位，用 75% 乙醇消毒皮肤，待干	* 禁止在有红肿、炎症和瘢痕等部位注射 * 忌用碘剂消毒，以免影响对过敏反应结果的判断
4. 二次核对	再次核对，排尽注射器内空气	* 操作中查对
5. 进针注药	（1）一手绷紧前臂掌侧之皮肤，另一手持注射器，示指固定针栓，注射器刻度与针尖斜面朝上，与皮肤呈 0~5° 角刺入 （2）针头斜面完全进入皮内后，放平注射器，一手拇指固定针栓，另一手推入药液 0.1 mL，使局部变成一圆形隆起的皮丘（图 12-10），皮丘皮肤变白，并显露毛孔	* 确保药液在表皮和真皮之间 * 两手协调，防止针头脱出 * 保证剂量准确 * 操作中与患者沟通，观察患者用药反应
6. 拔针记时	注射完毕，迅速拔出针头，记录时间	* 不要用消毒棉球压住或擦拭进针处
7. 核对交代	再次核对，交代注意事项	* 操作后查对
8. 整理记录	（1）协助患者取舒适体位，清理用物 （2）洗手，记录	* 20 分钟后观察结果 * 记录皮试结果

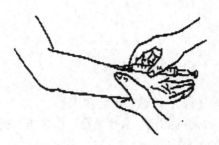

图 12-10　皮内注射

4.评价

(1)患者理解皮内注射目的并主动配合。

(2)护士无菌观念强,操作正确、熟练。

(3)护患沟通有效,患者对护士操作满意。

【注意事项】

1.严格执行查对制度和无菌操作原则。

2.做药物过敏试验前,护士应该详细询问患者用药史、过敏史和家族过敏史,如果患者对注射的药物有过敏史,则禁止做药物过敏试验,应与医生取得联系,更换其他药物。

3.做药物过敏试验忌用含碘消毒剂消毒,以免因脱碘不彻底,影响对局部反应结果的观察,且避免与碘过敏反应相混淆。

4.进针角度几乎与皮肤平行,进针角度过大会导致药液进入皮下组织,影响结果的观察与判断。

5.皮试结果不能确认或怀疑假阳性时,应采取对照试验,即在另一侧前臂相同部位用75%乙醇消毒后注入 0.1 mL 生理盐水。

6.备好急救盒,以防发生意外。

7.药物过敏试验结果阳性者,应与医生取得联系,更换其他药物。并告知患者及其亲属,同时分别记录在病历、床头卡、治疗单、医嘱单或医嘱本、三测单上。

【健康教育】

1.注射完毕,嘱咐患者不要揉擦或按压局部,以免影响对局部反应结果的观察。

2.嘱患者在原地逗留 20 分钟,等待护士观察结果。同时告知患者,如有不适,应立即通知护士,以便及时处理。

(二)皮下注射法

皮下注射(hypodemic injection,H)是将少量药液或生物制剂注入皮下组织的方法。皮下注射选择的部位不同,其吸收的速度也不一样。药物吸收快慢的顺序是:上臂三角肌下缘 > 腹壁 > 后背 > 大腿前侧和外侧。

【目的】

1.用于不宜经口服给药,或要求较口服给药产生作用迅速又较肌内或静脉注射吸收慢的情况,如注射胰岛素、肾上腺素、阿托品等。

2．预防接种。

3．局部麻醉用药。

【操作程序】

1．评估

(1)核对医嘱、注射卡、药物、姓名、年龄和床号。

(2)患者的意识状态、目前的病情、治疗情况、用药史和药物过敏史等;注射部位皮肤有无红肿、炎症、硬结和瘢痕等。

(3)患者的心理状态、对用药的认知及合作程度。

(4)环境是否清洁、安静、宽敞,光线是否适宜。

2．准备

(1)护士自身准备:应着装整齐,洗手,戴口罩。

(2)患者准备

1)通过解释让患者了解皮下注射目的、方法、注意事项及配合要点,使患者能主动配合操作。

2)常用注射部位准备:皮下注射部位常用上臂三角肌下缘、腹部、后背、大腿前侧和外侧(图 12-11)。

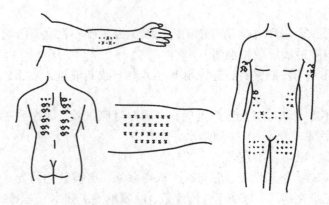

图 12-11 皮下注射部位

(3)用物准备

1)治疗车上层:注射卡、手消毒液、皮肤消毒液、无菌棉签、弯盘、铺好无菌巾的治疗盘内放已配制或抽吸好药液的注射器和针头,注射可能发生过敏反应的药物时,备急救盒。

2)治疗车下层:生活垃圾桶、医用垃圾桶、锐器回收盒。

(4)环境准备:病室清洁、宽敞、安静,有足够的照明。

3．实施　皮下注射法操作流程详见表 12-12。

表 12-12 皮下注射法操作流程

操作流程	操作步骤	要点说明
1. 核对解释	用物携至患者床旁, 核对患者床号、姓名、腕带, 向患者及其亲属解释有关事项, 使其明确操作目的。	* 操作前查对信息 * 与患者建立信任关系, 取得患者合作
2. 定位消毒	协助患者取舒适体位, 选择合适的注射部位, 常规消毒皮肤, 待干	* 禁止在红肿、炎症和瘢痕等部位注射 * 严格执行无菌操作规程, 消毒时要用一定的力涂擦 * 需要长期注射的患者应建立轮流交替注射计划, 并严格执行
3. 二次核对	再次核对药液	* 操作中查对
4. 进针排气	排尽注射器内空气, 左手绷紧前臂掌侧之皮肤, 右手持注射器, 示指固定针栓, 注射器刻度与针尖斜面朝上, 针尖与皮肤成 30~40°角, 迅速刺入针头的 2/3(图 12-12)	* 勿全部刺入, 防止针梗折断
5. 注入药物	松开左手, 抽吸无回血后缓慢注入药液	* 与患者沟通交流, 观察患者用药反应
6. 拔针按压	注射完毕, 用棉签轻压进针处, 迅速拔针, 再按压	* 防止药液外渗
7. 核对交代	再次核对药液, 交代注意事项	* 操作后查对
8. 整理记录	(1)整理床单位, 协助患者取舒适体位, 清理用物 (2)洗手, 记录	* 注意分类处理 * 记录注射时间和患者的反应

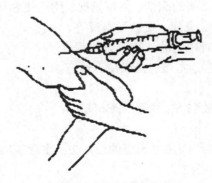

图 12-12 皮下注射角度

4.评价

(1)患者理解皮下注射目的并主动配合。

(2)护士无菌观念强，操作正确、熟练、动作轻巧。

(3)护患沟通有效，患者对护士操作满意。

【注意事项】

1.严格执行查对制度和无菌操作原则。

2.持针时，右手示指固定针栓，但不可接触针梗，以免污染。

3.针头刺入角度不宜超过45°，以免刺入肌层。

4.对皮肤有刺激作用的药物一般不作皮下注射。

5.对过于消瘦者，护士可以捏起局部组织，适当减少穿刺角度，以防刺入肌内。

【健康教育】

对需要长期注射药物的患者，告知在同一部位反复注射会导致皮下硬结，影响药物的吸收。建立和执行轮流交替注射部位的计划，以达到在有限的注射部位，吸收最大药量的效果。

（三）肌内注射法

肌内注射法(intramuscular injection，IM 或 im)是指将一定量药液注入肌内组织的方法。人体肌肉组织有丰富而多孔的类脂质膜构成的毛细血管网，药液注入肌内组织后，可以通过毛细血管壁比较迅速地进入血液循环。一般选择肌肉较为丰厚，且距大血管、大神经较远的部位。其中最常用的注射部位为臀大肌，其次为臀中肌、臀小肌、股外侧肌及上臂三角肌。

【目的】

1.需要在一定时间内产生药效，而不能或不宜口服的药物。

2.药物不宜或不能静脉注射，但又要求比皮下注射疗效更快。

3.注射刺激性较强或剂量较大的药物。

【操作程序】

1.评估

(1)核对医嘱、注射卡、药物、姓名、年龄和床号。

(2)患者的意识状态、目前的病情、治疗情况、用药史和药物过敏史等；肢体活动情况，注射部位皮肤有无红肿、炎症、硬结和瘢痕等。

(3)患者的心理状态、对用药的认知及合作程度。

(4)环境是否清洁、安静、宽敞，光线是否适宜。

2.准备

(1)护士自身准备：着装整齐，洗手，戴口罩。

(2)患者准备

1)通过解释让患者了解肌内注射的目的、方法、注意事项及配合要点，患者愿意合作并选择恰当体位，使肌肉松弛。

2)常用注射体位准备：①臀部注射，仰卧位时，下腿弯曲上腿伸直，肌肉放松；俯卧位时，头偏向一侧，两足尖相对，足跟分开；仰卧位用于危重及不能翻身的成年患者，限于臀中肌和臀小肌注射；②上臂三角肌注射，单手叉腰使三角肌显露；③股外侧肌注射，以自然坐位为宜。

（3）常用注射部位定位方法

1）臀大肌注射定位法

十字法：从臀裂顶点向左或向右侧划一水平线，然后从髂嵴最高点作一垂直线，将一侧臀部分为 4 个象限，取外上象限并避开内角（髂后上棘至股骨大转子连线）为注射部位（图 12−13A）。

连线法：取髂前上棘与尾骨连线的中、外 1/3 交界处为注射部位（图 12−13B）。

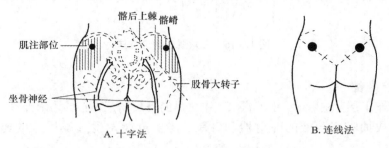

图 12−13　臀大肌注射定位法

2）臀中肌、臀小肌注射定位法

构角法：以示指尖和中指尖分别置于髂前上棘与髂嵴下缘处，在髂嵴、示指和中指之间构成一个三角形区域，此区域即为注射部位（图 12−14）。

三指法：髂前上棘外侧三横指处（以患者的手指宽度为标准）为注射部位。

3）股外侧肌注射定位法：取大腿中段外侧，膝关节上 10 cm，髋关节下 10 cm 处，宽约 7.5 cm。此处大血管和神经干很少通过，且注射范围较广，适用于多次注射或 2 岁以下儿童注射（图 12−15）。

4）上臂三角肌注射定位法：取上臂外侧，肩峰下 2~3 横指处（图 12−16）。此处肌肉较薄，只可做小剂量注射。

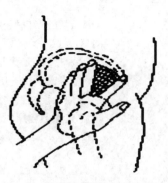

图 12−14　臀中肌臀小肌注射定位法

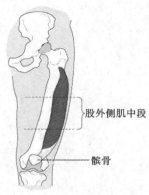

图 12−15　股外侧肌注射定位法

基础护理学

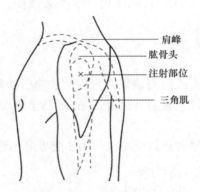

肩峰
肱骨头
注射部位
三角肌

图 12-16 三角肌注射定位法

(4)用物准备

1)治疗车上层：注射卡、手消毒液，注射盘内备皮肤消毒液、无菌棉签、砂轮无菌盘内放已配置或抽吸好药液的注射器和针头，注射可能发生过敏反应的药物时，备急救盒。

2)治疗车下层：生活垃圾桶、医用垃圾桶、锐器回收盒。

(5)环境准备：病室清洁、安静、有足够的照明。

3.实施 肌内注射法操作流程详见表 12-13。

表 12-13 肌内注射法操作流程

操作流程	操作步骤	要点说明
1.核对解释	携用物至床旁，核对患者床号、姓名、腕带，向患者及其亲属解释有关事项	*严格执行查对制度，遵循无菌操作规程 *与患者建立信任关系，取得患者合作
2.取合适体位	根据注射部位协助患者取正确的体位	*使注射部位肌肉松弛
3.定位消毒	选择适宜的注射部位，常规消毒皮肤，待干	*禁止在有红肿、炎症和瘢痕的部位注射 *严格执行无菌操作规程消毒，消毒时要用一定的力涂擦 *需要长期注射的患者应建立轮流交替注射计划，并严格执行
4.二次核对	再次核对	*确认患者信息无误

续表 12-13

操作流程	操作步骤	要点说明
5.排气进针	(1)排尽注射器内空气，左手拇指和示指分开并固定注射部位皮肤(图 12-17A) (2)右手以握笔姿势持注射器，右手中指固定针栓，针头与皮肤成 90°角，右手手腕带动手臂，快速刺入针梗的 2/3(图 12-17B) (3)抽动活塞，确认无回血后，缓慢推注药液(图 12-17C、D)	*拇指和示指不能污染消毒部位皮肤 * 注意分散患者注意力，切勿将针头全部刺入 *如有回血，应立即拔针，不能注射药液 * 注射药物时，与患者沟通，观察患者用药反应
6.拔针按压	注射毕，用无菌干棉签轻压针刺处，快速拔针，按压片刻(图 12-17E)	
7.再次核对	再次核对	*确保用药无误
8.整理记录	(1)整理床单位，协助患者取舒适卧位，清理用物 (2)洗手，记录	*注意分类处理垃圾 *记录注射时间和患者的反应

4.评价
(1)患者理解肌内注射的目的并主动配合。
(2)护士无菌观念强，操作熟练，动作轻巧。
(3)护患沟通有效，患者对操作满意。

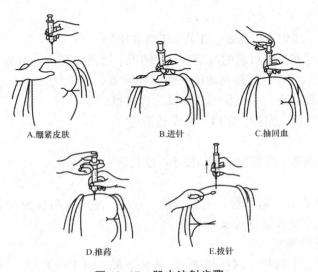

A.绷紧皮肤　　　　　　B.进针　　　　　　C.抽回血

D.推药　　　　　E.拔针

图 12-17　肌内注射步骤

【注意事项】

1. 对有出血倾向的患者宜尽量选用小号针头注射，拔针后延长按压时间。

2. 2 岁以下婴幼儿不宜选用臀大肌注射，因婴幼儿未能独立行走前，其臀部肌肉发育不完善，选择臀大肌注射有损伤坐骨神经的危险，故要选用臀中肌、臀小肌和股外侧肌进行注射。

3. 进针时，切勿将针梗全部刺入，防止不合作患者躁动时，针梗从根部衔接处折断。若针头折断，应嘱患者保持局部与肢体不动，固定局部组织，以防断针移位，同时尽快用无菌血管钳夹住断端取出针头；若断端全部埋入，迅速请外科医生诊治处理。

4. 对需长期注射者，应交替更换注射部位，并选用细长针头，以避免或减少硬结的发生。

5. 多种药物同时注射时，应注意药物的配伍禁忌。

【健康教育】

1. 针对患者的疾病进行健康教育。如缺铁性贫血患者注射铁剂时，应告知患者多吃菠菜、红枣等含铁高的食物。

2. 长期肌内注射的患者，局部出现硬结时可用热毛巾湿敷。

（四）静脉注射法

静脉注射法（intravenous injection，IV）是指从静脉注入无菌药液的方法。

【目的】

1. 注入药物　用于不宜口服、皮下或肌内注射，需要迅速发挥药效的药物，尤其是救治急危重症患者时。

2. 诊断性检查　从静脉注入药物，如肝、肾、胆囊等 X 线摄片。

3. 静脉营养治疗　从静脉注射 50% 葡萄糖。

4. 输血　某些大出血患者直接从静脉推注血液。

【操作程序】

1. 评估

（1）核对医嘱、注射卡、药物、姓名、年龄和床号。

（2）患者的意识状态、目前的病情、治疗情况、用药史和药物过敏史等；肢体活动情况，注射部位的皮肤状况，静脉充盈度和血管弹性等。

（3）患者的心理状态、对用药的认知及合作程度。

（4）环境是否清洁、安静、宽敞，光线是否适宜。

2. 准备

（1）护士自身准备：应着装整齐，洗手，戴口罩。

（2）患者准备

1）通过解释让患者了解静脉注射的目的、方法、注意事项及配合要点，患者主动合作并选择恰当体位，使注射部位血管暴露。

2）常用注射部位准备

①四肢浅静脉：上肢常用肘部浅静脉（贵要静脉、肘正中静脉、头静脉）、腕部、手背的浅静脉；下肢常用足背静脉、大隐静脉、小隐静脉（图 12-18）。

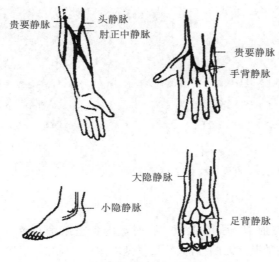

图 12-18 四肢浅静脉

②腋静脉：腋静脉位于腋动脉内侧，管壁薄，且与喙锁胸筋膜相依，管腔保持开放状态，血液丰富。

③头皮静脉：小儿头皮静脉较为丰富，分支甚多，互相沟通交错成网且静脉表浅易见，易于固定。常用的头皮静脉有额静脉、颞浅静脉、耳后静脉、枕静脉，由于头皮静脉与头皮动脉紧紧相随，所以要注意鉴别(表 12-14，图 12-19)。

④股静脉：股静脉位于股三角区，在股动脉的内侧 0.5 cm 处 (图 12-20)。

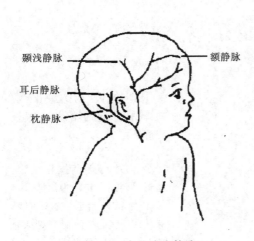

图 12-19 小儿头皮静脉

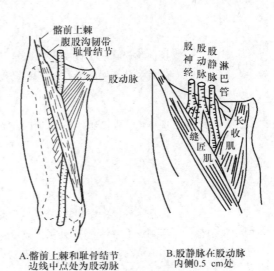

A.髂前上棘和耻骨结节
边线中点处为股动脉

B.股静脉在股动脉
内侧0.5 cm处

图 12-20 股静脉

表 12-14　头皮静脉与头皮动脉的鉴别

特征	头皮静脉	头皮动脉
颜色	微蓝	深红或与皮肤同色
搏动	无	有
管壁	薄、易压瘪	厚、不易压瘪
血流方向	多向心	多离心
血液颜色	暗红	鲜红
注药	阻力小	阻力大，局部血管树枝状突起，颜色苍白，患儿因疼痛而尖叫

（3）用物准备

1）治疗车上层：注射卡、手消毒液、注射盘内备皮肤消毒液、无菌棉签、砂轮、弯盘、止血带、头皮针、敷贴、无菌纱布。无菌盘内放已配制或抽吸好药液的注射器和针头，注射可能发生过敏反应的药物时，备急救盒。

2）治疗车下层：生活垃圾桶、医用垃圾桶、锐器回收盒。

（4）环境准备：病室清洁、安静，有足够的照明。

3.实施　静脉注射法操作流程详见表 12-15。

表 12-15　静脉注射法操作流程

操作流程	操作步骤	要点说明
▲ 四肢静脉注射术		
1. 核对解释	携用物至床旁，核对患者床号、姓名、腕带，向患者及其亲属解释有关注意事项	＊ 操作前查对信息 ＊ 与患者建立信任关系，取得患者合作
2. 选择静脉	选择粗、直、弹性好易于固定的静脉，避开静脉瓣	＊ 长期静脉注射的患者，应有计划地从远心端到近心端选择静脉
3. 定位消毒	将小垫枕置于穿刺部位下方，常规消毒皮肤，在穿刺点上方约 6 cm 处系止血带，嘱患者握拳，再次消毒皮肤，待干	＊ 严格执行无菌操作规程，消毒时要用一定的力涂擦 ＊ 止血带松紧适宜，以阻断静脉回流为宜，使血管更加充盈；止血带尾端朝上，避免污染消毒部位

续表 12-15

操作流程	操作步骤	要点说明
4. 核对排气	再次核对，排气或连接头皮针后排尽空气	* 操作中查对
5. 静脉穿刺	以左手拇指绷紧静脉下端皮肤，使其固定，右手持针，针尖斜面向上，并与皮肤呈 15°～30° 角，由静脉上方或侧方刺入皮下（图 12-21），再沿静脉方向潜行刺入静脉	* 静脉穿刺时，要沉着、冷静，如未见回血，可将针头退至刺入口下方，调节进针的角度和方向，再尝试穿刺；一旦出现局部血肿，应立即拔针
6. 推注药液	见回血，证明针头已入静脉，应再顺静脉进针 0.5～1 cm，松开止血带，嘱患者松拳，必要时用输液贴固定针头，缓慢注入药液（图 12-22）	* 注射药物时，与患者沟通，观察患者用药反应
7. 拔针按压	注射完华，将干棉签放于穿刺点上方，迅速拔出针头，用无菌棉签按压或嘱患者屈肘	* 用无菌棉签按压，直至不出血为止
8. 再次核对		* 操作后查对
9. 整理记录	(1)协助患者取舒适卧位，整理床单位，清理用物 (2)洗手，记录	* 注意分类处理垃圾 * 记录注射时间以及患者用药后的反应
▲ 头皮静脉注射术		
1. 核对解释	携用物至床旁，核对床号、姓名、药物，向患者亲属解释	* 操作前查对 * 建立信任关系，取得患者亲属合作
2. 选择静脉	患儿取仰卧位或侧卧位，选择头皮静脉，必要时备皮	* 动作要轻，避免损伤头皮
3. 皮肤消毒	用酒精消毒皮肤，待干	* 碘伏消毒会影响静脉的清晰度
4. 核对排气	再次核对，连接头皮针后排尽空气	* 操作中查对
5. 静脉穿刺	以左手拇指绷紧静脉下端皮肤，使其固定，右手持针，针尖斜面向上，并与皮肤呈 10°～15° 角，由静脉上方刺入皮下，再沿静脉方向潜行刺入静脉	* 另一护士或亲属帮忙固定患儿头部和上肢，避免其抓捏注射部位
6. 推注药液	见回血，证明针头已入静脉，应再顺静脉进针少许，必要时用输液贴固定针头，缓慢注入药液	* 注射药物时，应观察患者用药反应
7. 拔针按压	注射完华，将干棉签放于穿刺点上方，迅速出针头，用无菌棉签按压	* 用无菌棉签按压，直至不出血为止

续表 12-15

操作流程	操作步骤	要点说明
8. 再次核对		* 操作后查对
9. 整理记录	(1) 协助患者取舒适卧位,整理床单位,清理用物 (2) 洗手,记录	* 注意分类处理垃圾 * 记录注射时间以及患者用药后的反应
▲ 股静脉注射术		
1. 核对解释	携用物至床旁,核对床号、姓名、腕带、药物,向患者及其亲属解释	* 操作前查对 * 建立信任关系,取得患者合作
2. 选择静脉	协助患者取仰卧位,下肢伸直,并略外展,用右手食指和中指扪及股动脉搏动最明显处靠近内侧 0.5 cm 为注射部位	* 充分暴露股动脉和股静脉
3. 皮肤消毒	常规消毒皮肤,待干	
4. 核对排气	再次核对,排尽注射器空气	* 操作中查对
5. 静脉穿刺	戴无菌手套或消毒左手示指和中指,于股三角区扪及股动脉搏动最明显的部位,并用左手示指加以固定;右手持注射器,使针尖与皮肤呈 90° 或 45°,在股动脉内侧 0.5 cm 处刺入,抽动活塞或慢慢边抽边上提注射器,若抽出的血液是暗红色,提示针头已进入股静脉,固定针头	* 若抽出的血液是鲜红色,提示针头已进入股动脉,应立即拔出针头,用无菌纱布紧压穿刺处 5~10 分钟,直至无出血为止
6. 推注药液	缓慢注射药物	* 与患者沟通交流,观察患者用药反应
7. 拔针按压	注射完华,将干棉签放于穿刺点上方,迅速出针头,用无菌棉签按压 3~5 分钟	* 用无菌棉签按压,直至不出血为止
8. 再次核对		* 操作后查对
9. 整理记录	(1) 协助患者取舒适卧位,整理床单位,清理用物 (2) 洗手,记录	* 注意分类处理垃圾 * 记录注射时间以及患者用药后的反应

4. 评价
(1) 患者理解静脉注射目的并主动配合。
(2) 护士无菌观念强,操作熟练,动作轻巧。
(3) 护患沟通有效,患者对操作满意。

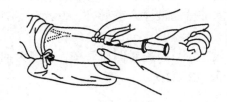

图 12-21 静脉注射进针

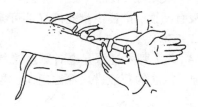

图 12-22 静脉推注药物

【注意事项】

1. 一般患者静脉穿刺要点

(1)对长期静脉注射的患者，为保护血管，应有计划地按从远心端向近心端移位的顺序更换注射部位。

(2)注射对组织有强烈刺激的药物，应另备 0.9%氯化钠注射液的注射器和头皮针，穿刺成功后，先注入少量 0.9%氯化钠注射液，证实针头在静脉内后，再换上抽有药液的注射器进行推药，以防药液注入血管外而致组织坏死。

(3)静脉穿刺或推注药物的过程中，一旦出现局部疼痛、肿胀、抽吸无回血，应立即停止注射药物，拔出针头，按压局部，另选静脉，重新更换针头再注射。

(4)根据患者的年龄、病情及药物性质，掌握注入药物的速度，并随时听取患者的主诉，观察注射局部及病情变化。

(5)有出血倾向者，不宜采用股静脉注射；进针后，如抽出鲜红色血液，提示针头刺入股动脉，应立即拔出针头，用无菌纱布加压按压穿刺处 5~10 分钟，确认无出血后，再在另一侧股静脉穿刺。

2. 特殊患者静脉穿刺要点

(1)肥胖患者：肥胖者皮下脂肪较厚、静脉较深、不明显，但较易固定。穿刺时，触摸血管走向后，可从静脉上方进针，进针角度稍加大(30°~40°)。

(2)消瘦患者：皮下脂肪少、静脉易滑动，但静脉较明显。穿刺时，止血带固定静脉上端，左手拇指固定静脉下端，从静脉下方或侧面刺入。

(3)水肿患者：可沿静脉解剖位置，用手指压迫局部，以暂时驱散皮下水分，使静脉充分显露后再行穿刺。

(4)脱水患者：静脉萎陷，充盈不良，可做局部热敷、按摩，待血管扩张显露后再穿刺。

(5)老年患者：老年人皮肤松弛，皮下脂肪较少，静脉多硬化，脆性较大，血管易滑动，针头难以刺入，且易刺破血管壁。可先用手指固定穿刺点静脉上下两端，然后在静脉下方直接穿刺。

3. 静脉注射失败的常见原因

(1)针头未刺入静脉内：刺入过浅，或因静脉滑动，针头未刺入静脉内，表现抽吸无回血，推注药液局部隆起，有疼痛感(图 12-23A)。

(2)针尖斜面未完全刺入静脉：针尖斜面部分在皮下，部分在静脉内，表现为抽吸虽有回血，但推药液可有局部隆起，有疼痛感(图 12-23B)。

（3）针头刺入较深刺破对侧血管壁：针尖斜面部分在静脉内，部分在静脉外，表现为抽吸有回血，推注少量药液局部可无隆起，但因部分药液注入静脉外，患者有疼痛感（图12-23C）。

（4）针头刺入过深穿透对侧血管壁：针头刺入过深，穿透对侧血管壁，表现为抽吸无回血，推注的药液进入深层组织，疼痛感明显（图12-23D）。

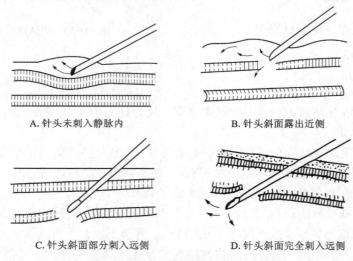

A.针头未刺入静脉内　　　　　　　B.针头斜面露出近侧

C.针头斜面部分刺入远侧　　　　　　D.针头斜面完全刺入远侧

图12-23　静脉注射失败的常见原因

（五）动脉注射法

动脉注射法（arterial injection，IV）是指从动脉注入无菌药液或血液的方法。

【目的】

1.施行某些特殊检查：注入造影剂进行某些特殊检查，如脑血管造影、下肢动脉造影等。

2.区域性化疗：经动脉注射抗癌药物作区域性化疗，如头面部疾患采用颈总动脉，上肢疾患采用锁骨下动脉；下肢疾患采用股动脉。

3.抢救重度休克患者：经动脉加压注入血液，以迅速增加有效血容量，尤其适应于创伤性休克患者。

【操作程序】

1.评估

（1）核对患者医嘱、注射卡、药物、姓名、年龄和床号。

（2）患者的意识状态、目前的病情、治疗情况、用药史和药物过敏史等；肢体活动情况，注射部位的皮肤状况，动脉充盈度和血管弹性等。

（3）患者的心理状态、对用药的认知及合作程度。

（4）环境是否清洁、安静、宽敞，光线是否适宜。

2.准备

（1）护士自身准备：着装整齐，洗手，戴口罩。

（2）患者准备

1）通过解释让患者了解动脉注射目的、方法、注意事项及配合要点，患者愿意合作并选择恰当体位，使注射部位血管暴露。

2）常用注射部位准备：① 股动脉搏动最明显处；② 区域性化疗时，头面部疾患选用颈总动脉，上肢疾患选用锁骨下动脉，下肢疾患选用股动脉。

（3）用物准备

1）治疗车上层：注射卡、手消毒液，注射盘内备皮肤消毒液、无菌棉签、砂轮、弯盘、敷贴、无菌纱布、无菌手套、小沙袋。无菌盘内放已配制或抽吸好药液的注射器和针头，注射可能发生过敏反应的药物时，备急救盒。

2）治疗车下层：生活垃圾桶、医用垃圾桶、锐器回收盒。

（4）环境准备：病室清洁、安静，有足够的照明。

3. 实施　动脉注射法操作流程详见表 12-16。

表 12-16　动脉注射法操作流程

操作流程	操作步骤	要点说明
1. 核对解释	携用物至床旁，核对患者床号、姓名、腕带、药物，向患者及其亲属解释有关注意事项	* 操作前查对 * 与患者建立信任关系，取得患者合作
2. 选择动脉	根据需要选择注射部位	
3. 皮肤消毒	常规消毒皮肤，消毒区域直径大于 5 cm，待干	
4. 核对排气	再次核对，排尽注射器空气	* 操作中查对
5. 动脉穿刺	戴无菌手套或消毒左手示指和中指，摸到动脉搏动最明显的部位，并用左手示指和中指加以固定；右手持注射器，使针尖与皮肤呈 90°或 40°角刺入动脉，见有鲜红色回血，提示针头已进入动脉，固定针头	* 若抽出的血液是暗红色，提示针头已进入静脉，应立即拔出针头，用无菌纱布紧压穿刺处 3~5 分钟，直至无出血为止
6. 推注药液	快速注射药物或血液	* 与患者沟通交流，观察患者用药反应
7. 拔针按压	注射完毕，用无菌纱布按压 5~10 分钟或用小沙袋放置在无菌纱布上压迫	* 用无菌纱布加沙袋压迫，直至不出血为止
8. 再次核对		* 操作后查对
9. 整理记录	（1）协助患者取舒适卧位，整理床单位，清理用物 （2）洗手，记录	* 注意分类处理垃圾 * 记录注射时间以及患者用药后的反应

4. 评价

(1)患者理解动脉注射目的并主动配合。

(2)护士无菌观念强，操作熟练，动作轻巧。

(3)护患沟通有效，患者对操作满意。

第五节　药物过敏试验及过敏反应的处理

预习案例

高某，50 岁，男性，因感冒到村卫生所就医，卫生所根据病情对其进行青霉素过敏试验，结果显示为阴性，而后为高某实施青霉素、双黄连注射液静脉滴注。间隔 3 天后，高某又因扁桃腺炎再次到该诊所治疗，值班医生根据高某用药情况，在没有做皮试的情况下，又给高某注射了青霉素。注射 2 分钟后，高某自诉喉头发紧、胸闷不适，继而面色苍白、出冷汗。查体：P 100 次/分，Bp 80/60 mmHg，患者意识清楚。

思考

1. 高某发生了什么情况？

2. 如何预防这种情况的发生？

3. 出现此类情况应怎样处理？

一、青霉素过敏试验与过敏反应的处理

(一)青霉素过敏反应的原因

药物过敏反应(anaphylactic reaction)属于异常的免疫反应，发生的基本原因是抗原抗体的相互作用。青霉素本身无抗原性，其制剂所含的 6-氨基青霉烷酸高分子聚合体、青霉噻唑酸和青霉烯酸降解产物是一种半抗原。进入机体后，与组织蛋白或多肽分子相结合，而形成青霉噻唑蛋白全抗原，使 T 淋巴细胞致敏，并作用于 B 淋巴细胞，使 B 淋巴细胞转化为浆细胞而产生相应的抗体 IgE。IgE 附着于某些组织，如皮肤、鼻咽、声带、支气管黏膜下的肥大细胞和嗜碱性粒细胞表面，使机体处于致敏状态。当机体再次接受该抗原时，抗原与肥大细胞和嗜碱性粒细胞表面的 IgE 特异性结合，导致细胞破裂，释放出多种生物活性物质，如组胺、白三烯、缓激肽、5-羟色胺等血管活性物质，引起平滑肌痉挛，毛细血管扩张及通透性增加，腺体分泌增多，从而产生一系列临床过敏反应(图 12-24)。

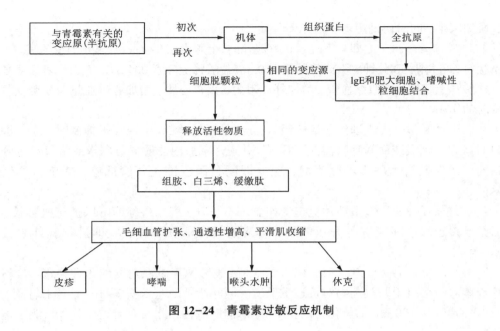

图 12-24　青霉素过敏反应机制

(二)青霉素过敏反应的临床表现

青霉素过敏反应(penicillin anaphlaxis)涉及皮肤、呼吸、循环、中枢神经、消化等多个系统,因此其临床表现为综合性表现,但最严重的表现为过敏性休克。

1.过敏性休克　过敏性休克(allergic shock)是过敏反应中最严重的一种反应。发生率约为万分之五到万分之十,一般于用药数秒或数分钟内呈闪电式发生,也有发生于用药半小时后,有极少数发生于连续用药的过程中,但大多发生在注射后 30 分钟之内。主要临床表现有以下方面。

(1)呼吸道阻塞症状:由于喉头水肿和肺水肿,引起胸闷、气急、哮喘与呼吸困难,伴有濒死感。

(2)循环衰竭症状:周围血管扩张导致循环血量不足,而引起面色苍白、出冷汗、发绀、脉细弱、血压下降等症状。

(3)中枢神经系统症状:由于脑组织缺氧,引起头晕眼花、面部及四肢麻木、意识丧失、抽搐、大小便失禁等。

(4)皮肤过敏反应:出现皮肤瘙痒、荨麻疹及其他皮疹。

2.血清病型反应　血清病型反应一般发生于用药后的 7~12 天,临床表现和血清病相似,如皮肤瘙痒、荨麻疹、发热、关节肿瘤、全身淋巴结肿大、腹痛等症状。

3.各器官或组织的过敏反应

(1)皮肤过敏反应:皮肤瘙痒、出现荨麻疹,严重者可发生剥脱性皮炎。

(2)呼吸道过敏反应:可引起哮喘或诱发原有哮喘发作。

(3)消化系统过敏反应:可出现过敏性紫癜,以腹痛和便血为主要表现。

(三)青霉素过敏性休克的处理

1.立即停药就地抢救　发生青霉素过敏反应或休克应立即停药,及时迅速就地抢救，通知医生，同时协助患者平卧给予保暖。

2. 注射首选药物　立即皮下注射0.1%盐酸肾上腺素0.5~1 mL，患儿剂量酌减。如症状不缓解，可每隔30分钟皮下或静脉注射0.1%盐酸肾上腺素0.5 mL，直至患者脱离危险期。盐酸肾上腺素具有收缩血管、增加外周阻力、兴奋心肌、增加心排血量及松弛支气管平滑肌的作用。

3. 改善呼吸功能　立即给予氧气吸入，改善缺氧症状。出现呼吸抑制时，应立即进行口对口人工呼吸或简易呼吸器人工呼吸，并遵医嘱肌内注射尼可刹米或洛贝林等呼吸兴奋药。出现喉头水肿影响呼吸时，应立即配合医生准备气管插管，或施行气管切开术。

4. 维护循环功能　过敏性休克患者如血压不回升，可用右旋糖酐以扩充血容量，必要时给予多巴胺、间羟胺等升压药物。如患者发生心搏骤停，立即进行胸外心脏按压术。

5. 纠正酸中毒和抗过敏　遵医嘱给予5%碳酸氢钠等碱性药物纠正酸中毒，盐酸异丙嗪或苯海拉明抗组胺类药物对抗过敏反应。同时给予地塞米松5~10 mg 静脉注射，或5%~10%葡萄糖500 mL 加氢化可的松200 mg 静脉滴注，此药有抗过敏作用，能迅速缓解症状。

6. 密切观察病情　密切观察患者生命体征、尿量及其他临床变化，并做好详细的病情动态记录，患者未脱离危险前不得搬动。

(四)青霉素过敏反应的预防

青霉素过敏反应，特别是过敏性休克的发生可危及患者的生命。因此，积极采取预防措施是避免发生过敏反应的关键所在。

1. 询问三史　使用各种剂型的青霉素前，必须详细询问患者的用药史、过敏史和家族过敏史。已知有过敏史者禁止做过敏试验；无过敏史者，凡首次用药、停药3天以上者或用药过程中更换批号时必须做过敏试验，试验结果阴性时方可用药；若患者对其他药物、食物过敏者其直系血缘家人有青霉素过敏者应慎做药物过敏试验。

2. 用药前做药物过敏试验并准确判断试验结果　使用青霉素之前必须做药物过敏试验，试验结果阴性方可用药，结果阳性时绝对禁止使用青霉素，同时报告医生，在各种执行单和患者床头卡上醒目注明青霉素过敏反应阳性，并告知患者及其亲属引起注意。

3. 试验液要现用现配　配制试验液的溶媒应选择生理盐水或专用溶媒，因为青霉素接近于中性溶液时最稳定。试验液放置过久使药物效价降低，还可以分解产生各种致敏物质，导致过敏反应发生，配制的试验液浓度与注射剂量要准确，保证结果判断正确。

4. 急救准备工作　进行过敏试验或使用药物前，均应备好0.1%盐酸肾上腺素、注射器、氧气及其他急救药物和器械。过敏试验或注射时，严密观察患者反应，注射后嘱患者勿马上离开，继续观察30分钟，无过敏反应后方可离开。

5. 排除影响因素　不能在同一时间内、在同一手臂上做两种及以上药物过敏试验，以免影响结果的准确判断。患者空腹时不宜做过敏试验，以免因低血糖导致晕厥时与过敏反应表现相混淆。

（五）青霉素过敏试验法

【目的】

预防青霉素过敏反应。

【操作程序】

1．评估

（1）患者的病情以及用药史、家族史和过敏史。

（2）患者是否进食，空腹时不宜进行过敏试验。

（3）患者的注射部位皮肤情况、心理状态及合作程度。

2．准备

（1）患者准备：了解青霉素过敏试验的目的和意义，能积极配合操作。

（2）护士准备：着装整洁，洗手，戴口罩。

（3）用物准备

1）治疗车上层：注射盘内备皮肤常规消毒液、无菌棉签、砂轮、弯盘、启瓶器、青霉素、10 mL 生理盐水、一次性 1 mL 和 5 mL 注射器、注射卡、手消毒液，另备 0.1%盐酸肾上腺素注射液。

2）治疗车下层：生活垃圾桶、医用垃圾桶、锐器回收盒。

（4）环境准备：病房整洁、安静、安全，温湿度适宜，符合无菌操作原则要求。

3．实施 （1）试验液配制：以每毫升（mL）含 200～500 U 的青霉素生理盐水溶液为标准，皮内试验剂量为 0.1 mL（含 20～50 U），具体配制方法见表 12-17。临床青霉素制剂有 40 万 U、80 万 U、160 万 U、400 万 U，表 12-15 中以每瓶含青霉素 80 万 U 为例进行配制。

表 12-17　青霉素皮内试验液的配制方法

步骤	青霉素	加生理盐水/mL	药物浓度/U/mL	要求
溶解药物	80 万 U/瓶	4	20 万	充分溶解
1 次稀释	取上液 0.1 mL	至 1	2 万	混匀
2 次稀释	取上液 0.1 mL	至 1	2000	混匀
3 次稀释	取上液 0.1～0.25 mL	至 1	200～500	混匀

（2）试验方法：确定患者无青霉素过敏史后，按照皮内注射的方法于前臂掌侧下段注射 0.1 mL（含 20～50 U）青霉素皮试液。20 分钟后观察试验结果，进行试验结果的判断。

（3）结果判断

1）阴性：局部皮丘无改变，周围无红肿，无痒感和伪足，全身无自觉症状。

2）阳性：局部皮丘隆起，并出现红晕硬块，红晕直径大于 1 cm 或红晕周围有伪足、痒感，严重时出现过敏性休克。

4．评价

（1）患者理解试验目的及注意事项，并能主动配合。

（2）护士严格遵守操作规程，无菌观念强，操作熟练，动作轻巧。药液配制、试验方法和结果判断正确。

(3)护患沟通有效,彼此需要得到满足。

【注意事项】

1.操作前必须仔细询问患者用药史、过敏史和家族史,对青霉素有过敏史者禁止做此项试验。曾使用过青霉素,但停药已超过3天,或在使用过程中改用不同生产批号或不同生产厂家的制剂时,需重做药物过敏试验。

2.进行试验液配制时,抽吸药液量要准确,每次抽吸后应充分混匀,以确保试验液浓度的准确性。

3.皮试后必须严密观察患者反应,并准确、及时、真实记录。如试验结果为阳性,则禁用青霉素,并在体温单、医嘱单、病历卡、床头卡、门诊卡、注射卡上醒目地标明"青霉素阳性",同时告知患者及其亲属。

4.青霉素水溶液极不稳定,放置过久除引起效价降低外,还可分解产生致敏物质,因此使用青霉素应现用现配。配制试验液或溶解青霉素的生理盐水应专用。

5.如对试验结果有怀疑,应在对侧前臂掌侧下段皮内注射生理盐水0.1 mL,20分钟后对照反应,确认青霉素试验结果为阴性方可用药。

二、头孢菌素过敏试验与过敏反应的处理

头孢菌素属于半合成的广谱、高效、低毒类抗生素。由于其较低的过敏反应发生率,比青霉素类产品更为优越的抗菌性能,目前大量用于对青霉素过敏和产生耐药的患者。但因与青霉素有部分交叉过敏现象,有过敏史或是过敏体质者,需做过敏试验。现以先锋霉素0.5 g/瓶为例介绍过敏试验法。

(一)头孢菌素过敏试验法

【目的】

预防头孢菌素过敏反应。

【操作程序】

1.评估　同青霉素过敏试验法。

2.准备　准备同青霉素过敏试验法,需将青霉素换成头孢菌素。

3.实施

(1)试验液配制:以每毫升含500 ug的先锋霉素生理盐水溶液(500 ug/mL)为标准,皮内试验的剂量0.1 mL(含50 ug)。具体配制方法见表12-18。

表12-18　先锋霉素皮内试验液的配制方法

步骤	先锋霉素	加生理盐水/mL	药物浓度	要求
溶解药物	0.5 g/支	2	250 mg/mL	充分溶解
1次稀释	取上液0.2 mL	至1	50 mg/mL	混匀
2次稀释	取上液0.1 mL	至1	5 mg/mL	混匀
3次稀释	取上液0.1 mL	至1	500 ug/mL	混匀

（2）试验方法：确定患者无先锋霉素过敏史后，按照皮内注射的方法于前臂掌下段注射 0.1 mL（含 50 ug）先锋霉素皮试液，记录时间。20 分钟后观察试验结果，进行试验结果的判断。

（3）结果判断：同青霉素过敏皮内试验法。

（4）记录结果：同青霉素过敏皮内试验法。

4. 评价

（1）患者理解试验目的及注意事项，并能主动配合。

（2）护士严格遵守操作规程，无菌观念强，操作熟练，动作轻巧。药液配制、试验方法和结果判断正确。

（3）护患沟通有效，彼此需要得到满足。

【注意事项】

1. 青霉素过敏者对头孢菌素类有部分交叉过敏，使用头孢菌素类要慎重，青霉素过敏性休克者绝对禁止使用头孢菌素类。

2. 在进行试验时，为防止出现假阳性，患者短时间内忌使用抗组胺药或糖皮质激素类药。

3. 在使用过程中，即使试验结果为阴性，仍有可能产生过敏反应，故使用过程中注意严密观察患者的反应。

（二）头孢菌素过敏反应的处理

头孢菌素过敏反应的处理同青霉素过敏反应的处理。

三、破伤风抗毒素（TAT）过敏试验与过敏反应的处理

破伤风抗毒素（tetanus antitoxin，TAT）是一种特异性抗体，能中和患者体液中破伤风毒素使机体产生被动免疫，临床上常用于破伤风疾病的预防和破伤风患者的救治。但 TAT 是马的免疫血清，对于人体是一种异种蛋白，具有抗原性，注射后易发生过敏反应。因此，在首次用药前必须做过敏试验。曾用过 TAT，但超过 7 天者，如再次使用应重新做过敏试验。

（一）破伤风抗毒素（TAT）过敏试验法

【目的】

预防 TAT 过敏反应。

【操作程序】

1. 评估　同青霉素过敏试验法。

2. 准备　同青霉素过敏试验法，需将青霉素换成 TAT。

3. 实施

（1）试验液配制：以每毫升含 150 IU 的 TAT 生理盐水溶液（150 IU/mL）为标准，皮内试验的剂量为 0.1 mL（含 15 IU）。

具体配制方法：每支（1 mL）含破伤风抗毒素 150 IU，从原液中抽取 0.1 mL 加生理盐水稀释到 1 mL，即为标准试验液。

（2）试验方法：按照皮内注射的方法，于前臂掌侧下段注射 0.1 mL（含 15 IU）破伤

风抗毒素试验液。20分钟后观察试验结果，进行试验结果的判断并记录。

（3）结果判断

1）阴性：局部皮丘无改变，周围无红肿，无痒感和伪足，全身无反应。

2）阳性：局部反应为皮丘红肿，硬结直径大于1.5 cm，红晕超过4 cm，有时出现伪足、痒感。全身过敏反应同青霉素过敏反应。

4.评价

（1）患者理解试验目的及注意事项，并能主动配合。

（2）护士严格遵守操作规程，无菌观念强，操作熟练，动作轻巧。药液配制、试验方法和结果判断正确。

（3）护患沟通有效，彼此需要得到满足。

【注意事项】

1.操作前必须仔细询问用药史、过敏史和家族史。在首次用药前必须做过敏试验，曾使用过TAT但超过7天者，如再次使用时应重新做过敏试验。

2.进行试验液配制时，抽吸药液量要准确，以确保试验液浓度的准确性。

3.如对试验结果有怀疑，应做对照反应试验，在对侧前臂侧下段皮内注射生用盐水0.1 mL，20分钟后进行对照比较，试验结果为阴性反应，将需要剂量一次进行注射，如试验结果为阳性反应，应采取脱敏注射。

（二）破伤风抗毒素脱敏注射法

1.脱敏注射法　破伤风抗毒素脱敏注射法是采用多次剂量递增的方法，将破伤风抗毒素注入试验阳性者体内，见表12-19。

表12-19　破伤风抗毒素脱敏注射法

次数	TAT/mL	加生理盐水/mL	注射途径	间隔时间/分钟
1	0.1	至1	肌内注射	20
2	0.2	至1	肌内注射	20
3	0.3	至1	肌内注射	20
4	余量	至1	肌内注射	20

2.脱敏注射法的机制　当小剂量的破伤风抗毒素（TAT）作为一种抗原进入人体后，同吸附于肥大细胞或嗜碱性粒细胞膜上的IgE结合，使其逐步释放少量的组胺等活性物质，而机体本身释放的组胺酶可将其分解，不会对机体产生严重损害。因此，经过多次小量反复注射TAT后，可使细胞表面的IgE抗体大部分甚至全部被结合而消耗掉，最后大量注射TAT时，便不会发生过敏反应。

3.脱敏注射法注意事项　对TAT过敏试验阳性患者，采用脱敏注射法时，每次注射后均需密切观察患者的反应。如发现患者有气促、发绀、荨麻疹等不适或发生过敏性休克时，应立即停止注射，并迅速处理。如反应轻微，待反应消退后，酌情增加注射次数，减少每次注射剂量，以达到顺利注入余量的目的。

四、碘过敏试验与过敏反应的处理

临床上，碘化物造影剂常用于支气管、脑血管、心血管、胆囊、肾脏、膀胱等组织和器官的造影。患者在使用该药物时可发生过敏反应，应在造影前 24～48 小时做过敏试验，阴性者方可做碘造影检查。

(一)碘过敏试验法

【目的】

预防碘过敏反应。

【操作程序】

1. 评估　同青霉素过敏皮内试验法。

2. 准备　准备同青霉素过敏试验法，需将青霉素换成碘液。

3. 实施

(1)试验方法

1)口服法：口服 5%～10%碘化钾 5 mL，每日 3 次，连续 3 天，观察结果。

2)皮内注射法：皮内注射碘造影剂 0.1 mL，20 分钟后观察，判断结果。

3)静脉注射法：缓慢静脉注射碘造影剂 1 mL(30%泛影葡胺 1 mL)，观察 5～10 分钟后，判断结果。在静脉注射造影剂前，必须先行皮内注射，然后再行静脉注射，如试验结果阴性，方可进行碘剂造影。

(2)试验结果判断

1)口服法：有口麻、头晕、心慌、恶心、呕吐、流泪、流涕、荨麻疹等症状为阳性。

2)皮内注射法：局部有硬块、红肿，直径超过 1 cm 者为阳性。

3)静脉注射法：有血压、脉搏、呼吸和面色等改变者为阳性。

4. 评价

(1)患者理解试验目的及注意事项，并能主动配合。

(2)护士严格遵守操作规程，无菌观念强，操作熟练，动作轻巧。药液配制、试验方法和结果判断正确。

(3)护患沟通有效，彼此需要得到满足。

【注意事项】

1. 静脉注射造影剂前应先做皮内试验，结果为阴性时再行静脉注射试验，2 次结果均为阴性者方可进行碘剂造影。

2. 有少数人过敏试验阴性，但在注射碘造影剂时发生过敏反应，故造影时仍需备好急救物品。

(二)碘过敏反应的处理

偶有患者虽然过敏试验阴性，但在注射碘造影剂时也可发生过敏反应，故在造影时仍需备好急救药品，过敏反应的处理同青霉素过敏反应处理。

五、链霉素过敏试验与过敏反应的处理

链毒素对多数革兰阴性杆菌有较强的抗菌作用，但因本身所含杂质(链霉素胍和二链霉胺)能释放组胺，导致机体出现过敏反应或毒性反应，容易产生耐受性，目前临床较

少使用。虽然链霉素引起过敏反应临床上较少见，但一旦出现过敏性休克比青霉素过敏反应更为严重，且病死率很高。因此，用药前必须做过敏试验，并加强观察，试验结果阴性方可用药。

（一）链霉素过敏试验法

【目的】

预防链霉素过敏反应。

【操作程序】

1. 评估   评估同青霉素过敏皮内试验法。

2. 准备   准备同青霉素过敏皮内试验法，需将青霉素换成链霉素，另备葡萄糖酸钙或氯化钙、新斯的明。

3. 实施

（1）试验液配制：以每毫升含 2500 U 的链霉素生理盐水溶液（2500 U/mL）为标准，皮内试验的剂量 0.1 mL（含 250 U），具体配制方法见表 12-20。

表 12-20   链霉素皮内试验液的配制方法

步骤	链霉素	加生理盐水/mL	药物浓度/U/mL	要求
溶解药液	100 万 U/支	3.5	25 万	充分溶解
1 次稀释	取上清液 0.1 mL	至 1	2.5 万	混匀
2 次稀释	取上清液 0.1 mL	至 1	2500	混匀

（2）试验方法：按照皮内注射的方法于前臂掌侧下段注射 0.1 mL（含 250 U）链霉素试验液，记录时间。20 分钟后观察试验结果，进行试验结果的判断并记录。

（3）结果判断：同青霉素过敏皮内试验法。

（4）记录结果：同青霉素过敏皮内试验法。

4. 评价   对链霉素过敏试验的评价同青霉素过敏皮内试验法。

【注意事项】

1. 对链霉素过敏试验阳性者，要禁用链霉素，同时要告知医生，并在体温单、医嘱单、病历卡、床头卡、门诊卡、注射卡上醒目地标明"链霉素阳性"，也要告知患者及其亲属。

2. 在使用过程中，即使试验结果为阴性，仍有可能产生过敏反应，故使用过程中注意严密观察患者的反应，备急救盒。

（二）链霉素过敏反应的处理

链霉素过敏反应的临床表现同青霉素过敏反应，但较少见。轻者表现为发热、荨麻疹，重者可出现过敏性休克。一旦发生过敏性休克，其处理方法与青霉素过敏性休克相同。

链霉素的毒性反应比过敏反应更常见、更严重，可出现全身麻木、抽搐、肌肉无力、眩晕、耳鸣、耳聋等症状。患者若有抽搐，可静脉缓慢注射 10% 葡萄糖酸钙或氯化钙 10 mL，因链霉素与钙离子进行络合，使中毒症状减轻。患者若出现肌肉无力、呼吸困难，遵医嘱皮下注射新斯的明 0.5~1 mg，必要时给予 0.25 mg 静脉注射。

本章小结

1. 药物疗法是临床最常用的一种治疗方法，其目的包括治疗疾病、减轻症状、预防疾病、协助诊断以及维持正常的生理功能。

2. 护士是药物治疗的直接执行者，也是药物疗效的观察者。护士必须遵守药物的保管原则和五大给药原则，了解影响药物疗效的因素，如药物本身的因素、机体因素、饮食因素等，以保证患者的用药合理、安全和有效。

3. 口服给药法是指药物口服后经胃肠道黏膜吸收进入血液循环，从而发挥局部或全身的治疗作用，以达到防治和诊断疾病目的的一种给药方法。它是临床中最常用、最方便而且较安全的给药法。

4. 雾化吸入是用雾化装置将药液变成细微的气雾喷出，经口或鼻吸入，以达到湿化呼吸道、减轻局部炎症、祛痰、解除支气管痉挛等目的。

5. 注射给药是将无菌药液或生物制剂注入体内的方法，达到诊断、预防和治疗疾病的目的。注射给药吸收快，效果迅速，适用于药物迅速发挥作用或不宜口服给药的患者。临床中常用的注射方法有皮内注射、皮下注射、肌内注射及静脉注射。注射给药时要遵循注射给药的十大原则。

6. 药物过敏反应属于异常的免疫反应，发生的基本原因是抗原抗体的相互作用。临床中青霉素过敏反应发生率最高，可达到6%，过敏反应涉及皮肤、呼吸、循环、中枢神经、消化等多个系统，其中最严重的是循环系统，会出现过敏性休克。出现过敏性休克时，必须采取以下措施，如立即停药、平卧、保暖、通知医生，皮下注射0.1%盐酸肾上腺素，改善呼吸功能，维护循环功能，纠正酸中毒和抗过敏以及密切观察病情。

思考题

1. 胰岛素和乙肝疫苗应该怎样保存呢？为什么？

2. 肝、肾功能障碍的患者为什么使用青霉素时需延长给药间隔时间和减少用药剂量？

3. 药物要充分发挥疗效的必备条件是什么？

4. 一般情况下，口服药物为什么须在空腹时用温开水服用？

5. 超声波雾化吸入时水槽内的水温为什么不能超过50℃？

6. 为什么要求皮肤过敏试验患者要在原地观察20分钟？

7. 需要长期皮下注射胰岛素的患者为什么要建立轮流交替注射部位的计划？

8. 肌内注射时为什么要分散患者的注意力？

9. 静脉注射化疗药物时为什么要备一管生理盐水？

药物疗法与过敏试验法习题检测

第十三章

静脉输液和输血

学习目标

识记

1. 能准确陈述静脉输液的定义和目的。

2. 能正确陈述常用静脉输液类型、常用溶液的种类及其作用。

3. 能正确陈述常见的输液障碍。

4. 能正确陈述静脉输血的目的和原则、血液制品种类。

5. 能正确陈述输血前准备、输血管理的内容。

理解

1. 能正确解释下列概念：

静脉输液、输液微粒、经外周中心静脉置管输液术、静脉输血、交叉配血试验、ABO 血型鉴定、成分输血、自体输血、Rh 血型鉴定。

2. 能正确说出临床补液原则。

3. 能说出一般静脉输液法与静脉留置针输液法的异同点。

4. 举例说明输液微粒污染及其防护措施。

5. 举例说明成分输血的特点与注意事项。

6. 正确解释自体输血的方法、适应证和禁忌证。

应用

1. 能独立完成密闭式周围静脉输液术操作流程，做到态度认真、关心患者、动作连贯、操作规范、过程完整。

2. 能正确实施间接静脉输血术，做到严格查对、方法正确、步骤完整。

3. 能正确判断输液中的常见故障并予以处理。

4.能运用公式正确计算输液速度和时间。

5.能运用所学知识正确识别常见的输液和输血反应，并采取恰当的预防措施和处理措施。

静脉输液和输血是临床上用于纠正人体水、电解质及酸碱平衡失调，恢复内环境稳定并维持机体正常生理功能的重要治疗措施。正常情况下，人体内水、电解质、酸碱度均保持在恒定的范围内，以维持机体内环境的相对平衡状态，保证机体正常生理功能。但在疾病和创伤时，易发生水、电解质及酸碱平衡紊乱。通过静脉输液和输血，可以迅速、有效地补充机体丧失的体液和电解质，增加血容量，改善微循环，维持内环境稳定，还可通过静脉输注药物，达到治疗疾病的目的。因此，护士必须熟练掌握静脉输液与输血的知识和技术，以保证患者的治疗、抢救安全有效。

第一节　静脉输液

预习案例

李某，女，68岁，因"心悸，呼吸困难伴咳嗽，咳痰一天"来院就诊，以"慢性肺源性心脏病、呼吸道感染"收治入院，既往无过敏史，入院时患者神志清楚，精神萎靡，无呕吐，Bp 130/80 mmHg，P 110 次/分，R 25 次/分，医嘱予"生理盐水 300 mL+丹参 40 mL""10%葡萄糖 300 mL+环磷腺苷 60 mg""生理盐水 300 mL+氨曲南 2 g""5%葡萄糖 500 mL+维生素 C 2.0 g"共 4 组静脉滴注，1 次/日。

护士小刘遵医嘱严格按照操作规范为其进行了输液，但是在输液过程中，患者的老伴按响了床头铃，紧急呼叫护士小刘。当护士小刘赶到患者床旁时，发现患者出现了呼吸困难，端坐呼吸，大汗淋漓，咳粉红色泡沫痰。

思考

1.请问该患者出现了什么情况？

2.护士小刘该如何应对患者的此种情况？

3.护士如何安排输液顺序？

4.若患者从早晨 9 时开始输液，输液滴速为 50 滴/分，几个小时后可以输液完毕？

静脉输液(intravenous infusion)是利用大气压和液体静压形成的输液系统内压高于

人体静脉压的原理,将大量无菌溶液或药液直接输入静脉的治疗方法。要使溶液或药液顺利进入体内,需要满足 3 个条件:一是输液瓶与静脉之间存在一定的高度差;二是输液瓶液面必须与大气压相通(软包装液除外);三是输液管道必须保持通畅。

一、静脉输液的目的

1. 维持水和电解质平衡　补充水和电解质,预防和纠正水、电解质和酸碱平衡失调。常用于各种原因引起的脱水、酸碱平衡失调者,如剧烈呕吐、腹泻、大手术后患者。

2. 维持血压　增加血容量,改善微循环,维持血压。常用于治疗严重烧伤、大出血、休克等患者。

3. 治疗疾病　输入药物,治疗疾病。常用于中毒、各种感染、脑及各种组织水肿以及各种需经静脉输入药物的治疗。

4. 补充营养　补充营养,供给热量,促进组织修复。常用于慢性消耗性疾病、胃肠道吸收障碍及不能经口进食(如昏迷、口腔疾病)的患者。

二、静脉输液常用溶液种类及作用

(一)晶体溶液

晶体溶液(crystal solution)分子量小,在血管内存留时间短,对维持细胞内外水分的相对平衡,纠正体内的水、电解质失调效果显著。

1. 葡萄糖溶液　用于补充水分和热量,减少组织分解,防止酮体产生,减少蛋白消耗及促进钾离子进入细胞内。5%或10%葡萄糖注射液进入人体后迅速分解,一般不产生提高血浆渗透压作用和利尿作用,常用作静脉给药的载体和稀释剂。

2. 等渗电解质溶液　用于补充水分和电解质,维持体液和渗透压平衡。常用的等渗电解质溶液包括0.9%氯化钠注射液、复方氯化钠注射液(林格氏等渗溶液)和5%葡萄糖氯化钠注射液。

3. 碱性溶液　用于纠正酸中毒,调节酸碱平衡失调。常用的碱性溶液包括5%碳酸氢钠溶液、1.4%碳酸氢钠注射液、11.2%乳酸钠注射液及1.84%乳酸钠注射液。

(二)胶体溶液

胶体溶液(colloidal solution)分子量大,其溶液在血管内存留时间长,能有效维持血浆胶体渗透压,增加血容量,改善微循环,提高血压。常用的胶体溶液包括:

1. 右旋糖酐溶液　为水溶性多糖类高分子聚合物,常用的溶液有中分子右旋糖酐(平均相对分子量为 7.5 万左右)和低分子右旋糖酐(平均相对分子量为 4 万左右)。中分子右旋糖酐能提高血浆胶体渗透压,扩充血容量;低分子右旋糖酐能降低血液黏稠度,减少红细胞凝聚,改善微循环,防止血栓形成。

2. 代血浆　作用与低分子右旋糖酐相似,其扩容效果良好,输入后可使循环血量和心排血量显著增加,在体内停留时间较右旋糖酐长,且过敏反应少,急性大出血时可与全血共用。常用代血浆有羟乙基淀粉(706 代血浆)、明胶多肽注射液、聚乙烯吡咯酮等。

3. 血液制品　能提高胶体渗透压,扩大和增加循环血容量,补充蛋白质和抗体,有助于组织修复和增强机体免疫功能。常用的有 5%人血白蛋白和血浆蛋白等。

(三)静脉高营养液

高营养液能提供热量,补充蛋白质,维持正氮平衡,并补充各种维生素和矿物质。主要成分包括氨基酸、脂肪酸、维生素、矿物质、高浓度葡萄糖或右旋糖酐以及水分。凡是营养摄入不足或不能经消化道供给营养的患者均可使用静脉输注高营养溶液的方法来维持营养的供给。制剂根据患者的不同需要新鲜配制,配制时必须严格执行无菌技术操作规程,且在溶液内不得添加与营养素无关的物质。常用的高营养液包括复方氨基酸、脂肪乳等。

三、临床补液原则

补液以口服最安全。若需静脉输液时,输入溶液的种类和量应根据患者体内水、电解质及酸碱平衡紊乱的程度来确定,一般遵循以下原则。

1. 先晶后胶 一般先输入一定量的晶体液(常首选平衡溶液)以迅速扩容、改善血液浓缩、促进微循环,然后输入适量胶体溶液以维持血浆胶体渗透压、稳定血容量。但对于大量失血所致的低血容量性休克,则应尽早补给胶体溶液(全血、血浆、右旋糖酐等)。

2. 先盐后糖 除高渗性脱水患者应先输入 5% 葡萄糖注射液外,一般先输入无机盐溶液,后给葡萄糖溶液。因为糖进入体内迅速被细胞利用,对维持体液渗透压的意义不大,先盐有利于稳定细胞外液渗透压和恢复细胞外液容量。

3. 先快后慢 对明显脱水的患者,早期补液要快速,以初步纠正体液失衡,当患者一般情况好转后,应减慢滴速,以减轻心肺负担。一般在开始的 4~8 小时内输入补液总量的 1/3~1/2,余量 24~48 小时内补足。根据药物的性质、患者的病情、年龄以及心肺肾功能调节输液速度。休克患者常需要两路液体同时输入,必要时加压输液或静脉切开插管输液。

4. 液种交替 液体种类较多时,对盐类、碱类、酸类、糖类、胶体类各种液体要交替输入,有利于机体发挥代偿调节作用。如果在较长时间内单纯输入一种液体,可能造成人为的体液平衡失调。

5. 补钾四不宜 静脉补钾时应注意不宜过早,见尿补钾;不宜过浓,浓度不超过 0.3%;不宜过快,成人 30~40 滴/分钟;不宜过多,成人每天总量不超过 5 g,小儿每天不超过 0.1~0.3 g/kg。

四、输液部位

静脉输液时,应根据患者的病情缓急、所输药物的性质和量、病程长短、患者的年龄、神志、体位、即将进行的手术部位及合作程度等情况选择合适的静脉输液部位。常用输液注射部位如下。

(一)周围浅静脉

1. 上肢浅静脉 常用的有肘正中静脉、头静脉、贵要静脉、手背静脉网(图 13-1-2)。其中,手背静脉网是成人输液的首选部位,肘正中静脉、头静脉和贵要静脉可以用来做经外周中心静脉插管的穿刺部位。

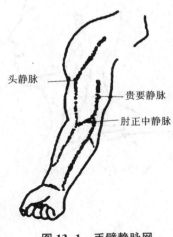

图 13-1　手臂静脉网

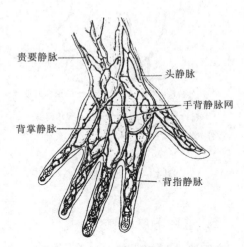

图 13-2　手背静脉网

2.下肢浅静脉　常用的有大隐静脉、小隐静脉和足背静脉网(图 13-3)。因下肢静脉有静脉瓣,容易形成血栓,有增加静脉栓塞和血栓性静脉炎的危险,故下肢浅静脉不作为静脉输液时的首选部位。

(二)头皮静脉

头皮静脉常用于小儿静脉输液,较大的头皮静脉有颞浅静脉、额静脉、耳后静脉及枕静脉(图 13-4)。

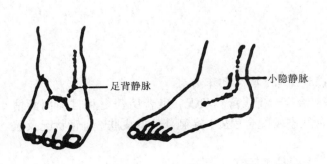

图 13-3　下肢浅静脉

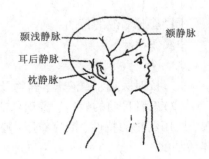

图 13-4　头皮静脉

(三)颈外静脉、锁骨下静脉

需要长期持续输液或需要静脉高营养的患者多选择此部位(图 13-5～图 13-6)。此处静脉管径粗大、不易塌陷,硅胶管插入后保留时间长。

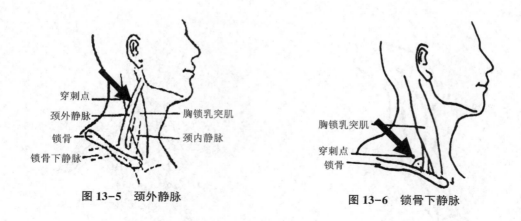

图 13-5　颈外静脉　　　　　　　　　　　　　图 13-6　锁骨下静脉

五、常用静脉输液法

按照输入的液体是否与大气相通，可以将静脉输液法划分为密闭式静脉输液法和开放式静脉输液法；按照进入血管通道器材所到达的位置，又可将静脉输液法划分为周围静脉输液法和中心静脉输液法。

密闭式静脉输液法（closed intravenous infusion）是将无菌输液器插入原装密闭输液瓶（或袋）中进行输液的方法，因污染机会少，故目前临床广泛应用。而开放性静脉输液法是将溶液倒入开放式输液器吊瓶内进行输液的方法。此方法虽然能灵活更换液体种类及数量，随时添加药物，但是由于采用此方法时药液易被污染，所以目前临床上较少应用。

（一）密闭式周围静脉输液法

【目的】

同"静脉输液的目的"。

【操作程序】

1. 评估

（1）核对医嘱、输液卡、药物及患者床号、姓名和年龄。

（2）患者目前的病情、意识状态、治疗情况、营养状况；患者用药史和目前用药情况，所用药物的特性、治疗作用；心理状态及配合程度；穿刺部位的皮肤、血管状况及肢体活动度。

（3）环境是否清洁、安静、宽敞，光线是否适宜。

（4）用物是否准备齐全，是否符合操作要求，是否摆放有序。

2. 准备

（1）患者准备：了解静脉输液的目的、方法、操作过程，能主动配合操作；输液前排尿或排便；取舒适卧位。

（2）护士自身准备：着装整齐，修剪指甲，洗手，戴口罩。

（3）用物准备

1）治疗车上层：备治疗盘、弯盘、液体及药物（按医嘱准备）、加药用注射器及针头、止血带、胶布（或输液敷贴）、静脉小垫枕、一次性治疗巾、瓶套、砂轮、开瓶器、输液器、输液贴、输液卡、输液记录单、手消毒液。

　　静脉留置针穿刺术需另备静脉留置针 1 套、封管液(无菌生理盐水或稀释的肝素溶液)。静脉留置针可分为开放式留置针(图 13-9A)和密闭式留置针两类,密闭式留置针又分为直型留置针和 Y 型留置针(图 13-9B),后者可连接两条输液通路。

　　2)治疗车下层:生活垃圾桶、医用垃圾桶、锐器回收盒。

　　(4)环境准备:病室清洁、宽敞、安静,有足够的照明,备输液架。

　　3. 实施　密闭式周围静脉输液法操作流程见表 13-1~图 13-3。

表 13-1　周围静脉输液法操作流程

操作流程	操作步骤	要点说明
1. 核对检查	(1)核对药液瓶签(药名、浓度、剂量)及给药时间和给药方法 (2)检查药液的质量	*操作前查对:根据医嘱严格执行查对制度,避免差错事故发生
2. 填写、粘贴输液贴	根据医嘱(输液卡上的内容)填写输液贴,并将填好的输液贴倒贴于输液瓶上	*注意输液贴勿覆盖原有的标签;严格执行查对制度
3. 加药	(1)套上瓶套 (2)用开瓶器启开输液瓶铝盖的中心部分,常规消毒瓶塞 (3)按医嘱加入药物 (4)根据病情需要有计划地安排输液顺序	*消毒范围至铝盖下端瓶颈部 *若为袋状液体,则取下袋口处的"拉环",并常规消毒 *加入的药物应合理分配,并注意药物之间的配伍禁忌
4. 连接输液器	检查输液器质量,无问题后取出输液器,将输液器的插头插入瓶塞直至插头根部,关闭调节器	*检查输液器是否过期,包装有无破损 *插入时注意保持无菌
5. 双人核对	双人核对药液及患者信息,无误后签名,进行后续操作	*严格执行双人查对制度,避免差错事故发生
6. 核对解释	携用物至患者床旁,核对患者床号、姓名、腕带,再次洗手	*操作前查对:保证将正确的药物给予确认的患者,避免差错事故的发生
7. 排气	(1)核对输液贴,将输液瓶挂于输液架上 (2)倒置茂菲滴管,使输液瓶内的液体流出。当茂菲管内的液面达到滴管的 1/2~2/3 满时,迅速转正滴管,打开调节器,使液平面缓慢下降,直至排尽输液管和针头内的空气(图 13-7) (3)将输液管末端放入输液器包装袋内,置于治疗盘中	*输液瓶高度适中,保证液体压力超过静脉压,以促使液体进入静脉 *输液前排尽输液管及针头内的气体,防止发生空气栓塞 *如茂菲滴管下端的输液管内有小气泡不易排除时,可以轻弹输液管,将气泡弹至茂菲滴管内

续表 13-1

操作流程	操作步骤	要点说明
8. 选择穿刺部位	将静脉小垫枕置于穿刺肢体下，铺治疗巾，在穿刺点上方 6~10 cm 处扎止血带，选择穿刺血管，松开止血带	*根据选择静脉的原则选择穿刺部位 *注意使止血带的尾端向上 *止血带的松紧度以能阻断静脉血流而不阻断动脉血流为宜
9. 消毒皮肤	以穿刺点为中心常规消毒皮肤 2 遍，消毒范围直径大于 5 cm，待干，输液贴	*保证穿刺点及周围皮肤的无菌状态，防止感染
10. 二次核对	核对患者床号、姓名、腕带，所用药液的药名、浓度、剂量及给药时间和给药方法	*操作中查对：避免差错事故的发生
11. 静脉穿刺	(1)取下护针帽，打开调节器，再次排气 (2)嘱患者握拳，左手绷紧皮肤，右手持针以 15~30°角沿静脉走向进针，见回血后将针头平行送入血管少许	*注意排液于弯盘内 *确保穿刺前滴管下端输液管内无气泡 *握拳使静脉充盈
12. 固定	用右手拇指固定好针柄，松开止血带，嘱患者松拳，打开调节器。待液体滴入通畅、患者无不舒适后，用输液敷贴(或胶布)固定针柄、进针部位和头皮针软管(图 13-8)，必要时用夹板固定关节	*固定针管可防止由于患者活动导致针头刺破血管或滑出血管外 *覆盖穿刺部位以防污染 *将输液管环绕后固定可以防止牵拉输液针头
13. 调节滴速	根据患者年龄、病情及药液的性质调节输液滴速	*正常情况下，成人 40~60 滴/min，儿童 20~40 滴/min
14. 再次核对	核对患者的床号、姓名、腕带，药物名称、浓度、剂量，给药时间和给药方法	*操作后查对：避免差错事故的发生
15. 操作后处理	(1)安置卧位：撤去治疗巾，取出止血带和小垫枕，协助患者取舒适卧位 (2)将呼叫器放于患者易取处 (3)整理用物，洗手，记录	*在输液记录单上记录输液开始的时间、滴入药液的种类、滴速、患者的全身及局部状况，并签名
16. 更换液体	如果多瓶液体连续输入，则在第一瓶液体输尽前开始准备第二瓶液体 (1)核对第二瓶液体，确保无误 (2)除去第二瓶液体铝盖中心部分，常规消毒 (3)确认滴管中的高度至少 1/2 满，拔出第一瓶内输液插头，迅速插入第二瓶内 (4)检查滴管液面高度是否合适、输液管中有无气泡，待点滴通畅后方可离去	*持续输液应及时更换输液瓶，以防空气进入导致空气栓塞 *若为袋状液体，则取下袋口处的"拉环"，并常规消毒 *对需要 24 小时持续输液者，应每日更换输液器。更换时应严格执行无菌操作原则

续表 13-1

操作流程	操作步骤	要点说明
17. 输液完毕后的处理	(1)确认全部液体输入完毕后,关闭输液器,轻揭输液敷贴(或胶布),用无菌干棉签或无菌棉球轻压穿刺点上方,快速拔针,局部按压1~2分钟(至无出血为止)。将头皮针头和输液插头剪至锐器收集盒中 (2)协助患者适当活动穿刺肢体,并协助其取舒适卧位 (3)整理床单位,清理用物 (4)洗手,做好记录	*输液完毕后及时拔针,以防空气进入导致空气栓塞 *拔针时勿用力按压局部,以免引起疼痛;按压部位应稍靠皮肤穿刺点以压迫静脉进针点,防止皮下出血 *防止针刺伤 *记录输液结束的时间,液体和药物滴入的总量,患者有无全身和局部反应

表 13-2　静脉留置针输液法

操作流程	操作步骤	要点说明
1. 同头皮静脉输液法 1~6		*静脉留置针输液法适用于需长期输液、静脉穿刺困难的患者。其优点是:①保护患者静脉,避免因反复穿刺给患者造成的痛苦;②随时保持畅通的静脉通道,便于治疗和抢救
2. 连接留置针与输液器	打开静脉留置针及肝素帽或可来福接头外包装; 手持外包装将肝素帽或可来福接头对接在留置针的侧管上,将输液器与肝素帽或可来福接头连接	*打开外包装前注意检查有效期及有无破损,针头斜面有无倒钩,导管边缘是否粗糙 *连接时注意严格无菌操作
3. 排气	打开调节器,将套管针内的气体排于弯盘中,关闭调节器,将留置针放回留置针盒内	
4. 选择穿刺部位	将小垫枕置于穿刺肢体下,铺治疗巾,在穿刺点上方 8~10 cm 处扎止血带	*同"头皮针静脉输液法"步骤 8 的"要点与说明"
5. 消毒皮肤	按常规消毒穿刺部位的皮肤,消毒直径大于 5 cm,待干,备胶布及透明胶布,并在透明胶布上写上日期和时间	*保证穿刺点及周围皮肤的无菌状态,防止感染 *标记日期和时间,为更换套管针提供依据
6. 二次核对	二次核对患者的床号、姓名、腕带、药物名称、浓度、剂量、给药时间和给药方法	*操作中查对:避免差错事故的发生

续表 13-2

操作流程	操作步骤	要点说明
7. 静脉穿刺	(1)取下针套，旋转松动外套管（转动针芯）（图 13-10） (2)右手拇指与示指夹住两翼，再次排气于弯盘中 (3)进针：嘱患者握拳，绷紧皮肤，固定静脉，右手持留置针，在血管的上方使针头与皮肤呈 15°~30°角进针。见回血后压低角度（放平针翼），顺静脉走向再继续进针 0.3~0.5 cm (4)送外套管：左手持 Y 形接口，右手后撤针芯约 0.5 cm，持针座将针芯与外套管一起送入静脉内 (5)撤针芯：左手固定两翼，右手迅速将针芯抽出放于锐器收集盒中	* 防止套管与针芯粘连 * 固定静脉便于穿刺，并可减轻患者的疼痛 * 避免针芯刺破血管 * 确保外套管在静脉内 * 避免将外套管带出 * 将针芯放入锐器收集盒中，防止刺破皮肤
8. 固定	(1)松开止血带，打开调节器，嘱患者松拳 (2)用无菌透明敷贴对留置针管作密闭式固定，用注明置管日期和时间的透明胶布固定三叉接口，再用胶布固定插入肝素帽内的输液器针头及输液管（图 13-11）	* 使静脉恢复通畅 * 固定牢固，避免过松或过紧 * 用无菌透明敷贴是避免穿刺点及周围被污染，而且便于观察穿刺点的情况
9. 调节滴速	根据患者的年龄、病情及药物性质调节滴速	* 同"头皮静脉输液法"步骤 13 的"要点与说明"
10. 再次核对	核对患者的床号、姓名、腕带、药物名称、浓度、剂量、给药时间和给药方法	* 操作后查对：避免差错事故的发生
11. 操作后处理	(1)撤去治疗巾，取出止血带和小垫枕，整理床单位，协助患者取舒适卧位 (2)将呼叫器放于患者易取处 (3)整理用物，洗手，记录	* 在输液记录单上记录输液的时间、滴入药液的种类、滴速、患者的全身及局部状况，并签全名
12. 封管	(1)输液完毕，需要封管 (2)拔出输液器针头 (3)常规消毒静脉帽的胶塞 (4)用注射器向静脉帽内注入封管液	* 封管可以保证静脉输液管道的通畅，并可以将残留的刺激性药液冲入血流，避免刺激局部血管 * 若使用可来福接头，则不需封管（因其能维持正压状态） * 边推注边退针，直至针头完全退出为止，确保正压封管 * 常用的封管液有：①无菌生理盐水，每次用 5~10 mL，每隔 6~8 小时重复冲管一次。②稀释肝素溶液，每毫升生理盐水含肝素 10~100 U，每次用量 2~5 mL

第十三章　静脉输液和输血

续表 13-2

操作流程	操作步骤	要点说明
13. 再次输液的处理	(1) 常规消毒静脉帽胶塞 (2) 将静脉输液针头插入静脉帽内完成输液	*注意无菌操作原则
14. 输液完毕后的处理	(1) 关闭调节器 (2) 揭开胶布及无菌敷贴 (3) 用无菌干棉签或无菌棉球轻压穿刺点上方，快速拔出套管针，局部按压至无出血为止 (4) 将静脉输液针头和输液器插头剪至锐器收集盒中 (5) 协助患者适当活动穿刺肢体，并协助其取舒适卧位 (6) 整理床单位，清理用物 (7) 洗手，做好记录	*输液完毕后及时拔针，以防空气进入导致空气栓塞 *拔针时勿用力按压局部，以免引起疼痛；按压部位应稍靠皮肤穿刺点以压迫静脉进针点，防止皮下出血 *记录输液结束的时间，液体和药物滴入的总量，患者有无全身和局部反应

表 13-3　头皮静脉输液术

操作流程	操作步骤	要点说明
1. 同周围静脉输液术 1~5		
2. 核对解释	备齐用物，携至患儿床前，核对姓名、床号及所用药液	*操作前查对，确认患者信息，杜绝差错
3. 同周围静脉输液术 7~8		
4. 穿刺部位选择	协助患儿取仰卧或侧卧位，必要时剃去局部头发，选择静脉	*注意需与动脉相鉴别：静脉外观呈微蓝色，无波动，管壁薄，易被压瘪，较易固定，不易滑动，血液多呈向心方向流动
5. 消毒	用75%乙醇消毒局部皮肤、待干	
6. 排气	用5 mL注射器抽取适量生理盐水，接上头皮针头，排尽空气	*以备穿刺时用
7. 再次核对		*操作中查对，安全给药
8. 穿刺	由助手固定患儿肢体及头部，操作者立于患儿头侧，用左手拇指、示指分别固定静脉两端，右手持头皮针沿静脉向心方向平行刺入	*避免穿破血管

续表 13-3

操作流程	操作步骤	要点说明
9. 固定	见回血后,缓慢推入少量生理盐水,如无异常,用输液贴固定针头,接上输液导管	*固定方法同周围静脉输液术
10. 调节滴速	根据病情、年龄及药物性质调节滴速	*一般不超过 20 滴/min
11. 其余操作同周围静脉输液术		

4.评价

(1)患者理解操作目的并主动配合,无输液反应及其他不适。

(2)护士无菌观念强,操作正确、熟练。

(3)护患沟通有效,患者对护士操作满意。

【注意事项】

1.严格执行无菌操作及查对制度,预防感染及差错事故的发生。

2.根据患者病情、用药原则、药物性质合理安排输液顺序,调整输液速度,注意药物间的配伍禁忌。

3.对需要长期输液的患者,要注意保护和合理使用静脉,一般从远端小静脉开始穿刺(抢救时可例外)。对于刺激性或特殊药物,应在确认针头已刺入静脉内时再输入。严禁在输液的肢体侧抽血化验或测量血压。

4.输液前要排尽输液管及针头内的空气,药液滴尽前要及时更换输液瓶(袋)或拔针,加压输液时要有护士看守,严防造成空气栓塞。

5.严格掌握输液的速度。对有心、肺、肾疾病的患者,老年患者、婴幼儿以及输注高渗、含钾或升压药液的患者,要适当减慢输液速度;对严重脱水,心肺功能良好者可适当加快输液速度。

6.输液过程中要加强巡视,注意观察输液情况

(1)检查滴入是否通畅,针头或输液管有无漏液,针头有无脱出、阻塞或移位,输液管有无扭曲、受压。

(2)观察有无溶液外溢,注射局部有无肿胀或疼痛。有些药物如甘露醇、去甲肾上腺素等外溢后会引起局部组织坏死,如发现上述情况,应立即停止输液并通知医生予以处理。

(3)密切观察患者有无输液反应,如患者出现心悸、畏寒、持续性咳嗽等情况,应立即减慢或停止输液,并通知医生,及时处理。每次观察巡视后,应做好记录(记录在输液巡视卡或护理记录单上)。

(4)静脉留置针输液法,要严格掌握留置时间。一般静脉留置针可以保留 3~5 天,最好不要超过 7 天。

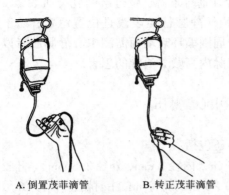

A. 倒置茂菲滴管　　　B. 转正茂菲滴管

图 13-7　静脉输液排气法

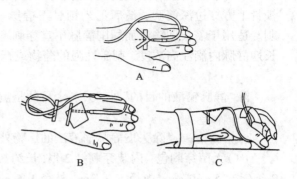

图 13-8　静脉输液固定法

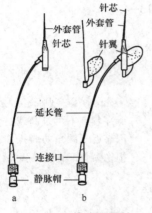

图 13-9　静脉留置针

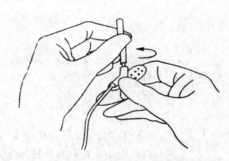

图 13-10　旋转松动外套管

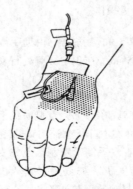

图 13-11　静脉留置针固定法

（二）颈外静脉穿刺置管输液术

颈外静脉是颈部最大的浅静脉，在下颌角后方垂直下降，越过胸锁乳突肌后缘，于锁骨上方穿过深筋膜，最后汇入锁骨下静脉。颈外静脉行径表浅且位置恒定，易于穿刺。适用于需长期输液而周围静脉不宜穿刺者，周围循环衰竭而需测中心静脉压者以及长期静脉内滴注高浓度、刺激性强的药物或行静脉内高营养治疗的患者。

【目的】

除"静脉输液的目的"外，另一个目的是测量中心静脉压。

【操作程序】

1. 用物准备　除头皮静脉输液法的用物外，还包括：

（1）无菌穿刺包：内装穿刺针2根（长约6.5 cm，内径2 mm，外径2.6 mm）、硅胶管2条（长25~30 cm，内径1.2 mm，外径1.6 mm）、5 mL和10 mL注射器各1个、6号针头2枚、平针头1具、尖头刀片、镊子、无菌纱布2-4块、孔巾、弯盘。

（2）另备：无菌生理盐水、1%普鲁卡因注射液（或利多卡因）、无菌手套、无菌敷贴、0.4%枸橼酸钠生理盐水或肝素稀释液。

2. 实施　颈外静脉穿刺置管输液术操作流程见表13-4。

表13-4　颈外静脉穿刺置管输液术操作流程

操作流程	操作步骤	要点说明
1. 选择体位	协助患者去枕平卧，头偏向一侧，肩下垫一薄枕，使患者头低肩高，颈部伸展平直，充分暴露穿刺部位	*充分暴露穿刺部位 *穿刺点不可过高或过低，过高因靠近下颌角妨碍操作，过低易损伤锁骨下胸膜及肺尖
2. 选择穿刺点并消毒	操作者立于床头，取下颌角与锁骨上缘中点连线的上1/3处颈外静脉外缘为穿刺点（图13-5），常规消毒皮肤	
3. 开包铺巾	打开无菌穿刺包，戴无菌手套，铺孔巾，布置一个无菌区，便于术者操作	*布置一个无菌区，便于操作
4. 局部麻醉	操作者立于床头，取5 mL注射器，由助手配合抽取利多卡因4~5 mL，在预定穿刺处行局部麻醉	
5. 穿刺	先用刀片尖端刺破穿刺部位皮肤，穿刺时助手用手指按颈静脉三角处（阻断血流时静脉充盈，便于穿刺），术者左手绷紧穿刺点上方皮肤，右手持穿刺针与皮肤呈45°进针，进入皮肤后改为25°沿颈外静脉向心方向穿刺	*减少进针阻力，便于进针 *阻断血流使颈外静脉充盈

续表 13-4

操作流程	操作步骤	要点说明
6. 插管	(1)见回血后，立即抽出穿刺针内芯，左手拇指用纱布堵住针栓孔，右手持备好的硅胶管送入针孔内 10 cm 左右 (2)插管时由助手一边抽回血，一边缓慢注入生理盐水。观察导管是否在血管内，并防止凝血	*当插入过深较难通过锁骨下静脉与颈外静脉汇合角处时，可改变插管方向，再试通过。若仍不能通过则应停止送入导管，轻轻退出少许并进行固定，防止盲目插入使硅胶管在血管内打折，或导管过硬刺破血管发生意外
7. 连接输液器输液	(1)确定硅胶管确实在血管内后，右手压住穿刺管顶端硅胶管，左手缓慢退出穿刺针 (2)再次抽回血，注入生理盐水，检查导管是否在血管内；确定无误后，移开孔巾，接输液器输入备用液体	*如输液不畅，应观察硅胶管有无弯曲，是否滑出血管外
8. 固定并调节滴速	(1)用无菌敷贴覆盖穿刺点并固定硅胶管 (2)硅胶管与输液管接头处用无菌纱布包扎并用胶布固定在颌下 (3)根据患者的年龄、病情及药物性质调节滴速	*固定要牢固，防止硅胶管脱出
9. 暂停输液的处理	可用肝素盐水或生理盐水封管，并妥善固定	*防止血液凝集在输液管内，若已经发生凝血，应先用注射器抽出血凝块，再注入药液，或边抽边拔管，切忌将血凝块推入血管
10. 再行输液的处理	先检查导管是否在静脉内，再取下静脉帽，消毒针栓孔，接上输液装置即可	
11. 输液完毕的处理	(1)停止输液时，硅胶管末端接上注射器，边抽吸边拔出硅胶管 (2)局部加压数分钟，用 75% 乙醇消毒穿刺局部，无菌纱布覆盖	*拔管动作应轻柔，以免折断硅胶管 *边抽吸边拔管可防止残留的小血块及空气进入静脉
12. 整理	协助患者取舒适卧位，整理床单位，清理用物，洗手，记录	*用物严格按消毒隔离原则处理

(三)锁骨下静脉穿刺置管输液术

　　锁骨下静脉位于胸锁关节的后方，与颈内静脉汇合成无名静脉，左右无名静脉汇合成上腔静脉入右心房。此静脉较粗大，成人的管腔直径可达 1~2 cm，位置虽然不在浅表,但常处于充盈状态,周围又有结缔组织固定,血管不易塌陷,也较易穿刺,硅胶管插入后,可保留较长时间。另外,锁骨下静脉距离右心房较近,当输入大量高浓度溶液或刺激性较强的药物时,由于管腔较粗、血量较多,注入的药物随即被稀释,对血管壁的刺激性较小。

锁骨下静脉穿刺置管输液术适用于:①长期不能进食或丢失大量液体,需补充大量高热量、高营养液体及电解质的患者;②各种原因所致的大出血,需迅速输入大量液体,以纠正血容量不足、提高血压的患者;③需较长时间输入刺激性较强的抗癌药物、接受化疗的患者;④需紧急放置心内起搏导管或测定中心静脉压的患者。

【目的】
测量中心静脉压、紧急放置心内起搏导管,其他同"静脉输液的目的"。

【操作程序】
1. 用物准备 除头皮针静脉输液法的用物外,还包括无菌穿刺包和另备物。

(1)无菌穿刺包:内装穿刺针(20 号)2 枚、硅胶管 2 条、射管水枪 1 个、平针头(8~9 号)2 个、5 mL 注射器、纱布 2 块、镊子、结扎线、弯盘、无菌孔巾 2 块。

(2)另备:1%普鲁卡因注射液(或 2%利多卡因)、0.4%枸橼酸钠生理盐水、1%甲紫、无菌手套、无菌敷贴。

2. 实施 锁骨静脉穿刺置管输液术操作流程见表 13-5 所示。

表 13-5 锁骨下静脉穿刺置管输液术操作流程

操作流程	操作步骤	要点说明
1. 选择体位	协助患者去枕平卧,头偏向一侧,肩下垫一薄枕,使患者头低肩高	* 充分显露胸锁乳突肌外形
2. 选择穿刺点,消毒	(1)术者立于床头,选择穿刺点,用 1%甲紫标记进针点及胸锁关节 (2)常规消毒皮肤	* 避免覆盖洞巾后不易找到原来确定的位置,影响穿刺成功率 * 避免发生气胸
3. 开包铺巾	打开无菌穿刺包,戴无菌手套,铺孔巾布置一个无菌区,便于操作	* 严格无菌操作,预防感染 * 布置一个无菌区域,便于操作
4. 备水枪及硅胶管	准备好射管水枪及硅胶管,并抽吸 0.4%枸橼酸钠生理盐水,连接穿刺针头	
5. 局部麻醉	由助手协助,术者用 5 mL 注射器抽吸 1%普鲁卡因在预定穿刺部位行局部麻醉	
6. 穿刺	针头指向胸锁关节,与皮肤呈 30~40°角进针,边进针边抽回血(试穿锁骨下静脉,以探测进针方向、角度和深度),通过胸锁筋膜有落空感时,继续进针,直至穿刺成功	* 试穿锁骨下静脉,以探测进针方向、角度与深度 * 一般成人进针 2.5 cm 左右达锁骨下静脉

续表 13-5

操作流程	操作步骤	要点说明
7. 射管	(1)术者持射管水枪,按试穿方向刺入锁骨下静脉,同时抽回血;如抽出暗红色血液,表明进入锁骨下静脉 (2)嘱患者屏气,术者一手按住水枪的圆孔及硅胶管末端,另一手快速推动活塞,硅胶管即随液体进入锁骨下静脉。压住穿刺针顶端,将针退出。待针头退出皮肤后,将硅胶管轻轻从水枪中抽出	*准确掌握进针方向,避免过度向外偏移而刺破胸膜造成气胸 *射管时推注水枪应迅速,使水枪内压力猛增,方可将管射出 *一般右侧射入 12~15 cm,左侧射入 16~19 cm 即可 *退针时不可来回转动针头,以防针尖斜面割断硅胶管 *穿刺针未退出血管时,不能放松圆孔处的手指,防止硅胶管被全部吸入静脉内
8. 连接输液器输液	将已备好的输液器导管连接平针头插入硅胶管内,进行静脉输液	
9. 固定并调节滴速	(1)在距离穿刺点约 1 cm 处,将硅胶管缝合固定在皮肤上,覆盖无菌纱布并用胶布固定 (2)根据患者的年龄、病情及药物性质调节滴速	*固定要牢固,防止硅胶管脱出 *缝合两针,两个结间距为 1 cm
10. 暂停输液的处理	暂停锁骨下静脉输液时,可用 0.4%枸橼酸钠生理盐水 1~2 mL 或肝素稀释液 2 mL 注入硅胶管进行封管,用无菌静脉帽塞住针栓孔,用无菌纱布覆盖固定	*防止血液凝集在输液管内 *若已经发生凝血,应先用注射器抽出血凝块,再注入药液,或边抽边拔管,切忌将凝血块推入血管
11. 再行输液的处理	如需再次输液,取下静脉帽,消毒针栓孔,接上输液装置即可	
12. 输液完毕的处理	常规护理与拔管同颈外静脉输液术步骤 11-12	

(四)经外周中心静脉置管输液术

经外周中心静脉置管输液术(peripherally inserted central catheter, PICC)是将输液导管由外周静脉(贵要静脉、肘正中静脉、头静脉)插入至导管末端进入中心静脉的深静脉置管技术。经外周中心静脉置管输液术适用于需长期连续或间断静脉输液治疗及放置中心静脉导管风险较高或失败的患者。其优点:①保护患者静脉,避免因反复穿刺而造成的血管损伤,减轻患者痛苦;②血管选择的范围较大,不需要手术放置,可在床旁由护士操作,穿刺成功率高,护理相对简单;③保持畅通的静脉通道,便于治疗和抢救。

【目的】

除"静脉输液的目的"外，其他目的包括测量中心静脉压。

【操作程序】

1. 用物准备

（1）PICC 穿刺套件：PICC 导管、延长管、链接器、思乐扣、皮肤保护剂、肝素帽或正压接头。

（2）PICC 穿刺包：治疗巾 3 块、孔巾、止血钳或镊子 2 把、直剪刀、3 cm×5 cm 小纱布 3 块、6 cm×8 cm 纱布 5 块、大棉球 6 个、弯盘 2 个。

（3）其他物品：注射盘、无菌手套 2 副、0.9%氯化钠溶液 500 mL、20 mL 注射器 2 个、10 cm×12 cm 透明敷贴、皮肤消毒液（0.5%氯己定溶液或 75%乙醇+聚维酮碘或 2%碘酊+75%乙醇）、抗过敏无菌胶布、皮尺、止血带。

（4）视需要准备：2%利多卡因、1 mL 注射器、弹力或自粘绷带。

2. 实施　经外周中心静脉置管输液术操作流程见表 13-6 所示。

表 13-6　经外周中心静脉置管输液术操作流程

操作流程	操作步骤	要点说明
1. 患者准备	评估血管情况，向患者说明置管意义、目的、注意事项和操作过程，与患者签署知情同意书，协助患者进入治疗室	*知情同意原则 *取得患者理解、合作
2. 摆放体位	协助患者采取平仰卧位，穿刺侧上肢外展，与躯干呈 90°	*充分暴露注射部位
3. 选择穿刺静脉	首选右侧贵要静脉	*贵要静脉直、短且静脉瓣少，为首选；其次为肘正中静脉、头静脉
4. 确定穿刺点	首选肘窝区肘下两横指处	*进针位置过下，血管相对较细易引起回流受阻或导管与血管发生摩擦而出现并发症；位置过上易损伤淋巴系统或神经系统，且上臂静脉瓣较多
5. 测量导管置入长度	用皮尺测量从预穿刺点沿静脉走向至右胸锁关节再向下至第三肋间	*插入过深，导管尖端进入右心房可能引起心律失常、心肌损伤、心包填塞等
6. 测量臂围	于肘关节上 4 横指处（约 7 cm）测量	*用于监测可能发生的并发症，如渗漏、栓塞等

续表 13-6

操作流程	操作步骤	要点说明
7. 建立无菌区	穿无菌隔离衣, 打开静脉置管包, 戴无菌手套, 用无菌技术准备肝素帽、抽吸生理盐水, 铺治疗巾于患者手臂下, 将相关置管用品放入无菌区	
8. 穿刺点消毒	(1) 以穿刺点为中心, 直径 20 cm 的区域, 两侧至臂缘; 先用 75% 乙醇清洁脱脂, 待干后, 再用聚维酮碘消毒 3 遍 (2) 更换手套, 铺洞巾与治疗巾, 扩大无菌区, 暴露穿刺点	*消毒范围要大, 避免感染
9. 预冲导管	无菌生理盐水预冲导管并湿化导丝	*使导管内充满液体, 防止空气进入血管内
10. 系止血带	由助手协助系止血带, 注意止血带的末端反向于穿刺部位	
11. 穿刺	(1) 去除穿刺针上的保护套, 活动套管, 以 15°~30° 角进针, 见回血后降低角度, 再进针 0.5~1 cm 后送导入鞘, 确保导入鞘进入血管 (2) 从导入鞘内取出穿刺针芯, 左手示指固定导入鞘, 避免移位, 中指压在导入鞘尖端所处的血管上, 减少血液流出, 嘱患者松拳, 松开止血带	
12. 送管	用平镊夹住导管尖端, 以轻柔、均速动作将导管逐渐送入静脉; 观察送入长度, 当导管进入肩部时, 嘱患者头偏向穿刺侧, 下颌贴肩	*镊子夹持导管不宜过紧, 以免损坏导管 *送管时速度不宜过快 *防止导管上行误入颈静脉
13. 抽回血, 撤出插管鞘及支撑导丝	用无菌纱布块在穿刺点上方 6 cm 处按压固定导管, 将插管鞘从静脉管腔内撤出, 远离穿刺点。将支撑导丝与导管分离, 并与静脉走向相平行撤出支撑导丝	*禁止暴力抽去导丝
14. 修剪导管	剥开导管护套, 后撤导丝至比预计长度短 0.5~1 cm 处, 将 PICC 导管插入相应型号的切割孔中, 按预计导管长度切去多余部分导管	*剪切导管时不可切到导丝, 否则导丝将损坏导管, 伤害患者

续表 13-6

操作流程	操作步骤	要点说明
15. 安装连接器	将减压套筒安装到导管上，再将导管与连接器相连，并确认导管推至根部，但不可出皱褶	
16. 冲封管	连接肝素帽或正压接头，再用 0.9%氯化钠溶液 20 mL 行脉冲式冲管。如为肝素帽，当 0.9%氯化钠溶液推至最后 5 mL 时，则需行正压封管，即边推边退针	* 不得采用 10 mL 以下的注射器以免造成高压致导管破裂 * 冲净肝素帽
17. 固定	确认导管通畅后，再次消毒穿刺点及周围皮肤，将体外导管放置呈 S 形或 L 形，用无菌小纱布及无菌透明敷贴覆盖固定穿刺点并妥善固定导管连接器部位和导管。在透明敷料上注明导管的种类、规格、置管深度、日期和时间、操作者姓名	* 保证穿刺点周围处于无菌状态，减少污染
18. X 线确认	经 X 线确认导管在预置位置后即可按需要进行输液	* 导管末端应位于上腔静脉的中上段为宜，解剖位置与第 4～6 胸椎水平 * 禁止将导管体外部分移入体内
19. 记录	操作结束后，应将相关信息记录在护理病历中，内容包括：穿刺日期、穿刺时间、操作者、导管规格和型号、所选静脉及穿刺部位、操作过程等	
20. 导管的维护	穿刺后 24 小时更换敷料，以后每周更换敷料 1～2 次。每次进行导管维护前，先确认导管体外长度，并询问患者有无不适。再抽回血以确定导管位置，再将回血注回静脉。注意揭贴时应由下至上，防止导管脱出。观察并记录导管体内外刻度。消毒时以导管为中心，直径为 8～10 cm 的区域，用 0.5%氯已定溶液消毒 3 遍，或用 75%乙醇和碘伏各消毒 3 遍，再覆盖透明敷贴	* 穿刺部位应防水、防牵拉；置管手臂尽量减少下垂姿势，不得过度用力或提重物，衣袖不可过紧，不可测血压和静脉穿刺 * 如穿刺点局部有渗血或穿刺侧肢体肿胀及患者感心慌不适时，应及时处理
21. 拔管	拔管时应沿静脉走向，轻轻拔出，拔出后立即压迫止血(有出血倾向的患者，压迫止血时间要超过 20 分钟)，并用无菌纱布块覆盖伤口，再用透明敷贴粘贴 24 小时，以免发生空气栓塞和静脉炎。并对照穿刺记录观察导管有无损伤、断裂、缺损	* 拔管后应对照穿刺记录以确定有无残留，防止导管残留静脉内引起栓塞 * 导管尖端常规送细菌培养

六、输液速度的控制

(一)输液速度的计算

输液过程中，每毫升溶液的滴数称为该输液器的点滴系数(drop coefficient，gtt/mL)。目前常用静脉输液器的点滴系数有 10、15、20 3 种，具体以生产厂家输液器袋上标明的点滴系数为准。静脉点滴的速度和时间可按下列公式计算。

(1)已知每分钟滴数与输液总量，计算输液所需的时间。

$$输液时间(小时)=\frac{输液总量(mL)\times 点滴系数}{点滴速度\times 60(分钟)}$$

例如：患者需输入 1000 mL 液体，每分钟滴数为 50 滴，所用输液器的点滴系数为 15，请问需用多长时间输完？

$$输液时间(小时)=\frac{1000\times 15}{50\times 60}=5(小时)$$

(2)已知输入液体总量与计划所用的输液时间，计算每分钟滴数。

$$每分钟滴数=\frac{输液总量(mL)\times 点滴系数}{计划输液时间(小时)\times 60(分钟)}$$

例如：某患者需输液体 1500 mL，计划 10 小时输完。已知所用输液器的点滴系数为 20，求每分钟滴数。

$$每分钟滴数=\frac{1500\times 20}{10\times 60}=50(滴)$$

(二)输液泵的应用

输液泵(infusion pump)是机械或电子控制装置(图 13-12)，它通过作用于输液导管达到控制输液速度的目的，能将药液长时间微量、均匀恒定、精确地输入体内，临床常用于需要严格控制输液量和药物的患者，如应用于升压药物、抗心律失常药物的输液以及婴幼儿的静脉输液或静脉麻醉。输液泵的种类很多，其主要结构与功能大致相同。

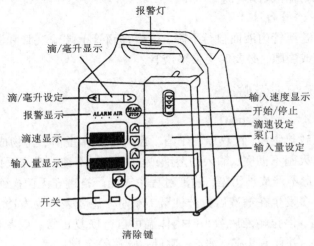

图 13-12 输液泵

七、常见输液故障及排除方法

(一)液体不滴

1. 针头滑出血管外 液体注入皮下组织,局部肿胀、疼痛,回抽无回血。处理:拔出针头,另选血管重新穿刺。

2. 针头斜面紧贴血管壁 液体输入不畅或不滴,回抽有回血。处理:调整针头位置或适当变换肢体位置,直到滴注通畅为止。

3. 针头阻塞 回抽无回血,滴液不畅,予以轻轻挤压滴管下端靠近针头处的输液管,若感觉有阻力,松手又无回血。处理:拔出针头,更换针头后重新选择静脉穿刺。切忌强行挤压导管或用溶液冲注针头,以免凝血块进入静脉造成栓塞。

4. 压力过低 滴液缓慢,因输液瓶位置过低、患者肢体抬举过高或患者周围循环不良所致。处理:适当抬高输液瓶或放低患者肢体位置。

5. 静脉痉挛 局部无隆起,但点滴不畅,回抽有回血,因患者穿刺肢体在冷环境中暴露时间过长或输入液体温度过低所致。处理:局部保暖,可在穿刺局部热敷以缓解静脉痉挛。

(二)茂菲滴管内液面过高

1. 滴管侧壁无调节孔 将输液瓶从输液架上取下,倾斜输液瓶,使输液管插入瓶(袋)内的针头露出液面上,但须保持输液管点滴通畅,必要时用手挤压输液导管上端,瓶内空气即进入输液导管内,待滴管内液面缓缓下降,直至滴管露出液面,再将输液瓶挂于输液架上继续输液。

2. 滴管侧壁有调节孔 夹住滴管上端的输液管,打开调节孔,待滴管内液体降至露出液面,见到点滴时,关闭调节孔,松开上端的输液管即可。

(三)茂菲滴管内液面过低

夹住滴管下端的输液管,用手挤捏滴管,待滴管内液面升高至适当水平时,停止挤压,松开滴管下端的输液管即可。

(四)茂菲滴管内液面自行下降

输液过程中,若滴管内液面自行下降,应检查滴管上端输液管和滴管的衔接是否松动、滴管有无漏气或裂隙,必要时更换输液管。

八、常见输液反应及防治

(一)发热反应(fever reaction)

1. 原因 输入致热物质(致热原、死菌、游离的菌体蛋白、药物成分不纯等)所致。多由于输液瓶清洁灭菌不彻底,输入的溶液或药物制剂不纯,消毒灭菌保存不良,有效期已过,输液器消毒不严或被污染,输液过程中未能严格遵守无菌操作原则等所致。

2. 临床表现 多发生在输液后数分钟至1小时。患者表现为发冷、寒战和高热。轻者体温在38℃左右,停止输液后数小时内体温可自行恢复正常;重者初起寒战,继之高热,体温可达41℃,并伴有头痛、恶心、呕吐、脉速等全身症状。

3. 预防 加强责任心,严格控制药物器具质量;药液配制符合操作规范;合理用药,注意配伍禁忌;严格遵守无菌操作规程。

4.护理

(1)输液前认真检查药液质量,输液器包装及灭菌日期、有效期,严格无菌技术操作。

(2)反应轻者,立即减慢点滴速度,通知医生,同时注意观察体温变化,保暖。

(3)反应重者,应立即停止输液,保留剩余药液和输液器,送检验室作微生物培养,查找反应原因。

(4)对高热患者,给予物理降温,观察其生命体征的变化,必要时遵医嘱给予抗过敏药物或激素治疗。

(二)循环负荷过重反应(circulatory overload reaction)

1.原因　因输液速度过快,或患者原有心肺功能不良,尤其是急性左心功能不全者,在短时间内输入过多液体,使循环血容量急剧增加,致心脏负荷过重而引起。

2.临床表现　患者突然出现呼吸困难、胸闷、咳嗽、咳粉红色泡沫样痰,严重时痰液可由口鼻涌出,听诊肺部布满湿啰音,心率快,节律不齐。

3.预防　严格控制输液速度与输液量,特别是对年老体弱、婴幼儿、心肺功能不良的患者,滴注速度不宜过快,液量不可过多。

4.护理　根据患者病情,严格控制输液速度和输液量,对心肺功能不良、年老体弱、婴幼儿更应谨慎。一旦发生此反应,应采取如下护理措施。

(1)立即停止输液并通知医生进行紧急处理。

(2)如病情允许,协助患者取端坐位,双腿下垂,以减少下肢静脉回流,减轻心脏负荷。

(3)加压给氧,氧流量为6~8 L/min,以提高肺泡内氧分压,使肺泡内毛细血管渗出液的产生减少,增加氧的弥散,改善低氧血症;在湿化瓶内盛20%~30%乙醇溶液,以减低肺泡内泡沫的表面张力,使泡沫破裂、消散,从而改善肺部气体交换,减轻缺氧状态。

(4)遵医嘱给予镇静剂,平喘、强心、利尿和扩血管药物,以扩张周围血管,加速液体排出,减少回心血量,减轻心脏负荷。

(5)必要时进行四肢轮扎。用止血带或血压计袖带适当加压四肢以阻断静脉血流,而动脉血仍可通过。每5~10分钟轮流放松一个肢体上的止血带,减少回心血量。待症状缓解后,逐渐解除止血带。

(6)安慰患者,给予心理支持,以解除其紧张情绪。

(三)静脉炎(phlebitis)

1.原因　有化学性静脉炎和感染性静脉炎。

(1)化学性静脉炎主要由于长期输注高浓度、刺激性较强的药液,或静脉内放置刺激性大的留置管或留置管放置时间过长,引起局部血管壁化学性炎症发生。

(2)感染性静脉炎可因输液过程中未严格执行无菌操作,而导致局部静脉感染。

2.临床表现　输液部位沿静脉走向出现条索状红线,局部组织发红、肿胀、灼热、疼痛,有时伴有畏寒、发热等全身症状。

3.预防　严格执行无菌操作防止感染;刺激性较大的药物应充分稀释后使用,确定针头在血管内方可滴注药液,防止药物溢出血管外,并减慢点滴速度;长期输液者,经常更换输液部位，以保护静脉；静脉内置管应该选择无刺激性或刺激性小的导管，留置时间不宜过久。

4. 护理

（1）停止在此部位输液，抬高患肢并制动。

（2）用 95% 乙醇溶液或 50% 硫酸镁溶液行湿热敷，每天 2 次，每次 20 分钟。

（3）超短波理疗，每天 1 次，每次 15~20 分钟。

（4）中药外敷：如意金黄散加醋调成糊状，局部外敷，每天 2 次，达到清热、消炎及止痛的作用。

（5）如合并感染，遵医嘱予以抗生素治疗。

（四）空气栓塞（air embolism）

1. 原因

（1）输液前导管内空气未排尽，导管连接不紧密或有漏缝。

（2）连续输液过程中，更换溶液瓶不及时，导致气体进入下段输液导管，未及时排尽空气。

（3）加压输液、输血时无人守护，液体输完未及时更换药液或拔针。

进入静脉的空气形成空气栓子，气栓随血流经右心房到达右心室。如空气量少，则随着心脏的收缩，从右心室压入肺动脉并分散到肺小动脉内，最后经毛细血管吸收，对身体损害较小；如空气量大，则空气在右心室内阻塞肺动脉入口（图 13-13），使血液不能进入肺内，气体交换发生障碍，引起机体严重缺氧而导致患者死亡。

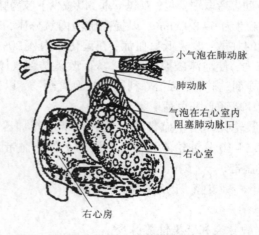

小气泡在肺动脉
肺动脉
气泡在右心室内阻塞肺动脉口
右心室
右心房

图 13-13　空气在右心室内堵塞肺动脉入口

2. 临床表现　患者感到胸部异常不适或胸骨后疼痛，出现呼吸困难和严重发绀，有濒死感。心前区听诊可闻及响亮、持续的"水泡声"，心电图表现为心肌缺血和急性肺源性心脏病的改变。

3. 预防

（1）输液前认真检查输液器质量，排尽输液管内空气。

（2）输液过程中加强巡视，发现故障及时处理，连续输液者应及时更换输液瓶；输液完毕及时拔针。

（3）拔除较粗贴近胸腔较深静脉导管时，必须严密封闭穿刺点。

（4）加压输液时，应专人守护。

4.护理

（1）发生空气栓塞，立即通知医生进行抢救。

（2）立即置患者于左侧卧位和头低足高位，此体位在吸气时可增加胸内压力，减少空气进入静脉；同时，使肺动脉的位置处于右心室的下部，利于气泡向上漂移至右心室尖部，避开了肺动脉入口（图13-14），随着心脏的舒缩，较大的气泡破碎成泡沫，分次小量进入肺动脉内，逐渐被吸收。

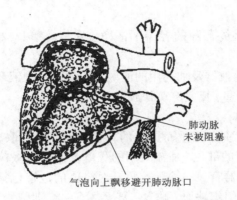

肺动脉
未被阻塞

气泡向上飘移避开肺动脉口

图13-14 置患者左侧头低足高位，气泡避开肺动脉入口

（3）给予高流量氧气吸入，提高患者的血氧浓度，纠正缺氧状态。

（4）如果患者留置中心静脉导管，可从导管中抽出空气，这是快捷的救治方法。

（5）严密观察患者病情变化，发现异常及时处理。

（五）液体外渗（infiltration）

1.原因 穿刺时刺破血管或输液过程中针头或留置导管滑出血管外，使液体进入穿刺部位的血管外组织而引起。

2.临床表现 局部组织肿胀，患者角色苍白、疼痛，输液不畅，如药物有刺激性或毒性，可引起严重的组织坏死。

3.预防

（1）牢固固定针头，避免移动；减少输液肢体的活动。

（2）经常检查输液管是否通畅，特别是在加药之前。

4.护理

（1）发生液体外渗时，应立即停止输液，更换肢体和针头重新穿刺。

（2）抬高患肢以减轻水肿，可局部热敷20分钟，促进静脉回流和渗出液的吸收，减轻疼痛和水肿。

九、输液微粒污染

输液微粒污染(infusion particle pollution)是指在输液过程中，将输液微粒带入人体，对人体造成严重危害的过程。输液微粒(infusion particles)是指输入液体中的非代谢性颗粒杂质，其直径一般为 1~15 um，少数较大的输液微粒直径可达 50~300 um，50 um 以上的微粒肉眼可见。临床常见的十类微粒：玻璃屑微粒、橡胶微粒、塑料微粒、活性炭微粒、尘埃微粒、滑石粉微粒、纤维素微粒、胶体微粒、脂肪栓微粒、药物结晶体微粒。我国 1990 年的药典规定：每毫升输液剂中直径>10 um 的不溶微粒不能超过 20 个，直径>25 um 的不溶微粒不能超过 2 个。

(一)输液微粒的来源

1. 生产过程 药液生产制作工艺不完善或管理不严格，混入异物与微粒，如水、空气、原材料的污染等。

2. 盛放药液容器 盛放药液的容器不洁净，或瓶内壁及橡胶塞受药液浸泡时间过长，腐蚀剥脱形成微粒。

3. 药液配置过程 输液器及加药用的注射器不洁净。输液环境不洁净，操作过程的污染，如切割安瓿，开瓶塞、反复穿刺橡胶塞。

(二)输液微粒污染的危害

微粒进入机体，其危害是严重而持久的，危害程度主要取决于微粒的大小、形状、化学性质，堵塞入体血管的部位、血流阻断的程度及人体对微粒的反应等。最易受损的脏器有肺、脑、肝及肾等器官。输液微粒污染对机体的危害包括：直接造成局部血管堵塞，引起局部供血不足，组织缺血、缺氧，甚至坏死；红细胞聚集在微粒上，形成血栓，引起血管栓塞和静脉炎；微粒进入肺毛细血管，可引起巨噬细胞增殖，包围微粒形成肺内肉芽肿，影响肺功能；引起血小板减少症和过敏反应；微粒刺激组织而产生炎症或形成肿块。

(三)防止和消除微粒污染的措施

1. 制剂生产方面 制药厂应加强质量管理，严格执行制剂生产操作规程，改善生产车间环境卫生条件，安装空气净化装置，防止空气中悬浮的尘粒与细菌污染。选用优质原材料，采用先进生产工艺，最大限度地减少液体中的微粒；提高检验技术，确保药液质量，保证出厂制剂合格。

2. 输液操作方面

(1)采用密闭式一次性医用输液器以减少污染机会。

(2)输液前认真检查液体的质量、透明度。注意药液的瓶签、有效期。溶液瓶有无裂痕、瓶盖有无松动、瓶签字迹是否清晰等。

(3)严格执行无菌操作原则，保持输液环境中的空气净化。在治疗室安装空气净化装置，定期消毒，可在超净工作台内进行输液前的准备。

(4)药液应现用现配，避免久置污染。

(5)遵守操作规程，正确抽吸药液，正确配药。在开启安瓿前，以 75% 乙醇擦拭颈段，是减少微粒污染的有效措施。正确切割玻璃安瓿，割锯痕长度应小于颈段的 1/4 周；

切忌用镊子敲打安瓿，否则玻璃碎屑和脱落砂粒增多；配药液的针头越大，胶屑也越大，抽吸药液的空针不能反复多次使用，否则微粒数量增多。

第二节 静脉输血

预习案例

> 陈某，男，35 岁，遭车祸致腹部创伤而急诊入院。查体：呼吸 26 次/分钟，血压 70/45 mmHg，心率 120 次/分钟，脉搏细弱，出冷汗，表情淡漠，躁动不安。根据医嘱需输血 200 mL。
>
> 当输血 5 分钟后，患者出现头痛、恶心、呕吐、胸闷、四肢麻木、腰背部剧烈疼痛症状。
>
> 思考
> 1. 分析导致这种情形的可能原因是什么？
> 2. 应立即采取哪些护理措施？
> 3. 在临床工作中，护士应如何防止此类情况的发生？

静脉输血（blood transfusion）是将全血或血液成分如血浆、红细胞、白细胞或血小板等通过静脉输入体内的方法。是临床抢救和治疗疾病的重要措施。

近年来，输血理论与技术发展迅速，无论是在血液的保存与管理、血液成分的分离，还是在献血员的检测以及输血器材的改进等方面，都取得了明显的进步，为临床安全、有效、节约用血提供了保障。

一、静脉输血的目的与原则

(一)静脉输血的目的

1. 补充血容量 常用于失血、失液所致的血容量减少或休克患者，以增加有效循环血量，提高血压，增加心排出量。

2. 补充血红蛋白 常用于血液系统疾病引起的严重贫血和某些慢性消耗性疾病的患者，以纠正贫血，促进携氧能力。

3. 补充抗体和补体 常用于严重感染、免疫缺陷、烧伤的患者，以增加机体抵抗力，提高机体抗感染能力。

4. 补充凝血因子和血小板 常用于凝血功能障碍（如血友病）及大出血的患者，改善凝血功能，有助于止血。

5. 补充血浆蛋白 常用于低蛋白血症、严重烧伤患者，以维持血浆胶体渗透压，减少组织渗出和水肿，增加蛋白质，改善营养状况。

(二)静脉输血的原则

1.提倡成分输血　成分输血是根据患者的病情需要输注所需血液成分的方法，是目前临床上常用的输血类型。成分血不仅可以一血多用，节约血源，而且可以避免由于输入不必要的血液成分可能造成的不良反应。

2.同型血输血　无论是输全血还是输成分血，均应选用同型血液输注。但在紧急情况下，如无同型血，可选用 O 型血输给患者，但是一次只能输入少量血，一般全血最多不超过 400 mL，红细胞制品控制在 2 个单位为宜，且要放慢输入速度。对于在生育年龄的妇女和需要反复输血的患者，还必须使供血者与受血者的 Rh 血型相合，以避免受血者在被致敏后产生抗 Rh 的抗体。

3.交叉配血相容才能输注　需要输注全血、红细胞制剂、浓缩白细胞以及手工分离浓缩血小板的患者，要求交叉配血试验阴性方可输注。如果直接交叉配血试验有凝集反应，则为配血不合，不能输血；如果直接交叉配血试验无凝集反应，而间接交叉配血试验有凝集反应，只能在应急情况下少量输血，全血控制在 400 mL 以内，红细胞制剂不超过 2 个单位。输注机器单采血小板时，无须交叉配血试验，要求 ABO 血型同型输注。

二、血液制品种类

(一)全血

全血(whole blood)指采集的血液未经任何加工而全部保存备用的血液。全血可分为新鲜血和库存血两类。

1.新鲜血　新鲜血指在 2~6℃ 环境下保存 5 天内的酸性枸橼酸盐葡萄糖(ACD)全血或保存 10 天内的枸橼酸盐葡萄糖(CPD)全血。适用于血液病患者。

2.库存血　库存血指在 2~6℃ 环境下保存 2~3 周的全血。库存血虽含有血液的所有成分，但其有效成分随保存时间的延长而发生变化。其中，白细胞、血小板和凝血因子等成分破坏较多。含保存液的血液 pH 为 7.0~7.25，随着保存时间延长，葡萄糖分解，乳酸增高，pH 逐渐下降。此外，由于红、白细胞逐渐被破坏，细胞内钾离子外溢，使血浆钾离子浓度升高，酸性增强。因此，大量输注库存血要防止酸中毒和高血钾的发生。库存血适用各种原因引起的大出血。

(二)成分血

成分血(blood components)是将血液中的各种成分进行分离后，加工成的各种血液制品。临床上可以根据患者病情的需要，有针对性地输注相应血液成分。

1.红细胞　红细胞一般以 100 mL 为一个单位，每个单位的红细胞可以增加血球容积约 4%。

(1)浓缩红细胞：是全血经分离去除血浆后的剩余部分，在 2~6℃ 环境下保存。适用于携氧功能缺陷和血容量正常的贫血患者，如各种急慢性失血、心功能不全患者的输血。

(2)洗涤红细胞：红细胞经生理盐水洗涤数次后，再加适量生理盐水，200 mL 中含红细胞 170~190 mL。适用于一氧化碳中毒、输全血或血浆发生过敏的患者及器官移植术后患者、免疫性溶血性贫血患者、肾功能不全患者的输血。

（3）悬浮红细胞：是全血经离心去除血浆后的红细胞，加入等量红细胞保养液制成。适用于战地急救及中小手术者。

（4）冷冻红细胞：200 mL 中含红细胞 170~190 mL，不含血浆，在含甘油媒介中零下 65℃ 环境下保存 3 年，适应证同洗涤红细胞。

2. 白细胞浓缩悬液　新鲜全血离心后提取的白细胞，于 4℃ 环境下保存，48 小时内有效。应尽快输注，室温下保存不应超过 24 小时。常用于粒细胞缺乏伴严重感染的患者。

3. 血小板浓缩悬液　新鲜全血经离心所得，须在 20~24℃ 环境下保存，以普通采血袋盛装的浓缩血小板保存期为 24 小时，以专用血小板存储袋盛装的可保存 5 天。适用于血小板减少或功能障碍性出血的患者。

4. 凝血制剂　凝血制剂如凝血酶原复合物、抗血友病因子和浓缩凝血因子Ⅷ、凝血因子Ⅺ等。适用于各种原因所致的凝血因子缺乏的出血性患者，如血友病。

5. 血浆　血浆是全血经分离后所得到的液体部分。主要成分是血浆蛋白，不含血细胞，无凝集原。可用于补充血容量、蛋白质和凝血因子。

（1）新鲜血浆：含正常量的全部凝血因子。适用于凝血因子缺乏的患者。

（2）冷冻血浆：新鲜冷冻血浆是抗凝全血于 6~8 小时内在 4℃ 条件下离心将血浆分出，并迅速在 -30℃ 以下环境中保存，有效期限为 1 年。普通冷冻血浆是全血在保存期以内自然沉降或离心分离的血浆，立即放入 -30℃ 以下环境中保存，有效期限为 5 年。使用时须在 37℃ 温水中融化，并在 6 小时内输完。适用于凝血因子缺乏患者。

（3）保存血浆：用于低血容量及血浆蛋白较低的患者。

（4）干燥血浆：冷冻血浆在真空装置下加以干燥制成，有效期为 5 年，使用时用生理盐水溶解。

（三）其他血液制品

1. 白蛋白制剂　从血浆中提纯而得，能提高机体血浆蛋白及胶体渗透压。有 5%、20%、25%3 种浓度，临床常用浓度为 20% 的制剂。常用于治疗由各种原因引起的低蛋白血症的患者，如外伤、肝硬化、肾病及烧伤等患者。

2. 免疫球蛋白制剂　静注用免疫球蛋白用于免疫抗体缺乏的患者，用于预防和治疗病毒、细菌感染性疾病等。特异性免疫球蛋白是用相应抗原免疫后，从含有高效价的特异性抗体的血浆中提纯制备的，如抗牛痘、抗风疹、抗破伤风、抗狂犬病、抗乙型肝炎和抗 Rh 免疫球蛋白等。

3. 凝血因子　包括抗血友病因子（AHF）、凝血酶原复合物（Ⅸ因子复合物）、浓缩Ⅷ、Ⅺ因子及Ⅻ因子复合物、抗凝血酶Ⅲ和纤维蛋白原制剂等。用于治疗血友病及各种凝血因子缺乏症。

三、血型及交叉配血试验

(一) 血型

血型(blood group)通常是指红细胞膜上特异性抗原的类型。一般根据红细胞膜所含的凝集原不同,将人类的血液分为若干类型,与临床关系最密切的是 ABO 血型系统及 Rh 血型系统。

1. ABO 血型系统　人的红细胞内含有 A、B 两种类型的凝集原,按照红细胞膜上所含凝集原的不同,将人的血液分为 A、B、AB、O 四型(表 13-7)。红细胞膜上仅含有 A 凝集原者,为 A 型血;仅含 B 凝集原者,为 B 型血;同时含 A、B 两种凝集原者,为 AB 型血;既不含 A 也不含 B 凝集原者,为 O 型血。

不同血型的人的血清中含有不同的抗体,但不会含有与自身红细胞抗原相应的抗体。在 A 型血者的血清中只含有抗 B 抗体(凝集素);B 型血者的血清中只含有抗 A 抗体(凝集素);O 型血清中含有抗 A 和抗 B 两种抗体(凝集素);而 AB 型血者的血清中不含抗体(凝集素),这也是 AB 型血的人可以接受任何血型的血液的原因。

表 13-7　ABO 血型系统

血型	红细胞内的抗原(凝集原)	血清中抗体(凝集素)
A	A	抗 B
B	B	抗 A
AB	A 和 B	—
O	—	抗 A 和抗 B

2. Rh 血型系统

(1) Rh 血型系统的抗原与分型:人类红细胞除了含有 A、B 抗原外,还有 C、c、D、d、E、e 六种抗原,称为 Rh 抗原(也称为 Rh 因子),Rh 抗原只存在于红细胞上。因 D 抗原的抗原性最强,故临床意义最为重要,医学上通常将红细胞膜上含有 D 抗原者称为 Rh 阳性,红细胞膜上缺乏 D 抗原者称为 Rh 阴性。

(2) Rh 血型系统的分布:在我国各族人群中,中国人 99% 为 Rh 阳性,Rh 阴性者仅占 1% 左右。

(3) Rh 血型的特点及临床意义:与 ABO 血型系统不同,人的血清中不存在抗 Rh 的天然抗体,只有当 Rh 阴性者在接受 Rh 阳性者的血液后,才会通过体液性免疫产生抗 Rh 的免疫性抗体,通常于输血后 2~4 个月血清中抗 Rh 的抗体水平达到高峰。因此,Rh 阴性的受血者在第一次接受 Rh 阳性血液的输血后,一般不产生明显的输血反应,但在第二次或多次再输入 Rh 阳性的血液时,即可发生抗原—抗体反应,输入的红细胞会被破坏而发生溶血。

Rh 系统的抗体主要是 IgG,其分子较小,能通过胎盘。因此,当 Rh 阴性的孕妇怀有 Rh 阳性的胎儿时,在妊娠末期或分娩时 Rh 阳性胎儿的少量红细胞或 D 抗原可以进入母体，使母体产生免疫性抗体，主要是抗 D 抗体。这种抗体可以透过胎盘进入胎儿的血液，使胎儿的红细胞发生溶血，造成新生儿溶血性贫血，严重时可导致胎儿死亡。因此，当 Rh 阴性的母亲分娩出 Rh 阳性的婴儿后，必须在分娩后 72 小时内注射抗 Rh 的 γ 球蛋白，中和进入母体内的 D 抗原，以免其对 Rh 抗原产生永久的活动性免疫反应，预防第二次妊娠时新生儿溶血的发生。

（二）血型鉴定和交叉配血试验

为了避免输入不相容的红细胞，供血者与受血者之间必须进行血型鉴定和交叉配血试验。血型鉴定主要是鉴定 ABO 血型和 Rh 因子，交叉配血试验是检验其他次要的抗原与其相应抗体的反应情况。

1. 血型鉴定

（1）ABO 血型鉴定：利用红细胞凝集试验，一般通过正定型（细胞试验）来鉴定 ABO 血型。若被检红细胞在抗 B 血清中不发生凝集，而在抗 A 血清中发生凝集，说明被检血液为 A 型；若被检红细胞在抗 B 血清中发生凝集，而在抗 A 血清中不发生凝集，说明被检血液为 B 型；若被检红细胞在抗 B 血清和抗 A 血清中均凝集，说明被检血液为 AB 型；若被检红细胞在抗 B 血清和抗 A 血清中均不凝集，则被检血液为 O 型（表 13-8）。

表 13-8　ABO 血型鉴定

血型	与 A 型标准血清的反应（凝集）	与 B 型标准血清的反应（凝集）
A	-	+
B	+	-
AB	+	+
O	-	-

（2）Rh 血型鉴定：主要是用抗 D 血清来鉴定。若受检者的红细胞遇抗 D 血清后发生凝集，则受检者为 Rh 阳性；若受检者的红细胞遇抗 D 血清后不发生凝集，则受检者为 Rh 阴性。

2. 交叉配血试验　为了确保输血安全，输血前除了要做血型鉴定，还必须做交叉配血试验（cross-matching test），以检验其他次要抗原与其相应的抗体反应情况。交叉配血试验包括直接交叉配血试验和间接交叉配血试验。

（1）直接交叉配血试验（direct cross-matching test）：用受血者血清和供血者红细胞进行配合试验，检查受血者血清中有无破坏供血者红细胞的抗体。检验结果要求绝对不可以有凝集或溶血现象。

（2）间接交叉配血试验（indirect cross-matching test）：用供血者血清和受血者红细胞进行配合试验，检查供血者血清中有无破坏受血者红细胞的抗体。

如果直接交叉和间接交叉试验结果都没有凝集反应，即交叉配血试验阴性。为配血相合，方可进行输血（表 13-9）。

表 13-9　交叉配血试验

	直接交叉配血试验	间接交叉配血试验
供血者	红细胞	血清
受血者	血清	红细胞

四、静脉输血术

(一)输血的评估

1.病史　评估患者的病情、治疗情况及既往输血史。主要包括评估患者的年龄、疾病诊断、需要输血的场所和原因、所需血或成分血的种类和数量、输血反应史以及输血所需的必备条件等。

2.生理方面　输血前测量患者的生命体征,做好记录。评估穿刺部位皮肤和血管状况,根据病情、输血量、患者年龄选用静脉类型。一般采用四肢浅静脉,急需输血时采用肘部静脉,周围循环衰竭时采用颈外静脉和锁骨下静脉。若患者已建立静脉通道,护士应评估穿刺部位有无感染和渗出,输液针头和导管是否适合输血。

3.心理方面　评估患者的心理状态,对输血相关知识的了解程度,对输血的接受程度,有无恐惧心理。要注意首次接受输血的患者容易感到紧张,曾经历过输血反应的患者对再次输血会感到害怕。

4.患者知情同意　输血前,应确认患者理解并同意接受输血,已签署输血治疗同意书。

(二)输血前的准备

1.备血　主治医生根据患者治疗的需要,开具输血申请单和输血医嘱。护士根据医嘱抽取患者静脉血标本 2 mL,将血标本和输血申请单一起送血库作血型鉴定和交叉配血试验。采血时禁止同时采集两个患者的血标本,以免发生混淆。不能从输液管道采取血标本。

2.取血　根据输血医嘱,护士凭取血单到血库取血,和血库人员共同认真做好"三查十二对",三查包括:检查血液有效期、血液质量、输血装置是否完好。血液质量检查应注意确认:①血袋完整无破漏和裂缝;②库存血一般可分两层,上层为淡黄色的血浆,下层为暗红色的红细胞,两者边界清楚,无红细胞溶解;③血液无变色、浑浊、无血凝块、气泡和其他异常物质。十二对包括:核对患者床号、姓名、性别、年龄、病区、住院号、血袋号、血型、交叉配血试验结果、血的种类和血量、供血者的条形编码、采血时间和有效期。核对无误后,护士在取血单上签字后方可提血。

3.取血后　血液从血库取出后,勿剧烈振荡,以免红细胞破坏引起溶血。如为库存血,可在室温下放置 15~20 分钟后再输入。注意库存血不能加温,以免血浆蛋白凝固变性而引起不良反应。从血库取回的血液应尽快输注,不得自行贮存。

4.核对　输血前,需由 2 名护士再次进行双人核对,确定无误并检查血液无凝块后方可输血。

(三)输血法

目前临床均采用密闭式输血法,密闭式输血法有间接静脉输血法和直接静脉输血法两种。

【目的】

详见静脉输血。

【操作程序】

1. 评估

(1)评估患者(同静脉输液的评估)。

(2)评估用物是否准备齐全,是否符合操作的要求。

2. 准备

(1)护士准备:衣帽整洁、修剪指甲、洗手、戴口罩。

(2)患者准备:了解输血的目的、方法、注意事项和配合要点。排空大小便,取舒适卧位。

(3)环境准备:病室整洁、安静、舒适、安全。

(4)用物准备

1)间接静脉输血法:同密闭式输液法,将一次性输液器换为一次性输血器(滴管内有滤网,可去除大的细胞碎屑和纤维蛋白等微粒,而血细胞、血浆等均能通过滤网;静脉穿刺针头为 9 号针头),另备生理盐水、血液制品(根据医嘱准备)。

2)直接静脉输血法:同静脉注射,另备 50 mL 注射器及针头数个(根据输血量多少而定)、3.8%枸橼酸钠溶液、血压计袖带。

3. 实施　间接静脉输血术操作流程见表 13-10~表 13-11。

表 13-10　间接静脉输血术操作流程

操作流程	操作步骤	要点说明
1. 建立静脉通道	将用物携至患者床旁,按静脉输液法采用一次性输血器建立静脉通道,输入少量生理盐水	*在输入血液前先输入少量生理盐水,冲洗输血器管道
2. 再次检查核对	与另一位护士一起再次进行"三查十二对",再次核对血袋信息,确认无误后在输血袋上注明患者姓名、床号	*严格执行查对制度,按取血时的查对内容逐项进行核对和检查,确保无误
3. 摇匀血液	以手腕旋转动作将血袋内的血液轻轻摇匀	*避免剧烈震荡,以防止红细胞破坏
4. 连接血袋进行输血	戴手套,打开储血袋封口,常规消毒开口处塑料管,将输血器针头从生理盐水瓶上拔下,插入血袋的接口,缓慢将储血袋倒挂于输液架上	*保护医务人员自身安全 *输血时茂菲滴管的液面要保持在 1/3~1/2,若液面过低,血液成分冲击输血器滤网,破坏血细胞;而液面过高,则不便于观察滴速
5. 操作后查对	核对"十二对"内容	
6. 调节滴速	在开始输血的 15 分钟内速度宜慢,观察患者情况,如无不良反应,根据病情及年龄调节滴速	*开始滴速不要超过 20 滴/分 *成人一般 40~60 滴/分,儿童酌减;年老体弱、严重贫血、心衰患者应谨慎,速度宜慢

续表 13-10

操作流程	操作步骤	要点说明
7. 操作后处理	(1) 撤去治疗巾，取出止血带和一次性垫巾，整理床单位，协助患者取舒适卧位，健康教育 (2) 将呼叫器放于患者易取处 (3) 整理用物，洗手 (4) 记录	* 在输血记录单上记录输血的时间、滴速、患者的全身及局部情况，并签全名 * 输血过程中严密巡视，观察患者输血的反应
8. 续血时的处理	连续输用不同供血者的血液时，前一袋血输尽后，用生理盐水冲洗输血器，再接下一袋血继续输注	* 避免两袋血之间发生反应 * 输完血的血袋要保留，以备出现输血反应时查找原因
9. 输血完毕后的处理	(1) 用上述方法继续滴入生理盐水，直到将输血器内的血液全部输入体内再拔针 (2) 同密闭式输液法步骤 17(1) ~ (3) (3) 输血袋及输血器处理：输血完毕后，用剪刀将输血器针头剪下放入锐器收集盒中；将输血管道放入医用垃圾桶中；将输血袋送至输血科保留 24 小时 (4) 洗手，记录	* 保证输血器内的血液全部输入体内，保证输血最准确 * 避免针刺伤的发生 * 保留血袋以备患者在输血后发生输血反应时检查分析原因 * 记录的内容包括：输血时间、种类、血量、血型、血袋号（储血号），有无输血反应

表 13-11 直接静脉输血术操作流程

操作流程	操作步骤	要点说明
1. 准备卧位	请供血者和患者分别卧于相邻的两张床上，露出各自供血或受血的一侧肢体	* 方便操作
2. 核对	认真核对供血者和患者的姓名、血型及交叉配血结果	* 严格执行查对制度，避免差错事故发生
3. 抽取抗凝剂	用备好的注射器抽取一定量的抗凝剂	* 避免抽出的血液凝固 * 每 50 mL 血中需加入 3.8% 枸橼酸钠溶液 5 mL
4. 抽、输血液	(1) 将血压计袖带缠于供血者上臂并充气 (2) 选择穿刺静脉，常规消毒皮肤 (3) 用加入抗凝剂的注射器抽取供血者的血液，然后立即行静脉注射将抽出的血液输给患者。抽血和推注血液时不可过急过快，注意观察供血者或受血者面色、血压等变化，询问有无不适	* 一般选择粗大静脉，常用肘正中静脉 * 抽、输血液时需三人配合：一人抽血，一人传递，另一人输注，如此连续进行 * 连续抽血时，不必拔出针头只需更换注射器，在抽血间期放松袖带，并用手指压迫穿刺部位前端静脉，以减少出血

续表 13-11

操作流程	操作步骤	要点说明
5.输血完毕后的处理	(1)输血完毕，拔出针头，用无菌纱布块按压穿刺点至无出血 (2)同头皮针静脉输液法步骤 17(2)~(4)	*记录的内容包括：输血时间、血量、血型，有无输血反应

4.评价

(1)护患沟通有效，患者理解输血的目的，主动配合，需求得到满足。

(2)护士操作规范，准确无误完成输血操作。

(3)输血过程患者无不良反应发生，达到了治疗、抢救的目的。

【注意事项】

1.在取血和输血过程中，要严格执行无菌操作及查对制度。在输血前，一定要由两名护士根据需查对的项目再次进行查对，避免差错事故的发生。

2.为防发生不良反应，输血前后及两袋血之间需要滴注少量生理盐水，血液内不可随意加入其他药品，如钙剂、酸性及碱性药品、高渗或低渗液体，以防血液凝集或溶解。

3.输入库存血必须认真检查血液质量和血液保存时间。正常有效期内的库存血分为上下两层，上层血浆呈淡黄色，半透明；下层血细胞呈均匀暗红色，两者之间界线清楚，无凝块。如血袋标签模糊不清，血袋破损漏血，上层血浆有明显气泡、絮状物或粗大颗粒，颜色呈暗灰色或乳糜状，下层血细胞呈暗紫色，血液中有明显凝块，提示可能有溶血，不能使用。

4.输血过程中，一定要加强巡视，特别是输血开始后 10~15 分钟，认真听取患者主诉，严密观察有无输血不良反应。一旦出现输血反应，应立刻停止输血，并按输血反应进行处理。

5.严格掌握输血速度，对年老体弱、严重贫血、心衰患者应谨慎，滴速宜慢。

6.对急症输血或大量输血患者可行加压输血，输血时可直接挤压血袋、卷压血袋输血或应用加压输血器等。加压输血时，护士须在床旁守护，输血完毕及时拔针，避免发生空气栓塞。

7.输完的血袋送回输血科保留 24 小时，以备患者在输血后发生输血反应时检查分析原因。

【健康教育】

1.向患者说明输血速度调节的依据，告知患者勿擅自调节滴速。

2.向患者介绍常见输血反应症状和防治方法，并告知患者一旦出现不适症状，应及时使用呼叫器。

3.向患者介绍输血的适应证和禁忌证。

4.向患者介绍有关血型的知识及做血型鉴定及交叉配血试验的意义。

五、自体输血

自体输血(autologous transfusion)是指采集患者体内血液或手术中收集患者术中丢失

的血液，经过洗涤、加工，再回输给患者本人的方法，即回输自体血。自体输血是最安全的输血方法，无须做血型鉴定和交叉配血试验，不会产生任何过敏反应，避免了因输血而引起的疾病传播，不仅减少了发生输血并发症的危险，而且减少甚至消除了输血者对异体输血的需求。

1. 适应证与禁忌证

（1）适应证：①突然发生的胸腔或腹腔内出血，如脾破裂、异位妊娠破裂出血者；②估计出血量在 1000 mL 以上的大手术，如肝叶切除术；③手术后引流血液回输，一般仅能回输术后 6 小时内的引流血液；④患者血型特殊，难以找到供血者时。

（2）禁忌证：①胸腹腔开放性损伤达 4 小时以上者；②凝血因子缺乏者；③合并心脏病、阻塞性肺部疾患或原有贫血的患者；④血液在术中受胃肠道内容物污染；⑤血液可能受癌细胞污染者；⑥有脓毒血症和菌血症者。

2. 自体输血的方式　自体输血有预存式自体输血、稀释式自体输血、回收式自体输血 3 种方式。

（1）预存式自体输血：是指术前的数周内分次采集患者自身血液或血液成分，并加以贮存，需要时再回输给患者的输血方法。适用于择期手术估计术中出血量较大需要输血者。在术前 1 个月开始采集自体血，每 3~4 天 1 次，每次 300~400 mL，直至手术前 3 天为止，存储采得的血液以备手术之需。术前自体血预存者应每日补充铁剂、维生素 C、叶酸和给予营养支持。

（2）稀释式自体输血：于手术日手术开始前从患者一侧静脉采血，并同时自另一侧静脉输入等量的晶体或胶体溶液，使患者的血容量保持不变，降低血中的血细胞比容，使血液处于稀释状态，减少了术中红细胞的损失。采血量取决于患者状况和术中可能的失血量，每次可采 800~1000 mL，一般以血细胞比容不低于 25%、清蛋白 30 g/L 以上、血红蛋白 100 g/L 左右为限。采血速度约 40 mL/min，采得的血液备术中回输用，待手术中失血量超过 300 mL 即可开始回输自体血。

（3）回收式自体输血：指将收集到的创伤后体腔内积血或手术过程中的失血，经抗凝、过滤后再回输给患者的方式。适用于外伤性脾破裂、异位妊娠输卵管破裂等造成的腹腔内出血；大血管、心内直视手术及门脉高压症手术时的失血回输等。血液在 6 小时内，无污染或无凝血块才能回收，但回收总量不宜过多，应限制在 3500 mL，同时应适当补充新鲜血浆和血小板。目前多采用血液回收机收集失血，经自动处理去除血浆和有害物质后，得到浓缩红细胞，然后回输。回收式自体输血除了可以避免异体输血的大量并发症外，回收的洗涤红细胞的变形能力和携氧能力也要远强于库存血，回输后可以立刻起到氧传递的生理作用。

六、常见输血反应及护理

（一）发热反应

发热反应（febrile reaction）是最常见的输血反应。

1. 原因

（1）由致热原引起，如血液、保养液或输血用具被致热原污染。

（2）多次输血后，受血者血液中产生白细胞和血小板抗体，当再次输血时，受血者体内产生的抗体与供血者的白细胞和血小板发生免疫反应，引起发热。

（3）输血时没有严格遵守无菌操作原则，造成污染。

2.临床表现　发热反应可发生在输血过程中或输血后15分钟至2小时内，患者先有发冷、寒战，继之出现高热，体温可达38~41℃；发热持续时间不等，轻者持续1~2小时即可缓解，重者伴有头痛、恶心、呕吐等全身症状，甚至出现呼吸困难、血压下降、抽搐，甚至昏迷。

3.预防　严格管理输血用具和血库保养液；严格执行无菌操作制度，有效预防致热原；若病情允许，尽量避免多次输血。

4.护理措施　处理：①反应轻者减慢输血速度，症状可以自行缓解；②反应重者应立即停止输血，通知医生，密切观察生命体征，给予对症处理（发冷者注意保暖，高热者给予物理降温）；③遵医嘱给予解热镇痛药、抗过敏药或激素类药物，如异丙嗪或肾上腺皮质激素等；④剩余血液和输血用具送化验室检查。

（二）溶血反应

溶血反应（hemolytic reaction）是受血者或供血者的红细胞发生异常破坏或溶解引起的一系列临床症状，是最严重的输血反应。虽然发生率低，但是死亡率高，按发病急缓可分为急性溶血反应和迟发性溶血反应。

1.急性溶血反应

（1）原因：①输入异型血，大多数严重的急性溶血反应由ABO血型不相容引起，是最严重的输血反应，一般输入10~15 mL血液即可出现症状；②输入变质血，输血前红细胞已经被破坏溶解，如血液储存过久、保存温度过高、血液被剧烈震荡或被细菌污染、血液内加入高渗或低渗溶液或影响pH的药物等，均可导致红细胞破坏溶解。

（2）临床表现：轻重不一，轻者与发热反应相似，重者在输入10~15 mL血液时即可出现症状，死亡率高。通常可分为三个阶段：

第一阶段：受血者血浆中的凝集素与输入血中的红细胞凝集原发生凝集反应，使红细胞凝集成团，阻塞部分小血管。患者出现头部胀痛，四肢麻木，腰背部剧烈疼痛，面部潮红，恶心呕吐，心前区压迫感等反应。

第二阶段：凝集的红细胞发生溶解，大量血红蛋白释放到血浆中，出现黄疸、血红蛋白尿（尿呈酱油色）、寒战、高热、呼吸困难、发绀和血压下降等症状。

第三阶段：大量血红蛋白从血浆进入肾小管，遇酸性物质后形成结晶，阻塞肾小管；抗原和抗体的相互作用，引起肾小管内皮缺血、缺氧而坏死脱落，进一步加重肾小管阻塞，导致少尿或无尿、急性肾衰竭或死亡。

（3）护理措施

1）预防：①认真做好血型鉴定与交叉配血试验；②输血前认真查对，杜绝差错事故的发生；③严格遵守血液保存规则，不可使用变质血液。

2）处理：①立即停止输血，并通知医生；②核对受血者和供血者姓名和血型，并抽取患者抗凝血和不抗凝血标本各1份，和剩余血一起送化验室进行检验；③给予氧气吸入，建立静脉通道，遵医嘱给予升压药和其他药物治疗；④碱化尿液，静脉滴注5%碳酸氢钠 250 mL，促使血红蛋白结晶的溶解，防止肾小管阻塞；⑤双侧腰部封闭，并用热水袋热敷双侧肾区，解除肾小管痉挛；⑥严密观察患者生命体征和尿量，对尿少、尿闭者按急性肾衰竭处理；⑦若出现休克症状，应进行抗休克治疗；⑧心理护理，安慰患者，消除其紧张、恐惧心理。

2. 迟发性溶血反应

(1)原因：一般为血管外溶血，多由 Rh 系统内的抗体(抗 D、抗 c 和抗 E)引起，绝大多数是由 D 抗原与其相应的抗体相互作用产生抗原抗体免疫反应所致。Rh 阴性患者首次输入 Rh 阳性血液时不发生溶血反应，但输血 2~3 周后体内会产生抗 Rh 因子的抗体，当再次接受 Rh 阳性血液时，即可发生溶血反应。

(2)临床表现：一般在输血后 1 周或更长时间出现，症状轻微，表现为原因不明的发热、黄疸、血红蛋白下降以及血胆红素升高。

(3)护理措施

1)预防：①每次输血前做严格的免疫学检查，进行 RhD 抗原鉴定；②对有输血史的患者，除用生理盐水交叉配血外，须用免疫法配血。

2)处理：轻者对症处理，重者按急性溶血反应处理。

(三)过敏反应(anaphylactic transfusion reaction)

1. 原因

(1)患者为过敏体质，某些物质易引起过敏反应。输入血液中的异体蛋白质与患者机体的蛋白质结合形成全抗原而使机体致敏。

(2)输入的血液中含有致敏物质，如供血者在采血前服用过可致敏的药物或进食了可致敏的食物。

(3)多次输血的患者，血浆中产生过敏性抗体，当再次输血时，抗原抗体相互作用而发生输血反应。

(4)供血者血液中的变态反应性抗体随血液输给受血者，一旦与相应的抗原接触，即可发生过敏反应。

2. 临床表现　过敏反应大多发生在输血后期或输血即将结束时，程度、轻重不一，通常与症状出现的早晚有关。症状出现越早，反应越严重。

(1)轻度反应：输血后出现皮肤瘙痒，局部或全身出现荨麻疹；轻度血管神经性水肿，多见于颜面部，表现为眼睑、口唇水肿。

(2)中度反应：可发生喉头水肿，导致呼吸困难，支气管痉挛、胸痛，两肺可闻及哮鸣音。

(3)重度反应：发生过敏性休克。

3. 预防

(1)输血前对曾有过敏史、需多次输血的患者，于输血前半小时遵医嘱给抗过敏药物。

(2)选用无过敏史的献血员，献血员在献血前 4 小时内不宜食用高蛋白、高脂肪食物，宜食用清淡饮食或饮糖水，最好献血前禁食。

(3)正确管理血液和血制品。

4.护理

(1)严密观察患者反应并及时处理。

(2)轻度过敏反应者，应减慢输血速度，遵医嘱给予抗过敏、激素类药物。重者按过敏性休克处理。

(3)对症处理，如对呼吸困难者给予氧气吸入，对严重喉头水肿者行气管切开，循环衰竭者立即进行抗休克治疗。

(四)与大量输血有关的反应

大量输血一般是指在24小时内紧急输血量等于或大于患者循环血容量的血液。常见的与大量输血有关的反应有循环负荷过重的反应、出血倾向及枸橼酸钠中毒等。

1.循环负荷过重 循环负荷过重即肺水肿，其原因、临床表现和护理措施同静脉输液反应。

2.出血倾向

(1)原因：长期反复输入库存血或短时间内输入大量库存血引起。因为库存血中的血小板破坏较多，凝血因子减少，而且输库存血的同时也输入了枸橼酸钠抗凝剂。

(2)临床表现：输血过程中或输血后，皮肤、黏膜出现瘀点或瘀斑，穿刺部位可见大块淤血斑或拔针后出血不止，手术伤口渗血或出血，牙龈出血，严重者出现血尿。

(3)预防：库存血和新鲜血或血小板浓缩悬液交替输入，以补充血小板和凝血因子。

(4)护理：观察患者全身反应和局部变化，如意识、血压、脉搏的变化，皮肤、黏膜或伤口有无出血，并给予相应的处理。

3.枸橼酸钠中毒

(1)原因：枸橼酸钠是常用的抗凝剂。当大量输血时，进入体内过量的枸橼酸钠不能被肝脏氧化，而与血中游离钙结合使血钙浓度下降。

(2)临床表现：手足抽搐，出血倾向，血压下降，心率缓慢，甚至心脏骤停。

(3)预防：每输入库存血1000 mL以上时，遵医嘱静脉注射10%葡萄糖酸钙或10%氯化钙10 mL，以补充钙离子，预防低血钙的发生。

(4)护理：严密观察患者病情变化及输血后反应，按医嘱使用钙剂。

4.酸碱平衡失调

(1)原因：枸橼酸钠抗凝的库存血随着时间的延长，血液成分变化大，血钾升高，酸性增强。

(2)临床表现：休克及代谢性酸中毒的表现，大量输库存血时，酸中毒症状反而加重。

(3)预防：避免一次输入大量库存血，反复输血时，库存血和新鲜血应交替使用，遵医嘱每输入库存血500 mL给予5%碳酸氢钠30~70 mL静脉注射。

(4)护理措施：遵医嘱按血液酸碱度补充碱性药物，纠正酸中毒。

(五)输血相关传染病

1.原因 供血者和输血用具为主要的传染源，最常见的为乙型肝炎、丙型肝炎，其次为艾滋病、梅毒、疟疾。

2.临床表现 因病种不同有不同的临床表现，可参考传染病学。

3.预防 加强对血液制品的管理；严格规范采血、储血和输血操作的各个环节，净化血液并严格筛选符合标准的献血者；提倡自体输血和成分输血；加强消毒隔离措施，做好职业防护。

4.护理措施　护理不同的疾病患者采取不同的隔离措施。

（六）其他

输血还可引起其他的不良反应，如空气栓塞，细菌污染反应，体温过低等。因此，严格把关采血、储血和输血操作的各个环节，是预防上述输血反应的关键。

课程思政

护理工作烦冗细微，涉及患者的身体和心理的全方位护理。随着人民生活水平的提高，患者对护理服务的质量也提出了更高的要求，护士在日常的护理工作中碰到的问题也越来越多，尤其在中国目前紧张的医患关系背景下，临床的护士常常感觉心力交瘁。

只有每个护士都能坚定自己的专业信念，以患者的利益为最高行动指南，兢兢业业做好本职工作，坚持不断学习专业知识，努力钻研专业技术，才能打破这种困难的局面，最终在护理岗位上取得工作的突破，实现自我的职业价值。

本章小结

1. 静脉输液和输血是临床上用于纠正人体水、电解质及酸碱平衡失调，恢复内环境稳定并维持机体正常生理功能的重要治疗措施。

2. 护士作为静脉治疗的直接执行者，为了保证患者的用药合理、安全和有效，必须严格执行无菌操作和查对制度，根据医嘱正确安全合理给药、严密观察患者用药后反应，能及时识别常见的输液反应并能正确处理。

3. 临床补液的原则是先晶后胶、先盐后糖、先快后慢、液种交替，以及静脉补钾注意"四不宜"即：不宜过早，见尿补钾；不宜过浓，浓度不超过 0.3%；不宜过快，成人 30~40 滴/分钟；不宜过多，成人每天总量不超过 5 g，小儿每天不超过 0.1~0.3 g/kg。

4. 静脉输液时，应根据患者的病情缓急、所输药物的性质和量、病程长短，以及患者的年龄、神志、体位，即将进行的手术部位及合作程度等情况选择合适的静脉输液部位。对需要长期输液的患者，要注意保护和合理使用静脉，一般选择从远端小静脉开始穿刺。

5.常见输液故障包括：液体不滴，茂菲滴管内液面过高，茂菲滴管内液面过低，茂菲滴管内液面自行下降。

6.常见输液反应包括：发热反应、循环负荷过重反应、静脉炎、空气栓塞、液体外渗。护士应严格按照操作流程和规范给患者实施静脉输液，在患者输液期间要加强巡视，严密观察患者的生命体征及病情变化，及时识别输液反应，并能采取正确的处理措施。

7.输液微粒是指输入液体中的非代谢性颗粒杂质，输液微粒污染对机体的危害包括：阻塞血管，形成血栓，微粒进入肺毛细血管形成肺内肉芽肿，引起血小板减少症、过敏反应、炎症或形成肿块等。护士在输液操作中要特别注意操作规范，防止人为造成的输液微粒污染。

8.静脉输血是将全血或成分血如血浆、红细胞、白细胞或血小板等通过静脉输入体内的方法。临床主要用于补充血容量，纠正贫血，补充抗体和补体，补充凝血因子和血小板改善凝血功能，补充血浆蛋白改善营养状况。

9.输血前的准备工作包括：取得患者知情同意；抽取患者静脉血标本，与输血申请单一起送血库作血型鉴定和交叉配血试验，进行备血；根据输血医嘱，护士凭取血单到血库取血，并注意做到双人"三查十二对"。

10.常见输血反应包括：发热反应、过敏反应、溶血反应、其他与大量输血有关的反应、输血相关传染病等。

思考题

1.根据静脉输液的原理，液体正常输注需要满足的前提条件有哪些？

2.输液过程中遇到液体不滴的情况时，常有哪些原因？如何处理？

3.输液中若发生空气栓塞，应协助患者取什么卧位？为什么？

4.颈外静脉和锁骨下静脉穿刺插管时，要如何确定穿刺部位？

5.输液微粒对人体的危害有哪些？在操作过程中如何避免输液微粒的污染？

6.临床补液的原则主要有哪些？

7.如何快速识别静脉输液过程中常见的输液反应？

8.静脉输血前应做好哪些准备工作？

9.护士在操作过程中应该如何做到安全输血？

10.如何快速识别静脉输血过程中的常见输血反应？

静脉输液和输血习题检测

第十四章
标本采集

标本采集课件

学习目标

识记

1. 能正确陈述标本采集的基本原则。

2. 能正确说出血、尿、粪、痰及咽拭子标本的采集方法及注意事项。

3. 能正确说出留取 12 小时或 24 小时尿标本常用防腐剂的种类、作用与用法。

理解

1. 能举例说明标本采集的意义。

2. 能比较不同类型的静脉血标本采集的目的、采血量、方法及标本容器的选择。

应用

能以正确的手法熟练进行各种标本的采集,并做到态度认真、方法正确、过程完整和关爱患者。

随着现代医学的发展,诊断疾病的方法日益增多,但各种标本检验仍然是基本的诊断方法之一。临床检验项目涉及的标本如患者的血液、体液、分泌物、排泄物以及组织细胞等一般由护士采集,而准确的检验结果与正确地采集标本密切相关,因此,护士应正确地进行标本采集、保管及运送,以保证检验质量。

第一节　标本采集的意义和原则

预习案例

　　患者，女，42岁，诊断为肠梗阻，主诉口唇干燥、恶心、呕吐、尿量减少、口渴不明显。医嘱：急查电解质。护士采集血标本送检，检验科发现该血标本已经凝固，无法检测，必须重新采集。

思考

1. 我们应该从这个案例中吸取什么教训呢？
2. 标本采集应遵守哪些原则？

一、标本采集的意义

指通过采集少许患者血液、排泄、分泌物、体液以及组织细胞等样品，经物理、化学、生物学的实验室技术和方法对其进行检验，以获得病原体病理变化及脏器功能状态等资料，它可以：①协助明确疾病诊断；②推测病程进展；③制定治疗方案；④观察病情变化；⑤提供科研数据。

二、标本采集的原则

为了保证标本的质量，在采集各种检验标本时，均应遵循以下基本原则。

(一)遵照医嘱

采集各种标本均应严格按照医嘱执行。医生填写检验申请单，应字迹清楚，目的明确，申请人签全名。护士认真查对，如对检验申请单有疑问时，护士应及时核实，确认无误后方可执行。

(二)充分准备

1. 护士准备　采集标本前护士应明确标本采集的相关事宜，同时自身准备完善。

2. 患者准备　采集标本前，对患者或其亲属做好解释，患者愿意配合。同时使其在采集标本前做好必要的准备，如保持情绪稳定、采取合适的卧位、根据标本需要空腹或禁食等。

3. 物品准备　根据检验目的准备好必需的物品，并在选择的标本容器外贴上标签(注明科室、床号、姓名、检验目的、标本类型、标本采集时间)或条形码(电脑医嘱则自动生成电子条形码)。

4. 环境准备　采集标本时环境应清洁、安静、温湿度适宜、光线或照明充足适宜，并保护患者隐私。

（三）严格查对

查对是保证标本采集无误的重要环节之一。采集前应认真查对医嘱，核对检验申请单、标签或条形码、标本采集容器以及患者的床号、姓名、住院号、腕带等，确认无误后方可进行。

（四）正确采集

为保证标本采集的质量，必须掌握正确的采集方法、准确的采集量和合适的采集时间。如最佳采样时间是晨起空腹时，检出阳性率最高，如血液、尿液标本原则上应于晨起空腹时采集；细菌培养标本，尽量在使用抗生素前采集，若已使用抗生素或其他药物，应在血药浓度最低时采集，并在检验申请单上注明。

（五）及时送检

标本采集后应及时送检，不可放置时间过久，以免影响检查结果。同时要保证标本输送过程中的安全性，特殊标本（如动脉血气分析等）还需注明采集时间。

第二节　各种标本的采集

预习案例

> 患者，男性，20 岁。因"发热 1 个月余"入院，患者 1 个月前受凉后出现发热，最高体温 38.5℃，伴有寒战、全身酸痛，心脏听诊有杂音，以"亚急性感染性心内膜炎"待查收治入院。
>
> 思考
> 1. 为明确诊断，应做哪种血标本检查？
> 2. 应如何采集该血标本？

一、血液标本的采集

血液在体内通过循环系统与机体所有的组织器官发生联系，在维持机体的新陈代谢、内外环境的平衡以及功能调节等方面起着重要的作用。血液系统的变化伴随着组织器官的调节变化，反之，组织器官的改变又可直接或间接地引起血液或其成分的改变。因此，血液检查是临床最常用的检验项目之一，它可反映机体的各种功能状态及异常变化，为判断病情进展以及疾病治疗提供参考。

（一）毛细血管采血法

毛细血管采血法是自外周血或末梢血采集标本的方法。一般由检验科工作人员具体实施。具体方法从略。

(二)静脉血标本采集法

静脉血标本采集(intravenous blood sampling)是自静脉抽取血标本的方法，常用的静脉包括：①四肢浅静脉，上肢常用肘部浅静脉(贵要静脉、肘正中静脉、头静脉)、腕部及手背静脉；下肢常用大隐静脉、小隐静脉及足背静脉；②颈外静脉，常用于婴幼儿的静脉采血；③股静脉，股静脉位于股三角区，在股神经和股动脉的内侧。

真空采血法是目前最佳的静脉血采集方法。真空采血法的基本原理是将双向针的一端刺入静脉，另一端插入真空试管内，血液在负压作用下自动流入试管。标准真空采血管采用国际通用的头盖和标签颜色来显示管内添加剂的种类(表 14-1)，可根据检测需要选择相应的盛血试管。生化检验常用的抗凝剂可参考表 14-2。

表 14-1　常用彩色真空采血管

标识	标本类型	添加剂	适用范围	要求
红头管	血清	无	各种生化和免疫学检测。如肝肾功能、血清免疫等	采血后不需要摇动
紫头管	全血	EDTA	适用于血液常规检查、糖化血红蛋白等检测	采血后立即颠倒混匀5~8次
黑头管	全血	109 mmol/L (3.2%枸橼酸钠)	适用于 ESR(血沉)	抗凝剂与血液按1:4混合，采血后立即颠倒混匀5~8次
蓝头管	全血	109 mmol/L (3.2%枸橼酸钠)	适用于血凝试验，如 PT、APTT、TT、各种凝血因子等	抗疑剂与血液按1:9混合，采血后立即颠倒混匀5~8次
黄头管	血清	分离胶/促凝剂	适用于急诊各种生化和血清学实验	可将血细胞与血清快速很好地分开，减少影响实验的因素
绿头管	血浆	肝素锂/肝素钠	可用于急诊、大部分的生化实验和某些特定的化验项目，如血氨、血流变等流式T细胞因子检测	采血后立即颠倒混匀5~8次
灰头管	血浆	草酸盐—氟化钠	适用于糖耐量实验检测	采血后立即颠倒混匀5~8次
细菌培养瓶	需氧/厌氧		血液、体液需氧/厌氧细菌培养	标本量5~10 mL，摇匀，不能注入空气(厌氧瓶)

表 14-2　生化检验常用的抗凝剂

抗凝剂	作用及用途
草酸钾	常用于尿素、肌酐、纤维蛋白原等测定,不能用于钾、钙及血气分析等项目的测定,对 LDH、丙酮酸激酶、AKP、ACP 和淀粉酶等均有抑制作用
肝素	是用于血液化学成分检测的首选抗凝剂。肝素对血液成分干扰较少,不影响红细胞体积,不引起溶血反应,常用于细胞渗透性试验、电解质、血气分析、血浆渗透量、血细胞比容及普通生化测定等。通常用肝素抗凝的剂量为 10.0~12.51U/mL。注意钠盐可使淀粉酶升高
氟化钠	常用氟化钠—草酸钠混合抗凝剂作血糖测定的抗凝剂,氟化钠可以抑制烯醇化酶,它可避免血细胞葡萄糖酵解酶的作用,延长标本的保存时间
枸橼酸钠	常用于凝血试验。通常配成 3.8% 或 3.2% 的水溶液,与血液按照 1:9 的体积混合。测定血沉用 3.8% 枸橼酸钠抗凝,抗凝剂与血液比例为 1:4,凝血试验需用 3.2% 枸橼酸钠抗凝。不适用于血液分析和生化测验
二乙胺四乙酸盐(EDTA)	生化常用的抗凝剂,适用一般血液学检测,但不适于血凝和血小板功能检测,也不适用于钙、钠及含氮物质的测定。因 EDTA 能影响某些酶的活性和抑制红斑狼疮因子,故不适合制作组化染色和检查红斑狼疮细胞的血涂片

【目的】

1. 全血标本　指的是抗凝血标本,主要用于临床血液学检查,例如血细胞计数和分类、形态学检查等。

2. 血浆标本　抗凝血经离心所得上清液称为血浆,血浆里含有凝血因子Ⅰ,适合于内分泌激素、血栓和凝血检测等。

3. 血清标本　不加抗凝剂的血,经离心所得上清液称为血清,血清里不含有凝血因子Ⅰ,多适合于临床化学和免疫学的检测,如测定肝功能、血清酶、脂类、电解质等。

4. 血培养标本　查找血液中的致病菌。

【操作程序】

1. 评估

(1)患者的病情、治疗情况、意识状态、肢体活动能力。

(2)穿刺部位的皮肤状况、静脉充盈度及管壁弹性等。

(3)患者的心理状态、对血液标本采集的认知及合作程度。

(4)所需检查项目,确定采血量及选择合适的标本容器。

(5)环境是否清洁、安静、宽敞,光线是否适宜。

2. 准备

(1)护士自身准备:着装整齐,洗手,戴口罩。

(2)患者准备

1)患者了解静脉血标本采集的目的、方法、临床意义、注意事项及配合要点。

2）取舒适卧位，暴露穿刺部位。

（3）用物准备

1）治疗车上层：备注射盘、检验申请单、标签或条形码、棉签、消毒液、止血带、一次性垫巾、胶布、弯盘、手消毒液、一次性密闭式双向采血针及真空采血管，按需要准备酒精灯，打火机。

2）治疗车下层：生活垃圾桶、医用垃圾桶、锐器回收盒。

（4）环境准备：病室清洁、宽敞、安静，有足够的照明，必要时用屏风或围帘遮挡。

3.实施 静脉血液标本的采集方法见表14-3。

表 14-3 静脉血标本采集法

操作流程	操作步骤	要点说明
1.贴标签或条形码	核对医嘱、检验申请单、标签（或条形码）及标本容器（或真空采血管），无误后贴标签（或条形码）于标本容器（或真空采血管）外壁上	*防止发生差错
2.核对信息	（1）携用物至患者床旁，依据检验申请单查对患者的床号、姓名、住院号及腕带；核对检验申请单、标本容器（或真空采血管）以及标签（或条形码）是否一致 （2）向患者及亲属说明标本采集的目的及配合方法	*确认患者信息，操作前查对
3.选择静脉	选择合适的静脉，将一次性垫巾置于穿刺部位下	*嘱患者握拳，使静脉充盈
4.消毒	常规消毒皮肤，直径不少于5 cm，按静脉注射法系止血带	
5.二次核对	再次查对	*操作中查对
6.采血	▲真空采血器采血 （1）穿刺：取下真空采血针护针帽，手持采血针，按静脉注射法行静脉穿刺 （2）采血：见回血，固定针柄，将采血针另一端刺入真空管，采血至需要量 （3）拔针、按压：采血毕，松止血带，迅速拔出针头，局部按压1~2分钟	*如需多管采血，可再接入所需的真空管，当采集到最后一管血液时，即松开止血带 *采血结束，先拔真空管，后拔去针头，再按压止血

续表 14-3

操作流程	操作步骤	要点说明
	▲注射器采血 (1)穿刺、抽血：持一次性注射器或头皮针，按静脉注射法行静脉穿刺，见回血后抽取所需血量 (2)两松一拔一按压：抽血毕，松止血带，嘱患者松拳，迅速拔出针头，局部按压 1~2 分钟	＊穿刺时一旦出现局部血肿，立即拔出针头，按压局部，另选其他静脉重新穿刺 防止皮下出血或淤血 ＊凝血功能障碍的患者拔针后按压时间延长至 10 分钟
7.注入标本容器	根据检验项目将血液注入相应标本容器 ▲血培养标本 (1)打开瓶盖常规消毒培养瓶橡皮塞，至少停留 2 分钟，待消毒剂完全干燥，以上步骤重复 3 次 (2)采集所需血液量后，取下针头，更换 20G 新针头，并将所需血液量注入血培养瓶 ▲全血标本 取下针头，将血液沿管壁缓慢注入有抗凝剂的试管内，轻轻摇动，使血液与抗凝剂充分混匀 ▲血清标本 取下针头，将血液沿管壁缓慢注入干燥试管内	＊同时抽取不同种类的血标本，应先将血液注入血培养瓶，然后注入抗凝管，最后注入干燥试管 ＊标本应在使用抗生素前采集，如已使用应在检验申请单上注明 ＊一般血培养取血 5 mL，对亚急性细菌性心内膜炎患者，为提高培养阳性率，采血 10~15 mL ＊血培养瓶如有多种，先注入厌氧瓶，然后再注入需氧瓶中 ＊勿将泡沫注入 ＊防止血液凝固 ＊防溶血，勿将泡沫注入，避免震荡，以免红细胞破裂，发生溶血反应
8.操作后处理	(1)取下一次性垫巾。整理床单位，协助患者取舒适卧位 (2)再次核对检验申请单、患者、标本 (3)指导患者 (4)处置用物，洗手，记录 (5)送检标本	＊操作后查对 ＊注意穿刺部位皮肤有无血肿及出血情况，如有及时呼叫及处理 ＊用物分类处置 ＊签字，记录采血、送检时间 ＊及时送检以免影响检验结果

4. 评价

(1)严格执行无菌操作原则采集标本。

(2)采集的血标本符合检查项目要求。

(3)能与患者有效沟通,取得患者配合。

【注意事项】

1. 严格执行查对制度及无菌操作原则。

2. 严禁在输液、输血的针头处抽取血标本,最好在对侧肢体采集,成人一般取肘部静脉。

3. 血液生化检验一般要求在早晨空腹安静时采血,应提前通知患者禁食,以避免因进食而影响结果。指导患者晚餐后至次日晨采血前禁食,空腹约 12~14 小时,理想的采血时间是早晨 7:00~8:00。

4. 血培养标本应在使用抗生素前采集,如已经使用应在检验单上注明,不可混入消毒剂、防腐剂及药物。

5. 同时抽取几个血标本时,应先计算采血总量,按下列顺序采血:血培养→无添加剂管→凝血管→枸橼酸钠管一肝素管→EDTA 管→草酸盐管→氯化钠管。凡全血标本或需抗凝血的标本,采血后立即上下颠倒 5~8 次摇匀,不可用力震荡。

6. 标本采集后应及时送检,以免影响检验结果。

【健康教育】

1. 向患者或亲属说明采集血液标本的目的与配合要求。

2. 向患者解释空腹采血的意义,应在采集前空腹。采血后,压迫止血的时间不宜过短。

3. 向患者或其亲属说明如在采集标本前患者已使用抗生素,应向医护人员说明。

(三)动脉血标本采集法

动脉血标本采集(arterial blood sampling)是自动脉抽取血标本的方法。常用动脉有股动脉、肱动脉、桡动脉。

【目的】

1. 进行动脉血气分析。

2. 做乳酸和丙酮酸测定等。

3. 做细菌培养。

【操作程序】

1. 评估

(1)患者的病情、治疗情况、意识状态、肢体活动能力。

(2)患者的穿刺部位的皮肤、血管状况。

(3)患者的心理状态、对动脉血标本采集的认知及合作程度。

(4)所需检查项目,确定采血量。

(5)环境是否清洁、安静、宽敞,光线是否适宜。

2. 准备

(1)护士自身准备:着装整齐,洗手,戴口罩,必要时戴手套。

（2）患者准备

1）患者了解动脉血标本采集的目的、方法、临床意义、注意事项及配合要点。

2）取舒适卧位，暴露穿刺部位。

（3）用物准备

1）治疗车上层：备注射盘、检验申请单、标签或条形码、动脉血气计（或 2 mL/5mL 一次性注射器及肝素适量、无菌软木塞或橡胶塞）、一次性治疗巾、无菌纱布、弯盘、消毒棉签、消毒液、无菌手套、小沙袋、手消毒液。

2）治疗车下层：生活垃圾桶、医用垃圾桶、锐器回收盒。

（4）环境准备：病室清洁、宽敞、安静，有足够的照明，必要时有屏风或围帘遮挡。

3.实施　动脉血液标本采集操作流程见表 14-4。

表 14-4　动脉血标本采集操作流程

操作流程	操作步骤	要点说明
1.贴标签或条形码	核对医嘱、检验申请单、标签（或条形码）及标本容器（动脉血气针或一次性注射器），无误后贴检验标签（或条形码）于标本容器外壁上	*防止发生差错
2.核对	携用物至患者床旁，依据检验申请单查对患者的床号、姓名、住院号及腕带；核对检验申请单、标本容器以及标签（或条形码）是否一致。向患者及亲属说明标本采集的目的和配合方法。根据需要为患者暂停吸氧	*确认患者，操作前查对
3.选择合适动脉	协助患者取舒适体位，选择合适动脉，将一次性垫巾置于穿刺部位下；夹取无菌纱布放于一次性垫巾上，打开橡胶塞（一次性注射器采血时）	*一般选用股动脉或桡动脉
4.消毒	常规消毒皮肤，在直径至少为 8 cm 的区域内消毒；戴无菌手套或常规消毒术者左手示指和中指	*严格执行无菌技术操作流程
5.二次核对		*操作中查对

续表 14-4

操作流程	操作步骤	要点说明
6. 采血	▲动脉血气针采血 (1)将针栓推到底部，拉到预设位置，除去护针帽，定位动脉，采血器与皮肤呈45°~90°角度进针，采血针进入动脉后血液自然涌入动脉采血器，空气迅速经过孔石排出 (2)血液液面达到预设位置，孔石遇湿封闭。拔出动脉采血器，用无菌纱布按压穿刺部位5~10分钟。将动脉采血器针头垂直插入橡皮针塞中(配套的) (3)按照医院规定处理垃圾，如有需要排除气泡，螺旋拧上安全针座帽 (4)采集管颠倒混匀5次，手搓样品管5秒以保证抗凝剂完全作用 (5)立即送检分析，如超过15分钟需冰浴 ▲一次性注射器采血 (1)用左手示指和中指触及动脉搏动最明显处并固定动脉于两指间，右手持注射器在两指间垂直刺入或与动脉走向呈45°角刺入动脉，见有鲜红色血液涌进注射器，即以右手固定穿刺针的方向和深度，左手抽取血液至所需量 (2)采血毕，迅速拔出针头，局部用无菌纱布加压止血5~10分钟(指导患者或亲属正确按压)，必要时用沙袋压迫止血 (3)针头拔出后立即刺入软木塞或橡胶塞，以隔绝空气，并轻轻搓动注射器使血液与肝素混匀	* 3 mL动脉采血器预设至1.6 mL * 1 mL动脉采血器预设至0.6 mL * 采血器内不可有空气，以免影响检验结果 * 保证充分抗凝 * 对于$PaCO_2$、PaO_2、乳酸等检测，标本必须在15分钟内进行检测 * 对于乳酸盐的检测，在标本采集到检测的过程中，需将采血器始终放在冰水中保存 * 穿刺前先抽吸肝素0.5 mL，湿润注射器管腔后弃去余液，以防血液凝固，采血过程中保持针尖固定，血气分析采血量一般为0.1~1 mL * 直至无出血为止，凝血功能障碍患者拔针后按压时间延长 * 注射器内不可有空气，以免影响检验结果 * 防血标本凝固
7. 操作后处理	(1)取下一次性垫巾。协助患者取舒适卧位，询问患者需要，整理床单位 (2)再次核对检验申请单、患者、标本 (3)清理用物，并交代注意事项 (4)洗手、记录 (5)将标本连同检验申请单及时送检	* 操作后查对 * 记录采血、送检时间并签名 * 及时送检，以免影响检验结果

4. 评价

(1)严格执行无菌操作原则采集标本。

(2)采集的血标本符合检查项目要求。

(3)能与患者有效沟通,取得患者配合。

【注意事项】

1. 严格执行查对制度和无菌技术操作原则。

2. 桡动脉穿刺点为前臂掌侧腕关节上2 cm、动脉搏动明显处。股动脉穿刺点在腹股沟股动脉搏动明显处,穿刺时,患者取仰卧位,下肢伸直略外展外旋,以充分暴露穿刺部位。新生儿宜选桡动脉穿刺,因股动脉穿刺垂直进针时易伤及髋关节。

3. 注射器使用前应检查有无漏气,针头必须连接紧密。标本采集后必须立即封闭针尖斜面;拔针以后局部用无菌纱布或砂袋加压止血,以免出血或形成血肿。

【健康教育】

向患者说明动脉血标本采集的目的、方法、注意事项及配合要点。

二、尿液标本的采集

尿液是体内血液经过肾小球滤过,肾小管和集合管重吸收、排泄、分泌产生的终末代谢产物,尿液的组成和形状不仅与泌尿系统疾病直接相关,而且还受机体各系统功能状态的影响,反映了机体的代谢状况,是临床上最常用的检测项目之一,主要用于泌尿生殖系统、肝胆疾病、代谢性疾病(如糖尿病)及其他系统疾病的诊断和鉴别诊断、治疗监测及健康普查。

尿标本(urine specimen)分为常规标本、培养标本、12 小时尿或 24 小时尿标本。

【目的】

1. 尿常规标本:用于检查尿液的颜色、透明度,测量比重,检查有无细胞和管型,做尿蛋白和尿糖定性检测等。

2. 尿培养标本:用于细菌培养或细菌药物敏感试验。

3. 12 小时尿或 24 小时尿标本:12 小时尿标本常用于检测尿液中细胞、管型等有形成分计数(如艾迪氏计数);24 小时尿标本用于尿液中蛋白、糖、肌酐的定量检查分析。

【操作程序】

1. 评估

(1)患者的病情、治疗情况、排尿情况等。

(2)患者的心理状态、对检查项目的认知及合作程度。

(3)患者所需做的检查项目。

(4)环境是否安静、宽敞,隐蔽。

2. 准备

(1)护士自身准备:着装整齐,洗手,戴口罩。

(2)患者准备:理解采集标本的目的和方法,能主动配合。

(3)用物准备:检验申请单、标签或条形码、手消毒液、生活垃圾桶、医用垃圾桶。

根据检验目的另备：

1）尿常规标本：一次性尿常规标本容器，必要时备便盆或尿壶。

2）12 小时或 24 小时尿标本：集尿瓶（容量 3000~5000 mL）、防腐剂（表 14-5）。

3）尿培养标本：无菌标本容器、无菌手套、无菌棉球、消毒液、便器或尿壶、屏风、肥皂水或 1:5000 高锰酸钾水溶液、无菌生理盐水，必要时备导尿包或一次性注射器及无菌棉签。

表 14-5　常用防腐剂的使用

防腐剂	作用	用法	临床应用
甲醛	防腐和固定尿中有机成分	每 100 mL 尿液加 400 mg/L 甲醛 0.5 mL	艾迪计数（12 小时尿细胞计数）等
浓盐酸	保持尿液在酸性环境中，防止尿中激素被氧化	24 小时尿中加 10 mL/L 浓盐酸	内分泌系统的检查，如 17-酮类固醇、17-羟类固醇等
甲苯	保持尿中化学成分不变	第一次尿量倒入后，每 100 mL 尿液中加甲苯 0.5 mL（即甲苯浓度为 5~20 mL/L）	尿蛋白定量、尿糖定量检查

3. 实施　尿标本采集方法见表 14-6。

表 14-6　尿标本采集法

操作流程	操作步骤	要点说明
1. 贴标签或条形码	（1）核对医嘱、检验申请单、标签（或条形码）及标本容器 （2）贴标签（或条形码）于标本容器外壁上	*防止发生差错
2. 核对	（1）携用物至患者床旁，依据检验申请单查对患者的床号、姓名、住院号及腕带 （2）核对检验申请单、标本容器以及标签（或条形码）是否一致 （3）向患者及其亲属说明标本采集的目的及配合方法	*确认患者

续表 14-6

操作流程	操作步骤	要点说明
3. 收集尿液标本	▲尿常规标本 (1)能自理的患者，给予标本容器，嘱其将晨起第一次尿留于容器内，除测定尿比重需留 100 mL 以外，其余检验留取 30~50 mL 即可 (2)行动不便的患者，协助患者在床上使用便器，收集尿液于标本容器中 (3)留置导尿的患者，于集尿袋下方引流孔处打开橡胶塞收集尿液 ▲12 小时或 24 小时尿标本 (1)将检验申请单标签或条形码贴于集尿瓶上，注明留取尿液的起止时间 (2)留取 12 小时尿标本，嘱患者于 19 点排空膀胱后开始留取尿液至次晨 7 点留取最后一次尿液；若留取 24 小时尿标本，嘱患者于 7 点排空膀胱后，开始留取尿液，至次晨 7 点留取最后一次尿液 (3)请患者将尿液先排在便器或尿壶内，然后再倒入集尿瓶内 (4)留取最后一次尿液后，将 12 小时或 24 小时的全部尿液盛于集尿瓶内，测总量，记录于检验单上 ▲尿培养标本 (1)中段尿留取法： 1)屏风遮挡，协助患者取坐位或平卧位，放好便器 2)护士戴手套，协助(或按要求)对成年男性和女性分别用肥皂水或 1：5000 高锰酸钾水溶液清洗尿道口和外阴部，再用消毒液冲洗尿道口，无菌生理盐水冲去消毒液，然后排尿弃去前段尿液，收集中段尿 5~10 mL 盛于带盖的无菌容器内送检 (2)导尿术留取法 按导尿术要求分别清洁、消毒外阴、尿道口，再按照导尿术引流尿液，见尿后弃去前段尿液，接中段尿 5~10 mL 于无菌试管中送检 (3)留置导尿管术留取法 留置导尿管时，用无菌消毒法消毒导尿管外部及导尿管口，用无菌注射器通过导尿管抽吸尿液送检	*新鲜晨尿较浓缩，条件恒定，便于对比，且未受饮食的影响，所以检验结果较准确 *注意使用屏风遮挡、保护患者隐私 *卫生纸勿丢入便器内 *婴儿或尿失禁患者可用尿套或尿袋协助收集 *必须在医嘱规定的时间内留取，不可多于或少于 12 小时或 24 小时，以得到正确的检验结果 *19 点或 7 点尿液为检查前存留在膀胱内的，不应留取 *集尿瓶应放在阴凉处，根据检验要求在尿中加防腐剂(于第一次尿液倒入后添加防腐剂) *方便收集尿液 *充分混匀，从中取适量(一般为 20~50 mL)于清洁干燥有盖容器内立即送检，余尿弃去 *注意保护患者隐私 *严格无菌操作，以免污染尿液 *采集中段尿时，应在患者膀胱充盈时进行 *尿液内勿混入消毒液，以免产生抑菌作用影响检验结果 *危重、昏迷或尿潴留患者可通过导尿术留取尿培养标本 *长期留置导尿管者应更换新导尿管后再留尿 *不可采集尿液收集袋中的尿液送检

续表 14-6

操作流程	操作步骤	要点说明
4. 采集毕整理	(1)脱手套 (2)清洁外阴,协助患者整理衣裤,整理床单位,清理用物	*按手套的使用流程处理手套 *按《医疗废物处理条例》处置用物 *使患者舒适
5. 操作后处理	(1)洗手 (2)再次查对医嘱和标本,标本密封后放于转运容器里外送,做好交接和记录 (3)处理用物	*保证检验结果的准确性 *记录尿液总量、颜色、气味等 *用物按常规消毒处理

4. 评价

(1)根据检查的项目,正确采集尿液标本。

(2)与患者进行良好的交流,取得合作。

【注意事项】

1. 女患者月经期不宜留取尿标本,以免影响检验结果的准确性。

2. 会阴部分泌物过多时,应先清洁或冲洗后再收集。

3. 做早孕诊断试验应留晨尿。

4. 留取尿培养标本时,应注意执行无菌操作规程,防止标本污染,影响检验结果。

5. 留取 12 小时或 24 小时尿标本,集尿瓶应放在阴凉处,根据检验要求在瓶内加防腐剂。

【健康教育】

1. 留取前根据检验目的的不同向患者介绍尿标本留取的目的、方法及注意事项。

2. 向患者说明正确留取尿标本对检验结果的重要性,教会其留取方法,确保检验结果的准确性。

三、粪便标本的采集

正常粪便由已消化和未消化的食物残渣、消化道分泌物、大量细菌和水分组成。临床上常通过检查粪便判断消化道有无炎症、出血和寄生虫感染,并根据粪便的性状和组成了解消化功能。

粪便标本(feces specimen)分 4 种:常规标本、细菌培养标本、隐血标本和寄生虫及虫卵标本。

【目的】

1. 常规标本　用于检查粪便的性状、颜色、细胞等。

2. 培养标本　用于检查粪便中的致病菌。

3. 隐血标本　用于检查粪便内肉眼不能察见的微量血液。

4. 寄生虫及虫卵标本　用于检查粪便中的寄生虫、幼虫及虫卵并计数。

基础护理学

【操作程序】

1. 评估

(1)患者的病情、治疗情况、意识状态、肢体活动能力等。

(2)患者的心理状态、对检查项目的认知及合作程度。

(3)患者所需做的检查项目。

(4)环境是否安静、安全，隐蔽。

2. 准备

(1)护士自身准备：着装整齐，洗手，戴口罩。

(2)患者准备：能理解采集标本的目的和方法，协作配合。

(3)用物准备：检验申请单、标签或条形码、手套、手消毒液、生活垃圾桶、医用垃圾桶。根据检验目的另备：

1)常规标本：检便盒(内附棉签或检便匙)、清洁便盆。

2)培养标本：无菌培养容器、无菌棉签、消毒便盆。

3)隐血标本：检便盒(内附棉签或检便匙)、清洁便盆。

4)寄生虫及虫卵标本：检便盒(内附棉签或检便匙)、透明塑料薄膜或软黏透明纸拭子或透明胶带或载玻片(查找蛲虫)、清洁便盆。

3. 实施　粪便标本采集法见表14-7。

表14-7　粪便标本采集法

操作流程	操作步骤	要点说明
1. 贴标签或条形码	核对医嘱、检验申请单、标签(或条形码)及标本容器，无误后贴检验申请单标签(或条形码)于标本容器外壁上	*防止发生差错
2. 核对	携用物至患者床旁，依据检验申请单查对患者的床号、姓名、住院号及腕带；核对检验申请单、标本容器以及标签(或条形码)是否一致。向患者及亲属说明标本采集的目的及配合方法	*确认患者
3. 收集类便标本	▲常规标本 (1)嘱患者排便于清洁便盆内 (2)用棉签或检便匙取脓、血、黏液部分或粪便表面、深处及粪端约5 g新鲜粪便，置于检便盒内送检	*排便时避免尿液排出，以免影响检验结果 *防止粪便干燥

续表 14-7

操作流程	操作步骤	要点说明
	▲培养标本 (1)嘱患者排便于消毒便盆内 (2)用无菌棉签取黏液脓血部分或中央部分粪便 2~5 g 置于无菌培养容器内,盖紧瓶塞送检 ▲隐血标本 按常规标本留取 ▲寄生虫及虫卵标本 (1)检查寄生虫及虫卵: 嘱患者排便于便盆内,用棉签或检便匙取不同部位带血或黏液部分粪便 5~10 g 送检 (2)检查蛲虫: 用透明塑料薄膜或软黏透明纸拭子于半夜 12 点或清晨排便前,于肛门周围皱襞处拭取标本,并立即送检。或嘱患者睡觉前或清晨未起床前,将透明胶带贴于肛门周围处。取下并将已粘有虫卵的透明胶带面贴在载玻片上或将透明胶带对合,立即送检验室作显微镜检查 (3)检查阿米巴原虫: 将便盆加温至接近人体的体温,排便后标本连同便盆立即送检	* 保证检验结果准确 * 尽量多处取标本,以提高检验阳性率 * 细菌检验用标本应全部无菌操作并收集于灭菌封口的容器内 * 蛲虫常在午夜或清晨爬到肛门处产卵 * 有时需要连续采集数天 * 保持阿米巴原虫的活动状态,因阿米巴原虫在低温的环境下失去活力而难以查到 * 及时送检,防止阿米巴原虫死亡
4.操作后处理	(1)用物按常规消毒处理 (2)洗手,记录	* 依生物性医疗废弃物处理原则处理用物 * 避免交叉感染 * 记录粪便的形状、颜色、气味等

4.评价

(1)根据检查的项目,正确采集粪便标本。

(2)与患者进行良好的交流,取得合作。

【注意事项】

1.采集隐血标本时,嘱患者检查前 3 天禁食肉类、动物肝、动物血和含铁丰富的药物、食物、绿叶蔬菜,3 天后收集标本,以免造成假阳性。

2.采集寄生虫标本时,如服驱虫药后,应留取全份粪便,检查蛔虫、钩虫、蛲虫的数目。如驱绦虫,应嘱患者勿拉已排出肛门外的虫体,以免拉断虫头不能排出。如第一次大便未见虫头,应告诉患者再留第二次大便送检,只有头节排出才表示驱虫成功。

3. 检查阿米巴原虫，在采集标本前几天，不应给患者服用钡剂、油质或含金属的泻药，以免金属制剂影响阿米巴虫卵或胞囊的显露。

4. 患者腹泻时的水样便应盛于容器中送检。

【健康教育】

1. 留取标本前根据检验目的不同向患者介绍粪便标本留取的方法及注意事项。

2. 向患者说明正确留取标本对检验结果的重要性。

3. 教会患者留取标本的正确方法，确保检验结果的准确性。

四、痰液标本的采集

痰液是气管、支气管和肺泡所产生的分泌物，正常情况下分泌很少，不会引起咳嗽或不适。当呼吸道黏膜受到刺激时，分泌物增多，痰量也增多。痰液主要由黏液和炎性渗出物组成。正确的痰液标本采集是为临床检查、诊断和治疗提供依据，所以，应熟练、正确地采集痰液标本为临床服务。

痰标本（sputum specimen）分为常规痰标本、痰培养标本、24 小时痰标本。

【目的】

1. 常规痰标本：检查痰的一般性状，涂片查细菌、虫卵或癌细胞等，协助诊断某些呼吸系统疾病。

2. 痰培养标本：检查痰液中的致病菌，确定病菌类型。

3. 24 小时痰标本：检查 24 小时痰液的量和性状，协助诊断或作浓集结核分枝杆菌检查。

【操作程序】

1. 评估

（1）患者的病情、治疗情况、意识状态、肢体活动能力等。

（2）患者的心理状态、对检查项目的认知及合作程度。

（3）患者所需做的检查项目。

（4）环境是否安静、清洁、明亮。

2. 准备

（1）护士自身准备：着装整齐，洗手，戴口罩。

（2）患者准备：能理解采集标本的目的、方法和注意事项，协作配合。

（3）用物准备：检验申请单、标签或条形码、医用手套、手消毒液、生活垃圾桶、医用垃圾桶。根据检验目的另备：

1）常规痰标本：痰盒。

2）痰培养标本：无菌痰盒、漱口溶液（朵贝液、冷开水）。

3）24 小时痰标本：广口大容量痰盒、防腐剂（如苯酚）。

4）无力咳痰或不合作者：一次性集痰器、吸痰用物（吸引器、吸痰管）、一次性手套。如收集痰培养标本需备无菌用物。

3. 实施　痰标本采集法操作流程详见表 14-8。

表 14-8　痰标本采集法

操作流程	操作步骤	要点说明
1.贴标签或条形码	核对医嘱、检验申请单、标签(或条形码)及标本容器,无误后贴检验申请单标签(或条形码)于标本容器外壁上	*防止发生差错
2.核对	携用物至患者床旁,依据检验申请单查对患者的床号、姓名、住院号及腕带;核对检验申请单、标本容器以及标签(或条形码)是否一致。向患者及亲属说明标本采集的目的及配合方法	*确认患者
3.收集痰液标本	▲常规标本 (1)能自行留痰者: 1)时间:晨起并漱口 2)方法:深呼吸数次后用力咳出气管深处的痰液置于痰盒中 (2)无力咳痰或不合作者: 1)体位:合适体位,叩击胸背部 2)方法:用一次性集痰器分别连接吸引器和吸痰管吸痰,置痰液于集痰器内 ▲痰培养标本 (1)自然咳痰法: 1)晨痰最佳;先用朵贝氏液再用冷开水洗漱、清洁口腔和牙齿 2)深吸气后再用力咳出呼吸道深部的痰液于无菌容器中,痰量不得少于 1 mL 3)痰咳困难时可先雾化吸入生理盐水,再咳出痰液于无菌容器中 (2)小儿取痰法: 用弯压舌板向后压舌,将无菌拭子探入咽部,小儿因压舌板刺激引起咳嗽,喷出的肺或气管分泌物粘在拭子上即可送检 ▲24 小时痰标本 (1)时间:晨起漱口后(7 am)第一口痰起至次晨漱口后 7 am)第一口痰止 (2)方法:24 小时痰液全部收集于广口痰盒内	*用清水漱口,去除口腔中杂质 *如痰液不易咳出,可配合雾化吸入等方法 *使痰液松动 *一次性集痰器一端连接吸引器,一端连接吸痰管或直接吸痰(如为吸痰管) *操作者戴手套,注意自我防护 *先用漱口溶液漱口,再用清水漱口 *无菌操作,防止污染 *物品均需无菌 *细菌培养留取量为>1 mL *真菌培养留取量为2~5 mL *分枝杆菌培养留取量为 5~10 mL *寄生虫检查留取量为3~5 mL *正常人痰量很少,24小时约 25 mL 或无痰液
4.洗手		*避免交叉感染
5.观察		*痰液的色、质、量

续表 14-8

操作流程	操作步骤	要点说明
6. 记录		*记录痰液的外观和性状；24 小时痰标本应记录总量
7. 送检		*及时送检

4. 评价

(1)根据检查的项目，正确采集痰标本

(2)与患者进行良好的交流，取得合作。

【注意事项】

1. 如查癌细胞，应用 10%甲醛溶液或 95%乙醇溶液固定痰液后立即送检。

2. 嘱患者勿将唾液、漱口水、鼻涕等混入痰液中。

3. 收集痰液的时间宜选择在清晨，因此时痰量较多，痰内细菌也较多，以提高阳性率。

【健康教育】

1. 向患者解释痰液标本收集的重要性。

2. 指导痰液标本收集的方法及注意事项。

五、咽拭子标本的采集

咽拭子标本(throat swab)是指从咽部和扁桃体外采集的分泌物，用于做细菌培养、核酸检测或病毒分离，有助于白喉、化脓性扁桃体炎、急性咽喉炎、新型冠状病毒肺炎等的诊断。

【目的】

从咽部和扁桃体部位采集分泌物做细菌培养、核酸检测或病毒分离，以协助诊断。

【操作程序】

1. 评估

(1)患者的病情、治疗情况、意识状态、肢体活动能力等。核对医嘱、检验申请单、标签或条形码、无菌咽拭子培养试管、姓名、年龄和床号。

(2)患者的心理状态、对检查项目的认知及合作程度。

(3)患者的进食时间。

(4)环境是否安静、清洁、明亮。

2. 准备

(1)护士自身准备：应着装整齐，洗手，戴口罩，必要时穿戴防护服。

(2)患者准备：能理解采集标本的目的、方法和注意事项，协作配合。

(3)用物准备

1)治疗车上层：备无菌咽拭子无菌长棉签培养试管、检验申请单、标签或条形码、棉签、手消毒液、酒精灯、打火机、无菌生理盐水、压舌板、手电筒。

2)治疗车下层：备生活垃圾桶、医用垃圾桶。

3.实施 咽拭子标本采集法操作流程详见表14-9。

表14-9 咽拭子标本采集法操作流程

操作流程	操作步骤	要点说明
1.贴标签或条形码	核对医嘱、检验申请单、标签(或条形码)及无菌咽拭子培养试管,无误后贴标签(或条形码)于无菌咽拭子培养试管外壁上	*防止发生差错
2.核对	(1)携用物至患者床旁,依据检验申请单查对患者的床号、姓名、住院号及腕带;核对检验申请单、无菌咽拭子培养试管以及标签(或条形码)是否一致 (2)向患者及亲属说明标本采集的目的及配合方法	*确认患者
3.标本采集	(1)点燃酒精灯,按无菌操作要求从培养试管中取出无菌长棉签 (2)用无菌生理盐水蘸湿,嘱患者张口,发"啊"音 (3)无菌长棉签迅速擦拭两侧腭弓、咽及扁桃体上分泌物	*暴露咽喉部,必要时可用压舌板压住舌部 *动作敏捷而轻柔
4.消毒	将试管口和塞子在酒精灯火焰上烧灼,然后将棉签插入试管中,再次烧灼试管口后塞紧试管塞子	*防止标本污染
5.洗手		*避免交叉感染
6.记录		*记录咽部情况
7.送检		*将咽拭子标本连同检验申请单立即送检

4.评价

(1)根据检查的项目,正确采集咽拭子标本。

(2)与患者进行良好的交流,取得合作。

【注意事项】

1.做真菌培养时,须在口腔溃疡面采集分泌物。

2.避免交叉感染。

3.注意棉签不要触及其他部位,防止污染标本,影响检验结果。

4.避免在进食后2小时内留取标本,以防呕吐。

【健康教育】

1. 向患者及其亲属解释留取咽拭子标本的目的，使其能正确配合。

2. 介绍采集咽拭子标本的方法及注意事项。

课程思政

　　标本采集是临床护士的常规工作之一。采集的标本质量是否符合要求直接影响疾病的诊断、治疗和转归，因此，标本采集工作具有十分重要的临床意义。护士在采集标本的过程中，应该做到：认真负责、仔细核对、正确操作、有效沟通，不怕脏、不怕臭，只有这样才能圆满完成标本采集任务。

本章小结

　　1. 为了保证标本的质量，在采集各种检验标本时，均应遵循以下基本原则：遵照医嘱、充分准备、严格查对、正确采集、及时送检 5 个原则。

　　2. 同时抽取几个血标本时，应先计算采血总量，按下列顺序采血：血培养→无添加剂管→凝血管→枸橼酸钠管→肝素管→EDDA 管→草酸盐→氯化钠管。凡全血标本或需抗凝血的标本，采血后立即上下颠倒采集管 5~8 次摇匀，不可用力震荡。

　　3. 采集血气分析样本，抽血时注射器内不能有空泡。抽出后立即密封针头，隔绝空气。采血后应立即送检，以免影响检验结果。

　　4. 留取 12 小时或 24 小时尿标本，集尿瓶应放在阴凉处，根据检验要求在瓶内加防腐剂。

　　5. 采集粪便标本时用棉签或检便匙取脓、血、黏液部分或粪便表面、深处及粪端多处，取材约 5g 新鲜粪便，置于检便盒内送检。

　　6. 收集痰液的时间宜选择在清晨，因此时痰量较多，痰内细菌也较多，以提高阳性率。

　　7. 留取咽拭子标本做真菌培养时，须在口腔溃疡面采集分泌物。

思考题

1. 标本采集要遵循哪些原则？

2. 如何正确地选择真空采血管？

3. 取粪便培养标本时，患者无便意如何处理？

标本采集习题检测

第十五章

病情观察与危重患者的抢救和护理

病情观察与危重患者的
抢救和护理课件

学习目标

识记

1. 能准确写出胃管洗胃的原理。

2. 能准确陈述病情观察的内容。

3. 能正确复述抢救工作的组织管理与常用的抢救药品。

4. 能正确复述心跳、呼吸骤停的临床表现。

5. 能准确陈述洗胃的目的及常用的溶液。

理解

1. 能举例说明意识障碍的种类及心跳、呼吸骤停的原因。

2. 能正确解释危重患者的支持性护理措施。

3. 能正确分析和说明心肺复苏及洗胃操作的注意事项。

应用

1. 能正确实施心肺复苏及各种洗胃操作；能准确判断心肺复苏的有效指征。

2. 具有严谨求实的工作态度和抢救意识，动作轻柔、规范，关爱患者。

及时、准确、全面的病情观察可以为诊断、治疗、护理等提供科学的临床依据。危重患者的特点是病情严重、变化快、随时可能出现危及生命的征象。对危重患者进行科学严谨的管理，能有效地提高患者的救治率，减少并发症的发生。临床工作中要求护理人员能熟练地掌握科学的病情观察方法以及心肺复苏、洗胃等基本抢救技术及其操作流程，从而能很好地配合医生开展抢救工作。

第一节　病情观察

预习案例

赵先生，35 岁，因车祸致脑外伤由急救车送入院。查体：T 36.8℃，P 60 次/分，R 14 次/分，Bp 86/38 mmHg，双侧瞳孔不等大，对光反应消失，呼喊无应答，压眶上神经无反应。

思考

1. 患者发生了什么情况？

2. 护士应该重点观察患者哪些内容？

病情观察是医护人员对患者的病史和现状进行全面系统了解、对病情做出综合判断的过程，是医务人员临床工作的重要内容之一。及时准确、全面的病情观察，可以为临床诊断、疾病治疗、患者护理和预防并发症提供依据。护士对患者的观察，应以整体医学模式为原则，贯穿患者疾病过程的始终，包括从症状到体征，从生理到心理的全面、细致、及时、准确的观察。护士应熟悉病情观察的内容和各类患者病情观察的重点，并在工作中有目的、有意识地不断努力培养自身主动观察病情的能力。

一、病情观察的目的

病情观察是护士在护理工作中积极启动感觉器官以及辅助工具，有目的、有计划地了解、观察患者的生理、病理变化和心理反应的知觉过程。病情观察能力是临床护士必须具备的基本能力之一，对于及时发现病情变化，准确进行护理干预，有效预见病情转归有着重要的意义。

1.为诊断疾病和制订治疗护理方案提供依据　护士可以通过这些机体的表现及其发展过程的观察，为医生的疾病诊断和确定治疗方案提供信息；同时，细致入微的病情观察还可及时、准确地发现和预见患者病情变化，为确定护理问题、制订护理方案提供依据。

2.了解治疗效果和用药反应　护士应通过细致入微的病情观察，及时了解治疗方案的效果，并对用药后的反应进行密切观察，减少或避免药物的毒性反应。

3.及时发现危重症或并发症、防止病情恶化　患者在接受疾病的诊治过程中，可能出现病情突变或发生各种并发症，护士应严密观察，随时发现先兆表现，及时作出准确的病情判断，采取积极的护理措施。尤其在抢救危重症患者时，及时的病情观察、准确的病情判断和积极、有效的临床决策常可使患者转危为安。

4.预测疾病的发展趋势和转归　疾病的轻重常与患者的病情表现有一定关系，因此，病情观察有助于预测疾病的发展趋势和转归。

二、病情观察的内容

(一)一般情况

1. 发育与体型 发育是否正常，通常通过年龄、智力、身高、体重及第二性征之间的关系进行判断。正常成人的判断指标包括：头部的长度为身高的 $1/7 \sim 1/8$，胸围约为身高的 $1/2$，双上肢展开的长度约等于身高，坐高约等于下肢的长度。体型是身体各部发育的外观表现，包括骨骼肌肉的成长与脂肪分布的状态等。临床上把成人的体型分为 3 种。①均称型(正力型)：即身体各部分匀称适中；②瘦长型(无力型)：身体瘦长颈长肩窄，胸廓扁平，腹上角 $<90°$；③矮胖型(超力型)：身短粗壮，颈粗肩宽，胸廓宽厚，腹上角 $>90°$。

2. 饮食与营养状态 饮食在疾病治疗中占重要地位，并对疾病的诊断和治疗发挥一定的作用。因此，应注意观察患者的食欲、食量、进食后反应、饮食习惯，有无特殊嗜好或偏食等情况。营养状态通常根据人的皮肤、毛发、皮下脂肪、肌肉的发育情况进行综合判断。营养状态与食物的摄入、消化、吸收和代谢等因素有关，是判断机体健康状况、疾病程度以及转归的重要指标之一。临床上一般分为良好、中等和不良三个等级。

3. 面容与表情 疾病及情绪变化可引起面容(facies)与表情(expression)的变化。健康人表情自然、大方、神态安逸；患者由于病痛可出现特征性病态面容与表情。常见的典型面容有：

(1)急性病容：表现为表情痛苦、面颊潮红、呼吸急促、鼻翼扇动、口唇疱疹等，常见于急性感染疾病，如肺炎球菌肺炎的患者。

(2)慢性病容：表现为面色苍白或灰暗、面容憔悴、目光暗淡、消瘦无力等，常见于慢性消耗性疾病，如恶性肿瘤、肝硬化、严重结核病等患者。

(3)二尖瓣面容：表现为双颊紫红、口唇发绀，常见于风湿性心脏病患者。

(4)贫血面容：表现为面色苍白、唇舌及结膜色淡、表情疲惫乏力，见于各种类型的贫血患者。

除了以上这 4 种典型面容外，临床上还有甲状腺功能亢进面容、满月面容、脱水面容以及面具面容等。

4. 体位 不同的疾病可使患者采取不同的体位，体位对某些疾病的诊断具有一定意义。如意识丧失或极度衰竭的患者常呈被动卧位；心力衰竭患者常采取被迫坐位，以减轻心脏负担并改善呼吸。

5. 姿势与步态 健康成人躯干端正，肢体动作灵活自如。某些疾病可使患者表现出特征性的步态改变，如佝偻病、进行性肌营养不良或双侧先天性髋关节脱位等患者，走路时身体左右摇摆称蹒跚步态(鸭步)；小脑疾患、酒精中毒或巴比妥中毒患者走路时重心不稳，步态紊乱如醉酒状称醉酒步态。如果患者突然出现步态改变，可能是病情变化的征兆之一，如高血压患者突然出现跛行，则应考虑有发生脑血管意外的可能。

6. 皮肤与黏膜 皮肤与黏膜的表现常是全身疾病的部分表现，主要应观察其颜色、弹性、温度、湿度以及有无皮疹、出血、水肿等情况。如贫血患者，其口唇、结膜、指甲苍白；肺心病、心力衰竭等缺氧患者，其口唇、面颊、鼻尖等部位发绀；休克患者皮肤苍白湿冷;严重脱水患者常出现皮肤干燥且弹性降低;心源性水肿患者,表现为下肢和全身水肿;肾源性水肿患者,多出现晨起眼睑、颜面水肿。

（二）生命体征

生命体征包括体温、脉搏、呼吸、血压,是机体内在活动的一种客观反映,是衡量机体身心状况的可靠指标。生命体征受到大脑皮质的控制和神经、体液的调节。正常人的生命体征在一定范围内相对稳定,当机体患病时,生命体征会发生不同程度的变化。及时、准确地监测生命体征变化,对病情的评估、诊断、治疗有着重要的意义(详细内容见第七章生命体征的评估与护理)。

（三）意识状态

正常人表现为意识清晰,反应敏捷精确,语言流畅、准确,思维合理,情感活动正常,对时间、地点、人物的判断力和定向力正常。意识障碍(disturbance of consciousness)是指个体对外界环境刺激缺乏正常反应的一种精神状态。任何原因引起的大脑高级神经中枢功能损害时,都可出现意识障碍。表现为对自身及外界环境的认识及记忆思维、定向力、知觉情感等精神活动的不同程度的异常改变。意识障碍的程度一般可分为以下情况。

1. 嗜睡　嗜睡(somnolence)是最轻的意识障碍。患者处于持续睡眠状态,但能被言语或轻度刺激唤醒,醒后能正确、简单而缓慢地回答问题,但反应迟钝,刺激去除后又很快入睡。

2. 意识模糊　意识模糊(confusion)其程度较嗜睡深,患者表现为思维和语言不连贯,对时间、地点、人物的定向力完全或部分发生障碍,可有错觉、幻觉,表现为躁动不安、谵语或精神错乱。

3. 昏睡　昏睡(stupor)患者处于熟睡状态,不易唤醒。经压迫眶上神经、摇动身体等强烈刺激后,方可唤醒,醒后答话含糊或答非所问,停止刺激后又马上进入熟睡状态。

4. 昏迷　昏迷(coma)是最严重的意识障碍。按其程度可以分为浅昏迷、中度昏迷和深昏迷。①浅昏迷:患者意识大部分丧失无自主运动,对声光刺激无反应,对疼痛刺激(如压迫眶上缘)可有痛苦表情及躲避反应。瞳孔对光反射、角膜反射、眼球运动、吞咽反射、咳嗽反射等可存在。呼吸、心率、血压无明显改变,可有大小便失禁或尿潴留。②中度昏迷:患者对周围事物及各种刺激无反应但压迫眶上缘时可有痛苦表情,角膜反射减弱,瞳孔对光反射迟钝,眼球无转动。③深昏迷:患者意识完全丧失,对各种刺激均无反应。全身肌肉松弛,肢体呈弛缓状态,深浅反射均消失,偶有深反射亢进及病理反射出现。可出现呼吸不规则,血压下降,大、小便失禁或尿潴留。

护士对意识状态的观察,可根据患者的语言反应,了解其思维、反应、情感、活动定向力等,必要时可通过一些神经反射,如观察瞳孔对光反应、角膜反射、对强刺激(如疼痛)的反应和肢体活动等来判断其有无意识障碍,以及意识障碍的程度。临床上还可以使用格拉斯哥昏迷评分量表(Glasgow coma scale,GCS),对患者的意识障碍及其严重程度进行观察与测定(表15-1)。GCS包括睁眼反应、语言反应、运动反应3个子项目,使用时分别测量3个子项目并计分,然后再将各个项目的分值相加求其总和,即可得到患者意识障碍程度的客观评分。GCS量表总分范围为3~15分,15分表示意识清醒。按意识障碍的差异分为轻、中、重3度,轻度为13~14分,中度9~12分,重度3~8分,低于

8 分者为昏迷，低于 3 分者为深昏迷或脑死亡。在对意识障碍患者进行观察时，同时还应对其伴随症状与生命体征、营养、大小便、水电解质、活动和睡眠、血气分析值的变化等进行观察。

表 15-1　Glasgow 昏迷量表

项目	状态	分数/分
睁眼反应 （eye open）	自发性的睁眼反应	4
	声音刺激有睁眼反应	3
	疼痛刺激有睁眼反应	2
	任何刺激均无睁眼反应	1
语言反应 （verbal response）	对人物、时间、地点等定向问题清楚	5
	对话混淆不清，不能准确回答有关人物、时间、地点等定向问题	4
	言语不流利，但语意可辨	3
	言语模糊不清，语意难辨	2
	任何刺激均无语言反应	1
运动反应 （motor response）	可按指令动作	6
	能确定疼痛部位	5
	对疼痛刺激有肢体退缩反应	4
	疼痛刺激时肢体过屈(去皮质强直)	3
	疼痛刺激时肢体过伸(去大脑强直)	2
	疼痛刺激时无反应	1

（四）瞳孔

瞳孔（pupil）的变化是许多疾病，尤其是颅内疾病、药物中毒、昏迷等病情变化的一个重要指征。观察瞳孔要注意两侧瞳孔的形状、对称性、边缘、大小及对光反应。

1.瞳孔的形状、大小和对称性　正常瞳孔呈圆形，位置居中，边缘整齐，两侧等大等圆。瞳孔的形状改变常可因眼科疾病引起。如瞳孔呈椭圆形并伴散大，常见于青光眼等；瞳孔呈不规则形，常见于虹膜粘连。在自然光线下，正常的瞳孔直径为 2~5 mm，调节反射两侧相等。病理情况下，瞳孔的大小可出现变化。①缩小：瞳孔缩小是指瞳孔直径小于 2 mm。瞳孔直径小于 1 mm 称为针尖样瞳孔。单侧瞳孔缩小常提示同侧小脑幕裂孔疝；早期双侧瞳孔缩小，常见于有机磷农药、氯丙嗪、吗啡等中毒。②变大：瞳孔散大是指瞳孔直径大于 5 mm。一侧瞳孔扩大、固定，常提示同侧颅内病变（如颅内血肿、脑肿瘤等）所致的小脑幕裂孔疝的发生；双侧瞳孔散大，常见于颅内压增高、颅脑损伤、颠茄类药物中毒及濒死状态。

2. 对光反应　正常瞳孔对光反应灵敏，并于光亮处瞳孔收缩，昏暗处瞳孔扩大。当瞳孔大小不随光线刺激而变化时，称瞳孔对光反应消失，常见于危重或深昏迷患者。

（五）心理状态

患者的心理状态是一般心理状态和患病时特殊心理状态的整合，如一般心理状态中的患者的注意力、情绪、认知、动机和意志状态，与患病的适应状态的统一情况。因此，应从患者对健康的理解，对疾病的认识、处理和解决问题的能力，对疾病和住院的反应，价值观、信念等方面，来观察和判断其语言和非语言行为、思维能力、认知能力、情绪状态、感知情况等，是否处于正常状态，是否出现记忆力减退、思维混乱、反应迟钝、语言或行为异常等情况，及有无焦虑、恐惧、绝望、忧郁等情绪反应。

（六）常见症状的观察

1. 疼痛　疼痛是临床上常见的症状，它既是促使患者就医的主要原因之一，也是一种警戒信号。一旦出现疼痛要引起重视，并需仔细地观察和了解疼痛的部位、发生的急缓、疼痛的性质和程度、缓解的方式、持续时间和伴随症状、疼痛与体位及按压的关系、既往有无类似发作、有无牵涉痛等（详见第五章舒适）。

2. 咳嗽与咳痰　当呼吸道受到异物、炎症、分泌物、化学气体或过敏性物质等刺激时，即可反射性地引起咳嗽。观察时应注意咳嗽发生的急缓、性质、伴随症状、有无时间规律及与气候的关系、有无职业和环境的影响等。如急性咳嗽常见于呼吸器官的急性炎症或异物吸入；经常性咳嗽、寒冷季节及晨间加剧者见于慢性支气管炎、支气管扩张等；阵发性咳嗽伴有哮喘见于支气管哮喘、心源性哮喘等；刺激性咳嗽常见于肺癌等。呼吸道疾患常出现咳痰症状，观察痰液应注意观察痰量，痰液的性质、颜色、气味，咳痰的时间，伴随症状等。

3. 咯血　咯血是支气管、肺部疾患的常见症状之一。观察咯血应分清是痰中带血还是大口咯血，咯血量，颜色鲜红还是暗红，有无口腔、鼻腔、齿龈等处出血，大量咯血应注意与呕血相区别。

4. 恶心与呕吐　是临床常见症状。呕吐常伴有恶心，但二者未必同时发生。呕吐可将胃内有害物质吐出，因而是一种具有保护意义的防御反应。但剧烈而频繁的呕吐可以引起水、电解质紊乱，酸碱平衡失调，营养障碍等。由于疾病不同，呕吐及呕吐物的特征也不同。应观察恶心呕吐的次数，与进食的关系，有无相关诱因和伴随症状，呕吐物的性状、量、颜色、气味等。如呕吐伴有恶心等前驱症状，呕吐后患者感觉轻松，常见于幽门梗阻、药物刺激、视觉和内耳前庭器官受刺激等；如呕吐无前驱症状，呕吐后患者并不感觉轻松，则多见于颅内压增高，尿毒症，糖尿病酮症酸中毒，应用吗啡、洋地黄类药物等患者。

（七）其他方面的观察

1. 睡眠　注意观察患者睡眠的形态、时间，有无难以入睡、失眠、梦游或睡眠中易醒等现象，详见相关章节。

2. 排泄物　排泄物包括汗液、痰液、粪和尿等，应注意观察其性状、量、色、气味和次数等，详见相关章节。

3. 自理能力 自理能力(self-care ability)是指人们进行自我照顾的能力。观察患者的自理能力时，需要观察患者的活动能力及活动耐力，有无医疗、疾病的限制，以及是否借助轮椅或义肢等器具。根据患者进食、个人卫生、行走、如厕、上下床等日常生活活动的自理程度，将自理能力分为完全依赖、协助、自理三个等级。患者的自理能力可以通过量表来测定，如用日常生活活动能力量表(ADL)可以评定患者生活自理能力，包括生活料理、生活工具使用能力等。

三、各类患者的观察重点及要求

(一)新入院患者

1. 初步评估病情的轻重，确定重点观察内容 新入院患者病情轻重缓急不一，诊断也不相同，护士应尽早对患者进行入院健康评估，根据患者的主诉、病史、各种检查结果，结合患者的入院方式和一般情况等，对病情及其轻重作出初步判断，找出主要护理问题，确定重点观察内容。如对肝硬化患者要重点观察其饮食、意识状况，警惕肝性脑病的发生；对大面积烧伤患者应重点观察其生命体征(尤其是血压)的变化，警惕早期休克的发生。

2. 注意观察潜在或继发病症 新入院患者诊断尚未明确，病情尚在发展中，护士应注意观察其潜在的或继发的病症，防止忽略某些重要病情。如某些创伤患者在外观上只表现为机体局部组织破损或出血，但护士仍应对其严密观察其血压和神志变化，警惕有内脏潜在或继发出血的可能。

3. 注重心理状态的观察 新入院患者对医院环境、周围人群很陌生，生活习惯发生改变，对自身疾病的诊治期望高，容易出现心理问题。护士应注意观察并给予针对性的心理疏导，帮助患者尽快熟悉和适应住院生活，积极、主动地配合并参与到治疗和护理中。

(二)小儿患者

小儿患者对医院环境和医务人员适应性差，易产生恐惧、害怕的心理，加之表达能力差，不能具体诉说病情。因此，护士应重点观察小儿的精神状态、饮食量、大小便的性状及颜色、啼哭的声音等。患儿哭闹不止时应考虑是否存在饥饿、口渴、过热/过冷、尿布潮湿或者腹痛、感染等引起的不适。给患儿测体温或更换尿布时，若发现果酱样血便，排除肛门周围及外阴损伤，应考虑有无肠套叠的发生。此外，患儿由于各器官发育尚未成然，病情变化快而剧烈，轻微的炎症就可能引起高热，甚至惊厥。护士观察病情应及时、准确，及早进行适当处理。

(三)老年患者

1. 注意观察症状、体征不典型的病情 老年患者新陈代谢低下、感觉迟钝，患重病时往往反应不明显。有些老年人患肺炎时，体温、白细胞计数常不高。护士应注意对症状、体征不典型的病情做细致、全面的观察，及时、准确地判断病情变化。

2. 注意观察有无心脑血管意外 老年患者易发生心脑血管意外，且发生时来势凶猛，病情危重，护士应注意观察其先兆症状，尽早发现病情变化，及时采取防治措施。冠心病患者频繁发作心绞痛，程度加重，持续时间延长，服用硝酸甘油无效，则应考虑是否发生了心肌梗死，应对其严密观察并做进一步处理。

3. 注意观察并发症　老年患者起病潜隐，病程迁延，抵抗力差，疾病恢复慢，容易出现并发症，护士应加强这方面的观察。对术后患者应观察其呼吸、排痰情况，以警惕肺部感染的发生；对长时间卧床患者应注意观察局部皮肤改变，以警惕压力性损伤的发生。

4. 注意观察与疏导心理问题　老年患者心理状态复杂多变，有的固执己见，有的烦躁易怒，有的沉默寡言。护士应尊重患者，细心观察，并给予针对性的疏导。鉴于老年患者感觉功能减退，记忆力下降，反应迟钝，护士在观察病情时应耐心听取患者主诉，并认真核实以准确掌握病情。

（四）危重患者

危重患者病情重、复杂、变化快，若不及时发现病情变化，则可能延误抢救而影响预后，甚至威胁生命。因此，护士应重点观察其生命体征及相关的症状，以期尽早发现或预见病情变化，及时采取预防或应急措施，抢救患者生命。如对慢性肺源性心脏病患者，应重点观察其呼吸、血压、脉搏的变化；还应密切观察患者的神志、意识状态；若发现患者头痛、烦躁不安、言语障碍或嗜睡，则可能是发生了肺性脑病。由于危重患者病情复杂多变，护士观察病情应全面、连续、细致，同时做好交接班记录。

（五）做特殊检查或药物治疗的患者

临床上各种检查、治疗的目的各不相同，但护士应重点了解其注意事项，观察可能出现的不良反应或并发症以及治疗后效果等。

1. 特殊检查和治疗后的观察　在临床实际中，会对未明确诊断的患者进行一些常规和特殊专科检查，如冠状动脉造影、胆囊造影、胃镜、腹腔镜检查、胸穿、腰穿、腹穿和骨穿等。这些检查会对患者产生不同程度的创伤，护士应重点了解其注意事项，观察其生命体征，倾听患者的主诉，防止并发症的发生。如观察锁骨下静脉穿刺后患者有无胸闷或呼吸困难；冠状动脉患者造影后，对患者的局部止血情况；应用利尿药患者的尿量，有无电解质紊乱的表现；使用胰岛素治疗的患者有无出冷汗、心慌、神志不清等低血糖反应的表现等。

2. 特殊药物治疗患者的观察　药物治疗是临床常用的治疗方法。护士应注意观察其疗效、不良反应及毒性反应。如服用降压药的患者应观察其血压的变化；应用止痛药的患者观察其疼痛的规律性，用药后的效果；如果药物具有成瘾性还应注意使用的间隔时间等。

四、观察后的处理

1. 一般病情变化的处理　护士可在职责范围内给予适当处理，减轻或解除患者的痛苦，同时应将经过以口头或书面的形式告知医生，也可先告知医生再作处理。如高热患者可先给予物理降温；一般术后患者夜间发生尿潴留时，可让患者听流水声或用温水冲洗尿道口，诱导排尿。护士对一般病情变化的处理应进行详细记录，并做好处理效果的观察。

2. 重要病情变化的处理　当发现患者病情恶化或有严重并发症征象或先兆时，如消化道溃疡患者排出黑便，心脏病患者出现呼吸困难等，护士应及时告知医生，同时继续严密观察病情，安抚患者情绪，并给予积极处理，如给氧、建立静脉通道、准备急救用品等。

3. 紧急病情变化的处理　患者出现紧急病情变化，如发现患者突然发生心搏骤停或呼吸停止等紧急病情变化时，护士应当立即采取必要的急救措施，如胸外按压、人工呼吸、给氧等，同时通知医生；待医生到达后，按医嘱配合医生进行抢救。抢救过程中，应详细记录各项抢救措施及患者的病情变化，以便进一步观察病情和分析判断抢救治疗后的效果。

4.心理状态异常的处理　护士应严密、细致地观察患者的心理状态，工作中要以热情诚恳的态度关心、体贴患者，建立良好的护患关系，及时、准确地掌握患者的心理状态。对于心理状态有异常表现的患者，护士要采取措施积极干预。对于一般性的心理状态异常，如新入院患者因环境、人员的陌生而产生焦虑心理，术前患者因担心手术而产生的恐惧心理，护士都应给予针对性的心理疏导，安抚患者情绪；对于某些特殊的心理异常状态，如恶性肿瘤患者有轻生表现，护士应及时给予疏导，并严密观察患者的言行，认真做好交班记录，必要时请专人协助观察和疏导。

课程思政

《辞海》中对"慎独"的解释为"在独处无人注意时，自己的行为也要谨慎不苟"。对于护士，医德慎独就是在无人监督、单独工作时，仍能坚守医德信念，自觉遵守医德行为规范，积极主动地救治患者。治疗效果的优劣不仅涉及治疗手段的选择，还在于医护人员是否认真实施这些治疗手段。这就要求护理人员在临床工作中对护理技术精益求精，对患者负责，对护理操作一丝不苟，对规章制度严格执行。在护理工作中，护士要做到不忽略病人任何症状、不放过任何抢救环节、不错过任何有利时机，谨慎地做好各项救护工作；还应设身处地地替患者着想，对于危重疑难病症患者，要有同情心。

第二节　危重患者的抢救和护理

预习案例

丁某，女，18岁，因脑外伤1天由急救车送入院。查体：T 36.7℃，P 74次/分，R 18次/分，Bp 116/78 mmHg，双侧瞳孔等大等圆，对光反应存在，神志不清，压眶上神经有疼痛表情。

思考

1.患者发生了什么情况？

2.如何对该患者进行支持性护理？

危重患者(critical clients)是指病情严重，随时可能发生生命危险的患者。其特点是病情严重且变化快，随时可能出现危及生命的征象。危重患者抢救成功与否，抢救工作的组织管理是保证,常备不懈的抢救设备管理是前提。在护理和抢救危重患者的过程中,要求护士必须准确地掌握心肺复苏、吸氧、吸痰、洗胃等基本抢救技术,与医生配合保证抢救工作有效地进行。

一、抢救工作的组织管理与抢救设备管理

(一)抢救工作的组织管理

抢救工作是一项系统化的工作,建立严密的抢救组织和管理制度,是保证抢救工作及时准确有效进行的必要条件之一。

1. 建立责任明确的系统组织结构　组成抢救小组。抢救过程中的指挥者应为在场工作人员中职务最高者,各级医务人员必须听从指挥,既要分工明确,又要密切配合。抢救时护士可在医生未到前,根据病情需要,给予及时适当的紧急处理,如止血、吸氧、吸痰、人工呼吸、胸外心脏按压、建立静脉通道等。

2. 制订抢救方案　医生护士共同参与抢救方案的制订。护士应制订护理计划,明确护理诊断与预期目标,确定护理措施,解决患者现存的或潜在的健康问题。

3. 做好核对工作　各种急救药物须经两人核对,正确无误后方可使用。执行口头医嘱时,须向医生复述一遍,双方确认无误后方可执行,抢救完毕后,由医生及时补写医嘱和处方。抢救中各种药物的空安瓿、输液空瓶、输血空瓶(袋)等应集中放置,以便统计和查对。

4. 及时、准确地做好各项记录,做好交接班　抢救记录要求字迹清晰、及时准确、详细全面,且注明执行时间与执行者。抢救完毕应做好交接班工作,保证抢救和护理措施得到落实。

5. 护士参加医生组织的查房、会诊及病例讨论　熟悉危重患者的病情、重点监测项目及抢救过程,提高护士抢救危重患者的水平。

6. 抢救室内抢救器械和药品管理　严格执行"五定"制度,即定数量品种、定点放置、定专人管理、定期消毒灭菌、定期检查维修,保证抢救时正常使用;抢救室内物品一律不得外借,班班交接,做好记录。护士应熟悉抢救器械的性能和使用方法,并能排除一般故障,保证急救物品的完好率达到100%。

7. 抢救用物的日常维护　抢救用物要及时清理,归还原位,及时补充,要保持整齐清洁。如抢救传染患者,应按照传染病消毒隔离要求进行消毒处理,防止交叉感染。

8. 抢救过程中的防护　保护患者隐私,及时、积极与患者亲属进行沟通,取得患者亲属的理解与支持。严格执行标准预防措施,确保患者与医护人员安全。

抢救室照片

(二)抢救设备管理

1. 抢救室　急诊室和病区均应设抢救室。病区抢救室宜设在靠近护士办公室的单独房间内。要求室内宽敞、整洁、安静,光线充足。

2. 抢救床　抢救床最好为多功能床,必要时另备木板,以备做胸外心脏按压时使用。

3.抢救车 抢救车应按要求配备各种急救药品(表15-2)和急救用物。抢救车应统一物品的基数及放置位置。抢救车第一层放置抢救药品,抢救车的第二或第三层放置各种无菌急救用物,如注射器、针头、输液器、输血器、留置针、三通管、口咽通气管、抢救包(包内配有开口器、舌钳、压舌板)、各种型号的医用橡胶手套、无菌敷料、皮肤消毒剂、呼吸气囊等。其他非无菌物品,如治疗盘、血压计、听诊器、手电筒、止血带、玻璃接头、夹板、手电筒、多头电源插板等放置在抢救车的底层。

表 15-2 常用急救药物

类别	常用药物
心三联	盐酸利多卡因、盐酸阿托品、盐酸肾上腺素
呼二联	尼可刹米(可拉明)、山梗菜碱(洛贝林)
升压药	多巴胺
强心药	去乙酰毛花苷 C(西地兰)
抗心绞痛药	硝酸甘油
平喘药	氨茶碱
促凝血药	垂体后叶素、维生素 K
镇痛、镇静、抗惊厥药	哌替啶(度冷丁)、地西泮(安定)、异戊巴比安、苯巴比妥钠(鲁米那)、氯丙嗪(冬眠灵)、硫酸镁
抗过敏药	异丙嗪(非那根)、苯海拉明
激素类药	氢化可的松、地塞米松、可的松
脱水利尿药	20%甘露醇、25%山梨醇、呋塞米(速尿)、利尿酸钠等
解毒药	阿托品、碘解磷定、氯解磷定、硫代硫酸钠、乙酰胺
其他	0.9%氯化钠注射液、各种浓度的葡萄糖注射液、低分子右旋糖酐、代血浆等

4.各种手术切开包 各种无菌急救包:如静脉切开包、气管插管包、气管切开包、导尿包、闭式引流包、胸穿包、中心静脉置管包、产包等。

5.各种急救设备 急救器械:如供氧设备、吸引器、心电监护仪、电除颤器、心脏起搏器、呼吸机、体外膜肺氧合器(ECMO)、B超机、电动洗胃机、电子喉镜等。

二、危重患者的支持性护理

危重患者的护理包括满足患者基本生理功能、生活需要及舒适与安全的需求,预防压力性损伤、坠积性肺炎、失用性萎缩、静脉血栓形成等并发症的发生。护士应认真、全面、动态、严密地观察患者病情,及时、准确作出判断,为救治方案提供真实的依据。

(一)严密观察病情

一般给予危重患者一级护理。应严密观察其生命体征、意识、瞳孔及各系统功能变化,动态了解患者的整体状态、疾病危险程度、各系统脏器的损害程度,了解各项治疗反应与效果,及时发现病情变化,及时诊断和采取有效的救治措施,为抢救提供第一手资料。

1. 中枢神经系统监测　中枢神经系统监测包括意识水平的监测、电生理监测，如脑电图、影像学监测，颅内压监测、脑死亡的判定等。其中最重要的是意识水平的监测，可用 GCS 评分。颅内压的测定可了解脑积液压力的动态变化，从而了解其对脑功能的影响。

2. 循环系统监测　循环系统监测包括心率、心律、无创和有创动脉血压、心电功能和血流动力功能监测等，如中心静脉压、肺动脉压、肺动脉楔压、心排血量及心脏指数等。

3. 呼吸系统监测　呼吸系统监测包括呼吸运动、频率、节律、呼吸音、潮气量、呼气压力测定，肺顺应性监测等；痰液的性质和量、痰培养的结果；动脉血气分析；胸片等。其中动脉血气分析是较常用的监测手段之一，护士应了解各项指标的正常值及意义。

4. 肾功能监测　肾功能监测包括尿量，血、尿钠浓度，血、尿的尿素氮，血、尿肌酐清除率等。

5. 体温监测　正常人体温较恒定，当代谢旺盛、感染、创伤、手术后体温常有升高，而失血性休克、临终患者体温反而下降。

6. 血糖监测　危重患者常因机体功能发生改变引发应急性高血糖，或因为禁食、降糖药物的使用引发低血糖，导致病情恶化，因此危重患者的血糖值也是重要的监测内容。

（二）保持呼吸道通畅

清醒患者应鼓励其定时做深呼吸或轻拍背部，以助分泌物咳出；昏迷患者应使其头偏向一侧，及时吸出呼吸道分泌物，保持呼吸道通畅。通过呼吸咳嗽训练、肺部物理治疗、吸痰等，预防分泌物淤积、坠积性肺炎及肺不张等发生。

（三）加强基础护理

1. 眼的护理　眼睑不能自行闭合的患者，可涂抗生素眼药膏或盖凡士林纱布保护角膜，防止角膜干燥而发生溃疡、结膜炎等。

2. 口腔护理　根据患者需要进行口腔护理，保持口腔卫生，防止口腔感染。对于清醒患者，可协助其用牙刷漱口；对不能经口进食者，给予口腔护理，防止发生口腔炎症、口腔溃疡、腮腺炎、中耳炎、口臭等。

3. 面部及头发护理　每天进行患者面部清洁，定期给予床上洗头，保持头发清洁、舒适。

4. 皮肤护理　危重患者由于长期卧床，大小便失禁、大量出汗、营养不良及应激反应，有发生压力性损伤的风险。应加强皮肤护理，做到"六勤一注意"即勤观察、勤翻身、勤擦洗、勤按摩、勤更换、勤整理，注意交接班。保持皮肤清洁、干燥，加强预防压力性损伤的各项护理措施，防止压力性损伤发生。

5. 指导患者适当活动　病情平稳时应进行肢体被动锻炼，应尽早协助并指导患者进行关节活动范围练习并做按摩，预防肌腱及韧带退化、肌肉萎缩、关节强直、静脉血栓形成和足下垂的发生。

（四）补充营养和水分

对能进食者鼓励其多摄取富含营养素、易消化吸收的饮食；对不能进食者可采用鼻饲或完全胃肠外静脉高营养支持。对体液不足的患者(如大量引流液或额外体液丧失),应补充足够的水分,防止水、电解质紊乱。

(五)维持排泄功能

协助患者大小便,必要时给予人工通便和导尿术。对留置尿管者加强常规护理,保持引流通畅,防止泌尿系感染(详见第十一章对胃肠道活动的评估和护理、第十二章满足患者泌尿系统排泄的需要)。

(六)保持管道通畅

危重患者身上常有各种管道,应妥善固定,安全放置,防止扭曲、受压、堵塞、脱落等,确保其通畅。注意严格执行无菌操作流程,防止感染。

(七)确保患者安全

对意识丧失、躁动、谵妄的患者,应合理使用保护具,防止意外发生;对牙关紧闭、抽搐的患者,可将牙垫、开口器置于患者上下臼齿之间,防止舌咬伤。室内光线宜暗,工作人员动作要轻、快、准,避免患者因外界刺激而引起抽搐。正确执行医嘱,确保患者的安全。

(八)做好心理护理

危重患者有各种各样的心理问题,如恐惧、悲伤、多疑、绝望等。应主动与患者沟通交流,对意识清楚的患者,应向其介绍病室环境,操作前对患者作清晰的解释;采取非语言沟通方式与失去语言表达能力的患者进行交流。密切观察患者言行,提供心理支持。根据患者病情进行相关疾病的健康指导,提高其疾病认知水平。多采用"治疗性触摸",运用放松训练和音乐治疗等方法,传递关心、支持和被接受的信息,减轻和缓解患者焦虑、紧张的情绪。鼓励亲属及亲友探视患者,向患者传递爱、关心与支持。

第三节 危重患者的常用抢救技术

预习案例

李某,男,56 岁,因"胸闷、胸痛 2 小时且含服硝酸甘油无效"急送入院。经评估李大爷有冠心病史 15 年,心功能Ⅲ级 10 年。近 2 个月频繁发作心绞痛,每次含服硝酸甘油后均能缓解。护士查房时李某突感剧烈胸痛,面色苍白,呼之不应,颈动脉搏动未触及。心电监护仪显示 P 0 次/分,Bp 0 mmHg,R 0 次/分,SaO_2 60%。

思考

1. 该患者目前出现了什么情况?

2. 你认为应对该患者实施哪些常用抢救技术?

3. 抢救过程中有哪些注意事项?

对危重患者的抢救是医疗、护理工作中的一项重要任务，护士对临床常用急救技术的掌握程度可以直接影响危重患者抢救方案的实施以及抢救的成败。护士必须要掌握必要的急救知识并具备相应的技能。当遇到危重患者时，要争分夺秒、全力以赴地进行抢救，挽救患者的生命。

一、心肺复苏术

（一）概述

心肺复苏（cardiopulmonary resuscitation，CPR）是对由于外伤、疾病、中毒、意外、低温、淹溺和电击等各种原因，导致的呼吸、心脏骤停而紧急采取的促进心脏、呼吸有效功能恢复的一系列措施。

基础生命支持技术（basic life support，BLS）又称为现场急救，是指专业或非专业人员在事发的现场，对患者进行及时、有效的初步救护，进行徒手抢救。一旦有意外发生时，可立即做出正确的判断与处理，为建立并恢复患者的循环、呼吸功能，保证重要脏器的血液供应，为急救赢得时间，为进一步治疗奠定基础。据统计，常温下在心跳停止 10～20 秒之内及时进行心肺复苏者，可不遗留有害影响；4 分钟内复苏者，约 50% 患者可存活；6 分钟开始复苏者，仅 4% 有可能存活；10 分钟开始复苏者，几乎没有存活可能性。

在《2015 美国心脏协会心肺复苏及心血管急救指南》中，美国心脏协会将成人生命链分为：院内救治体系和院外救治体系。院外心脏骤停的患者依赖社区或目击者获得救治，非专业救护人员必须识别出心脏骤停，进行呼救，开始心肺复苏并给予除颤，直到专业团队接手；院内心脏骤停的患者依赖于专门的监测系统来预防心脏骤停，一旦发生，应立即启动多学科团队的救治，实施高质量的心肺复苏。2018 年 11 月美国心脏协会再次更新了心肺复苏与心血管急救指南。本教材根据《2018 美国心脏协会心肺复苏及心血管急救指南》进行编写。基础生命支持技术主要包括胸外心脏按压、开放气道、人工呼吸和电除颤。

（二）呼吸心搏骤停的原因及临床表现

1. 原因

（1）意外事件：如遭遇雷击、电击、溺水、自缢窒息、卒中、气道异物、吸入烟雾等。

（2）器质性心脏病：急性广泛性心肌梗死、急性心肌炎等均可导致室速、室颤、Ⅲ度房室传导阻滞而致心脏停搏。

（3）神经系统病变：颅内感染、脑血管意外、颅脑外伤等疾病导致脑水肿、颅内压增高，严重者可因脑疝致心搏、呼吸停止。

（4）手术和麻醉意外：麻醉药剂量过大，给药途径有误，术中气管插管不当，心脏手术或术中出血过多等引起休克。

（5）水、电解质及酸碱平衡紊乱：严重的高血钾和低血钾可引起心搏骤停；严重的酸碱中毒，可通过血钾的改变最终导致心搏停止。

（6）药物、毒物中毒或过敏：洋地黄类药物中毒、安眠药中毒，化学农药中毒，青霉素过敏等。

2.临床表现

（1）面色死灰、意识丧失：轻摇或轻拍并大声呼叫患者，观察患者是否有反应，如确无反应，说明患者意识丧失。

（2）大动脉搏动消失：因颈动脉表浅，且颈部易暴露，一般作为判断的首选部位，其次选股动脉。由于动脉搏动可能缓慢、不规律或微弱不易触及，因此触摸脉搏一般在5~10秒。确认摸不到颈动脉或股动脉搏动，即可确认心脏停搏。注意对尚有心跳的患者进行胸外心脏按压会导致严重的并发症。

心肺复苏视频

心脏骤停还可出现其他表现，如叹息性呼吸或呼吸停止、瞳孔散大，皮肤苍白或发绀，心尖冲动及心音消失，伤口不出血等。具备意识突然丧失和大动脉搏动消失这两项，即可作出心脏骤停的判断，应立即实施 BLS 技术。注意不要因为听心音，测血压，做心电图，而延误宝贵的抢救时间。

（三）基础生命支持技术

【目的】

1.通过实施基础生命支持技术，建立患者的循环、呼吸功能。

2.保证重要脏器的血液供应，尽快促进心跳、呼吸功能的恢复。

【操作程序】

1.评估

（1）意识：轻摇或轻拍并大声呼叫患者，如无反应，说明意识丧失。

（2）大动脉搏动：触摸颈动脉或其他大动脉，确认摸不到动脉搏动，可确认心搏停止。

（3）呼吸：应在保持气道开放的情况下进行判断，如患者的口鼻部无气体逸出，胸腹部无起伏，说明呼吸停止。

（4）环境：是否清洁、安静、宽敞，光线适宜。

2.准备

（1）护士自身准备：着装整齐。

（2）患者准备：使患者仰卧于硬板床或地上，去枕，头后仰；解开患者的领扣、领带及腰带等束缚物。

（3）用物准备：纱布，必要时备木板、脚踏凳，有条件的准备听诊器、血压计、手电筒及心电监护仪。

（4）环境准备：安全安静，宽敞，光线充足，必要时用屏风遮挡。

3.实施　基础生命支持技术操作详见表 15-3 所示。

表 15-3　基础生命支持技术

操作流程	操作步骤	要点说明
1.判断环境	发现患者昏迷，判断环境是否安全	* 在安全的环境下施救
2.判断意识	双手轻拍患者肩部，并分别在患者两侧耳边大声呼唤	* 注意轻拍重喊 * 无反应，可判断其无意识

续表 15-3

操作流程	操作步骤	要点说明
3. 判断心跳与搏动	以中指、示指指端触摸患者有无颈动脉搏动，眼睛观察患者胸部起伏，观察5~10秒	*在10秒内未扪及搏动(仅限医务人员)，立即启动心肺复苏程序
4. 立即呼救		*求助他人帮助拨打急救电话，或协助救护
5. 摆放体位	让患者仰卧于硬板床或地上，如卧于软床上的患者，其肩背下需垫心脏按压板。去枕、头后仰，解开衣领口、领带、围巾及腰带	*注意避免随意移动患者 *有助于进行胸外心脏按压，避免误吸，有助于呼吸 *避免随意移动患者
6. 胸外心脏按压	(1)抢救者站在或跪在患者一侧 (2)抢救者一手的掌根部放在按压部位，即胸骨与两乳头连线的交界处(图15-1)，另一手叠于下手掌背之上，手指翘起不接触胸壁(图15-2) (3)双肘关节伸直，依靠操作者的体重、肘及臂力，有节律地垂直施加压力，使胸骨下陷至少5cm(成人)；儿童、婴儿至少下压胸部前后径的1/3；儿童大约5cm，婴儿大约4cm，然后迅速放松，解除压力，使胸骨自然复位(图15-3) (4)按压频率：每分钟至少100次以上，但每分钟不超过120次；按压与放松时间比为1:1	*禁忌证：严重胸廓畸形、广泛性肋骨骨折、血气胸、心脏外伤、心脏压塞等 *间接压迫左右心室，替代心脏的自主收缩；部位应准确，避免偏离胸骨面引起肋骨骨折 *按压力度适度，姿势正确，两肘关节绷直，双肩位于双手臂的正上方 *为小儿行胸外按压，用一只手掌按压即可，婴儿则用拇指或2~3个手指按压 *放松时手掌根不离开胸壁，保证每次按压后胸廓回弹
7. 开放气道	(1)确认患者无颈部损伤 (2)将患者头偏向一侧，清除口腔气道内分泌物或异物，有活动性义齿者应取下 (3)开放气道方法 1)仰头抬颏法：抢救者一手的小鱼际部位置于患者前额，用力向后压，使其头后仰；另一手示指、中指置于患者的下颌骨下方，将颏部向前上抬起(图15-4) 2)仰头抬颈法：抢救者一手抬起患者颈部，另一手以小鱼际部位置于患者前额，使其头后仰，颈部上托(图15-5) 3)托颌法：抢救者双肘置患者头部两侧，双手示、中、无名指放在患者下颌角后方，向上抬起下颌(图15-6)	*有利于呼吸道通畅 *头、颈部损伤患者禁用 *使舌根上提，解除舌后坠，保持呼吸道畅通 *手指不要压向颏下软组织深处，以免阻塞气道 *适用于怀疑有颈部损伤患者 *患者头保持正中位，不能使头后仰，不可左右扭动

续表 15-3

操作流程	操作步骤	要点说明
8. 人工呼吸	▲口对口人工呼吸法 (1)在患者口鼻部盖单层纱布或隔离膜 (2)抢救者用一手的拇指和示指捏住患者鼻孔，另一手托住下颌，保持气道开放 (3)正常吸气，抢救者的双唇包住患者唇部外缘(不留空隙)，向患者口内吹气，使胸廓隆起(图15-7A) (4)吹气毕，松开捏鼻孔的手，抢救者头稍抬起，侧转换气，观察胸部复原情况(图15-7B) (5)频率：每6~8秒呼吸1次(每分钟呼吸8~10次)，在置入高级气道之前，按压与通气比率为30∶2 ▲口对鼻人工呼吸法(图15-8) (1)用仰头抬颏法，抢救者用举颏的手将患者口唇闭紧 (2)正常吸气。双唇包住患者鼻部吹气 ▲口对口鼻人工呼吸法(图15-9) 抢救者双唇包住患者口鼻部吹气，20次/分 ▲使用简易呼吸器进行人工辅助呼吸 (1)采用E-C手法：用左手拇指和示指将面罩紧扣于患者口鼻部，固定面罩，中指、无名指和小指放在患者下颌角处，向前上托起下颌 (2)用右手挤压气囊约1/2~2/3处，持续1秒，使胸廓抬起，连续2次，通气频率为8~10次/分。当简易呼吸器连接氧气时，调节氧流量至少10~12 L/min	*首选方法 *防止交叉感染 *防止吹气时气体从鼻孔逸出 *吹两口气为宜，维持通气和氧合作用 *患者借助肺和胸廓的自行回缩，将气体排出 *每次吹气时间应持续1秒，潮气量为500~600 mL *有效指标：患者胸廓起伏，且呼气时听到或感到有气体逸出 *用于口腔严重损伤或牙关紧闭患者 *防止吹气时气体由口唇逸出 *吹气的方法同口对口人工呼吸法 *适用于婴幼儿 *防止吹气时气体由口鼻逸出 *吹气时间要短，均匀缓缓吹气，防止气体进入胃部，引起胃膨胀 *适用于无呼吸机时，或转运途中 *保持面罩密闭无漏气 *保持气道通畅 *气囊容量一般为1 L *避免过度通气
9. 循环进行	(1)胸外心脏按压与人工呼吸要反复循环进行。二者比例：成人无论单人法还是双人法均为30∶2 (2)每5个循环(约2分钟)为一个周期	*复苏有效指征：①能扪及大动脉(颈、股动球)搏动；②血压维持在60 mmHg以上；③口唇、面色、甲床等颜色转为红润；④室颤波由细小变为粗大，甚至恢复窦性心律；⑤瞳孔由大变小，对光反射恢复；⑥呼吸逐渐恢复；⑦昏迷由深变浅，出现反射，会挣扎
10. 除颤	详见《急危重症护理学》相关章节	

4. 评价

（1）患者出现有效的心肺复苏指征，无并发症发生。

（2）护士操作熟练，迅速，手法正确，程序规范。

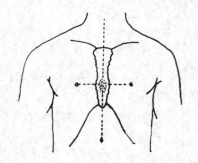

图 15-1　按压部位

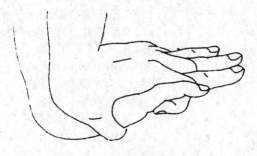

图 15-2　按压手法

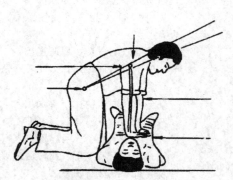

图 15-3　按压姿势

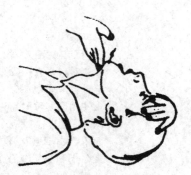

图 15-4　仰头抬颏法

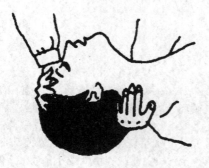

图 15-5　仰头抬颈法

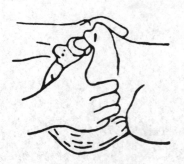

图 15-6　托颌法

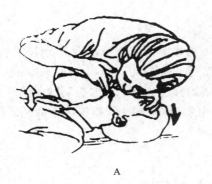 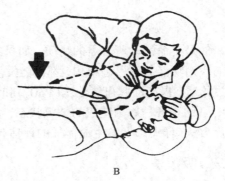

图 15-7　口对口人工呼吸

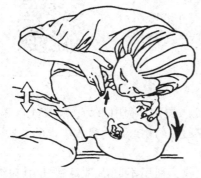

图 15-8　口对鼻人工呼吸

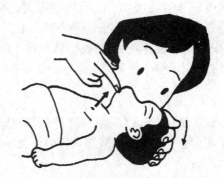

图 15-9　口对口鼻人工呼吸

【注意事项】

1. 应在安全的环境下施救。

2. 患者仰卧，就地抢救。在发现无呼吸或异常呼吸（叹息样呼吸）状态下心搏骤停时，应立即启动紧急救护系统，马上做胸外心脏按压，不需要先开放气道、给 2 次人工通气等动作，防止延误按压时间。

3. 按压部位要准确，用力有度，以防胸骨、肋骨压折。严禁按压胸骨角、剑突下及左右胸部。按压力度要适度，过轻达不到效果，过重易造成肋骨骨折、血气胸，甚至肝脾破裂等。按压深度成人至少 5 cm，不超过 6 cm；儿童约 5 cm，婴儿约 4 cm，儿童和婴儿至少为胸部前后径的三分之一，并保持每次按压后胸廓回弹。按压姿势要正确，注意两臂伸直，肘关节固定不动，双肩位于双手的正方。为避免心脏按压时呕吐物逆流至气管，患者头部应适当放低并略偏向一侧。

4. 清除口咽分泌物和异物，保证气道通畅。呼吸复苏失败最常见的原因是呼吸道阻塞和口对口接触不严密。注意人工呼吸频率为 8~10 次/分钟，避免过度通气；每次吹气时间应持续 1 秒。

5. 胸外心脏按压和人工呼吸同时进行，所有年龄段的单人施救按压与呼吸比为 30:2；双人施救时成人按压与呼吸比为 30:2，儿童和婴儿为 15:2，新生儿为 3:1（如果考虑是心源性心搏骤停，为 15:2）；按压间断时间不超过 10 秒，检查脉搏不应超过 10 秒。

二、氧气吸入法

氧气是生命活动所必需的物质，如果组织得不到足够的氧气或不能充分利用氧气，组织的代谢功能甚至形态结构，都可能发生异常改变。氧气吸入法(oxygen inhalation)是指通过给氧，提高动脉血氧分压(PaO_2)和动脉血氧饱和度(SaO_2)，增加动脉血的氧含量(CaO_2)，纠正各种原因造成的缺氧状态，促进组织的新陈代谢，维持机体生命活动的一种治疗方法(详见第七章生命体征的评估与护理)。

三、吸痰法

吸痰法(aspiration of sputum)指经由口、鼻腔、人工气道将呼吸道的分泌物吸出，以保持呼吸道通畅，预防吸入性肺炎、肺不张、窒息等并发症的一种方法。临床吸痰装置有中心吸引器(中心负压装置)、电动吸引器两种，是利用负压吸引原理连接导管吸出痰液(详见第七章生命体征的评估与护理)。

洗胃法视频

四、洗胃法

洗胃法(gastric lavage)是将胃管经鼻腔或口腔插入胃内，利用重力、虹吸或负压吸引的原理，将一定量的溶液灌入胃内反复冲洗，减轻或避免药物或毒物吸收中毒的方法。

【目的】

1. 解毒：清除胃内毒物或刺激物，减少毒物吸收，利用不同灌洗液进行中和解毒，用于急性食物或药物中毒。服毒后 4~6 小时内洗胃最为有效。

2. 减轻胃黏膜水肿：幽门梗阻患者饭后常有滞留现象，通过洗胃，减轻滞留物对胃黏膜的刺激，减轻胃黏膜水肿和炎症，减轻患者痛苦。

3. 为某些手术或检查的患者做准备，如胃肠道手术前准备。

【操作程序】

1. 评估

(1)患者的中毒情况，如摄入的毒物种类、剂型、浓度、量，中毒时间及途径，呕吐情况，处理措施等；患者的年龄、病情、医疗诊断、意识状态、生命体征，口鼻黏膜有无损伤，有无活动义齿等。

(2)患者及/或其亲属的心理状态，对洗胃的认识及合作程度；患者对洗胃的耐受能力、既往经验等。

2. 准备

(1)护士自身准备：着装整齐，洗手，戴口罩。

(2)患者准备：了解洗胃的目的方法、注意事项，及配合要点；取舒适体位。

(3)用物准备

1)口服催吐法：①治疗盘内备量杯(或水杯)、水温计、塑料围裙或橡胶单(防水布)、压舌板、弯盘，患者的洗漱用品按需准备。②水桶 2 只，分别盛洗胃液和污水。③洗胃溶液，根据毒物性质选择 25~38℃洗胃液 10000~20000 mL，各种药物中毒的灌洗溶液选择见表 15-4。

表 15-4 各种药物中毒的灌洗溶液(解毒剂)和禁忌药物

毒物种类	灌洗溶液	禁忌药物
酸性物	镁乳、蛋清水、牛奶①	强酸药物
碱性物	5%乙酸、白醋、蛋清水、牛奶	强碱药物
敌敌畏	2%~4%碳酸氢钠、1%盐水、1:15000~1:20000 高锰酸钾溶液	
1605、1059、4049(乐果)	2% -4%碳酸氢钠	高锰酸钾②
敌百虫	1%盐水或清水、1:15000~1:20000 高锰酸钾	碱性药物③
DDT、666	温开水或生理盐水洗胃,50%硫酸镁溶液导泻	油性泻药
除虫菊酯类	催吐,2%碳酸氢钠溶液洗胃,活性炭 60~90 g 用水调成糊状注入胃内,硫酸钠或硫酸镁溶液导泻	
氰化物	1:15000~1:20000 高锰酸钾④洗胃	
苯酚(石碳酸)、煤酚皂溶液	用温开水、植物油洗胃至无酚味,并在洗胃后多次服用牛奶、蛋清,保护胃黏膜	液状石蜡
巴比妥类(安眠药)	1:15000~1:20000 高锰酸钾溶液洗胃,硫酸钠溶液导泻⑤	硫酸镁
异烟肼	1:15000~1:20000 高锰酸钾溶液洗胃,硫酸钠溶液导泻	
灭鼠药		
(1)抗凝血类(敌鼠钠等)	催吐,温水洗胃,硫酸钠溶液导泻	碳酸氢钠溶液
(2)有机氟类(氟乙酰胺等)	0.2%~0.5%氯化钙或淡石灰水洗胃,硫酸钠溶液导泻,饮用豆浆、蛋白水、牛奶等	
(3)磷化锌	1:1500~120000 高锰酸钾溶液洗胃,0.59%硫酸铜溶液洗胃;0.5%~1%硫酸铜溶液⑥每次 10 mL,每 5~10 分钟口服一次,并用压舌板刺激舌根催吐	牛奶、鸡蛋、脂肪及其他油类食物⑥

注:①蛋清水、牛奶等可保护胃黏膜,减轻患者胃疼。②1605、1059、4049(乐果)等,禁用高锰酸钾洗胃,否则可氧化成毒性更强的物质。③敌百虫遇碱性药物可分解出毒性更强的敌敌畏。④氧化剂能将化学性毒品氧化,改变其性能,从而减轻或去除其毒性。⑤巴比妥类药物采用碱性硫酸钠溶液导泻,可以阻止肠道水分和残存的巴比妥类药物的吸收,促使其尽早排出体外。硫酸钠溶液对心血管和神经系统没有抑制作用,不会加重巴比妥类药物的毒性。⑥磷化锌中毒时,口服硫酸铜可使其成为无毒的磷化铜沉淀,阻止吸收,并促使其排出体外。磷化锌易溶于油类物质,故忌食脂肪性食物,以免加速磷的溶解吸收。

2)胃管洗胃法:①治疗车上层,治疗盘内备无菌洗胃包(内有胃管或一次性胃管、镊子、纱布)、橡胶单(中单)、治疗巾、弯盘、棉签、液体石蜡、胶布、50 mL 注射器、听诊器、手电筒、水温计、量杯、标本容器或试管、毛巾,必要时备无菌压舌板、开口器、牙垫、舌钳。治疗盘外备手消毒液。②治疗车下层,水桶 2 个(分别盛洗胃液和污水)、生活垃圾桶、医用垃圾桶。③洗胃溶液,同口服催吐法。④洗胃设备,漏斗胃管洗胃法备漏斗胃管;电动吸引器洗胃法备电动吸引器(包括安全瓶及 5000 mL 容量的储液瓶),Y 型三通管、调节夹或止血钳、输液架、输液器、输液导管；自动洗胃机洗胃法备自动洗胃机。

（3）环境准备：室内宽敞、整洁、安静，光线明亮，温度适宜，屏风遮挡。

3. 实施　洗胃法操作流程详见表 15-5。

表 15-5　洗胃法操作流程

操作流程	操作步骤	要点说明
1. 核对解释	携用物至患者床旁，认真核对患者床号、姓名，并做好解释	*确认患者身份
2. 选择洗胃方法		
▲口服催吐法		*用于病情较轻，清醒合作者
（1）患者准备	协助患者取坐位，围好围裙或橡胶单，有活动性假牙者取下假牙，置污物桶于患者座位前或床旁	
（2）饮灌洗液	指导患者饮灌洗液 300~500 mL	
（3）进行催吐	自呕或用压舌板刺激舌根催吐	
（4）反复进行	反复自饮催吐，直至吐出澄清、无味的灌洗液	*表示毒物已基本洗干净
▲胃管洗胃法——漏斗胃管洗胃法（图 15-10）		*利用虹吸原理，引出胃内容物 *少用，仅用于无电力供应、无自动洗胃机时
（1）患者准备	协助患者取合适卧位，围好围裙或橡胶单，有活动性假牙者取下假牙，弯盘放于口角旁	*中毒较轻者取平卧位，中毒较重者取左侧卧位，昏迷患者应取平卧位，头偏向一侧
（2）插洗胃管	同鼻饲法，经口腔插入漏斗胃管约 55~60 cm，证实胃管在胃内后固定	*为昏迷患者插管时，用开口器撑开口腔，置牙垫于上下磨牙之间，如有舌后坠，可用舌钳将舌拉出，将洗胃管经口腔插至患者咽部，再按照昏迷患者鼻饲法继续插入胃内
（3）抽内容物	将漏斗胃管置于胃部水平以下位置，挤压橡皮球，抽尽胃内容物	*挤压橡皮球形成负压，有利于抽吸 *必要时留取抽出物送检 *引流不畅时，可挤压橡皮球吸引

基础护理学

462

续表 15-5

操作流程	操作步骤	要点说明
(4)灌洗胃液	1)举漏斗高过头部30~50 cm,将洗胃液缓慢倒入漏斗内约300~500 mL 2)当漏斗内剩余少量溶液时,迅速将漏斗降至低于胃部的位置,倒置于污水桶内	*每次灌入量过多可加速毒素的吸收,导致呛咳、窒息;过少达不到洗胃目的
(5)反复进行	反复灌洗,直至洗出液澄清、无味	*每次灌入量应保持和吸出量基本相等,否则容易造成胃潴留
▲胃管洗胃法——电动吸引器洗胃法(图15-11)		*利用负压吸引作用洗胃 *能迅速有效地清除毒物,节省人力,并能准确计算洗胃的液体体量
(1)检查安装	1)通电,检查吸引器功能 2)安装灌洗装置:输液管与Y型管的主管相连,洗胃管末端和吸引器储液瓶的引流管分别与Y型管两分支相连,夹紧输液管,检查各连接处有无漏气。将灌洗液倒入输液瓶内,挂于输液架上	
(2)插洗胃管	经口腔插入洗胃管,证实在胃内后固定	*同漏斗胃管洗胃法
(3)吸内容物	开吸引器,调节吸引器负压保持在-13.3 kPa左右,吸出胃内容物	*避免压力过高,损伤胃黏膜 *必要时留取标本送检
(4)灌洗胃液	关闭吸引器,夹紧储液瓶上引流管,开放输液管,使洗胃液流入胃内300~500 mL	
(5)吸洗胃液	夹闭输液管,开放储液瓶上引流管,开动吸引器,吸出灌入的液体	
(6)反复进行	反复灌洗,直至洗出液澄清无味	
▲胃管洗胃法——全自动洗胃机洗胃法(图15-12)		*能自动、迅速、彻底清除胃内毒物 *利用电磁泵作为动力源,通过控制使电磁阀自动转换动作,分别完成向胃内冲洗药液和吸出内容物的洗胃过程

续表 15-5

操作流程	操作步骤	要点说明
(1)检查安装	通电,检查仪器功能完好,并连接各种管道	
(2)插洗胃管	经口腔插入洗胃管,证实在胃内后固定	*同漏斗胃管洗胃法
(3)连洗胃管	1)将已配好的洗胃液倒入水桶内 2)将 3 根橡胶药管分别与全自动洗胃机三管(进液管、污水管、胃管)接口相连 3)进液的另一端放入洗胃液桶内,胃管的另一端与患者的洗胃管相连	*进液管口必须始终浸没在洗胃的液面下
(4)反复灌洗	按"手吸"键,吸出胃内容物。再按"自动",仪器将对胃进行自动冲洗,直至洗出液澄清无味为止	*冲洗时"冲"灯亮,吸引时"吸"灯亮 *必要时留取标本送检
3. 观察情况	洗胃过程中,随时注意观察洗出液的性质、颜色、气味、洗出量,及患者面色、脉搏、呼吸和血压变化	*如患者有腹痛、休克症状,或洗出液呈血性应立即停止洗胃,采取相应的急救措施
4. 反折拔管	(1)洗胃完毕,关洗胃机 (2)将胃管与洗胃机的接头分离 (3)待胃管内余液流干净,反折胃管末端,嘱患者屏气,迅速拔出胃管	*防止管内液体误入气管
5. 整理用物	(1)协助清醒患者漱口、洗脸,取舒适卧位 (2)整理床单位清理用物	*促进患者舒适
6. 清洁管腔	(1)将进液管、胃管同时放入 1:200 的 84 溶液中,排液管放入污水桶内,按"清洗/自动"键,循环 5~10 分钟,换清水继续循环 5~10 分钟,清洗各管腔,待机器内水完全排尽后,按"关机"键关机 (2)安装管道,仪器定点放置	*防止各管道被污物堵塞或腐蚀
7. 处理记录	(1)整理用物,垃圾分类处理 (2)洗手,记录	*记录灌洗液的名称、灌入量,洗出液的性质、颜色、气味、洗出量,患者反应 *幽门梗阻时记录胃内潴留量,胃内潴留量=洗出量—灌入量

4.评价

(1)患者洗胃彻底、有效，无并发症发生，衣被清洁、无污染。

(2)护士操作熟练、迅速，手法正确，程序规范，能正确处理洗胃过程中的故障。

(3)护患沟通有效，患者积极配合操作，需要得到满足。

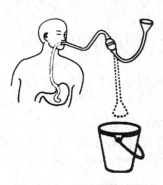

图 15-10　漏斗胃管洗胃法

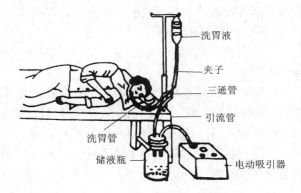

图 15-11　电动吸引器洗胃法

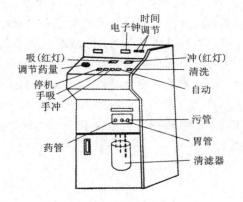

图 15-12　全自动洗胃机

【注意事项】

1.准确掌握洗胃适应证和禁忌证

(1)适应证：非腐蚀性中毒，如有机磷、安眠药、重金属类、生物碱及食品中毒等。

(2)禁忌证：强腐蚀性毒物(如强酸、强碱)中毒、肝硬化伴食管胃底静脉曲张、胸主动脉瘤、近期有上消化道出血及胃穿孔、胃癌等。患者吞服强酸、强碱等腐蚀性药物，禁忌洗胃，以免造成穿孔。可按医嘱给予药物或迅速给予物理性对抗剂，如牛奶、豆浆、蛋清、米汤等以保护胃黏膜。上消化道溃疡、食管静脉曲张、胃癌等患者一般不洗胃，昏迷患者应谨慎洗胃。

2.急性中毒患者，应立即采用"口服催吐法"洗胃，以减少中毒物的吸收，必要时进行胃管洗胃。不论哪种方法洗胃，都应该先抽吸后灌洗。插管时，动作要轻、快，防止损伤食管黏膜或误入气管。

3.对中毒物质不明的，应先抽吸胃内容物送检，以确定毒物性质，洗胃液可选用温开水或生理盐水；待毒物性质明确后，再选用对抗剂洗胃。

4.每次灌入量以300~500 mL为宜。灌入量过多则导致急性胃扩张，胃内压上升，加速毒素的吸收；也可引起液体反流，导致呛咳、误吸或窒息。灌入量过少则延长洗胃时间，不利于抢救的进行。

5.幽门梗阻患者洗胃宜在饭后4~6小时或空腹时进行。同时记录胃内潴留量，以了解梗阻情况。

6.洗胃并发症包括急性胃扩张、胃穿孔、大量低渗性洗胃液致水中毒、水及电解质紊乱、酸碱平衡失调，昏迷患者误吸或过量胃内液体反流导致窒息，迷走神经兴奋致反射性心压骤停等。应及时观察并做好相应的急救措施，并做好记录。

7.洗胃过程中，应随时观察患者的面色、生命体征、意识、瞳孔变化，口鼻腔黏膜情况及口中气味等。洗胃后注意患者胃内毒物清除状况，中毒症状有无得到缓解或控制。

课程思政

2020年1月2日，一名中学生在昆明市人民中路心脏骤停突然倒地，护士杨昆娥刚好上班路过现场。她毫不犹豫地上前对该中学生进行了心肺复苏。该学生终于有了心跳并恢复了意识，随后救护车将孩子送到医院抢救，孩子脱离了生命危险。杨昆娥用实际行动践行社会主义核心价值观，她的事迹对青年学生来说就是一堂生动的思政课。通过事例教学，培养学生的社会责任感、使命感，掌握急救相关知识，熟练进行各种急救操作，用实际行动践行习近平总书记向广大青年提出的"要爱国、要励志、要求真、要力行"的要求。

本章小结

1.病情观察的内容包括患者一般情况（发育与体型、饮食与营养状态、面容与表情、体位、姿势与步态、皮肤与黏膜等）、生命体征、意识状态、瞳孔变化、心理状态、常见症状等观察。

2.护士应掌握新入院患者、小儿和老年患者、危重患者、做特殊检查或药物治疗患者的观察重点及要求，并根据病情进行观察后的处理。

3.危重患者病情重、变化快、随时可能出现危及生命的征象。应建立严密的抢救组织和管理制度，严格抢救设备管理，对危重患者采取支持性护理，能有效地提高患者的救治率，减少并发症的发生。

4. 护士对临床常用急救技术的掌握程度可以直接影响危重患者抢救方案的实施以及抢救的成败。常见的急救技术包括心肺复苏术、氧气吸入法、吸痰法、洗胃法等。当遇到危重患者时，护士应正确实施这些急救技术，挽救患者的生命。

思考题

1. 危重患者的重点观察内容有哪些？

例：李某，男，49 岁，因"频发心绞痛"收治入院。入院第 2 天，患者排便后突然感觉胸部憋闷、疼痛，随即摔倒在地，不省人事。请问：

（1）该患者发生了什么情况？

（2）如果你在现场，你应该采取哪些急救措施？

（3）护士应重点观察哪些内容？

2. 请为下列患者选择正确的洗胃溶液。

氰化物　敌敌畏　乐果　安眠药　灭鼠药　盐酸

例：刘某，女，24 岁，因工作不顺服安眠药自杀未遂，被家人急送至医院急诊室。患者意识清楚，面色苍白，P 94 次/分，R 26 次/分，Bp 78/54 mmHg，尚未呕吐。

请问：

（1）护士首先采取什么急救措施？

（2）如果为此患者洗胃，应该选择何种溶液？

（3）护士应重点观察患者哪些内容？

病情观察与危重患者的
抢救和护理习题检测

第十六章

临终关怀

临终关怀课件

学习目标

识记
1. 能准确理解临终关怀的理念。
2. 能描述临终患者的生理改变。
3. 能描述临终患者亲属的心理反应。
理解
1. 能解释临终关怀、濒死、死亡、脑死亡的概念。
2. 能识别死亡过程的分期并比较各期特点。
3. 能判断临终患者心理反应的分期。
应用
1. 能按护理程序为临终患者提供合适的生理和心理护理。
2. 能按护理程序为临终患者亲属、丧亲者提供合适的护理。
3. 能按护理程序正确实施尸体护理，并做到态度严肃认真、方法正确、过程完整、关爱患者及亲属。

　　《圣经》言:"天下万物都有定时,哭有时,笑有时,生有时,死有时。"死亡是人生必然的客观存在,临终是完整生命历程中不可回避的重要组成部分。护理人员应掌握与临终有关的知识和技能,用关心、爱心和温暖帮助临终患者树立正确的死亡观,减少其身心痛苦,提高其生活质量,使其在宁静、安详的氛围中有尊严地度过生命的最后阶段,并帮助临终患者亲属保持良好的身心健康。

第一节　概述

预习案例

吴某，男性，72岁，肝癌晚期，肝区疼痛剧烈，腹水，呼吸困难，患者感到痛苦、悲哀，有轻生的念头。

思考

1. 临终关怀是什么？
2. 给该患者提供护理措施的理念是什么？

临终关怀

（一）临终关怀的概念

临终关怀（hospice care）又称善终服务、安宁照顾、终末护理、安息护理等。是指由护士、医生、社会工作者、志愿者以及政府和慈善团体人士等多学科、多领域人员组成的团队，向临终患者及其亲属提供生理、心理、社会等方面的支持和照顾。在尊重患者生命的前提下，制订合理的医疗和护理方案，为患者实施全面的综合服务，帮助临终患者减轻痛苦，缓解症状，尽力提高其生活质量，并维护患者及其亲属的身心健康，使患者安宁、舒适地度过人生的最后旅程。

（二）临终关怀的发展

现代临终关怀创始人是英国护士桑德斯（Dame Cicely Saunders），她于1967年在伦敦创立了世界上第一所临终关怀机构——"圣·克里斯多弗临终关怀院"，被誉为"点燃了临终关怀运动的灯塔"。机构成立后旨在照顾临终患者，对临终相关问题进行研究，并为医务工作人员举办培训课程。来自世界各地的医护人员在培训后，纷纷在各地成立了多种形式的临终关怀机构，推广临终关怀服务。如今，欧洲、北美洲、日本、澳大利亚等地的临终关怀已普及，并被纳入各地的医疗体系中。

我国的临终关怀与国际社会相比起步较晚。1988年，原天津医学院在美籍华人黄天中博士的资助下，成立了中国第一个临终关怀研究机构——天津医学院临终关怀研究中心；1990年天津医学院建立了中国第一家临终关怀病房，上海、北京、西安、广州等城市也相继建立了临终关怀机构。1993年成立了"中国心理卫生协会临终关怀委员会"，1994年国家卫生部首次将"临终关怀科"列入《医疗机构诊疗科目名录》，1996年《临终关怀杂志》创办，2006年临终关怀的管理机构"中国生命关怀协会"成立。经过三十余年的发展，我国临终关怀事业已取得了一定的成就。

（三）临终关怀的理念

1. 以照料为中心　临终关怀的服务对象是处于各种疾病的末期、肿瘤晚期、治疗不再有效、生命即将结束的患者。此时，其最需要的不是通过治疗以延长生存时间，而是对症为其提供姑息性治疗和护理照顾，使其身体舒适、疼痛减轻。

2. 重视生命质量 临终不是被动、消极地等待死亡，临终是一种特殊类型的生活。医务人员应正确认识和尊重患者最后生活的价值，为临终患者营造一种舒适、宁静、安详的生活，提高其生活质量，使患者在有限的时间里，减少病痛的折磨，享受人生的最后旅程，体现人类对生命的尊重。

3. 尊重临终患者的尊严和权利 患者尽管处于临终阶段，但仍具有思想和感情，医护人员应维护其尊严和权利。尽可能保留患者自己的生活方式和保护其个人隐私，鼓励患者参与医疗护理方案的制订，尊重其选择死亡方式。

4. 加强死亡教育 死亡是生命历程中自然的一环，它是不可避免的。我们无需对死亡忌讳甚至避而不谈。死亡教育就是帮助人们正确面对自我之死和他人之死，理解生与死是人类自然生命历程的必然组成部分。临终关怀将健康教育与死亡教育相结合，帮助患者及亲属建立科学、合理、健康的死亡观，消除其对死亡的恐惧、焦虑等心理，帮助患者及其亲属坦然面对患者死亡。

5. 全面提供整体照顾 全面提供整体照顾即全方位 24 小时服务。临终关怀又称"四全照顾"，即全人、全家、全程、全队照顾。"全人照顾"就是身体、心理、社会等方面的整体照顾。"全家照顾"就是除了照顾临终患者外，也需照顾患者亲属。"全程照顾"就是对患者从临终一直到死亡的照护，包括死亡后亲属的心理疏导。"全队照顾"就是多学科、多领域人员组成的团队，分工合作，通力照顾服务对象。

（四）临终关怀的组织形式

我国正在探索符合我国国情的临终关怀服务形式，目前仍以附设临终关怀机构的形式较为普遍，大致分为以下几类。

1. 临终关怀医院 独立的临终关怀服务机构，不隶属于任何组织。有完善的医疗、护理设施及人员，配备娱乐设施、危重症病房，照护技术专业化、规范化，组织管理科学化。如北京松堂医院，上海南汇护理院。

2. 附设临终关怀机构 非独立性临终关怀机构，指在有条件的医院、养老院、护理院、社区卫生服务中心等机构内利用现有的物质资源，建立附属的临终关怀机构。如："临终关怀病房""临终关怀病区""临终关怀单元""附属临终关怀医院"等。为临终患者提供医疗、护理、生活照料服务。可分为综合病种的临终关怀病房和专为癌症患者设立的临终关怀病房。

3. 居家照护关怀服务 不愿意离家的临终患者可以选择此形式。居家照护关怀服务是以家庭为单位开展的临终关怀服务。由医护人员定期上门为其提供治疗、护理、心理支持服务，并指导患者亲属给患者进行日常生活照护等，使患者能留在家中，与家人共度人生旅程的最后阶段。

4. 癌症患者俱乐部 是由癌症患者自愿组成的临终关怀性质的公益组织。成员分享彼此的治疗及康复经验，互相关怀、互相帮助，达到减轻压力，共同面对死亡，安宁离世的目的。

第二节　临终患者的护理

预习案例

患者，男性，60岁。结肠癌术后第二次入院。入院时患者神志清楚，消瘦，呈恶病质状态，极度衰弱，生活不能自理，大小便失禁，咳嗽无力，有痰鸣音，疼痛不明显，骶尾部发红，面积 2 cm×2 cm，拒绝进食。患者情绪尚稳定，愿意合作，并对护士的照顾表示感谢，但对周围事物不关心，不愿意与他人交谈。

思考
1. 患者的心理反应属于哪个阶段？
2. 请为该患者制定护理措施？

　　随着社会经济的发展，物质生活的提高及生活方式的改变，临终护理的重要性日益凸显。临终是一种特殊类型的生活方式，我们应该正确认识和尊重临终患者生命最后的价值，帮助他们安详舒适地过好人生最后的生活。

一、临终患者的生理评估及护理

(一)临终患者的生理评估

　　1. 循环功能减退　表现为皮肤苍白或发绀，湿冷，大量出汗，脉搏快而弱、不规则或不能扪及，血压下降或测不出，心律失常。

　　2. 呼吸功能减退　表现为呼吸频率由快变慢，呼吸深度由深变浅，出现鼻翼呼吸、潮式呼吸、张口呼吸、点头样呼吸等呼吸功能衰退的征象。由于分泌物在支气管内潴留，出现痰鸣音或鼾声呼吸。

　　3. 胃肠道功能紊乱　表现为恶心、呕吐、腹胀、食欲下降、便秘或腹泻、脱水、口干等。

　　4. 肌肉张力丧失　表现为大小便失禁，吞咽困难，肢体软弱无力，无法自主移动躯体且不能维持良好舒适的功能体位，出现希氏面容(面肌消瘦、面部呈铅灰色、眼眶凹陷、双眼半睁、目光呆滞、下颌下垂、嘴微张)。

　　5. 感知觉改变　表现为视觉逐渐减退，由视觉模糊发展到只有光感，最后视力消失，眼睑干燥，分泌物增多。听觉常是人体最后消失的一种感觉。

　　6. 意识改变　若病变未侵犯中枢神经系统，患者可始终保持神志清醒；若病变在脑部，则很快出现嗜睡、意识模糊、昏睡或昏迷等。

　　7. 疼痛　疼痛是临终患者备受折磨的最严重的症状，尤其是晚期癌症患者。表现为烦躁，血压及心率改变，呼吸变快或减慢，瞳孔散大，姿势异常，疼痛面容(眉头紧锁、眼睛睁大或紧闭、双眼无神、咬牙等五官扭曲症状)。

(二)临终患者的身体护理

1. 减轻疼痛　疼痛是临终患者最严重的症状，严重影响患者的生存质量，护理人员的首要任务是帮助患者减轻或解除疼痛。

(1)疼痛的评估：评估疼痛的强度、部位、性质、持续时间、发作规律以及以往应对的措施。

(2)措施：若采取药物治疗，目前临床普遍推行 WHO 建议的三步阶梯止痛疗法。还可采用其他止痛方法，如松弛术、音乐疗法、外周神经阻断术、针灸疗法、生物反馈法等。

(3)稳定情绪、转移注意力：护理人员应同情、安慰、鼓励患者，多与患者交谈，稳定患者情绪，并适当引导患者分散注意力，从而减轻患者疼痛。

2. 各系统症状的护理

(1)改善血液循环：做好生命体征、皮肤色泽和温度的评估。当患者四肢冰冷不适时，应加强保暖，必要时给予热水袋，水温应低于 50℃，防止烫伤。

(2)改善呼吸功能：痰液堵塞、呼吸困难是临终患者的常见症状。床旁备好吸引器，应及时吸出痰液和口腔分泌物。当呼吸表浅、急促、困难或有潮式呼吸时，立即给予吸氧，病情允许时可适当取半卧位或抬高头与肩。对张口呼吸者，用湿巾或棉签湿润口腔，或用护唇膏湿润嘴唇，患者睡着时用湿纱布遮盖口部。

(3)增进食欲，加强营养：向临终患者和亲属解释恶心、呕吐和食欲下降的原因，减轻其心理焦虑，获得心理支持。注意食物色、香、味，宜少食多餐，增进食欲。给予高蛋白、高热量且易消化的饮食，鼓励患者进食新鲜的蔬菜和水果。给予流质或半流质饮食，便于患者吞咽。必要时采用鼻饲法或完全胃肠外营养(TPN)支持，保证患者营养供给。加强监测，观察患者电解质指标及营养状况。

3. 促进患者舒适

(1)环境：病房环境整洁、安静，室内空气清新，照明适当，温湿度合适，色调和谐。在房间内适当放置绿色植物和鲜花，摆放装饰物品，增加病房的温馨气氛，减轻患者焦虑、绝望的心理。

(2)体位管理：维持舒适体位、肢体处于功能位置，定时予以翻身，建立翻身卡，防止压力性损伤发生。

(3)做好生活护理：①加强皮肤护理，临终患者肌肉无张力，加上体质衰弱和长期卧床，极易导致压力性损伤发生，应做好皮肤管理，预防压力性损伤；②做好口腔护理，口唇干裂者可涂液状石蜡油，口腔溃疡或真菌感染者可酌情局部用药。

4. 减轻感、知觉改变的影响

(1)眼部护理：及时用湿纱布拭去眼部分泌物，如患者眼睑不能闭合，可涂金霉素、红霉素眼膏或覆盖凡士林纱布，以保护角膜，防治角膜干燥发生溃疡或结膜炎。

(2)听觉是人体最后消失的感觉，护理中应避免在患者周围窃窃私语，以免增加患者的焦虑。

5. 密切、持续监测患者病情变化，做好持续护理　在医院内，严密观察患者生命体征变化，监测重要脏器(心、肝、脑、肺、肾等)功能，评价治疗效果。出院后，护理照料系统在家或在门诊持续进行，并对患者出现的症状(失眠、恶心、疼痛、呕吐等)及时控制、处理。

二、临终患者的心理评估及护理

(一)临终患者的心理评估

对临终患者来讲，治愈希望已变得十分渺茫，此时此刻，他们充满了对死亡的恐惧心理及对离别亲人的忧虑。护士应帮助临终患者坦然宁静地面对死亡，尽可能地减轻临终前的心理反应并在其需要时协助他们处理好身后事，减轻其对亲人的担忧，使之有尊严、安详无憾地度过人生旅途的最后一站。

临终患者的心理变化十分复杂，美国心理学家库布勒·罗斯通过研究提出了临终患者通常经历 5 个心理反应阶段，即否认期(denial stage)、愤怒期(anger stage)、协议期(bargaining stage)、忧郁期(depression stage)、接受期(acceptance stage)。护理人员应根据患者不同阶段的心理变化特点，给予相应的心理疏导和支持性护理。

1. 否认期　当患者得知自己病重将面临死亡时，其心理反应是"不，这不会是我，那不是真的！一定是搞错了！"他们会极力否认、拒绝接受事实。患者可能会采取复查、转院等方式试图证实诊断是错误的。这些反应是一种防卫机制，否认是为了暂时逃避现实的压力，它可减少不良信息对患者的刺激。

2. 愤怒期　在被证实诊断无误后，否认无法再继续下去，患者情感上难以接受现实，痛苦、怨恨、嫉妒、无助等心理交织在一起，"为什么是我，这不公平"，患者往往将愤怒的情绪向医务人员、亲属、朋友等发泄，经常会斥责医护人员和亲属，或者对医院的制度、治疗等方面表示不满，以弥补内心的不平。

3. 协议期　当病情越来越重，患者不得不接受事实，愤怒的心理逐渐消失，但祈求奇迹发生。患者为了尽量延长生命，做出许多承诺作为交换条件，出现"请让我好起来，我一定……"的心理。有的患者认为许愿或做善事能扭转死亡的命运，有的患者则对过去做的错事表示悔恨，患者变得很和善，对自己的病情抱有希望，能很好地配合治疗。

4. 忧郁期　当患者发现身体状况日益恶化，任何努力都无济于事，他不得不承认这一事实"好吧，那就是我"，表现出明显的忧郁、悲伤、退缩、消极、沉默、哭泣情绪，甚至出现自杀等反应。他们主动要求与亲朋好友见面，希望有他喜爱的人陪伴照顾。此期的患者对外界反应冷淡，语言减少，对任何东西均不感兴趣。

5. 接受期　接受期是临终的最后阶段，在一切的努力、挣扎之后，患者变得平静，出现"好吧，既然是我，那就去面对吧"的心理，患者此时接受面临死亡的事实。患者的恐惧、焦虑、悲哀也许都已消失，精神与肉体均极度疲劳衰弱，对周围事物丧失兴趣，从而显得平静，喜欢独处。

布勒·罗斯认为，临终时的心理反应因人而异，有的可以重合，有的可以提前，有的可以始终停留在某一阶段。因此，在实际工作中，护理人员应根据患者实际情况具体分析与处理。用爱心、耐心、细心和同情心照顾每一位临终患者，真正体现出珍重生命质量，使患者感到舒适并获得支持和力量。

（二）临终患者的心理护理

1. 否认期

（1）护理人员应态度真诚，不可急于揭穿患者的防御机制，也不能欺骗患者，应暂时顺从患者意愿，耐心回答患者的询问，并且要注意医护人员对病情言语的一致性。

（2）经常陪伴在患者身旁，注意应用语言和非语言沟通技巧与患者沟通，满足患者心理需要，让患者感到他并没有被抛弃，时刻受到护理人员的关心。在与患者沟通中，耐心倾听患者诉说，维持他们的适度希望，缓解其心灵创痛并因势利导、循循善诱使其逐步面对现实，建立正确的生死观。

2. 愤怒期

（1）为患者提供适宜表达的环境和时间，患者的愤怒、生气是一种健康的适应反应。护士应为患者提供发泄情绪的环境和机会，允许患者发泄内心的苦闷和怨恨。采取耐心倾听，不责怪、不阻止，静静地陪伴，表达同情与谅解等方式，加以安抚和疏导，以缓解患者的怒气。

（2）当患者有破坏性行为时，护理人员应予以制止并采用安全防卫措施，动员患者亲属或好友予以相劝，预防意外性事件的发生。

（3）做好患者亲属的工作，给予患者宽容、关爱和理解。

3. 协议期

（1）护士应尽量维持患者内心的希望，及时满足患者的各种需要，对于患者提出的种种协议或"乞求"，护理人员可以采取适当的方法，尽量允许和承诺其合理要求。提供给患者更细致的照护，如听音乐等，帮助患者减轻痛苦，控制症状。

（2）护士应鼓励患者说出内心的感受，主动关心患者，尊重患者的信仰，耐心疏导，减轻其压力。

4. 忧郁期

（1）忧郁和悲伤对临终患者而言是正常的，护士应允许临终患者用自己的方式表达悲哀，如哭泣、忧伤等。护士应多给予同情和照顾，经常陪伴患者，与患者交流，给予安慰和鼓励，增加其希望感。

（2）允许患者亲属陪伴，让患者有更多时间和亲人在一起。此期患者有强烈的因孤独产生的关怀需要，虽然患者时有独自静一静的想法，但不可误解患者喜欢孤独。事实上这是患者害怕去世后造成家人情感上的负担与不舍。这种心理反应是患者亲属和护士在提供爱心的支持与关怀时应特别注意的地方。

（3）为患者创造舒适的生活环境，护士应注意协助和鼓励患者保持身体的清洁与舒适。

5. 接受期

（1）应让患者宁静安详地告别人世，不应过多地打扰他们，不要勉强与之交谈，但要保持适度的陪伴和支持。尽力帮助患者了却未尽的心愿，如遗嘱处理，欲见的亲人，交代重要的工作事宜等。

（2）要尊重患者的信仰，保持患者临终前的生活质量。此期患者很少提出要求，似乎在默默等待死亡的来临，但内心很矛盾。口头上说不需要帮助，而在非语言行为上却希望得到安慰和支持。护理人员在护理临终患者时可通过一些语言和非语言行为传递关怀，握握患者的手，传递一个同情的眼神，打个招呼，聊聊患者较感兴趣的话题等，使患者得到心理满足和安慰，平静安详地离开人世。

第三节　患者死亡后的护理

预习案例

> 患者，男性，38 岁。因车祸脑外伤入院，入院后检查：神志不清，意识昏迷，脉搏细速并逐渐消失，出现潮式呼吸，血压测不到。
>
> **思考**
> 1. 该患者处于死亡过程的哪个分期？
> 2. 护理人员在什么情况下可以做尸体护理？

一、濒死与死亡

(一)濒死与死亡

濒死(dying)，指患者已接受治疗性和姑息性的治疗后，虽然意识清醒，但病情加速恶化，各种迹象显示生命即将结束，又称为临终。临终的时限可长可短，目前世界上尚无统一的界定标准，各个国家尚有不同观点。

(1)英国：患者估计存活期≤1 年为临终期。

(2)美国：患者已无治疗意义，估计存活<6 个月。

(3)日本：患者存活时间为 2~6 个月。

(4)中国：中国学者提出当患者估计存活时间为 2~3 个月时，属于临终阶段；对晚期癌症患者，只要出现生命体征和代谢方面的紊乱即可开始实施临终护理。

(5)其他：不少国家倾向于以垂危患者住院治疗至死亡，平均 17.5 天为标准。

死亡(death)是生命活动不可逆的终止，是人的本质特征的永久消失，是机体完整性的破坏和新陈代谢的永久停止。如何判定死亡呢？美国《Black 法律辞典》(1951)曾将死亡定义为："生命之终结，人之不存在；即自医生确定血液循环全部停止以及由此导致的呼吸脉搏等生命活动终止之时。"但随着科学技术的发展，医疗设备不断更新，医疗水平不断提高，对传统的以呼吸、心跳停止作为判断死亡的标准产生了极大的冲击。死亡标准发生了新的变化。

脑死亡(brain death)又称全脑死亡，包括大脑、中脑、小脑和脑干的不可逆死亡。1968 年，在世界第 22 届医学会上美国哈佛大学特设委员会作出报告，提出脑死亡标准为以下 4 点。

(1)对刺激无感受性和反应性(unreceptivity and unresponsiticity)：对刺激完全无反应，即使剧痛刺激也不能引出反应。

（2）无运动、无呼吸（no movements or breathing）：观察1小时后撤去人工呼吸机3分钟仍无自主呼吸。

（3）无反射（no reflexes）：瞳孔散大、固定，对光反射消失，无吞咽反射、无角膜反射、无跟腱反射。

（4）脑电波平坦（EEG flat）：上述标准24小时内反复多次核查无改变，并排除体温过低（低于32℃）及中枢神经系统抑制药（如：苯巴比妥类药物）的影响，即可作出脑死亡的诊断。目前世界上已经有80多个国家承认了脑死亡标准。

20世纪80年代，中国开始了脑死亡判定的理论研讨与临床实践，2009年完善和修订了《成人脑死亡判定标准（2009版）》。2013年，原国家卫生部（现国家卫计委）批准了医学行业标准——《脑死亡判定标准与技术规范（成人质控版）》，判定方法为如下：①先决条件包括：昏迷原因明确，排除各种原因的可逆性昏迷；②临床诊断：深昏迷，脑干反射全部消失，无自主呼吸（靠呼吸机维持，呼吸暂停试验阳性），以上必须全部具备；③确认试验：脑电图平直，经颅脑多普勒超声呈脑死亡图形，体感诱发电位P14、N18和N20消失，此3项中必须有两项阳性；④判定时间：首次判定为脑死亡后，观察12小时再次复查，结果仍符合脑死亡判定者，方可确认为脑死亡。

（二）死亡过程的分期

医学将死亡分为濒死期（agonal stage）、临床死亡期（clinical death stage）和生物学死亡期（biological death stage）。

1. 濒死期　濒死期又称临终期。此期特征是脑干以上的中枢神经功能丢失或深度抑制，主要表现为意识模糊或丧失，各种反射减弱或消失，肌张力减弱或消失，呼吸和循环功能进行性下降，血压下降，呼吸紊乱，代谢障碍，感觉消失，视力下降。濒死期的持续时间不一，可因患者机体状况及死亡原因而不同，年轻强壮者及慢性病患者比年老体弱者及急性病患者长；猝死、严重颅脑损伤者可不经此期直接进入临床死亡期。此期生命处于可逆阶段，若得到及时有效的抢救治疗，生命可复苏；反之，则进入临床死亡期。

2. 临床死亡期　临床死亡期为临床判断死亡的标准。此期中枢神经系统的抑制过程已由大脑皮层扩散到皮层下部分，延髓处于极度抑制状态，患者表现为心跳、呼吸完全停止，瞳孔散大，各种反射消失。但各种组织细胞仍有微弱而短暂的代谢活动。此期一般持续5~6分钟，若及时抢救，生命有可能复苏；若超过这个时间，大脑将发生不可逆的变化。如在低温条件下，尤其是头部降温致脑细胞耗氧量降低时，临床死亡期可延长达1小时或更久。临床上大失血、窒息、触电、溺水等致死患者，若此时积极采取有效的急救措施仍有复苏的可能。

3. 生物学死亡期　生物学死亡期是死亡过程的最后阶段，又称细胞死亡。从大脑皮质开始整个神经系统以及各器官的新陈代谢相继停止，并出现不可逆的变化，机体已不能复活。随着生物学死亡期的进展，相继出现尸体现象。

（1）尸冷：尸冷（algor mortis）是最先发生的尸体现象，人死后机体产热停止而散热依旧持续，尸体温度逐渐降低，直到与周围环境温度相同。通常成人尸体在室温下，10小时内尸温每小时下降1℃，10小时后为每小时0.5℃，大约24小时左右，尸体的温度降至与环境温度相同。测量尸体的温度常以直肠温度为准，对估计死亡时间有一定参考价值。

（2）尸斑：人死后，血液循环停止，血管内的血液依靠重力流向和坠积于低位、未受压迫处的血管中，并透过皮肤显现出边缘不清的有色斑痕，称为尸斑（livor mortis）。一般死亡后 2~4 小时出现，12 小时后出现永久性变色，24~36 小时固定下来不再转移，一直持续到尸体腐败。因此，患者死亡后应安置为仰卧位，头下置枕，以防面部变色。

（3）尸僵：人死后，尸体各肌群发生僵硬将关节固定，而使尸体呈强直状态（rigor mortis）。全身各类肌组织死后均可出现僵硬，包括骨骼肌、心肌、胃肠平滑肌和子宫平滑肌等。尸僵一般在死亡后 1~3 小时开始出现，4~6 小时扩展到全身，12~16 小时发展至高峰，24 小时后尸僵开始减弱，肌肉逐渐变软，称为尸僵缓解。先由咬肌、颈肌开始，其次为颜面肌，向下至躯干、上肢和下肢。全身尸僵完全缓解消失，为死亡后 3~7 天。

（4）尸体腐败：死后机体组织的蛋白质、脂肪和糖类在腐败细菌的作用下被分解的过程称为尸体腐败（postmortem decomposition）。一般在死亡 24 小时后出现，可表现为尸臭和尸绿等。

二、尸体护理

尸体护理（postmortem care）是对临终患者实施整体护理的最后步骤，是临终关怀的重要内容之一。做好尸体护理不仅是对死者人格的尊重，而且是对死者的亲属心灵上的安慰，体现了人道主义精神和崇高护理职业道德。尸体护理应在确定患者死亡，医生开出死亡诊断书后尽快进行，以防尸体僵硬。护理人员应以唯物主义死亡观和严肃认真的态度尽心尽职做好尸体护理工作。

【目的】

1. 保持尸体整洁，姿势、外观良好，易于辨别，死者表情安祥；安慰死者的亲属，减轻其哀痛。

2. 避免体液外流及疾病的传播。

【操作程序】

1. 评估

（1）核对医嘱：医生确定患者死亡，开具医嘱或死亡诊断书。

（2）评估：死者的病情、治疗抢救经过、死亡原因及死亡时间等；死者身体清洁程度，体表有无伤口、引流管等；死者的亲属对患者死亡的态度，死者本人有无特殊的宗教信仰等。

（3）解释：向亲属解释尸体护理的目的、方法、注意事项及配合要点。

2. 准备

（1）护士准备：应着装整齐，表情严肃，洗手，戴口罩和手套。

（2）用物准备：

1）治疗车上层：备填写完整的尸体识别卡 3 张，清洁衣裤鞋袜、尸单或尸袋、血管钳、不脱脂棉球、剪刀、梳子、松节油、绷带；必要时备换药敷料、隔离衣、手套；擦洗用具、手消毒液。

2）治疗车下层：备生活垃圾桶、医用垃圾桶。

（3）环境准备：病室清洁、宽敞、安静，必要时用屏风遮挡。

3. 实施　尸体护理的具体操作流程可参见表 16-1。

表 16-1　尸体护理操作流程

操作流程	操作步骤	要点说明
1. 核对解释	用物携至死者床旁，对床号、姓名，向死者的亲属解释，使其明确操作目的	* 操作前查对
2. 劝慰亲属	劝慰死者的亲属节哀，请死者的亲属暂离病房或一同进行尸体护理	* 如死者亲属不在医院，应尽快通知死者亲属来医院探视遗体
3. 撤除治疗用物	撤去所有治疗用物(如治疗仪器、器械及各种导管)	* 动作轻柔、避免损伤
4. 安置体位	放平床头、床尾支架，使尸体仰卧，头下垫软枕，用大单遮盖尸体	* 防止面部淤血变色
5. 清洁面部	(1)洗脸，有义齿为其装上，闭合口眼 (2)如眼睑不能闭合，可用毛巾湿敷或在上眼睑下垫少许棉花，使上眼睑下垂闭合 (3)嘴不能闭者，轻揉下颌或用绷带托住，梳理头发	* 动作轻柔、尊重死者
6. 填塞孔道	用血管钳将棉花填塞口、鼻、耳、阴道及肛门等孔道	* 防止体液外溢
7. 清洁全身	(1)脱去衣裤，擦净全身。右手腕部系尸体识别卡 (2)胶布痕迹用松节油擦净；有创口者应更换敷料；有引流管应拔出后缝合创口或用蝶形胶布封闭，再用纱布盖上包扎	* 维持尸体良好外观
8. 换衣包裹	更换衣裤，用尸单包裹尸体，绷带在胸、腰、踝部固定，腰部系尸体识别卡，也可放于尸袋内	
9. 运送尸体	盖上大单，将尸体送至太平间，置于停尸屉内，停尸屉外挂尸体识别卡，做好与殡仪馆的交接	
10. 操作后的处理	(1)床单位：非传染病患者死亡按一般出院患者方法处理，传染病患者按传染病消毒要求进行终末消毒处理	
	(2)结账出院：整理病例、完成记录、办理出院手续	* 记录死亡时间，注销各种记录单
	(3)遗物：整理好交还给死者的亲属	* 若死者的亲属不在，经两人清点后，交护士长保管

4.评价

（1）尸体整洁，表情安详，姿势良好，易于辨别。

（2）护士严肃认真、一丝不苟，动作熟练、准确，操作规范。

（3）死者亲属的哀痛有所减轻。

【注意事项】

1.必须先由医生开出死亡通知，并得到死者亲属许可后，护士方可进行尸体料理。

2.如为传染病死亡的患者，应用消毒液清洁尸体，孔道用消毒液浸泡的棉球进行填塞。尸单包裹尸体后，要装入不透水的袋子中，并在外面作好传染标志。

3.护士应以高尚的职业道德和情感，尊重死者，严肃、认真地做好尸体护理工作。

4.在向死者的亲属解释时，应具有同情心和爱心，关心体贴死者的亲属，减轻亲属的哀伤。

第四节　临终患者的亲属及丧亲者的关怀

预习案例

患者，女性，80岁。原发性高血压病史20年，晨起突然摔倒，来院就诊，以高血压、脑出血收治入院。查体：血压190/150 mmHg，脉搏64次/分，体温38.6℃，呼吸12次/分，左侧肢体瘫痪，瞳孔右侧大于左侧，对光反射迟钝，深度昏迷，大小便失禁。

思考

1.患者处于死亡过程的哪个分期？

2.对患者应采取哪些护理措施？

3.对该患者的亲属应采取哪些护理措施？

一、临终患者亲属的护理

临终患者的亲属面临着多方面的心理压力，医护人员在做好临终患者护理的同时，也要做好临终患者亲属的关怀照顾工作。

（一）临终患者亲属的心理反应

由于临终患者引发的家庭生活的失衡，精神支柱的倒塌，经济条件的改变，常给死者的亲属带来生理、心理、社会方面的压力，使其亲属的心理处于应激状态，他们也会和患者一样经历否认、愤怒、讨价还价、忧郁等阶段。临终患者亲属在情感上难以接受即将失去亲人的现实，常会出现以下心理及行为方面的改变。

1.家庭中角色、职务的调整与再适应　由于临终患者消耗了家庭大量的金钱及精力,给家庭成员带来经济方面的压力及角色行为的改变,导致家庭中的成员不得不对目前的自我角色和社会责任做出调整。

2. 个人需要的推迟或放弃　由于经济和社会责任的压力,家庭成员必须对一些需要进行取舍,延迟或者放弃。

3. 压力增加,社会交往减少　亲属在照顾临终患者期间,心力交瘁,情绪出现巨大波动,有时会出现埋怨心理,觉得全家被连累,这也常引起亲属的内疚和负罪感。同时照顾临终患者占据了生活中的大部分时间,娱乐生活和社会交往大幅度地减少,压力得不到有效的排解,郁结于心。

临终状态的长短,病情变化的缓急对临终患者亲属的心理行为反应影响巨大。如果病情进展迅速,患者快速死亡,亲属完全没有心理准备,亲属的内心会感到愧疚,打击巨大。如果临终患者病情进展缓慢,亲属哀伤过久,心理负担过大,并且因耗费巨大的财力与精力而劳累过度,感到心力疲惫。

（二）临终患者亲属的心理护理

1. 满足亲属照顾患者的需要　1986 年,费尔斯特和霍克（Ferszt & Houck）提出临终患者亲属的 7 大需要:①了解患者病情的发展、照顾等相关问题;②了解临终关怀医疗小组中哪些人会照顾患者;③参与患者的日常照顾;④确认患者受到临终关怀医疗小组良好照顾;⑤被关怀与支持;⑥了解患者死亡后相关事宜（处理后事）;⑦了解有关资源,如经济补助、社会资源、义工团体等。

2. 指导亲属对患者进行生活照顾　鼓励亲属参与护理计划的制订和对患者生活的照料,耐心指导患者亲属有关护理技术,使亲属在此过程中获得心理慰藉,让患者感到亲情温暖。

3. 鼓励亲属表达感情,满足亲属的身心需求　对亲属多关心体贴,帮助其安排陪伴期间的生活,指导亲属学会减轻心理压力的自我疏导方法,如适当参加文娱活动、多与他人沟通谈心,听舒缓音乐、练气功、运动、阅读等。

4. 协助亲属维持家庭的完整性　帮助亲属在医院环境中,安排适宜的家庭活动,如共进晚餐、看电视、下棋等娱乐活动等,以增进患者的心理调适能力,保持家庭完整性。

二、丧亲者的护理

丧亲者即死者亲属,主要指直系亲属,包括父母、配偶或子女。死亡对患者是痛苦的结束,对亲属则是悲哀的延续,帮助死者亲属从哀痛中解脱出来,维持其身心健康,是护理人员的工作内容之一。

（一）丧亲者的心理反应

根据 1964 年安格乐（Engel）提出的理论,将悲伤过程分为循序渐进的 6 个阶段,丧亲者（尤其是丧偶者）经历这 6 个阶段需要 1~2 年的时间,甚至更久。

1. 震惊与怀疑阶段　亲属在丧失亲人后,无法接受事实,采取否认态度,尤其是意外突然死亡的患者亲属会变表现得尤其明显。对于丧亲者而言,这是一种有益的心理防御机制,让其有更充分的时间来消化接受这个事实。

2.逐渐承认阶段　随着时间的流逝，亲属意识到亲人去世的事实，开始逐渐接受并承认，常表现为哭泣、空虚、发怒等，不同人可有不同的表达，但最典型的是哭泣。

3.恢复常态阶段　亲属情绪逐渐稳定，着手处理后事。

4.克服失落感阶段　虽然亲属理智上已经接受亲人的死亡，但在心理上仍然会感到空虚，时常回忆以往与亲人经历的时光。

5.理想化期　在此期，亲属会在心中对死去的亲人的形象予以美化，并对自己以往的不好行为感到自责。

6.恢复期　亲属的身体功能已经恢复到常态，但内心的悲哀不会马上消失，会时常回忆并永远怀念逝者。

(二)影响丧亲者悲伤心理的因素

1.对死者的依赖程度　亲属对死者的关系越亲密、依赖性越强，亲人死亡后越难以恢复，例如配偶去世，对另一半造成的打击更大，恢复所花费的时间会更长，更难以释怀。

2.病程的长短　意外死亡，由于家人对突发事件毫无思想准备，打击越大；慢性疾病死亡，家人已有心理准备，则较能调适。

3.死者的年龄　死者如为中壮年或青少年，"白发人送黑发人"历来是人生中最大的不幸，死者的亲属会更难以接受。

4.亲属的支持系统　亲属有良好的支持系统，能对压力和负面情绪予以发泄，则较易度过哀伤期。

5.亲属对死亡的认知　如亲属能对死亡有客观全面的认识，有助于悲伤情绪的调节。

6.亲属的个性特征　如亲属是外向积极型性格，悲伤能及时宣泄，则悲伤期会较短；如亲属是内向退缩型性格，悲伤郁结于心，会更难度过。

7.失去亲人后的生活改变　失去亲人后的生活改变越大，越难调适，如中年丧夫、老年丧子等。

(三)丧亲者的护理

1.做好尸体护理　对死者的尊重，即是对丧亲者亲属最大的抚慰。

2.加强心理疏导　护理人员对亲属采用陪伴、鼓励及认真倾听的方法，引导他们将内心的痛苦、悲伤、愤怒等情绪排泄出来。疏导过程中帮助亲属正确面对现实，尊重其宗教信仰及文化差异，逐渐平衡自己的心理状态。观察发现死者亲属中的"坚强者"，鼓励他们互相安慰，使其尽快度过悲伤期。

3.满足丧亲者需要　尽量满足丧亲者身心各方面的需求，解决其实际困难，协助其建立新的人际关系、培养新的兴趣，尽早走出丧亲之痛。

4.加强访视　对死者亲属进行追踪式照护，可通过访视、电话等形式进行，给予持续性关爱和服务。

课程思政

　　人类的生物属性虽然相同，但人类的文化属性却各有差异。科学的临终关怀实践只有考虑人类不同地域、不同族群的生命哲学与习俗文化，才能保持和认可人类尊严的生命科学实践。科学的精神需要和世界各地人民的文化，诸如价值观、信仰、民俗和哲学等相整合，才能更好地让临终者有价值、有意义、有尊严地度过人生的最后阶段，超越躯体的痛苦，安详而无牵挂地离开亲人，离开这个世界。

本章小结

　　1. 临终是人的生命必经的发展阶段，临终关怀是向临终患者及其亲属提供生理、心理、社会等方面的支持和照顾。在尊重患者生命的前提下，制订合理的医疗和护理方案，为患者实施全面的综合服务，帮助临终患者减轻痛苦，缓解症状，尽力提高其生活质量，并维护患者亲属的身心健康，使患者安宁、舒适地度过人生的最后旅程。

　　2. 护理人员要了解死亡的判断标准及死亡过程，掌握临终患者的身心变化过程。做到正确评估患者，帮助临终患者接受现实，安详地度过生命的最后阶段；以严肃认真的态度进行尸体护理，同时对亲属给予心理疏导，缓解其身心痛苦。

思考题

　　1. 临终关怀的基本原则有哪些？

　　2. 简述脑死亡的判断标准？

　　3. 简述死亡过程分期及各期特点？

　　4. 濒死患者的生理变化包括哪些方面？

　　5. 请简述临终患者心理变化及护理？

　　6. 简要复述尸体料理操作要点及注意事项？

临终关怀习题检测

第十七章
医疗和护理文件记录

医疗和护理文件记录课件

学习目标

识记
1. 能正确描述医疗和护理文件的记录原则及管理要求。
2. 能正确叙述医嘱处理的注意事项。
3. 能简述护理记录单的书写内容和要求。
4. 能正确陈述病室交班报告的书写顺序及要求。
理解
1. 能正确分析医疗与护理文件记录的重要性。
2. 能正确区分医嘱的种类。
应用
1. 能根据所提供的资料,准确绘制体温单和处理各种医嘱。
2. 能运用所学知识,正确书写出入液量记录单、特别护理记录单和病室交班报告。

医疗和护理文件包括医疗文件和护理文件两部分,是医务人员在医疗护理过程中形成的文字、符号、图表、影像、切片等资料的总和,是医院和患者重要的档案资料,也是教学、科研、管理及法律上的重要资料。包括门(急)诊病历和住院病历。病历书写是指医务人员对通过问诊、查体、辅助检查、诊断、治疗、护理等医疗活动获得的有关资料进行归纳、分析、整理形成医疗活动记录的行为,包括医疗文件和护理文件两部分。医疗文件记录了患者疾病发生、诊断、治疗、发展及转归的全过程,主要由医生书写,部分由护士负责书写;护理文件记录是护士对患者进行病情观察和实施护理措施的原始文字记载,是临床护理工作的重要组成部分。因此,医疗和护理文件必须书写规范并妥善保管,以保证其正确性、完整性和原始性。

第一节　医疗和护理文件的记录与管理

> 刘某，男，68 岁，原有慢性阻塞性肺疾病，因受凉后咳嗽、咳痰加重 3 天，伴头疼、发热（在家自测体温 38.5℃），不思饮食。门诊以"慢性阻塞性肺疾病，急性发作期"收治入院。
>
> 思考
>
> 1. 我们应按什么顺序排列患者住院期间的病历？
> 2. 医疗护理记录应遵守哪些原则？

医疗和护理文件包括病历（case file）、医嘱单、体温单、病室交班报告、特别护理记录单等内容。护士在医疗和护理文件的记录和管理中必须明确记录的重要意义，做到认真、细致、负责，并遵守专业技术规范。

一、医疗和护理文件的记录

（一）记录的意义

1. 提供信息　医疗和护理文件中记录的信息是关于患者疾病转归过程、病情变化以及医护人员治疗和护理过程的第一手资料，有助于医护人员明确患者的病情和护理需求，以便制订治疗护理计划，实施有针对性的治疗护理措施。同时也是加强各级医护人员之间交流与合作的纽带。护士与患者的接触最密切，承担着观察患者病情变化、治疗和护理的任务，护理记录内容如生命体征的测量记录、出入液量和急危重症患者观察记录等，为医生了解患者的病情进展、明确诊断、制订和调整治疗方案提供了重要参考依据。

2. 提供教学和科研资料　标准、完整的医疗护理文件是教学、科研的重要资料，一些特殊病例可作为教学的良好素材。医疗护理文件也是临床科研的重要原始资料，对回顾性研究有重要的参考价值。同时，也为流行病学研究、传染病管理和防病调查等提供了统计学方面的资料，是卫生机构制定施政方针的重要依据。

3. 提供质量评价依据　各项医疗和护理记录在一定程度上反映出一家医院的整体医疗护理服务质量、学术及技术水平和医院管理水平。因此，它是医院护理管理的重要资料，也是医院等级评定及对护士考核的参考资料。

4. 提供法律依据　医疗和护理文件是具有法律效力的文件，为法律认可的证据。凡属伤残处理、医疗纠纷等一些诉讼案件，其调查处理的过程都要将病案记录作为依据加以判断，以明确医院、医生、护士等有关人员有无法律责任。在法律上可作为医疗纠纷、人身伤害、保险索赔、犯罪刑事案件及遗嘱查验的证明，也是保护医患双方合法权利的举证依据。因此，医务人员对患者住院期间的病情、治疗、护理应按国家医疗机构病历管理规定进行及时、完整、准确、客观的记录，认真对待各项记录的填写，才能为法律提供有效的依据，减少和防止医疗纠纷的发生，保护医务人员自身的合法权益。

(二) 记录的原则

1. 及时 医疗和护理记录必须及时，不得拖延或提早，更不能漏记、错记，以保证记录的时效性。如因抢救危重患者未能及时书写记录时，当班医护人员应在抢救后6小时内据实补记，并注明抢救完成时间和补记时间。记录日期采用公历制，时间记录采用24小时制。

2. 准确 医疗护理记录是临床患者病情进展的原始记录，记录的内容必须在时间、内容上准确无误。对患者的主客观资料，如主诉、症状、体格检查、情感行为等，应进行详细、真实、客观的描述，记录人员不应带有偏见和主观解释。应做到：①记录者必须是执行者；②记录的时间应为实际给药、治疗、护理的时间，而不是事先安排的时间；③有书写错误时应在错误处用签字笔在错误字词上划双横线，并签全名；④不可主观臆断，应进行详细、真实、客观的描述。

3. 完整 医疗护理文件的眉栏、页码、各项记录必须逐项填写完整，避免遗漏。记录应连续，不留空白。每项记录后记录者应签全名。如患者出现病情恶化、合并症先兆、拒绝接受治疗和护理或有自杀倾向、意外、请假外出等特殊情况，应详细记录并及时汇报、交接等。医疗护理文件不得随意拆散、损坏或外借，以免丢失。上级医务人员有审查、修改

知识拓展1：
医疗机构病例管理规定

下级医务人员书写的医疗护理文件的责任，修改时注明修改日期并签全名。

4. 简要 记录内容应尽量简明扼要，语句通顺，重点突出，正确使用医学术语和公认的缩写，避免过多修饰、笼统或含糊不清，以方便医务人员快速获取所需信息。护理文件均可以采用表格式，以节约书写时间，让护士有更多时间和精力为患者提供直接护理服务。

5. 清晰 按要求分别使用红、蓝(黑)签字笔书写。字体清楚、端正，不得随意涂改、剪贴或滥用简化字，保证格式规范。

二、医疗和护理文件的管理

医疗与护理文件是医院重要的档案资料，分为门诊病历和住院病历两部分。门诊病历包括首页、副页和各种检查报告单；住院病历包括医疗记录、护理记录、检查记录和各种证明文件等。医疗和护理文件是医护人员临床实践的原始文件记录，在医疗、护理、教学、科研、法律等方面具有重要价值。因此，医疗护理文件无论是在患者住院期间还是出院后均应妥善管理。

(一) 管理要求

1. 文件放置与保存

(1)各种医疗与护理文件按规定放置，记录和使用后必须放回原处。

(2)必须保持医疗与护理文件的清洁、整齐、完整，防止污染、破损、拆散、丢失。

(3)医疗与护理文件应妥善保存。体温单、医嘱单、特别护理记录单作为病历的一

部分随病历放置,患者出院后送病案室长期保存。住院病历保存时间自患者最后一次住院出院之日起不少于 30 年;门(急)诊病历由医疗机构保管的,保存时间自患者最后一次就诊之日起不少于 15 年;病区交班报告本保存 1 年,以备需要时查阅。

2. 文件借阅与复印

(1)患者及家属不得随意翻阅医疗和护理文件的记录资料,不得擅自将医疗护理文件带出病区;因医疗活动或复印、复制等需带离病区的,应指定专门人员负责携带和保管。

(2)患者本人或其代理人、死亡患者亲属或其代理人、保险机构有权复印或复制患者的门(急)诊病历、住院志、体温单、医嘱单、检验报告单、医学影像检查资料、特殊检查(治疗)同意书、手术同意书、手术及麻醉记录单、病理报告、护理记录、出院记录以及国务院卫生行政部门规定的其他病历资料。

3. 文件封存与启封　发生医疗事故纠纷时,应于医患双方同时在场的情况下封存或启封死亡病例讨论记录、疑难病例讨论记录、上级医师查房记录、会诊记录、病程记录、各种检查报告单、医嘱单等,封存的病历资料可以是复印件,封存的病历由医疗机构负责医疗服务质量监控的部门或专(兼)职人员保管。

(二)病历的排列顺序

1. 住院期间病历排列顺序

(1)体温单(按时间先后倒排)。

(2)医嘱单(包括长期医嘱单和临时医嘱单,按时间先后倒排)。

(3)入院记录。

(4)病史及体格检查。

(5)病程记录(手术、分娩记录单等)。

(6)会诊记录。

(7)各种知情同意书。

(8)各种检验和检查报告。

(9)护理记录单。

(10)长期医嘱执行单。

(11)住院病历首页。

(12)住院证。

(13)门诊和(或)急诊病历。

2. 出院(转院、死亡)后病历排列顺序

(1)住院病历首页。

(2)住院证(死亡者附死亡报告单)。

(3)出院或死亡记录。

(4)入院记录。

(5)病史及体格检查。

(6)病程记录(按日期顺序,有手术的按下列次序排列:①术前小结(或讨论);②手术同意书;③麻醉记录;④手术记录;⑤术后首次病程记录)。

(7)各种知情同意书。

(8)会诊记录单(按会诊日期先后排序)。

(9)各种检验和检查报告。

(10)护理记录单。

(11)医嘱单(按时间先后顺排)。

(12)长期医嘱执行单。

(13)体温单(按时间先后顺排)。

门诊病历出院时交患者或患者亲属保管。

■ 第二节　医疗和护理文件的书写

预习案例

> 宋某,女,20岁,两天前因淋雨受凉后发热而入院。查体:
> T 39.8℃、P 102 次/分、R 24 次/分、Bp 120/80 mmHg,患者神志清楚,面色潮红,口唇干裂,食欲不振,伴咳嗽、咳痰。
>
> 思考
> 1.该患者的体温应如何绘制在体温单上?
> 2.为患者进行物理降温后的体温如何绘制?
> 3.体温单记载了患者哪些信息资料?

医疗和护理文件的内容包括体温单、医嘱与医嘱处理单、出入液量记录单、特别护理记录单和病室交班报告等。

一、体温单

体温单又叫三测单,用于记录患者的生命体征及其他情况。体温单为表格式,内容包括患者的姓名、年龄、性别、科室、床号、入院日期、住院病历号,入院日期、住院日数、术后天数,入院、出院、手术、分娩、转科和死亡的时间,体温、脉搏、呼吸、血压,大便次数、出入液量、身高、体重、药物过敏史等。通过查阅体温单可了解患者的病情及其变化情况,护士应准确、及时填写体温单。

(一)眉栏记录

1.基本情况　用蓝(黑)签字笔填写患者的姓名、年龄、性别、科别、床号、住院病历号、入院日期、住院日数、手术(分娩)后日数等项目。年龄以周岁计算,婴儿以足月计算,以阿拉伯数字填写。

2.日期　住院日期每页第一天需填写年–月–日(如:2018–03–26),其余6天只写日。如在6天中遇到新的年度或月份开始,则需填写年–月–日或月–日。

3.住院天数　自患者入院当日为第一天开始填写,直至出院。

4. 手术后天数　自手术次日为第一天开始填写,连续填写 14 天为止。若在 14 天内进行第二次手术,则将第一次手术后天数作为分母,第二次手术后天数作为分子填写。

(二)40~42℃横栏间记录

40~42℃之间的记录:用红色笔在 40~42℃之间相应的时间格内纵向填写患者入院、转入、手术、分娩、出院、死亡等信息,除手术不写具体时间外,其余均按 24 小时制以中文格式书写时间,如"入院于九时二十分"。转入时间由转入科室填写,如"转入于二十时十五分",时间精确到分钟。患者因外出检查、请假或拒测等原因未能测量体温时,则在体温单 40~42℃之间用红色笔在相应时间纵向填写"外出""请假"或"拒测"等。

(三)体温、脉搏的绘制和呼吸记录

1. 体温曲线绘制

(1)体温符号:口温以蓝点"●"表示,腋温以蓝叉"×"表示,肛温以蓝圈"○"表示。

(2)每小格为 0.2℃,按实际测量度数,用蓝色笔绘制于体温单 35~42℃相应时间格内,相邻温度用蓝线相连,相同两次体温间可不连线。

(3)高热患者物理或药物降温 30 分钟后,应重测体温,测量的体温以红圈"○"表示,划在降温前温度的同一纵格内,以红虚线与降温前温度相连,下一次体温用蓝线仍与物理降温前的体温相连。如患者高热经反复降温后仍继续不降,则将每次测得的体温记录于护理记录单上。

(4)体温低于 35℃时,为体温不升,用红色笔将"不升"两字写在 35℃线以下相应时间纵格内,不再与相邻体温相连。

(5)新入院患者每日测体温 2 次,连续测量 3 日;体温在 37.5℃以上者,每日测 4 次;体温达 39℃以上者,每 4 小时测 1 次,待体温恢复正常 3 日后,改为每日 1~2 次;手术患者,术前晚 20:00 测量体温,术后每天测量 4 次,连续测量 3 天,体温恢复正常改为每日测量 1~2 次。

(6)若患者体温与病情不相符或与上次体温差异较大时,应重新测量。重测相符者在原体温符号上方用蓝笔写上"v"(verified,核实);如与原体温不相符,则记录重测的体温,并在体温符号上写"v"。

(7)若患者因拒测、外出进行诊疗活动或请假等原因未能测量体温时,则在体温 40~42℃横线之间用红色笔在相应时间纵格内填写"拒测""外出"或"请假"等,并且前后两次体温断开不相连。

2. 脉搏、心率曲线绘制

(1)脉搏、心率符号:脉搏以红点"●"表示,心率用红圈"○"表示。

(2)每小格为 4 次/分,将实际测量的脉率或心率,用红笔绘制于体温单相应时间格内,相邻的脉率或心率以红线相连,相同两次脉率或心率间可不连线。

(3)安置心脏起搏器的患者,以记录脉搏次数为准。

(4)脉搏与体温重叠时,先画体温符号,再用红笔在体温符号外画红圈"○"以表示脉搏。如系肛温,则先以蓝圈表示体温,其内以红点表示脉搏。

(5)脉搏短绌时,以红圈表示心率,红点表示脉搏,相邻的脉搏、心率以红线相连,脉搏和心率曲线之间用红色直线填满。

3.呼吸的记录

（1）用红笔将实际测量的呼吸次数，以阿拉伯数字填写在相应的呼吸栏内，免写计量单位，相邻的两次呼吸上下错开记录，每页首次呼吸应记录在上方。

（2）使用呼吸机患者的呼吸以 R 表示，在"呼吸数"项的相应时间内顶格用黑笔画 R，不写次数。

（四）底栏记录

底栏的内容时均用蓝（黑）签字笔以阿拉伯数字填写在相应栏内。各项内容已注明单位名称，填写时只写数据，不写计量单位。

1.大便次数

（1）每 24 小时填写前一日的排便次数，每天记录 1 次。

（2）记录方法：以阿拉伯数字填写，如患者未排便记"0"；灌肠后排便以"E"作分母，大便次数为分子记录，例：1/E 表示灌肠后排便 1 次；0/E 表示灌肠后无排便；1^2/E 表示自行排便 1 次，灌肠后又排便 2 次；排便失禁以"※"表示；人工肛门以"☆"表示。

2.尿量　根据医嘱记录尿量，以"mL"为单位，记录前一日 24 小时的尿量总量。导尿（持续导尿）后的尿量以"C"表示，如持续导尿的尿量是 1800 mL，记录为：1800/ C；尿失禁以"※"表示。

3.出入液量

（1）入量：单位为"mL"，将前一日 24 小时总入量记录在相应日期栏内，每隔 24 小时填写 1 次。

（2）出量：单位为"mL"，将前一日 24 小时总出量记录在相应日期栏内，每隔 24 小时填写 1 次。

4.血压　血压的记录单位为"mmHg"，次数按护理常规或医嘱进行，以收缩压/舒张压（如 126/78）方式记录。新入院患者应测量血压并记录（如为下肢血压应当标注），住院期间每周至少测量记录 1 次。

5.体重　体重的记录单位为"kg"，一般新入院患者当日应测量体重并记录，住院期间每周至少测量记录 1 次。如因病情危重或卧床不能测量的患者，应在体重栏内填写"卧床"。

6.身高　身高的记录单位为"cm"，一般新入院患者当日应测量身高并记录。

7.其他　其他方面的底栏记录可作为机动栏，根据病情需要记录，如药物过敏试验、特殊用药、各种管路情况等。

8.页码　页码可以用蓝（黑）签字笔逐页填写。

二、医嘱单

医嘱（physician order）是医生根据患者病情的需要，为达到诊疗目的而拟定的书面嘱咐，由医护人员共同执行。医嘱单由医生直接开写并签名，护士执行医嘱时按要求进行核对、记录、签名。《护士条例》中明确指出：医嘱是护士对患者施行治疗措施的依据，具有法律效应。一般情况下，护士在执行医嘱时要仔细核查无误后，及时准确地执行。随意篡改医嘱或无故不执行医嘱均属于

知识拓展2：
病例书写基本规范

违法行为。如护士发现医嘱有明显的错误，有权拒绝执行，并向医生提出质疑或申辩。反之，如果发现医嘱有错误不提出质疑，或忽视医嘱的错误仍旧执行，由此造成的后果，护士将与医生共同承担法律责任。

（一）医嘱的内容

依据《病历书写基本规范》第二十八条规定，医嘱内容如下。

1. 长期医嘱单　填写患者姓名、科别、住院病案号、页码、起始日期和时间、长期医嘱内容、停止日期和时间，医师签名、执行时间和执行护士签名。

长期医嘱内容包括：护理常规、护理级别、病危、病重、饮食、卧位、活动范围、隔离种类、各种治疗、药物（名称、剂量、用法、时间）。

2. 临时医嘱单　患者姓名、科别、住院病案号、页码、医嘱日期和时间、临时医嘱内容、医师签名、执行时间和执行护士签名。

临时医嘱的内容包括：各种临时用药，各种检查、治疗，术前准备等。

（二）医嘱的种类

按医嘱的有效时间和执行方法，分为长期医嘱、临时医嘱和备用医嘱 3 大类。

1. 长期医嘱　自医生开写医嘱起，至医嘱停止，有效时间在 24 小时以上的医嘱，医嘱在医生注明停止时间后失效。如低蛋白饮食、一级护理、常规护理、阿莫西林 500 mg po tid。

2. 临时医嘱　有效时间在 24 小时以内的医嘱，应在短时间内执行，一般只执行 1 次。有的需立即执行（st），如异丙嗪 25 mg im st；有的需在限定时间内执行，如会诊、手术、各种检查、出院、转科等。另外，死亡也列入临时医嘱。

3. 备用医嘱　医生根据患者的病情需要开写的必要时可应用的医嘱称备用医嘱。根据其有效期、执行方法不同，分为长期备用医嘱和临时备用医嘱。

（1）长期备用医嘱（prn）：有效时间在 24 小时以上，必要时用，两次执行之间有时间间隔，在医生注明的停止日期后方失效。在病情需要时可反复执行，如哌替啶 50 mg im q6h prn。

（2）临时备用医嘱（sos）：自医生开写医嘱起 12 小时内有效，必要时用，过期未执行则失效。如地西泮 5 mg po sos。

（三）医嘱的处理

1. 长期医嘱　由医生开写在长期医嘱单上，注明日期、时间并签全名。护士将长期医嘱单上的医嘱分别转录至各种执行单（卡）上，如服药卡、注射卡、治疗卡、饮食单、输液单等，转录时须注明执行的具体时间并签全名。护士执行后应在长期医嘱执行单上记录执行时间，并签全名。若使用序号式长期医嘱执行单，务必保证长期医嘱执行单上的序号与长期医嘱序号对应，与执行医嘱的内容相一致。

2. 临时医嘱　由医生开写在临时医嘱单上，注明日期、时间并签全名。需立即执行的"st"临时医嘱，护士需在 15 分钟内执行，执行后记录执行时间并签全名；限定执行时间的临时医嘱，护士应及时转录至临时治疗本或交班记录本上；会诊、手术、检查等各种申请单应及时送到相应科室。需要将临时医嘱转抄至执行卡时，在临时医嘱单内可增设"核对签名"栏。

3.备用医嘱

(1)长期备用医嘱(prn)：由医生开写在长期医嘱单上，注明日期、时间并签全名，如哌替啶 50 mg im q6h prn。护士每执行 1 次须在临时医嘱单上记录 1 次，并注明执行时间、签全名，以供下一班参考，执行时注意时间间隔。

(2)临时备用医嘱(sos)：由医生开写在临时医嘱单上，并注明时间和签全名。护士按临时医嘱处理，患者需要时使用，12 小时内有效，执行后在临时医嘱单上记录执行时间，并签全名。过时未执行者，则由护士用红色笔在该项医嘱后的执行时间栏内注明"未用"，并用蓝(黑)签字笔在签名栏内签全名。

4.停止医嘱　由医生直接在长期医嘱单相应医嘱的停止栏上写明停止日期和时间，签全名。护士则在该医嘱的执行单或卡上注销该医嘱，写明停止日期、时间、签全名，并在长期医嘱单原医嘱后，填写停止日期、时间，最后在执行栏内签全名。

5.重整医嘱

(1)当医嘱调整项目较多时需重整医嘱。重整医嘱由医生进行，在原医嘱最后一行下面划一红横线，在红线下用蓝(黑)签字笔填写"重整医嘱"，再将红线以上有效的长期医嘱，按原日期、时间顺序抄至"重整医嘱"下方。抄录完毕经 2 人核对无误后，注明重整日期、时间，并签全名。

(2)患者手术、分娩或转科后，亦需重整医嘱，即在原医嘱最后一行下面划一红横线，并在其下方用蓝(黑)签字笔写上"术后医嘱""分娩后医嘱""转入医嘱"等，然后由医生再开写新医嘱。红线以上医嘱自行停止。护士应将各执行卡上的原医嘱注销，再转抄上新医嘱。

6.药物过敏试验医嘱　由医生开写在临时医嘱单上，护士执行后由 2 名护士共同判定试验结果。阳性用红色笔记录为"(+)"，阴性用蓝(黑)笔记录为"(-)"，注明执行时间(皮试的时间)，2 名护士签全名。

(四)注意事项

医嘱必须经具备执业资格的医生签名后方有效。护士处理医嘱时必须思想集中，严肃认真，一丝不苟。对有疑问的医嘱，护士必须与医生核对清楚后才能执行。处理医嘱时，应先急后缓，即先执行临时医嘱，再执行长期医嘱。一般情况下护士不执行口头医嘱，在抢救和手术中医生下达口头医嘱时，护士应复诵一遍，双方确认无误后护士方可执行。当抢救、手术结束后及时补写医嘱。补写医嘱要按原下达日期、时间顺序逐项填写，执行时间要填写实际执行时间，并签全名。处理医嘱时应认真、细致、及时、准确，书写时字迹整齐、清楚，不得涂改。凡已开出的医嘱需取消时，应由医生在该医嘱的第二字上重叠用红笔写"取消"两字，并在该医嘱后用蓝(黑)签字笔签全名。医嘱应每班核对，每天汇总查对 1 次，查对后注明查对时间并签全名。凡需下一班执行的临时医嘱须交接，并在护士交班记录上注明。

(五)计算机在医嘱处理中的应用

随着信息技术的快速发展，大中型医院已全面应用计算机处理护理工作中的医嘱信息(无纸化办公)。在计算机辅助下完成医嘱的录入、查对、执行，改变了护士转抄、查对医嘱的方式，节省了时间和人力资源，减轻了护士的工作强度，提高了临床护理工作质量和效率。

（1）医嘱信息库的建立：结合临床实践，从用药、检验、放射、特检、护理等各个方面广泛收集信息，组成强大的医嘱信息库，保证了医嘱信息的完整性和系统性，同时对医嘱信息的范围、内容实行标准化和规范化管理，以便更好地应用信息。

（2）录入医嘱：医生通过医生工作站直接录入医嘱，下达护士工作站。

（3）查对医嘱：护士进入护士工作站系统提取医生录入的医嘱。医嘱处理前先由 2 人核对医嘱，无误后方可确认执行。对有疑问的医嘱及时向医生询问，防止盲目执行医嘱。

（4）执行医嘱：医嘱汇总生成后，中心药房根据网络信息摆药、分发针剂等。护士在各自的终端机上打印出医嘱单、口服单、注射单、输液单等并执行。

三、出入液量记录单

正常人体每日液体的摄入量和排出量之间保持着动态平衡。对于休克、大面积烧伤、大手术后或心、肝、肾等脏器疾病患者，护士应正确地测量、记录患者每日液体的摄入量和排出量，以作为了解病情、作出诊断、制订治疗方案的重要依据。

（一）记录内容和要求

1. 每日摄入量　包括每日的饮食量、食物中的含水量、输液量、输血量等。患者饮水应使用固定的饮水容器，方便测定饮水量；固体食物应记录单位数量或重量，如米饭 100 g，苹果 1 个约 100 g 等，再根据医院常用食物含水量及各种水果含水量标准来核算其含水量并记录。

2. 每日排出量　主要为尿量及其他途径的排出液，如大便量、呕吐物量、咯血量、咳痰量、出血量、引流量、创面渗液量等。为保证记录的准确性，昏迷患者、尿失禁患者或需密切观察尿量的患者，最好留置导尿；婴幼儿测量尿量可先测量干尿布的重量，再测量湿尿布的重量，两者之差即为尿量。

（二）记录方法

用蓝（黑）签字笔填写眉栏各项，包括患者姓名、科别、床号、住院病历号、诊断及页码等。日间 7 时至 19 时用蓝（黑）签字笔记录，夜间 19 时至次晨 7 时用红签字笔记录。12 小时或 24 小时就患者的出入液量做一次小结或总结。12 小时做小结，用蓝（黑）签字笔在 19 时记录的下面一格上下各画一横线，将其前 12 小时的液体出入量做小结并记录在格子里；24 小时做总结，用红签字笔在次晨 7 时记录的下面一格上下各画一横线，将其前 24 小时的液体出入量做总结并记录在格子里，并将结果填写到体温单相应的栏目里。

四、特别护理记录单

特别护理记录适用于危重、抢救、大手术后、特殊治疗以及病情发生变化需要监护的患者，以便及时了解和全面掌握患者情况，观察治疗或抢救后的效果。

（一）记录内容

记录内容包括患者生命体征、出入液量、病情动态、护理措施、药物治疗效果及反应等。

(二)记录方法

用蓝(黑)签字笔填写眉栏各项,包括:患者姓名、年龄、性别、科别、床号、住院病历号、入院日期、诊断等。日间 7 时至 19 时蓝(黑)签字笔记录,夜间 19 时至次晨 7 时用红色签字笔记录。及时准确地记录患者的体温、脉搏、呼吸、血压等。计量单位写在标题栏内,记录栏内只填数字。记录出入液量时,除填写数字外,还应将颜色、性状记录于病情栏内。病情及处理栏内要详细记录患者的病情变化,治疗、护理措施以及效果,并签全名。患者出院或死亡后,特别护理记录单应随病历留档保存。

五、病室交班报告

病室交班报告是值班护士对本病室患者的动态及需要交代事项的交班索引。通过阅读交班报告,接班护士能简要地了解患者情况、需要注意和应该准备的事项,以便进行工作。

(一)交班内容

眉栏各项填写病室、日期、时间、患者总数,入院、出院、转出、转入、手术、分娩、病危、死亡患者数;出院、转出、死亡、入院、转入、手术、分娩等患者的床号、姓名、诊断及时间。病危、病重患者的床号、姓名、诊断;特殊检查或治疗,异常情况等。

(二)书写顺序

用蓝(黑)签字笔填写眉栏各项。根据下列顺序按床号先后书写报告,先写离开病室的患者(出院、转出、死亡),并注明离开时间、转往何院何科,注明死亡患者呼吸、心跳停止时间;再写进入病室的患者(入院、转入),注明由何院、何科转来;最后写本班重点患者(手术、分娩、危重及有异常情况的患者)。"特殊交班"是值班护士用来交接有关事项的书面提示,要求语句简单明了,如"发热:01(床),09(床)""外出:14(床),15(床)"等。

(三)书写要求

应在经常巡视病房和了解患者病情的基础上认真书写;日间、夜间报告均用蓝(黑)签字笔书写,应在各班(白、晚、夜)下班前完成;按规定顺序书写,眉栏各项填写准确、齐全;字迹清楚,不得随意涂改、粘贴;书写内容应全面、真实、简明扼要、重点突出;写完后,注明页数并签全名。

六、护理病历

在临床护理过程中,有关患者的健康资料、护理诊断、护理目标、护理措施、护理记录和评价效果等信息,均应有书面记录,这些记录构成护理病历。目前,各医院护理病历的设计不尽相同,一般包括入院评估表、住院评估表、护理计划单、护理记录单、出院指导和健康教育等。

1.入院评估表　用于对新入院患者进行初步的护理评估,通过评估找出患者的健康问题,确立护理诊断。主要内容包括患者的一般资料、现病史、既往史、生活习惯、心理状态、家庭社会状况等。

2.住院评估表　为及时、全面地掌握患者病情的动态变化，护士应对其分管的患者视病情轻重每班、每天或数天进行评估。评估内容可根据病种、病情不同而有所不同。

3.护理计划单　护理计划单即护士为患者实施整体护理的具体方案。内容包括护理诊断、护理目标、护理措施和效果评价等。

4.护理记录单　是护士运用护理程序的方法为患者解决问题的记录。内容包括患者的护理诊断/问题、护士所采取的护理措施及实施措施后的效果等。

5.健康教育计划　是为恢复和促进患者健康，保证患者出院后能获得有效的自我护理能力而制订和实施的，是帮助患者掌握健康知识的学习计划和技能训练计划，主要内容包括：

（1）住院期间的健康教育计划包括：①入院须知、病区环境解释、医护人员概况；②疾病的诱发因素、发生与发展过程及心理因素对疾病的影响；③可采取的治疗护理方案；④有关检查的目的及注意事项；⑤饮食与活动的注意事项；⑥疾病的预防及康复措施等。

（2）出院指导：出院指导是对患者出院后的活动、饮食、用药、伤口护理、复诊等方面进行指导。教育和指导的方式可采用讲解、示范、模拟、提供书面或视听材料等。

护士可参照护理专家编制的标准健康教育计划和标准出院指导，有针对性地对患者及亲属进行健康教育和出院指导。护士应根据患者的文化程度、理解能力让患者阅读健康教育资料或给患者边读边讲解边示范，及时解答患者的疑问，直至患者及其亲属掌握。

课程思政

医疗护理文件是医务人员实施医疗护理行动前的指南和依据，也是实施医疗护理行动后的结果的记录，因此医疗护理文件书写在医疗护理实践活动中极其重要。根据全国医疗损害责任纠纷案件大数据库报告，2018年我国医疗损害责任纠纷案件达12849件，其中80%以上与医疗护理文书有关，居于首位的医疗纠纷是未尽告知义务，其次是未尽注意义务，最后是病例书写问题。因此，在医疗护理实践活动中，医务人员应该尊重患者的权利，尽到医务人员的告知义务，规范医疗护理文件书写，为净化我国的医疗环境贡献力量。

本章小结

    1. 医疗和护理文件是医院和患者重要的档案资料，也是教学、科研、管理及法律上的重要资料，必须书写规范并妥善保管，以保证其正确性、完整性和原始性。

    2. 医疗和护理文件的记录包括体温单、医嘱处理单、出入液量记录单、特别护理记录单和病室交班报告等。

    3. 体温单用于记录患者的生命体征及其他情况，内容包括眉栏记录，40~42℃横栏间记录，体温、脉搏曲线的绘制和呼吸的记录，底栏记录。

    4. 处理医嘱时需注意医嘱须经医生签名后方有效；医嘱应每班核对，每天汇总查对并签名；凡需下一班执行的临时医嘱须交接，并在护士交班记录上注明。

    5. 出入液量记录包括患者每日液体摄入量和排出量记录。常用于休克、大面积烧伤、大手术后或心脏病、肾脏疾病、肝脏疾病等患者。

    6. 特别护理记录包括记录患者基本情况、意识、生命体征、出入液量、皮肤情况、管路护理、病情观察及措施等内容。适用于危重、抢救、大手术后、特殊治疗或需严密观察病情患者。

思考题

1. 简述医疗和护理文件记录的重要意义。
2. 简述医疗和护理文件记录的原则。
3. 简述医疗和护理文件的管理要求。
4. 医嘱包括哪些内容？处理医嘱时应注意哪些事项？
5. 处理长期备用医嘱和临时备用医嘱有何不同？
6. 简述出入液量记录的内容和方法。
7. 简述特别护理记录单的记录方法。
8. 简述病室交班报告的交班内容及书写顺序。

医疗和护理文件记录习题检测

参考文献

[1] 姜安丽，钱晓路. 新编护理学基础[M]. 3版. 北京：人民卫生出版社，2018.

[2] 周春美，张连辉. 基础护理学[M]. 3版. 北京：人民卫生出版社，2014.

[3] 杨敏，黄伟. 基础护理学[M]. 3版. 中南大学出版社，2017.

[4] 李小寒，尚少梅. 基础护理学[M]. 6版. 北京：人民卫生出版社，2017.

[5] 段功香，沈宁，伍冰. 反思性学习对本科实习护生临床沟通能力影响的研究[J]. 中华护理学杂志，2007，42(9)：773-775.

[6] 李久霞，曹雪. 实习前基础护理操作技能培训中反思性学习的应用分析[J]. 世界最新医学信息文摘，2015，15(98)：167+196.

[7] 颜文贞，肖洪玲. 基础护理学[M]. 1版. 北京：中国医药科技出版社，2016.

[8] 黄红玉，易霞. 护理学基础[M]. 1版. 湖南：中南大学出版社，2011.

[9] 鲍淑兰，廖春玲. 基础护理学[M]. 1版. 西安：西安交通大学出版社，2013.

[10] 尤黎明，吴瑛. 内科护理学[M]. 6版. 北京：人民卫生出版社，2017.

[11] 李小寒，尚少梅. 基础护理学[M]. 5版. 北京：人民卫生出版社，2012.

[12] 查璐琴，李冰. 物品不同折叠方式对铺备用床的影响[J]. 河南医学高等专科学校学报，2017，29(02)：178-180.

[13] 万承贤，杨晓兰，李群辉等. 床单搬运法在危重患者搬运中的应用[J]. 中国老年保健医学，2018，16(01)：134-135.

[14] 付蕾，王林，李斌，王乔荣. 社区医院老年慢性疼痛分级诊疗中的困难与对策探讨[J]. 中国全科医学，2019(08)：882-887.

[15] 张娟. 自控静脉镇痛对肝癌介入术病人疼痛及生存质量的影响[J]. 临床研究，2019，27(03)：167-168.

[16] 刘美英. 血液透析护理中舒适护理的应用价值评估与研究[J]. 临床检验杂志(电子版)，2019，8(02)：141-142.

[17] 陈淑娣. 舒适护理对癌痛病人心理状况及睡眠质量的改善作用[J]. 中国乡村医药，2019，26(04)：64-65.

[18] 张娉. 基于51系列单片机的穿戴式脉搏仪的设计[J]. 集成电路应用，2018，35(12)：63-64.

[19] 夏立立. 基于极速脉搏波技术探讨潜阳育阴颗粒对老年高血压血压昼夜节律异常患者血管功能的影响[D]. 南京中医药大学，2018.

[20] 寿晓玲，周蓉芳，王磊等.青中年正常高值血压伴高胆固醇血症患者血浆 big ET-1 水平及综合干预对其的影响[J].中华全科医学，2019，17(02)：216-218+340.

[21] 杨颖.社区高血压控制效果及其影响因素研究[J].中西医结合心血管病电子杂志，2019，7(02)：80-81.

[22] 李秋云，张亚静，李昊轩等.隐蔽性未控制高血压的影响因素[J].中华高血压杂志，2018，26(11)：1041-1047.

[23] 张锐，范明月，沈鹏宇等.血压水平与尿微量白蛋白及其他影响因素的关系[J].第二军医大学学报，2018，39(10)：1169-1173.

[24] 魏姝，李庆奎，周小梅.天津市成年人正常高值血压流行病学调查及其影响因素分析[J].中国慢性病预防与控制，2018，26(10)：721-725.

[25] 崔继志，马玉华，李华杰等.宁夏地区社区高血压人群血压变异性的影响因素研究[J].中国全科医学，2018，21(28)：3490-3494.

[26] 中国高血压防治指南 2018 年修订版[J].心脑血管病防治，2019(01)：1-44.

[27] 梁月坤，钱钢.区域性动态高血压评估体系的研究[J].心电与循环，2019，38(01)：45-47.

[28] 周紫婷，袁勇，苏薇薇，陶军.高血压测量要点及其对特殊类型高血压的价值[J].中国实用内科杂志，2019(01)：16-18.

[29] 赵越，侯蕊，管西娟，曹铖伟，陈萌.血压计检定中存在问题及原因分析[J].上海计量测试，2018，45(06)：52-53+55.

[30 杨巧菊.护理学基础[M].1 版.北京：中国中医药出版社，2016.

[31] 陶莉，刘美萍，唐布敏.护理学基础[M].2 版.北京：北京大学医学出版社，2016.

[32] 李小寒，尚少梅.基础护理学[M].6 版.北京：人民卫生出版社，2018.

[33] 任志娟，术前护干预对留置导尿管患者拔管后排尿异常的影响[J].中国医学工程，2014，22(4)：188-189.

[34] 赵娟.个性化护理干预对 102 例痔疮术后排尿排便患者康复效果的观察[J].口岸卫生控制，2019，24(1)：41-43.

[35] 郑修霞.护理学基础[M].1 版.北京：北京大学医学出版社，1998.

[36] 段功香.基础护理学实践教程[M].北京：清华大学出版社，2011.

[37] 闻晓光，奚凤德，陆平等.新型制剂的研发与创新[J].科技导报，2016，34(11)：65-76.

[38] 王永芳，李新宇.饮食影响药物疗效的研究进展[J].食品与药品，2013，15(1)：65-67.

[39] 于舒雁，闫明三.食物蛋白质、脂肪、碳水化合物对药物的影响[J].中医学报，2014，29(188)：68-70.

[40] 张文彩.基于负性情绪安慰剂效应对"信则灵"的实证阐明[J].南京师大学报(社会科学版)，2018(5)：14-18.

[41] 樊国斌，李素娟，沈钦华.影响青霉素皮试结果的原因分析及其对策[J].抗感染药学.2015，12(4)：516-519.

[42] 张良艳，任天宇，邢丽，等.无针青霉素皮试法取代传统有针皮试的实验研究[J].生物技术通讯.2016，27(3)：436-440.

[43] 周春美，张连辉.基础护理学[M].3 版.北京：人民卫生出版社，2018.

[44] 钟华荪，张振路.静脉输液治疗护理学[M].2 版.北京：人民军医出版社，2011.

[45] 陈伟红.影响血常规检验结果准确性的分析前因素[J].国际检验医学院杂志，2014，35(21)：3007-3008

[46] 李巍.标准化护理程序在重症监护室心力衰竭病人病情观察中的应用效果[J].中国医药指南，

2019, 17(03)：228-229.

[47] 杨宝惠，罗有娟，者晓玲，等.改良病情早期预警评分在住院病人病情观察中的应用[J].中西医结合心血管病电子杂志，2018，6(35)：186-187.

[46] 陈莲珠.思维导图在提高护士病情观察能力中的运用[J].中国继续医学教育，2018，10(28)：1-3.

[48] 梁天凤.简析急诊危重病人抢救中全程护理的应用效果[J].世界最新医学信息文摘，2019，19(13)：247-248.

[49] 邓兴兴，席淑华，李蕊，等.医院急危重抢救病人特点及转归现状[J].解放军医院管理杂志，2018，25(12)：1104-1106+1126.

[50] 潘小珍，潘盼，杨秋兰.急诊危重病人抢救中实施全程护理服务的效果研究[J].基层医学论坛，2019，23(03)：433-434.

[51] 乐彦赟.信息化系统在急诊科危重病人抢救中的应用[J].护理实践与研究，2017，14(18)：145-146.

[52] 张功劢.基础护理学[M].长沙：中南大学出版社，2022.

[53] 中国营养学会.中国居民膳食指南(2022)[EB/OL].(2022-4-26).http://dg.cnsoc.org/index.html.